# 医学影像检查技术及应用

裴红霞　王星伟　杨泽权　主编

中国纺织出版社有限公司

**图书在版编目（CIP）数据**

医学影像检查技术及应用／裴红霞，王星伟，杨泽权主编. -- 北京：中国纺织出版社有限公司，2022.7
ISBN 978-7-5180-9584-1

Ⅰ. ①医… Ⅱ. ①裴… ②王… ③杨… Ⅲ. ①影像诊断-医学院校-教材 Ⅳ. ①R445

中国版本图书馆CIP数据核字（2022）第091364号

责任编辑：傅保娣　　责任校对：高　涵　　责任印制：王艳丽

中国纺织出版社有限公司出版发行
地址：北京市朝阳区百子湾东里 A407 号楼　邮政编码：100124
销售电话：010—67004422　传真：010—87155801
http://www.c-textilep.com
中国纺织出版社天猫旗舰店
官方微博 http://weibo.com/2119887771
三河市延风印装有限公司印刷　各地新华书店经销
2022年7月第1版第1次印刷
开本：787×1092　1/16　印张：26.5
字数：636千字　定价：98.00元

# 主 编 简 介

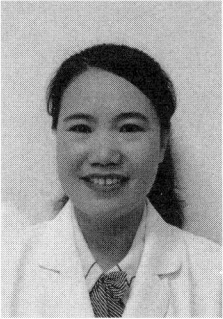

裴红霞，女，毕业于长治医学院，医学影像专业。

晋城市人民医院放射科主治医师。曾于郑州大学第一附属医院进修影像专业半年。从事放射科工作15年。一直致力于胸腹部及脊柱的影像诊断，对儿科各种常见病、多发病的诊断与治疗有丰富经验，对小儿肠套叠的治疗有着独到见解。主编专著1部。

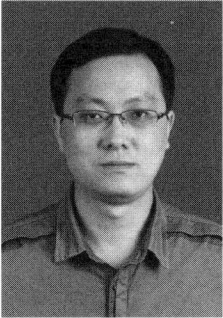

王星伟，男，毕业于长治医学院，医学影像专业，医学学士学位。

晋城市人民医院放射科主治医师。从事放射科临床工作11年，一直致力于胸部疾病影像诊断方面的研究。临床上，对放射科各种常见病、多发病的诊断与治疗有丰富经验，对胸部疑难病例诊断有着独到见解。在本地区开展了排粪造影、肠套叠空气灌肠整复等项目，积累了丰富的经验。主编专著1部。

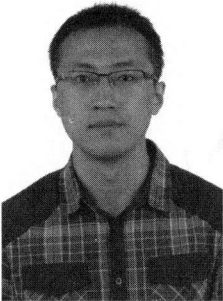

杨泽权，男，毕业于长治医学院，医学影像学专业，医学学士学位。

晋城市人民医院放射科主治医师。曾于北京大学第一医院进修医学影像诊断专业半年。从事影像科工作近10年。擅长呼吸系统、消化系统、骨骼肌肉系统等疾病的影像诊断。

# 前　言

医学影像是指为了医疗或医学研究对人体或人体某部分，以非侵入方式取得内部组织影像的技术与处理过程。计算机等工程技术和自然科学理论的渗透和技术交叉，使医学影像技术得以飞速发展，不断涌现的新技术、新设备扩大了人们的检查范围，提高了病变检出率和诊断的准确率，从而使医学影像技术在临床医师对疾病作出正确的诊断中发挥了不可取代的作用。

本书以各个系统正常影像表现及常见疾病的影像学表现为主线进行阐述，疾病的影像学表现主要从 X 线、CT 和磁共振的不同角度进行剖析，并根据临床应用实际情况有选择地增加了部分疾病的影像学图像。本书内容新颖、重点突出、图文并茂、条理清晰、实用性强，对临床工作有很强的参考价值，可作为影像学医务工作者及其他临床医师参考的工具书。

由于编写时间有限，书中难免有不足之处，敬请广大读者提出宝贵的意见，使之不断完善，并致谢意。

编　者

2022 年 4 月

# 目　　录

# 第一章 总论

## 第一节 X线成像基本原理及应用

自1895年伦琴发现X线后,应用X线成像以辅助临床疾病诊断,已有逾百年历史。在各种影像检查手段发展迅速的当今,X线仍以简便、迅速、价格低等优势,占据不可或缺的地位。

### 一、X线的产生

X线是真空管内高速行进的电子流轰击钨靶时产生的,它的产生需要具备3个条件:自由活动的电子群,电子群以高速度运行,以及电子群在高速度运行中突然受阻。上述3个必要条件需要X线球管和高压发生器这两个基本设备来完成。X线球管为一个高度真空的玻璃管,一端是钨制斜形靶面,为阳极;另一端是钨制灯丝,为阴极。灯丝加热后,其周围会产生大量自由电子。当球管通入高压时,灯丝周围的自由电子以极快的速度冲击阳极的靶面,其中不足0.2%的能量形成X线,其余绝大部分能量转化为热能后散发。

### 二、X线的特性及成像原理

X线是一种波长很短的电磁波,波长范围为0.006~500nm,目前X线诊断常用波长为0.08~0.31nm,相当于X线管在40~150kV时产生的X线。X线具有如下几个与X线成像及X线检查相关的特性。

**（一）穿透性**
X线的波长较短,对物质有很强的穿透性,能穿透人类肉眼可见光线不能穿透的物质。X线的穿透力与X线的管电压高低成正比:管电压高,所产生X线的波长短,穿透力强;而管电压低,所产生的X线波长长,其穿透力较弱。另外,X线的穿透力与被穿透物质的原子序数有关,原子序数高,X线难穿透;原子序数低,容易穿透。X线的穿透力还与被穿透物的密度、厚度有关,密度、厚度大不易被穿透,反之容易穿透。

**（二）荧光效应**
X线可激发钨酸钙及铂氰化钡等荧光物质,使波长短的X线转换成波长长的可见荧光,这种转换称为荧光效应,是进行透视检查的基础。

**（三）感光效应**
涂有溴化银的胶片经X线照射后,感光而产生潜影,经显影、定影处理,感光的溴化银中的银离子($Ag^+$)被还原成金属银($Ag$),沉积于胶片的胶膜内。感光的金属银微粒,在胶片上呈黑色;而未感光的溴化银,则在定影过程中被清除,呈胶片片基透明的本色。胶片各部依金属银沉积的多少产生从黑至白不同灰度的影像。

### (四)电离效应与生物效应

X线通过任何物质都可产生电离效应。空气的电离程度与空气吸收X线的量成正比,因此通过测量空气电离的程度可检测X线的量。X线射入人体,也产生电离效应,可引起生物学方面的改变,即生物效应,可导致放射损伤,也是放射治疗的基础。

## 三、X线设备

传统的X线设备包括通用型X线机、胃肠X线机、心血管造影X线机、床旁X线机、乳腺X线机和牙科X线机等,这些设备摄片以胶片作为载体,对透过人体的X线信息进行采集、显示和存储。它们具有图像的空间分辨力较高,能够整体显示较大范围的组织结构,X线剂量相对较低,检查费用低等优点。但是传统X线检查具有很多不足:对摄片条件要求严格;图像的密度分辨力较低,对病变细节显示有一定影响;图像的灰度与摄片条件不能调节,X线胶片的利用和管理烦琐等。

近几十年来数字化X线设备发展迅速,使传统X线设备得到极大的改进:它使数字化X线设备的检查参数便于调节,可最大限度地降低X线辐射剂量;图像质量明显提高,可使不同密度的组织结构同时达到清晰显示的效果;具有测量、边缘锐化、减影等多种图像处理功能;X线图像的数字化信息既可经转换打印成照片或在监视屏上视读,也可存储在光盘、硬盘中,还可通过影像归档和通信系统(PACS)进行传输。数字化X线成像根据技术原理不同分为计算机X线成像(CR)和数字X线成像(DR)设备。其中CR设备可与传统X线设备进行组合;而DR设备,包括DR通用型机、DR胃肠机、DR乳腺机和DR床旁机等则不能与原有X线设备兼容。应用CR或DR设备进行摄片时,均将透过人体的X线信息进行像素化和数字化,通过计算机系统进行各种处理,最后转换为模拟X线图像。不同的是,CR以影像板(IP)代替胶片,作为透过人体X线信息的载体,而DR则用平板探测器(FPD)。CR成像速度相对较慢,不能进行透视检查。DR较CR又大大缩短了成像时间,提高了X线检测效率,降低了辐射剂量,还可用于透视,并具有更多的处理功能,例如,多体层容积成像(一次检测就可获得投照部位任意深度、厚度的多层面体层图像)、图像自动拼接技术(一次检测可获取大范围如全脊柱的无缝拼接DR图像)等。在此基础上,伴随网络和图像存档与传输系统(PACS)的广泛应用,X线诊断技术数字化或无胶片影像科及远程会诊等正逐步成为现实。

## 四、X线图像的特点

X线影像是灰阶图像,由从黑到白不同灰度的影像组成,这些不同灰度形成的影像反映人体组织结构的解剖及病理状态。人体组织结构的密度与X线图像上影像的密度是密切相关的两个不同的概念,前者是指人体组织中单位体积内物质的质量,而后者则指X线图像上所显示影像的黑白。高密度的物质比重大,吸收的X线量多,影像在图像上呈白影。而低密度的物质比重小,吸收的X线量少,影像在图像上呈黑影。因此,图像上的白影与黑影,主要反映的是物质密度的高低。在X线影像的观察和描述中,也通常用密度的高与低表述影像的白与黑。如用高密度、中等密度和低密度分别表述白影、灰影和黑影。另外,X线图像是X线束穿透某一部位的不同密度和厚度组织结构后的投影总和,是该穿透路径上所有结构影的重叠影像。这种重叠可使某些部位如心膈角、膈面下的病变难以显示。另外,X线束是从X线管向人体做锥形投射的,因此X线影像有一定程度的放大和失真,并可以产生伴影降低X线影像的清晰度。

## 五、X线检查的方法

### (一)X线摄影

对比度及清晰度均较好,可以较好地显示密度、厚度较大的部位或密度差别较小的病变。常需行互相垂直的两个方位摄影,如正位及侧位。胶片或影像可以长期保留,但不能显示器官功能的动态变化。

### (二)荧光透视

透视时可转动患者体位,改变方向进行观察。用于观察心脏、大血管搏动,膈肌运动及胃肠蠕动等器官的动态变化,其操作方便,费用低。但透视的影像对比度及清晰度较差,难以观察密度差别小的病变以及头颅、脊柱、骨盆等密度与厚度较大的部位的细节情况,同时缺乏客观记录。

### (三)软X线检查

软线摄影采用能发射软X线,即长波长(平均波长为0.07nm)的钼靶X线管球,常用电压为22～35kV,用于检查软组织,主要是乳腺。为了提高图像分辨力,增加微小癌的显示率,软X线摄影装备及技术不断发展完善,具有乳腺钼靶体层摄影、数字乳腺摄影、乳腺数字减影血管造影及开展立体定位和立体定位针刺活检等多种检查手段。

### (四)造影检查

对缺乏自然对比的结构或器官,可将密度高于或低于该结构或器官的物质引入器官内或其周围间隙,使之产生对比以显影,此即造影检查。引入的物质称为对比剂,又称造影剂。造影检查的应用,扩大了X线检查的范围。

## 六、X线检查的安全性及选用原则

X线检查应用较为广泛,由于其生物效应可能对检查者造成损害,各设备厂家都不遗余力地对检查设备进行大幅改进,其中高千伏技术、影像增强技术、高速增感屏和快速X线感光胶片等的逐步推广使用,显著降低了X线辐射量,使发生放射损害的可能性微乎其微。但是合理使用X线检查,避免不必要的X线辐射,掌握并向临床医师介绍各种X线检查方法的适应证、禁忌证和优缺点,促进临床医生选择安全、简便而又经济的方法,合理安排检查顺序,如应首先用普通检查,再考虑造影检查等,仍然十分必要。此外,重视对孕妇、儿童患者以及长期接触射线的工作人员的防护任何时候都不可松懈。

（王星伟）

# 第二节　CT成像基本原理及应用

计算机体层成像(CT)由豪斯菲尔德(Hounsfield)于1969年设计成功。与传统X线成像相比,CT图像是真正的断层图像,它显示的是人体某个断层的组织密度分布图,其图像清晰、密度分辨率高、无断层以外组织结构干扰,因而显著扩大了人体的检查范围,提高了病变的检出率和诊断准确率,大大促进了医学影像学的发展。

## 一、CT成像的基本原理

CT是用X线束对人体检查部位一定厚度的层面进行扫描,由探测器接收透过该层面上各个不同方向的人体组织的X线,经模/数转换输入计算机,通过计算机处理后得到扫描断层的组织衰减系数的数字矩阵,再将矩阵内的数值通过数/模转换,用黑白不同的灰度等级在荧光屏上显示出来,即构成CT图像。

根据检查部位的组织成分和密度差异,CT图像重建要使用合适的数学演算方式,常用的有标准演算法、软组织演算法和骨演算法等。图像演算方式选择不当会降低图像的分辨率。

## 二、CT设备与CT成像性能

在CT发明和应用的历史进程中,其发展大致可分为两个阶段:第一阶段,从CT发明到螺旋CT出现的非螺旋CT阶段;第二阶段,从螺旋CT投入临床使用到目前的多层螺旋CT时代。相比较而言,第一阶段的意义是改变了医用X射线的诊断方式,而第二阶段则是在第一阶段的基础上发展和丰富了横断层X线诊断的手段。第一阶段CT设备内容目前仅保留了历史意义,第二阶段CT设备目前正在使用。

### (一)单层螺旋CT

与非螺旋CT相比,单层螺旋CT设备结构主要是利用了滑环技术,去除了CT球管与机架相连的电缆,球管探测器系统可连续旋转,并改变了以往非螺旋CT的馈电和数据传导方式,使CT扫描摆脱了逐层扫描的模式,从而提高了CT扫描和检查的速度。由于螺旋CT扫描时检查床连续单向运动,球管焦点围绕患者旋转的轨迹类似一个螺旋管形,故称为螺旋扫描。

因为螺旋CT采集的数据是连续的,所以可在扫描区间的任意位置重建图像。通过采用不同的重建增量,可确定相邻被重建图像的间隔或层面重叠的程度。重建增量与被重建图像的质量有关,即不同程度的重叠重建,可使三维等后处理图像的质量改善。

### (二)多层螺旋CT

与单层螺旋CT不同,4层螺旋CT的探测器材料采用了辐射转换效率高的稀土陶瓷闪烁晶体,与光电二极管一起共同组成探测器阵列。以前固体探测器材料的辐射总转换效率是$50\%\sim60\%$,而改用稀土陶瓷材料后,辐射的总转换效率可达到$99\%$。与单层螺旋CT相比,旋转一周扫描覆盖的范围比单层螺旋扫描有所增加,每旋转一周的扫描时间也缩短至0.5s,纵向分辨率也有所提高,但 4 层螺旋 CT 扫描尚未真正达到各向同性。

16 层螺旋 CT 在 2002 年的北美放射年会上被推出,其最大的改变是探测器阵列的排数和总宽度增加,并且机架旋转一周的扫描速度也相应缩短为 0.42s,最短为 0.37s。在 4 层与 16 层之间,某些厂商还曾推出 8 层螺旋 CT,但其技术层面的特点不明显。

2003 年后各大 CT 机生产厂商相继推出了 64 层螺旋 CT 产品,与 16 层螺旋 CT 比较,技术层面尤其是硬件技术的改进不是很多,期间还包括了 32 层和 40 层多层螺旋 CT。64 层螺旋 CT 的主要变化是滑环旋转一周的速度提高(最短 0.33s),一次扫描层数增加和覆盖范围加大,另外图像质量和各向同性的分辨率又有提高。

2007 年的北美放射学年会,多家厂商宣布推出 128 层、256 层以及 320/640 层多层螺旋 CT 扫描仪等,使多层螺旋 CT 发展又迈出了坚实的一步。

### (三)双源 CT

双源 CT 是 2005 年推出的新型 CT 扫描仪,它的基本结构秉承了 64 层 CT 的设计,仅在 X 线管和探测器系统做了大胆的创新,由沿袭使用的一个 X 线管、一组探测器系统,改变成了双 X 线管和双探测器系统,使 CT 的检查无论从扫描的速度和扫描仪的功能定位(可利用两种不同的辐射能做一些功能性的检查,以往 CT 基本只能做形态学的检查)都大大前进了一步。

双源 CT 的两个 X 线管可同时工作,也可分别使用。当心脏成像、双能减影和全身大范围扫描时,可采用两个 X 线管同时工作,而一半的扫描仅有一组 X 线管探测器系统工作。当用于心脏成像时,相对于 64 层螺旋 CT 可减少一半的扫描时间,另外,在心脏图像重建的方法中,除降低机械扫描时间外,还可采用多扇区重建方法提高时间分辨率。

### (四)能谱 CT

能谱 CT 为 2008 年推出的一种新型 CT,基本配置为 64 排的探测器阵列,扫描机架旋转一周的最短时间为 0.35s,但其在 X 线管、探测器材料和高压发生器上做了重大的改进,配以该机的专用成像软件,可实现能谱成像。在临床应用方面,能谱成像可生成 101 种单能谱辐射,并形成两种基物质图像,对人体多种组织进行分析,还可用于体内金属植入物伪影的有效去除。另外,采用改进的迭代重建方法,使 CT 成像的剂量得以进一步降低。目前,256 层 CT 和双源 CT 也可兼有能谱成像功能。

## 三、CT 检查技术

### (一)头颅扫描技术

CT 扫描技术是操作人员通过人机对话以及运用机器各种功能完成的操作技术。根据不同的检查部位,设定不同的扫描方式及扫描方法。恰当地选择扫描范围、有目的的选择造影剂,并根据病变的大小决定扫描的层厚、层距(床移动距离)、体位、机架倾斜角度和采用的各扫描参数等,以便获得具有诊断意义的图像。

1.扫描方式

CT 问世以来,临床应用范围从头部扩展到全身,一般除平扫外,还有增强扫描(静脉注入造影剂增强)。此外,还有下列扫描方式应诊断需要而进行。

（1）快速连续动态扫描：这一功能是对患者注射造影剂后，需在一定时间内完成整个检查的扫描方式。首先设定软件工作方式是在选取了扫描的起始位置和终止位置或对感兴趣区的某一层面做快速连续扫描。设定层厚和其他一切必要的扫描条件后，整个扫描过程自动逐层进行。而在扫描结束后，再逐一处理显示图像。这种扫描方法通常有两个用途：一是用作动态研究，记录下感兴趣的层面内某一时间过程中造影剂浓度的变化，观察血运供给及病变的显示；二是用来研究心脏某一部位随时间变化的情况，可与心电图相配合。

这种扫描方式对 X 线球管的负荷有较高的要求，一般均有自动温度监测系统加以保护，以免过热损坏球管。

（2）目标扫描：目标扫描方法只扫描感兴趣的区域，而对其他剖面不扫描或者用较低的剂量或较大的间距扫描，以减少患者对射线总的摄入剂量，提高感兴趣区层面的空间分辨率。此方法多用在病变区域局限的部位检查或病变范围广而做较大的间距扫描（即床移动距离大于层面厚度）。

2.扫描前准备

（1）头部扫描前须将发卡、耳环、义齿等异物取掉。

（2）体部扫描须将检查部位体表及衣物上的金属异物取掉。

（3）腹部扫描须做肠道准备，不能有肠道钡剂存留。

（4）对需做增强扫描患者，空腹。检查前 4～6h 禁食。

（5）对躁动不安或不合作的患者可根据情况给予镇静剂。

（6）根据需要扫描前给予口服造影剂或静脉注射造影剂等。

3.各部位的扫描方法

颅脑扫描多用横断轴位扫描，有时加扫冠状层面，颅脑扫描常用的扫描基线有 4 条。听眦线：从外眼眦到耳屏上缘；听眶上线：从眶上嵴到耳屏上缘；听眶下线：从眶下嵴到耳屏下缘；听鼻线：从鼻翼根部到外耳孔。

根据扫描需要选择不同的基线依次向上或向下逐层扫描。头部摆位十分重要，务必使每一层面图像两侧对称，准确反映该层面的解剖结构。

（1）颅脑扫描。

位置：患者仰卧，横断轴位扫描，头摆正，使头正中矢状面与身体长轴平行，瞳间线与矢状面垂直，以听眶上线为基线向上扫至头顶。

层厚：≤5mm，层距：≤5mm。

窗技术：窗宽（WW）＝100～120，窗位（WL）＝35 左右。

颅脑扫描对急性脑出血、先天性畸形、急性颅脑外伤、脑积水等不需增强扫描。大多数脑梗死也不需要增强扫描。70 岁以上的老年人，5 岁以下儿童，以及高血压、心脏病患者慎用增强扫描。而对脑瘤、脑脓肿、脑血管畸形、癫痫和脑囊虫病必须先平扫，然后做增强扫描。对于增强扫描才能显示病变的复查病例和肿瘤术后复查、脑转移等直接增强扫描不需平扫。

增强扫描时采用高压注射器，静脉团注碘对比剂 300～370mgI/mL，总量 50～70mL，流率 2.0～3.5mL/s。

如欲观察鞍上池和桥小脑角池，借以诊断该区的脑瘤和观察脑脊液动力异常时，一般采用

# 目　　录

# 第一章 总论

## 第一节 X线成像基本原理及应用

自 1895 年伦琴发现 X 线后,应用 X 线成像以辅助临床疾病诊断,已有逾百年历史。在各种影像检查手段发展迅速的当今,X 线仍以简便、迅速、价格低等优势,占据不可或缺的地位。

### 一、X 线的产生

X 线是真空管内高速行进的电子流轰击钨靶时产生的,它的产生需要具备 3 个条件:自由活动的电子群,电子群以高速度运行,以及电子群在高速度运行中突然受阻。上述 3 个必要条件需要 X 线球管和高压发生器这两个基本设备来完成。X 线球管为一个高度真空的玻璃管,一端是钨制斜形靶面,为阳极;另一端是钨制灯丝,为阴极。灯丝加热后,其周围会产生大量自由电子。当球管通入高压时,灯丝周围的自由电子以极快的速度冲击阳极的靶面,其中不足 0.2％ 的能量形成 X 线,其余绝大部分能量转化为热能后散发。

### 二、X 线的特性及成像原理

X 线是一种波长很短的电磁波,波长范围为 0.006～500nm,目前 X 线诊断常用波长为 0.08～0.31nm,相当于 X 线管在 40～150kV 时产生的 X 线。X 线具有如下几个与 X 线成像及 X 线检查相关的特性。

#### (一)穿透性

X 线的波长较短,对物质有很强的穿透性,能穿透人类肉眼可见光线不能穿透的物质。X 线的穿透力与 X 线的管电压高低成正比:管电压高,所产生 X 线的波长短,穿透力强;而管电压低,所产生的 X 线波长长,其穿透力较弱。另外,X 线的穿透力与被穿透物质的原子序数有关,原子序数高,X 线难穿透;原子序数低,容易穿透。X 线的穿透力还与被穿透物的密度、厚度有关,密度、厚度大不易被穿透,反之容易穿透。

#### (二)荧光效应

X 线可激发钨酸钙及铂氰化钡等荧光物质,使波长短的 X 线转换成波长长的可见荧光,这种转换称为荧光效应,是进行透视检查的基础。

#### (三)感光效应

涂有溴化银的胶片经 X 线照射后,感光而产生潜影,经显影、定影处理,感光的溴化银中的银离子($Ag^+$)被还原成金属银($Ag$),沉积于胶片的胶膜内。感光的金属银微粒,在胶片上呈黑色;而未感光的溴化银,则在定影过程中被清除,呈胶片片基透明的本色。胶片各部依金属银沉积的多少产生从黑至白不同灰度的影像。

### (四)电离效应与生物效应

X线通过任何物质都可产生电离效应。空气的电离程度与空气吸收X线的量成正比,因此通过测量空气电离的程度可检测X线的量。X线射入人体,也产生电离效应,可引起生物学方面的改变,即生物效应,可导致放射损伤,也是放射治疗的基础。

## 三、X 线设备

传统的X线设备包括通用型X线机、胃肠X线机、心血管造影X线机、床旁X线机、乳腺X线机和牙科X线机等,这些设备摄片以胶片作为载体,对透过人体的X线信息进行采集、显示和存储。它们具有图像的空间分辨力较高,能够整体显示较大范围的组织结构,X线剂量相对较低,检查费用低等优点。但是传统X线检查具有很多不足:对摄片条件要求严格;图像的密度分辨力较低,对病变细节显示有一定影响;图像的灰度与摄片条件不能调节,X线胶片的利用和管理烦琐等。

近几十年来数字化X线设备发展迅速,使传统X线设备得到极大的改进:它使数字化X线设备的检查参数便于调节,可最大限度地降低X线辐射剂量;图像质量明显提高,可使不同密度的组织结构同时达到清晰显示的效果;具有测量、边缘锐化、减影等多种图像处理功能;X线图像的数字化信息既可经转换打印成照片或在监视屏上视读,也可存储在光盘、硬盘中,还可通过影像归档和通信系统(PACS)进行传输。数字化X线成像根据技术原理不同分为计算机X线成像(CR)和数字X线成像(DR)设备。其中CR设备可与传统X线设备进行组合;而DR设备,包括DR通用型机、DR胃肠机、DR乳腺机和DR床旁机等则不能与原有X线设备兼容。应用CR或DR设备进行摄片时,均将透过人体的X线信息进行像素化和数字化,通过计算机系统进行各种处理,最后转换为模拟X线图像。不同的是,CR以影像板(IP)代替胶片,作为透过人体X线信息的载体,而DR则用平板探测器(FPD)。CR成像速度相对较慢,不能进行透视检查。DR较CR又大大缩短了成像时间,提高了X线检测效率,降低了辐射剂量,还可用于透视,并具有更多的处理功能,例如,多体层容积成像(一次检测就可获得投照部位任意深度、厚度的多层面体层图像)、图像自动拼接技术(一次检测可获取大范围如全脊柱的无缝拼接DR图像)等。在此基础上,伴随网络和图像存档与传输系统(PACS)的广泛应用,X线诊断技术数字化或无胶片影像科及远程会诊等正逐步成为现实。

## 四、X 线图像的特点

X线影像是灰阶图像,由从黑到白不同灰度的影像组成,这些不同灰度形成的影像反映人体组织结构的解剖及病理状态。人体组织结构的密度与X线图像上影像的密度是密切相关的两个不同的概念,前者是指人体组织中单位体积内物质的质量,而后者则指X线图像上所显示影像的黑白。高密度的物质比重大,吸收的X线量多,影像在图像上呈白影。而低密度的物质比重小,吸收的 X 线量少,影像在图像上呈黑影。因此,图像上的白影与黑影,主要反映的是物质密度的高低。在 X 线影像的观察和描述中,也通常用密度的高与低表述影像的白与黑。如用高密度、中等密度和低密度分别表述白影、灰影和黑影。另外,X 线图像是 X 线束穿透某一部位的不同密度和厚度组织结构后的投影总和,是该穿透路径上所有结构影的重叠影像。这种重叠可使某些部位如心膈角、膈面下的病变难以显示。另外,X 线束是从 X 线管向人体做锥形投射的,因此 X 线影像有一定程度的放大和失真,并可以产生伴影降低 X 线影像的清晰度。

## 五、X 线检查的方法

### (一)X 线摄影

对比度及清晰度均较好,可以较好地显示密度、厚度较大的部位或密度差别较小的病变。常需行互相垂直的两个方位摄影,如正位及侧位。胶片或影像可以长期保留,但不能显示器官功能的动态变化。

### (二)荧光透视

透视时可转动患者体位,改变方向进行观察。用于观察心脏、大血管搏动,膈肌运动及胃肠蠕动等器官的动态变化,其操作方便,费用低。但透视的影像对比度及清晰度较差,难以观察密度差别小的病变以及头颅、脊柱、骨盆等密度与厚度较大的部位的细节情况,同时缺乏客观记录。

### (三)软 X 线检查

软线摄影采用能发射软 X 线,即长波长(平均波长为 0.07nm)的钼靶 X 线管球,常用电压为 22~35kV,用于检查软组织,主要是乳腺。为了提高图像分辨力,增加微小癌的显示率,软 X 线摄影装备及技术不断发展完善,具有乳腺钼靶体层摄影、数字乳腺摄影、乳腺数字减影血管造影及开展立体定位和立体定位针刺活检等多种检查手段。

### (四)造影检查

对缺乏自然对比的结构或器官,可将密度高于或低于该结构或器官的物质引入器官内或其周围间隙,使之产生对比以显影,此即造影检查。引入的物质称为对比剂,又称造影剂。造影检查的应用,扩大了 X 线检查的范围。

## 六、X 线检查的安全性及选用原则

X 线检查应用较为广泛,由于其生物效应可能对检查者造成损害,各设备厂家都不遗余力地对检查设备进行大幅改进,其中高千伏技术、影像增强技术、高速增感屏和快速 X 线感光胶片等的逐步推广使用,显著降低了 X 线辐射量,使发生放射损害的可能性微乎其微。但是合理使用 X 线检查,避免不必要的 X 线辐射,掌握并向临床医师介绍各种 X 线检查方法的适应证、禁忌证和优缺点,促进临床医生选择安全、简便而又经济的方法,合理安排检查顺序,如应首先用普通检查,再考虑造影检查等,仍然十分必要。此外,重视对孕妇、儿童患者以及长期接触射线的工作人员的防护任何时候都不可松懈。

(王星伟)

# 第二节 CT成像基本原理及应用

计算机体层成像(CT)由豪斯菲尔德(Hounsfield)于1969年设计成功。与传统X线成像相比,CT图像是真正的断层图像,它显示的是人体某个断层的组织密度分布图,其图像清晰、密度分辨率高、无断层以外组织结构干扰,因而显著扩大了人体的检查范围,提高了病变的检出率和诊断准确率,大大促进了医学影像学的发展。

## 一、CT成像的基本原理

CT是用X线束对人体检查部位一定厚度的层面进行扫描,由探测器接收透过该层面上各个不同方向的人体组织的X线,经模/数转换输入计算机,通过计算机处理后得到扫描断层的组织衰减系数的数字矩阵,再将矩阵内的数值通过数/模转换,用黑白不同的灰度等级在荧光屏上显示出来,即构成CT图像。

根据检查部位的组织成分和密度差异,CT图像重建要使用合适的数学演算方式,常用的有标准演算法、软组织演算法和骨演算法等。图像演算方式选择不当会降低图像的分辨率。

## 二、CT设备与CT成像性能

在CT发明和应用的历史进程中,其发展大致可分为两个阶段:第一阶段,从CT发明到螺旋CT出现的非螺旋CT阶段;第二阶段,从螺旋CT投入临床使用到目前的多层螺旋CT时代。相比较而言,第一阶段的意义是改变了医用X射线的诊断方式,而第二阶段则是在第一阶段的基础上发展和丰富了横断层X线诊断的手段。第一阶段CT设备内容目前仅保留了历史意义,第二阶段CT设备目前正在使用。

### (一)单层螺旋CT

与非螺旋CT相比,单层螺旋CT设备结构主要是利用了滑环技术,去除了CT球管与机架相连的电缆,球管探测器系统可连续旋转,并改变了以往非螺旋CT的馈电和数据传导方式,使CT扫描摆脱了逐层扫描的模式,从而提高了CT扫描和检查的速度。由于螺旋CT扫描时检查床连续单向运动,球管焦点围绕患者旋转的轨迹类似一个螺旋管形,故称为螺旋扫描。

因为螺旋CT采集的数据是连续的,所以可在扫描区间的任意位置重建图像。通过采用不同的重建增量,可确定相邻被重建图像的间隔或层面重叠的程度。重建增量与被重建图像的质量有关,即不同程度的重叠重建,可使三维等后处理图像的质量改善。

### (二)多层螺旋CT

与单层螺旋CT不同,4层螺旋CT的探测器材料采用了辐射转换效率高的稀土陶瓷闪烁晶体,与光电二极管一起共同组成探测器阵列。以前固体探测器材料的辐射总转换效率是$50\%\sim60\%$,而改用稀土陶瓷材料后,辐射的总转换效率可达到$99\%$。与单层螺旋CT相比,旋转一周扫描覆盖的范围比单层螺旋扫描有所增加,每旋转一周的扫描时间也缩短至0.5s,纵向分辨率也有所提高,但 4 层螺旋 CT 扫描尚未真正达到各向同性。

16 层螺旋 CT 在 2002 年的北美放射年会上被推出,其最大的改变是探测器阵列的排数和总宽度增加,并且机架旋转一周的扫描速度也相应缩短为 0.42s,最短为 0.37s。在 4 层与 16 层之间,某些厂商还曾推出 8 层螺旋 CT,但其技术层面的特点不明显。

2003 年后各大 CT 机生产厂商相继推出了 64 层螺旋 CT 产品,与 16 层螺旋 CT 比较,技术层面尤其是硬件技术的改进不是很多,期间还包括了 32 层和 40 层多层螺旋 CT。64 层螺旋 CT 的主要变化是滑环旋转一周的速度提高(最短 0.33s),一次扫描层数增加和覆盖范围加大,另外图像质量和各向同性的分辨率又有提高。

2007 年的北美放射学年会,多家厂商宣布推出 128 层、256 层以及 320/640 层多层螺旋 CT 扫描仪等,使多层螺旋 CT 发展又迈出了坚实的一步。

### (三)双源 CT

双源 CT 是 2005 年推出的新型 CT 扫描仪,它的基本结构秉承了 64 层 CT 的设计,仅在 X 线管和探测器系统做了大胆的创新,由沿袭使用的一个 X 线管、一组探测器系统,改变成了双 X 线管和双探测器系统,使 CT 的检查无论从扫描的速度和扫描仪的功能定位(可利用两种不同的辐射能做一些功能性的检查,以往 CT 基本只能做形态学的检查)都大大前进了一步。

双源 CT 的两个 X 线管可同时工作,也可分别使用。当心脏成像、双能减影和全身大范围扫描时,可采用两个 X 线管同时工作,而一半的扫描仅有一组 X 线管探测器系统工作。当用于心脏成像时,相对于 64 层螺旋 CT 可减少一半的扫描时间,另外,在心脏图像重建的方法中,除降低机械扫描时间外,还可采用多扇区重建方法提高时间分辨率。

### (四)能谱 CT

能谱 CT 为 2008 年推出的一种新型 CT,基本配置为 64 排的探测器阵列,扫描机架旋转一周的最短时间为 0.35s,但其在 X 线管、探测器材料和高压发生器上做了重大的改进,配以该机的专用成像软件,可实现能谱成像。在临床应用方面,能谱成像可生成 101 种单能谱辐射,并形成两种基物质图像,对人体多种组织进行分析,还可用于体内金属植入物伪影的有效去除。另外,采用改进的迭代重建方法,使 CT 成像的剂量得以进一步降低。目前,256 层 CT 和双源 CT 也可兼有能谱成像功能。

## 三、CT 检查技术

### (一)头颅扫描技术

CT 扫描技术是操作人员通过人机对话以及运用机器各种功能完成的操作技术。根据不同的检查部位,设定不同的扫描方式及扫描方法。恰当地选择扫描范围、有目的的选择造影剂,并根据病变的大小决定扫描的层厚、层距(床移动距离)、体位、机架倾斜角度和采用的各扫描参数等,以便获得具有诊断意义的图像。

1.扫描方式

CT 问世以来,临床应用范围从头部扩展到全身,一般除平扫外,还有增强扫描(静脉注入造影剂增强)。此外,还有下列扫描方式应诊断需要而进行。

(1)快速连续动态扫描:这一功能是对患者注射造影剂后,需在一定时间内完成整个检查的扫描方式。首先设定软件工作方式是在选取了扫描的起始位置和终止位置或对感兴趣区的某一层面做快速连续扫描。设定层厚和其他一切必要的扫描条件后,整个扫描过程自动逐层进行。而在扫描结束后,再逐一处理显示图像。这种扫描方法通常有两个用途:一是用作动态研究,记录下感兴趣的层面内某一时间过程中造影剂浓度的变化,观察血运供给及病变的显示;二是用来研究心脏某一部位随时间变化的情况,可与心电图相配合。

这种扫描方式对 X 线球管的负荷有较高的要求,一般均有自动温度监测系统加以保护,以免过热损坏球管。

(2)目标扫描:目标扫描方法只扫描感兴趣的区域,而对其他剖面不扫描或者用较低的剂量或较大的间距扫描,以减少患者对射线总的摄入剂量,提高感兴趣区层面的空间分辨率。此方法多用在病变区域局限的部位检查或病变范围广而做较大的间距扫描(即床移动距离大于层面厚度)。

2.扫描前准备

(1)头部扫描前须将发卡、耳环、义齿等异物取掉。

(2)体部扫描须将检查部位体表及衣物上的金属异物取掉。

(3)腹部扫描须做肠道准备,不能有肠道钡剂存留。

(4)对需做增强扫描患者,空腹。检查前 4～6h 禁食。

(5)对躁动不安或不合作的患者可根据情况给予镇静剂。

(6)根据需要扫描前给予口服造影剂或静脉注射造影剂等。

3.各部位的扫描方法

颅脑扫描多用横断轴位扫描,有时加扫冠状层面,颅脑扫描常用的扫描基线有 4 条。听眦线:从外眼眦到耳屏上缘;听眶上线:从眶上嵴到耳屏上缘;听眶下线:从眶下嵴到耳屏下缘;听鼻线:从鼻翼根部到外耳孔。

根据扫描需要选择不同的基线依次向上或向下逐层扫描。头部摆位十分重要,务必使每一层面图像两侧对称,准确反映该层面的解剖结构。

(1)颅脑扫描。

位置:患者仰卧,横断轴位扫描,头摆正,使头正中矢状面与身体长轴平行,瞳间线与矢状面垂直,以听眶上线为基线向上扫至头顶。

层厚:≤5mm,层距:≤5mm。

窗技术:窗宽(WW)=100～120,窗位(WL)=35 左右。

颅脑扫描对急性脑出血、先天性畸形、急性颅脑外伤、脑积水等不需增强扫描。大多数脑梗死也不需要增强扫描。70 岁以上的老年人,5 岁以下儿童,以及高血压、心脏病患者慎用增强扫描。而对脑瘤、脑脓肿、脑血管畸形、癫痫和脑囊虫病必须先平扫,然后做增强扫描。对于增强扫描才能显示病变的复查病例和肿瘤术后复查、脑转移等直接增强扫描不需平扫。

增强扫描时采用高压注射器,静脉团注碘对比剂 300～370mgI/mL,总量 50～70mL,流率 2.0～3.5mL/s。

如欲观察鞍上池和桥小脑角池,借以诊断该区的脑瘤和观察脑脊液动力异常时,一般采用非离子型造影剂欧乃派克脑室造影。经脊蛛网膜下隙注入5～8mL(150mg/mL)充盈脑池,再行扫描。

位置:仰卧横断轴位扫描,头低30°～60°,1min后使头低5°～10°扫描。

对观察脑脊液动力变化的患者,应在注入造影剂后2h、6h、12h、24h后进行扫描,必要时48h、72h做延迟扫描。这种检查也可用气体替代造影剂。

层厚:5～10mm,层距:5～10mm。

窗技术:WW=100～150,WL=35～45。

(2)脑垂体、鞍区扫描。

位置:冠状位扫描,患者取颌顶位(仰卧)或顶颌位(俯卧),对体胖颈短患者采取俯卧顶颌位较好。身体俯卧,下颌前伸,使听眦线与床的长轴平行,瞳间线与头矢状面垂直,嘱患者呼吸动作要轻,避免头移动。做侧位定位相,扫描基线尽量与鞍底垂直,从后床突扫至前床突。

层厚:3mm,层距:3mm。

窗技术:WW=200～250,WL=45～50。

对脑垂体、鞍区病变,不需平扫直接行增强扫描,静脉团注碘对比剂300～370mgI/mL,总量50～70mL,流率2.0～3.5mL/s后立即行冠状位连续扫描,扫描结束后,再逐一处理显示图像。图像要做局部放大。

冠状位直接增强扫描后,根据诊断需要决定是否做横断面扫描或矢状面重建处理。

(3)听神经瘤及桥小脑角区扫描。

位置:仰卧横断轴位扫描。以听眦线为基线向上扫至岩骨。头摆正,使两侧内听道显示在同一层面。

扫过岩骨再行增强扫描,从听眦线层面向上扫到侧脑室前角为止。

层厚:3～5mm,层距:3～5mm。

窗技术:WW=120～150,WL=35～40。

骨窗:WW=1 000～2 000,WL=200～250。

在内听道层面需用骨窗观察,照相时用骨窗和软组织窗照两份胶片。

对临床怀疑微小听神经瘤或桥小脑角占位病变,且对碘过敏患者可做小剂量气脑造影,方法如下。

患者侧卧,头患侧朝上。经腰4～5间隙做腰椎穿刺。注入5～10mL滤过空气或氧气。将头患侧抬高,鼻尖向对侧倾斜45°,当患者患侧的眶后、耳后或颞部有胀痛感时,则表明气体已抵达小脑桥脑角池、立即扫描。如果怀疑双侧均有病变,则需检查一侧完毕后,用相同方法转动头的位置,使气体尽量集聚在另一侧的桥小脑角池及内听道。

位置:先扫正位定位片,扫描基线从内听道下缘向头侧扫4～5层即可。

层厚:3mm,层距:3mm。

为了观察该部位的解剖细节,必须做图像放大。造影后有不同程度的头痛症状,患者需卧床休息1～2d。

(4)颈静脉孔、颞颌关节扫描。

位置:摆位同颅脑横断位,以听眦下线为基线向下扫。

层厚:3mm,层距:3mm。

窗技术:WW＝1 000～2 000,WL＝150～200。

对疑有颈静脉球瘤患者平扫后,应行增强扫描。

必要时如行冠状位扫描位置同前所述。扫描基线从外耳孔向后扫观察颈静脉孔,从外耳孔向前扫观察颞颌关节。

(5)眼眶扫描。

位置:横断轴位同颅脑摆法。以听眶下线为基线向上扫至眶上嵴。扫描时嘱患者两眼球向前凝视不动。

层厚:3～5mm,层距:3～5mm。

窗技术:WW＝300～400,WL＝30～40。

必要时行冠状位扫描,位置同前所述。扫描基线自外耳孔向前4cm处向前做连续扫描或做头侧位定位相设定扫描区域。扫描时嘱患者两眼球向前凝视不动。对眼异物外伤患者,必须做冠状扫描以进一步明确诊断。

眼眶扫描一般平扫,必要时行增强扫描。方法与颅脑增强方法同。

(6)耳扫描。

位置:横断轴位同颅脑摆位。以听眦线为基线向上逐层扫至内听道。

层厚:1.5～2mm,层距:1.5～2mm。

窗技术:WW＝3 000～3 500,WL＝200～300。

必要时如行冠状位扫描,位置同前所述。扫描基线从外耳孔前缘向后逐层扫描。

因为耳部结构既细微又复杂,所以扫描后将图像做一侧侧(各单侧)图像放大处理后再照相。

(7)鼻与鼻窦扫描。

位置:横断轴位同颅脑摆位。下颌上抬以听鼻线为基线向上逐层扫描。

层厚:5mm,层距:5mm。

窗技术:WW＝350～400,WL＝30～40。

鼻窦包括额窦、筛窦、蝶窦和上颌窦,扫描范围视临床需要而定。

必要时行冠状位扫描,位置同前摆位所述。扫描基线从颧骨弓向后逐层扫描。

一般不需做增强扫描,如了解病变血运情况可做增强扫描。方法同颅脑检查。

欲观察骨质破坏,需层厚减薄、骨窗观察。

(8)鼻咽部扫描。

位置:横断轴位同颅脑摆位。以听鼻线为基线向下扫至口咽部。

层厚:5mm,层距:5mm。

窗技术:WW＝300～350,WL＝35～45。

一般不做增强扫描。

对鼻咽癌患者,除对鼻咽部扫描外,需加扫颅底,观察颅底尤其是圆孔、卵圆孔、棘孔等有无骨质破坏。

颅底扫描位置与颅脑相同,以听眦线为基线向下扫2～3层。

层厚:3mm,层距:3mm。

窗技术:WW＝2 000～3 000,WL＝200～300。

(9)喉部扫描。

位置:患者仰卧,头放平,颈部过伸。使喉部尽量与台面平行,听口线与扫描基线平行。先做侧位定位相,从颈4向下扫。或直接对准喉结扫描。一般在平静呼吸状态下,不咽口水扫描,为检查杓会厌裂及梨状窝,可嘱患者发字母"E"音扫描。

层厚:5mm,层距:5mm。

扫至声门区,层厚减薄至2mm,层距2mm连续扫至环状软骨层。

窗技术:WW＝350～400,WL＝30～40。

(10)甲状腺扫描。

位置:横断轴位扫描,患者仰卧,头放平摆正,做侧位定位相,扫描基线从颈5向下扫完甲状腺为止。

层厚:5mm,层距:5mm。

窗技术:WW＝350～400,WL＝45～60。

甲状腺扫描一般不做增强扫描。

扫描时两肩尽量向下用力,减少肩部伪影造成的图像质量不好。尽量采用高参数扫描提高图像质量。图像要做局部放大。

### (二)体部扫描技术

1.胸部扫描

位置:患者仰卧,横断轴位扫描。两臂上举抱头。扫描基线以胸骨切迹起始向下逐层扫到膈顶或做定位相确定扫描区域。

层厚:10mm,层距:10mm(床移动距离)。

对肺内病灶或兴趣区应做减薄扫描。层厚1.5～3mm,层距1.5～3mm扫3～5层。并可在病灶区行打印或测量CT值,为分析病变性质提供参考。

扫描时吸气憋住气或平静呼吸后憋住气。扫描前要训练患者,取得每个层面呼吸状态的一致。

胸部扫描一般不需增强,如需了解病变与肺门或纵隔的情况,应给予静脉增强后行快速连续扫描。

窗技术:观察肺部宜采用宽的窗宽。WW＝1 600～2 000。WL＝－600～－800。

2.纵隔扫描

位置:同胸部扫描,扫描基线以胸骨切迹起始向下扫至心室水平或根据病变范围向上扫至颈部向下至膈。也可从定位相上确定扫描范围。

层厚:10mm,层距:10mm。必要时层厚减薄至4.5～6mm,层距4.5～6mm。

扫描时平静呼吸后憋住气。

纵隔扫描如病变明确则不必做增强扫描。但对体瘦脂肪少或纵隔内结节与血管分辨有困难患者,应予增强扫描。

增强扫描一般经左肘前静脉快速注入60％泛影葡胺60～100mL,立即行兴趣区层面的快速连续扫描。

窗技术：WW＝250～350，WL＝30～50。

增强扫描图像的窗位要提高20～30HU。

3.腹部扫描

腹部扫描除前面叙述的肠道准备之外，一般还应在扫描前口服"碘水造影剂"，碘水造影剂通常用60％泛影葡胺20mL加温开水至800～1 000mL配制而成。口服碘水造影剂的目的是鉴别充盈造影剂的肠曲与周围组织的关系。根据检查部位不同，在服用的时间和剂量上也各不相同。

(1)肝胆、脾扫描。

口服造影剂：扫描前即刻口服碘水造影剂500mL或饮水500mL立即扫描。对观察肝门区附近的肿块的患者应于扫描前20～40min口服500mL碘水造影剂，再于扫描前5min服剩余的300mL立即扫描。

位置：仰卧轴位扫描。扫描范围自膈面向下扫至肝右叶下缘。

层厚：10mm，层距：10mm，必要时层厚减薄3～6mm扫几层。

呼吸：扫描时呼气后憋住气。

肝脏检查一般先平扫，对肝囊肿、胆结石、脂肪肝等患者不需增强扫描。对临床怀疑肝占位性病变患者应在平扫后行增强扫描。

增强扫描多采用静脉一次快速注入法，静脉注射60％泛影葡胺100mL立即行快速连续扫描。

对需观察胆道系统病变，可静脉注射"胆影葡胺"20mL，一般在注药后40～60min扫描胆道显示满意。

对肝左叶及肝脏表面的肿瘤常因肠道胀气或胃内容物较多而影响病变的显示，采用俯卧位或右侧卧位扫描有利于观察肝左叶病变。

对临床怀疑肝脏海绵状血管瘤患者，扫描方法有特殊性。先常规平扫发现低密度区病变，将扫描层面放在病变显示最大径的一层，做静脉注射增强。迅速推入60％泛影葡胺100mL，立即行快速连续动态扫描。在选定病变显示最大径的层面，第1分钟内连续扫3次，然后分别在第2、3、4、5分钟时各扫1次。直至病变区完全充盈与肝组织等密度或恢复至平扫时所见。遇到低密度病变区范围较大时，必须等待病变充盈，做延迟扫描。

在显示肝血管瘤的特征性的CT扫描中，要求做到"两快一长"，两快是注射快、扫描快，一长是延迟扫描要等足够长的时间，至少30min。

观察肝脏时一定要变换不同的窗宽、窗位。对密度差较小的病变更要把窗宽放窄观察。

对脂肪肝、多发性肝囊肿病变，窗技术：WW＝200～250，WL＝30～35。

一般情况下肝的观察窗技术：WW＝150～200，WL＝45～60。

(2)胰腺扫描：扫描前30min口服碘水造影剂500mL，检查前5min再服300mL，使胃、十二指肠及小肠充盈。

位置：仰卧轴位扫描。扫描范围自肝门向下扫至肾门水平，钩突出现为止。

层厚：5～6mm，层距：5～6mm，必要时减薄扫描。

呼吸:呼气后憋住气扫描。

对胰头部观察不满意者可取右侧卧位扫描,这不仅使十二指肠祥得到充盈,还可使邻近的肠管与胰腺体尾部分开。

为了抑制肠蠕动,减少伪影,必要时可肌内注射山莨菪碱 10～20mg,但对青光眼、前列腺肥大患者慎用。

胰腺扫描常规平扫。对诊断困难或消瘦患者胰腺周围缺少脂肪衬托,可行增强扫描。60％泛影葡胺 100mL 静脉快速推入后行快速连续扫描,能清楚地显示毗邻血管,对确定有无胆管扩张也有帮助。

窗技术:WW＝250～350,WL＝35～50。

对缺少脂肪衬托的患者窗宽调窄,以利对比。WW＝150～200,WL＝35～50。

(3)肾扫描:扫描前 30min 口服碘水造影剂 500mL。

位置:仰卧轴位扫描。扫描范围可从定位相的胸 11 下缘起始向下逐层扫到肾下极为止。或以剑突向下 2cm 处起始向下逐层扫描。遇有一侧性肾缺如患者,必须扩大扫描范围。以除外异位肾的可能。

层厚:10mm,层距:10mm,必要时病变减薄 5mm 扫几层。

呼吸:呼气后憋住气扫描。

可疑肾结石患者平扫。并于扫描前 3d 禁服含钙或含金属药物。

对肾占位性病变应行增强扫描。经静脉快速注入 60％泛影葡胺 40～60mL 后做连续快速扫描。对观察肾实质区病变,注入造影剂后扫描速度要快。而观察肾盂占位病变时,扫描要慢,待造影剂进入肾盂内再扫描。

窗技术:肾脏的观察视病变不同而定。对多发性肾囊肿患者,WW＝200～300,WL＝25～35。对缺少脂肪衬托的患者,WW＝150～200,WL＝35～40。

(4)肾上腺扫描:扫描前 30min 口服碘水剂 500mL。

位置:仰卧轴位扫描,扫描范围可从定位相的胸 11 下缘起始上下逐层扫至肾门或以剑突向下 2cm 处起始逐层扫描至肾门水平。以免遗漏低位肾上腺肿物。

层厚:3～4mm,层距:3～4mm,病变范围大时可加大层厚和层距。

呼吸:呼气后憋住气扫描。

肾上腺检查一般平扫,必要时才行增强扫描。

对临床高度怀疑肾上腺嗜铬细胞瘤,而肾上腺区又无异常发现时,扫描范围应扩大,包括纵隔、腹部及盆腔。

为观察病变清楚,扫描时将肾上腺局部图像放大。

窗技术:WW＝250～350,WL 因人而异,具有丰富的脂肪衬托患者 WL＝0～20,而对消瘦患者 WL＝30～45。

(5)腹膜后间隙扫描:扫描前 2h 口服碘水造影剂 500mL,检查 1h 再服 300mL,扫描即刻再服 200mL。

位置:仰卧轴位扫描。扫描范围自肝上缘向下扫至耻骨联合水平。

层厚:10～12mm,层距:10～12mm。

呼吸:呼气后憋住气扫描。

口服造影剂必须按时、按量服好,使各段肠腔充盈良好。通常用于观察腹部淋巴结病变,寻找转移性癌或原发性肿瘤,血肿等。

一般不需增强扫描。如病情需要可静脉注射60%泛影葡胺100mL,行兴趣区连续扫描。

窗技术:WW=300～400,WL=20～40。

4.盆腔、膀胱、前列腺扫描

(1)女性盆腔扫描:扫描前4h口服碘水造影剂500mL,2h后再服500mL。检查时患者憋尿,使膀胱充盈尿液。

位置:仰卧轴位扫描。扫描范围自耻骨联合向上扫至髂骨嵴。

层厚:10mm,层距:10mm,必要时减薄扫描。

呼吸:平静呼吸或憋住气扫描。

对已婚女性扫描前须经阴道植入阴道OB栓或纱布填塞物,以便显示阴道和宫颈部位。

如诊断困难可做清洁洗肠,然后用碘水造影剂做保留灌肠,使乙状结肠、直肠显影。

为了区别输尿管与肿物或淋巴结,必要时可注射60%泛影葡胺20～80mL增强对比,便于鉴别。

窗技术:WW=250～400,WL=25～40。

(2)膀胱、前列腺扫描:扫描前30min大量喝水,使膀胱充盈。待膀胱胀满时进行扫描。

位置:仰卧轴位扫描。扫描范围自耻骨联合向上扫至膀胱顶部。

层厚:5～10mm,层距:5～10mm。

呼吸:平静呼吸扫描。

若病变显示不清楚,可导出尿液注入空气或碘水造影剂,以利区别膀胱与直肠、乙状结肠的关系。

对检查隐睾及怀疑前列腺病变患者应行层面与层距减薄扫描。

窗技术:WW=250～400,WL=25～40。

5.脊椎、脊髓扫描

(1)脊椎扫描。

位置:仰卧轴位扫描,扫描起始线视不同的部位,不同的病变范围采用不同的起始位置。先做侧位定位相。确定扫描范围和切面角度。

为了减少脊柱正常曲线形成的前凸,颈段采取颈屈曲位,腰段采取双膝屈曲位。

层厚和层距,视不同部位不同病变而定。因颈、胸椎间盘很薄,一般用1.5～2mm的层厚和层距扫描,而对腰间盘用3～4.5mm的层厚和层距扫描。腰椎间盘扫描一般先扫腰4～5间隙和腰5至骶1间隙,根据需要再加扫腰3～4间隙。一般每个间隙扫3～5层。扫描平面需和椎间隙平行。中间的一层面必须穿过整个椎间隙,不要包括椎体前后缘。

对需测量椎管内径的,应在感兴趣区内每个脊椎椎板上部水平扫一层,并与椎体上缘平行。层厚:5mm,层距:5mm。

为查明一般脊椎病变如肿瘤、结核、外伤等,用层厚10mm、层距10mm扫描。

脊椎检查一般平扫,如诊断需要可静脉注射60%泛影葡胺100mL,行兴趣区快速连续扫描。

呼吸：颈椎扫描时不咽口水，憋住气。胸腰椎扫描可平静呼吸状态或憋住气均可。

如需做冠状、矢状图像重建，务必在轴位扫描时，将感兴趣区层面的放大野、观察野、机架倾斜角度、层厚、层距等参数固定一致，重建的图像才不失真。

图像要局部放大。照相时须将标有各层面在定位片上的水平位置的定位相照在胶片上。

窗技术：为了显示骨结构或软组织，需用不同的窗宽、窗位照两套片。

骨窗：WW＝1 000～4 000，WL＝200～400。

软组织窗：WW＝300～500，WL＝30～50。

椎间盘：WW＝300～500，WL＝50～80。

（2）脊髓扫描：为了检查椎管内肿瘤、脊髓病变或脊髓损伤、受压等情况，应行脊髓造影后CT扫描。脊髓造影剂是一种黏稠度低、非离子型水溶性造影剂。不良反应小。常用的有Amnipaque，现在应用更多的有Omnipaque、Isovist等。其造影方法是取腰4～5正中或颈1～2外方穿刺，将造影剂从蛛网膜下隙注入。造影剂可稀释为不同的浓度，从170～300mgI/mL，4～15mL。颈段一般注入5～7mL，胸腰段注入8～15mL，注入后1h进行CT扫描。也可在神经外科脊髓造影后行CT脊髓扫描。因为脊髓造影用量比CT大1倍，待检查后造影剂浓度吸收、稀释，基本达到CT扫描所要求的浓度。根据诊断需要，必要时还可做延迟扫描。

位置：仰卧轴位扫描。先做侧位定位相，从定位相上确定扫描范围和机架倾斜角度。扫描平面尽可能与椎管平面平行，垂直于脊髓中轴，层厚5mm，层距5mm。扫描范围从枕骨大孔向下扫至下胸椎。为了扩大扫描范围，可采取加大扫描层距。一般颈段层距5～10mm、胸段层距20mm，下胸段层距25～50mm。加大层距扫描既要考虑满足临床诊断要求，又不致使患者接受过多的X线剂量。

图像要局部放大。

窗技术：WW＝1 400～2 000，WL＝150～200。

（杨泽权）

# 第三节 磁共振成像基本原理及应用

## 一、磁共振成像的发展概况

常规的X线影像是把三维的立体解剖结构摄成二维的平面图形，因此X线在穿透人体的受检部位时，所形成的是穿透路径上各种组织结构重叠的影像。若相邻的器官或组织之间密度相仿，则不能形成对比而构成清晰的图像。

CT是1972年由英国电气工程师Hounsfield G.N.和美国物理学家Cormack A.M.两位理工专家利用计算机进行的X线体层摄影术，简称CT，是电子计算机与X线体层摄影术的结合。CT与常规X线检查相比较，其密度分辨率明显优于后者，能分辨出组织间微小的密度差异；CT显示的是清晰的断面解剖图像。Hounsfield G.N.和Cormack A.M.因此荣获了1979

年度的诺贝尔生理学或医学奖。

核磁共振理论于1936年由荷兰物理学家C.J.高特提出，早期主要用于物质的物理、化学性质的基础研究。这种物理现象于1946年由美国哈佛大学的Purcell E.M.和斯坦福大学的Bloch F.同期发现，由于他们在科学上的重大贡献，两人荣获了1952年度的诺贝尔物理学奖。

美国化学家Lauterbur P.C.于1973年在《自然》杂志上首先发表了对核磁共振信号进行空间位置编码方法的研究论文，开启了核磁共振在临床应用方面的大门。由于Lauterbur P.C.和Mansfield P.为开发核磁共振扫描仪提供了理论基础，为核磁共振成像技术铺平了道路并取得了突破，使一种精确的、非侵入性的方法对人体内部器官进行高清晰度成像成为可能，两位科学家荣获了2003年度诺贝尔生理学或医学奖。在他们研究成果的基础上，世界第一台医用核磁共振扫描仪于20世纪80年代初问世，并很快就广泛应用于临床。为了避免把这种技术误解为核技术，科学家们把核磁共振成像的"核"字省略，称其为"磁共振成像"，英文缩写为MRI。目前在发达国家和我国MRI设备已达普及水平。

## 二、磁共振成像的基本原理

(1)MRI研究的对象是质子。原子包括一个核与一个壳，壳由电子组成，核内有带正电荷的质子，质子像地球一样不停地围绕一个轴做自旋运动，产生磁场，称为核磁。正常情况下，人体内质子产生的磁场方向杂乱无章。

(2)将患者置于磁体通道后，体内质子的磁场方向发生定向排列，稍过半数的质子的磁场方向顺着主磁场方向排列，稍不足半数的质子的磁场方向逆着主磁场方向排列，最终形成净的纵向磁化矢量。

(3)发射特定频率的射频脉冲，导致部分质子的磁场方向发生变化，形成净的横向磁化矢量。

(4)关闭射频脉冲后，被激发的氢原子核把吸收的能量逐步释放出来，其相位和能级都恢复到激发前的状态，这一恢复过程称为弛豫。犹如拉紧的弹簧在外力撤除后会迅速恢复到原来的平衡状态。弛豫的过程即为释放能量和产生MRI信号的过程。

弛豫包括两个同时发生而又相互独立的过程：纵向弛豫和横向弛豫。①纵向弛豫：关闭射频脉冲后，在主磁场的作用下，质子释放能量，从高能状态恢复到低能状态，纵向磁化矢量逐渐增大并恢复到激发前的状态即平衡状态，这一过程称为纵向弛豫。纵向磁化由零恢复到原来数值的63%时所需的时间称为纵向弛豫时间，简称$T_1$。②横向弛豫：关闭射频脉冲后，质子不再处于同步、同相位状态，指向同一方向的质子散开，导致横向磁化矢量从最大衰减到零，此过程称为横向弛豫。横向磁化由最大衰减到原来值的37%所需的时间称为横向弛豫时间，简称$T_2$。

$T_1$和$T_2$反映的是物质的特征，而不是绝对值，常用$T_1$值来描述组织纵向弛豫的快慢。不同组织弛豫速度存在差别，导致$T_1$值不同。各种组织的不同$T_1$值是MRI能够区分不同组织的基础。影响$T_1$的主要因素是组织成分、结构和磁环境，并与外磁场场强有关。常用$T_2$值来描述组织横向弛豫的快慢，正因为不同组织有着不同的弛豫速度，导致各种组织$T_2$值不同,并可区分正常组织和病变组织。影响 $T_2$ 的主要因素是外磁场和组织内磁场的均匀性。

(5)通过计算机 A/D(模/数)转换器→D/A(数/模)转换器→图像。

## 三、磁共振成像的设备

医用 MRI 设备主要由主磁体、梯度系统、射频系统、计算机系统及辅助设备 5 部分组成。

### (一)主磁体

主磁体是 MRI 扫描仪的主要部分,决定扫描装置的外观、成本和性能。

1.主磁体的分类

(1)永磁型:是最早应用的类型,多由稀土永磁材料制成,常采用 C 型臂、U 型臂或双立柱,其磁场是由磁性物质磁化后产生,不需要电流或线圈。低场强 MRI 扫描仪多采用此型。

本型主要优点:①结构简单;②价格相对较低;③开放性结构使受检者较舒适;④低能耗;⑤运行费用低,不需要使用液氦。

本型主要缺点:①磁场强度较低,多在 0.5T(特斯拉)以下;②磁场均匀性较低;③磁场稳定性易受温度变化影响。

(2)常导型:在常温下采用空心电磁铁和铜线圈,应用励磁电流通过线圈产生磁场。目前此型多被超导型和永磁型所取代。

本型主要优点:①结构简单;②磁体较轻,易安装;③造价较低。

本型主要缺点:①设备运行水电消耗大;②磁场稳定性较差。

(3)超导型:将铜钛合金制成的超导线圈植入超低温状态下的液氦中,使线圈无电阻,励磁电流通过闭合的线圈产生高强稳定的磁场,目前此型应用最广泛。

本型主要优点:①磁场强度高;②磁场稳定性好;③扫描速度快。

本型主要缺点:①价格较昂贵;②运行费用较高。

2.主磁体的主要性能指标

(1)磁场的强度:采用特斯拉(T)和高斯(G)为单位,高斯是磁场强度的法定单位。距离通过 SA 电流的直导线 1cm 处检测到的磁场强度被定义为 1G,地球南北极处的地磁强度约为 0.7G。特斯拉与高斯的换算关系:1T=10 000G。永磁型和常导型磁体的磁场强度多≤0.5T,超导型多在 1～3T。

(2)磁场的均匀性:是指单位面积内通过的磁力线数目的一致性。现代 MRI 扫描仪因具有主动和被动匀场技术使磁场均匀性大大提高。MRI 对主磁场均匀性要求很高,因为磁场的均匀性对 MRI 信号的空间定位、提高图像信噪比和减少伪影等均十分重要。

(3)磁场的稳定性:是指磁场强度和均匀性在单位时间内的相对变化率,又称磁场漂移。超导型磁体稳定性最好。

(4)磁体的长度和有效孔径:磁体越短、孔径越大,保持磁场均匀性越难,但这样增加了受检者的舒适性。

### (二)梯度系统

由梯度放大器及 X、Y、Z 三组梯度线圈组成。作用是修改主磁场、产生梯度磁场,对 MRI

信号进行空间定位编码。梯度磁场的主要性能参数有梯度磁场的强度和切换率。梯度场强是指单位长度内磁场强度的差别,通常用每米长度内磁场强度差别的毫特斯拉量(mT/m)来表示。图像像素越小、空间分辨率越高,图像就越清晰,则所需的磁场梯度就越大;梯度磁场的切换率是指单位时间及单位长度内梯度磁场的变化量,常用每毫秒每米长度内磁场强度变化的毫特斯拉量[mT/(m·ms)]来表示。高切换率和高梯度场强有利于缩短回波间隙,加快信号采集速度和提高图像信噪比。

### (三)射频系统

由射频发射器、射频放大器和射频线圈组成。通过射频发射器发射射频脉冲,提供电磁能量传递给低能质子使其发生能级跃迁;使不同相位的质子同步进动(因为质子并不是静止地平行于磁力线,而是以某种形式运动着,这种形式的运动称为进动)。

射频线圈是磁共振设备的重要组成部分之一,是成像的关键要素。发射线圈的性能与MRI的采集速度有关,接收线圈的性能与 MRI 图像信噪比密切相关。相控阵线圈被认为是射频线圈技术的一个里程碑,它是由多个敏感的子线圈单元按照不同的需要排列成不同类型的阵列,共同构成一个线圈组,同时需要有多个数据采集通道与之匹配。相控阵线圈具有以下优点。

(1)有效空间大,信噪比高。

(2)改善薄层扫描、高分辨扫描及低场机的图像质量。

(3)提高信号采集速度。

(4)各小线圈既可相互分离又可单独使用。

### (四)计算机系统

MRI 扫描仪的全部工作由计算机控制,主要包括射频脉冲激发、信号的采集、数据运算、图像重组和处理等功能。MRI 扫描仪的更新换代与计算机科学的发展密切相关。由于当今计算机技术的迅速发展,MRI 设备的软件不断升级,使其功能得到了大大的提高和完善。

### (五)辅助设备

主要包括检查床和定位系统、操作台、液氮和水冷却系统、空调、图像传输、存储和胶片处理系统及生理监控仪器等设备。

## 四、磁共振成像的优势与限度

### (一)磁共振成像的优势

#### 1.多参数成像

包括 CT 在内的 X 线成像,只有密度 1 个参数,而 MRI 则是多参数成像,其成像参数主要有 $T_1$、$T_2$ 和质子密度等。$T_1$ 加权像($T_1WI$)主要反映组织间 $T_1$ 的差别,$T_2$ 加权像($T_2WI$)主要反映组织间 $T_2$ 的差别,质子密度加权像(PDWI)主要反映组织间质子密度的差别。MRI 在同一层面可分别获得 $T_1WI$、$T_2WI$ 和 PDWI,不仅可提供解剖、病理的诊断信息,还可提供生理、生化的诊断信息,有助于提高对病灶的检出率和诊断的准确率。

MRI 图像呈黑白对比分明的清晰影像,高信号呈白色影像,中等信号呈灰色,低信号呈黑色。在 $T_1WI$ 脂肪组织信号高为短 $T_1$，呈白色影像；脑与肌肉信号中等为等 $T_1$，呈灰色；脑脊液信号低为长 $T_1$，呈黑色；骨与空气信号弱也为长 $T_1$，呈黑色。在 $T_2WI$ 因组织成分不同而表现各异，如脑脊液信号高为长 $T_1$，呈白色影像。病理组织因其所含成分不同，在 MRI 图像上也呈高低不等信号。

2.多方位成像

MRI 不需要后处理重组技术即可获得人体横断面、冠状面、矢状面及任意方位的断面图像，为其较突出的优势之一，有利于解剖结构和病变的显示及空间立体定位。

3.流空现象

血管内快速流动的血液，在磁共振成像过程中虽受到射频脉冲激励，但在采集磁共振信号时已经流出成像层面，因此接收不到该部分的血液信号，呈无信号的黑色影像，称为流空现象。在不使用对比剂的情况下，可观察心脏和血管腔内结构、测定血流流速和分布及进行心脏电影等。但需注意的是，流动血液并不总是表现为无信号，其信号因流动方向、流动速度、层流及湍流等因素影响而表现不同，有时可为明显的高信号表现。MRI 因具有流空现象，使其在心脏和大血管成像方面具有独特的优势，其显示效果常可与 DSA 相媲美。

4.软组织分辨力高

与 CT 相比，MRI 具有更高的软组织分辨力，能清晰显示其他影像检查难以显示的肌腱、韧带、筋膜、关节软骨等结构，大大拓展了影像检查的范围。

5.质子弛豫增强效应与对比增强

部分顺磁性物质可缩短周围质子弛豫时间，此效应称为质子弛豫增强效应。此效应是 MRI 进行对比剂增强检查的基础。如钆作对比剂行增强扫描效果好，不良反应少。

6.无骨伪影干扰

自旋回波序列扫描时，骨皮质和钙不发射信号，避免造成某些部位如小脑、脑干和椎管内组织检查的误诊和漏诊。

7.对人体安全、无任何电离辐射

增强扫描所用的钆对比剂较 CT 所用的含碘对比剂的安全性大大提高，同时检查前不需要对患者进行特殊的准备。因此，MRI 是一种安全、无创性的检查方法。

**（二）磁共振成像的限度**

1.禁忌证较多

（1）装有心脏起搏器、药物泵、电子耳蜗和神经刺激器的患者：因电子仪器受到磁场和射频的干扰可能会出现运行障碍。

（2）铁磁性金属夹用于动脉瘤夹闭术后的患者：由于磁场可能引起夹子移位导致大出血。

（3）心脏安装人工金属瓣膜的患者。

（4）体内有铁磁性金属（义齿、义肢、人工关节、避孕环、枪炮弹片、眼球内金属异物）植入者：均可干扰成像产生伪影，发生植入物移动和产热。

（5）妊娠 3 个月以内的孕妇。

（6）病情特别危重的监护患者：因监护和急救设备不能进入 MRI 室。

MRI 设备和技术的更新及软件的不断升级、医疗新材料（如钛合金）的出现，使 MRI 的应用范围大大拓宽,以往的部分禁忌证已不存在。

2.听觉噪声

可引起受检者不适,对听觉具有潜在的暂时性听力丧失;特别是高场强的机械振动噪声有"不堪入耳"之感,检查时需佩戴耳机以减轻噪声、保护听力。

3.幽闭恐惧症

这是一种在封闭空间内感到明显而持久的过度恐惧的状态。发生率为 3%～10%,甚至不能完成 MRI 检查。可通过宣教、有人陪伴及播放音乐等来降低其发生率。

4.扫描速度较慢

不适合急症、不合作患者的检查,对运动器官的检查也有一定限度。但新型 MRI 设备在此方面已有明显改善。

5.易产生伪影

伪影是指扫描物体中并不存在而出现在 MRI 扫描图像上的各种假性阴影。要正确认识和分析不同伪影及其产生的原因,以免造成误诊或漏诊。

(1)设备相关伪影:MRI 设备结构比 CT 更加复杂,故更易产生伪影。

1)截断伪影:又称环状伪影,两个对比度高的组织界面处(如颅骨与脑实质、脂肪与肌肉)出现多个同心低信号强度弧形线(图 1-1)。可采用较大的采集矩阵或降低 FOV 来消除。

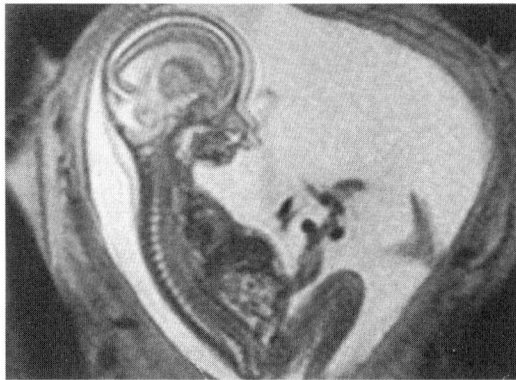

**图 1-1 截断伪影**

2)化学位移伪影:在含水组织和脂肪组织界面处(如视神经、肾脏和膀胱、椎间盘和椎骨)出现黑色和白色条状或月牙状影(图 1-2)。多在器官的一侧出现明显高信号带,另一侧则出现低信号带。可通过增加体素尺寸和采用脂肪抑制技术来消除伪影。

3)折叠伪影:表现为图像折叠,因成像视野 FOV 以外的解剖结构翻转过来,与 FOV 内的结构重叠在一起(图 1-3)。可通过选用表面线圈、增加 FOV 和预饱和技术来消除伪影。

4)黑边界伪影:是一种勾画出组织区域的轮廓线。在梯度回波序列反相位图像上最常见于腹部脏器周围、肌肉间隙等部位。它一方面可以清楚区分两种相邻的组织结构有利于诊断,另一方面因黑边界轮廓线可掩盖相应的组织结构不利于诊断(图 1-4)。

5)中心线状伪影:既可是图像中心线上的一条射频线,也可是锯齿状黑白交换强度线。前者因射频泄露而产生,可通过将射频激发相位转换 180°并重复采集来消除。后者与激励回波有关,可通过合理选择扰动梯度场来消除。

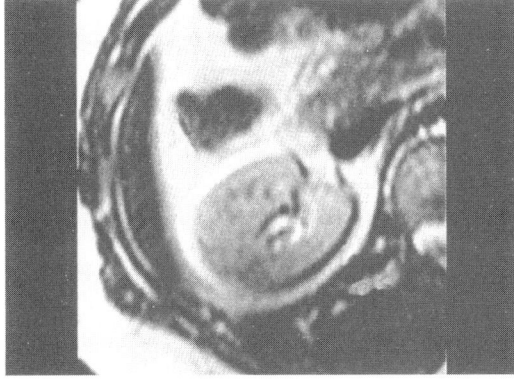

**图 1-2　化学位移伪影**

注　横断面 $T_2WI$ 示右肾内侧缘呈弧形低信号,外侧缘呈弧形高信息。

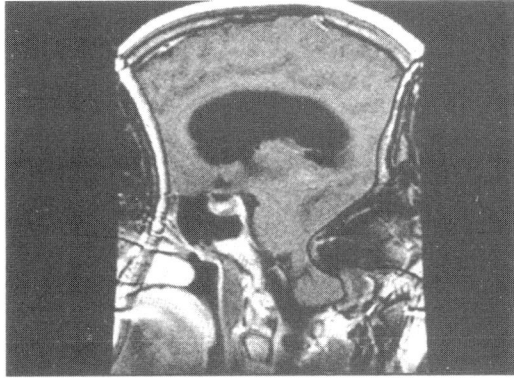

**图 1-3　折叠伪影**

注　矢状面 $T_1WI$ 示枕部折叠于图像前部,而面部则折叠于图像后部。

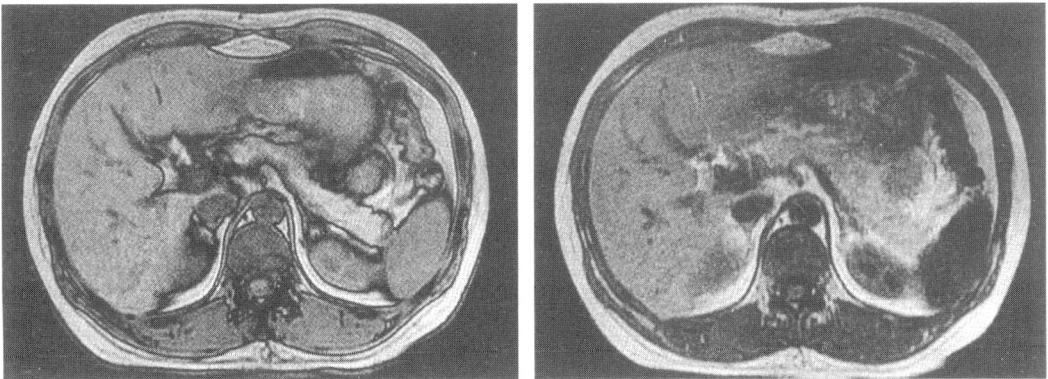

| A | B |

**图 1-4　黑边界伪影**

注　A、B.反相位 $T_1WI$ 示腹部脏器边缘呈低信号,同相位 $T_1WI$ 则无此低信号线。

6)数据伪影:多因硬件故障数据出错而产生,单个或多个数据点出错分别出现条纹状和"人"字形伪影。最常见的数据出错的原因为在北方干燥的冬季受检者着装易产生静电,可通过增加扫描室的湿度来解决。

7)拉链伪影:其产生原因是自由感应衰减还没有完全衰减之前,180°脉冲的侧峰与它产生重叠或者邻近层面不精确的射频脉冲造成一个未经相位编码就激励的回波。沿频率编码轴(0 相位)交替的亮点与黑点组成中心条带(或噪声带)。根据产生原因的不同可分为射频噪声拉链伪影和 Zoom 线圈拉链伪影。前者起因于不需要的外界无线电频率的噪声,可通过关紧扫描间的门,去除监护装置来解决。后者是由于前置饱和脉冲激发了 Zoom 线圈以外的组织,被卷褶进了扫描区,可通过在 Zoom 线圈模式时根据扫描范围选择相应的线圈及采用 whole 模式解决。

(2)运动伪影:在进行胸、腹部 MRI 扫描时,心跳、呼吸、肠蠕动及吞咽等均可形成运动伪影。

(3)金属伪影:体内铁磁性金属(义齿、义肢、人工关节、避孕环等)植入物均可干扰磁场和射频形成伪影,表现为金属周围较大范围的无信号区,其边缘见高信号环带,邻近组织常明显失真变形。

(4)磁敏感性伪影:将任何一个物质放入磁场后,这个物质会部分磁化。但不同的物质磁化程度不同,即不同物质具有不同的磁敏感性。在不同磁敏感性组织的交界面(如空气和软组织、骨骼和软组织、液体和软组织)出现磁共振信号较低或缺失的情况,即所谓的磁敏感性伪影。伪影常出现在垂体、鼻窦、颅骨、鞍区、肺、胃肠道、骨骼等部位。选择合适的脉冲序列和参数有助于减少和消除这方面伪影。

(5)鬼影:回波中心偏移、持续相位编码偏移或同波幅度不稳定,往往可由于系统不稳定或患者运动所致,可通过患者制动及请工程师检修来解决。

(6)部分容积伪影:体素体积过大,导致像素内信号平均,使一个体素内混合多种组织对比,分辨率降低,可通过降低层厚、增加矩阵来解决。

新型磁共振设备和医疗材料的较广泛应用,使磁共振伪影已经大大减少。

6.对钙化显示不敏感

因钙化灶在 $T_1WI$ 和 $T_2WI$ 均表现为低信号,特征性不强,尤其对于斑点状钙化更不易显示。这给含有特征性钙化表现的病灶诊断带来难度。

## 五、磁共振检查技术

MRI 检查方法的种类繁多,各具其适用范围和诊断价值,应根据检查的目的进行选用。

### (一)平扫检查

1.普通平扫检查

全身各部位 MRI 检查时,若无特殊要求,通常先行普通平扫检查。常规为横断层 $T_1WI$ 和 $T_2WI$ 检查,必要时辅以其他方位检查。肝囊肿、胆囊石、子宫肌瘤等病变普通平扫检查即可明确诊断。

2.特殊平扫检查

常用者有以下几种。

(1)脂肪抑制 $T_1WI$ 和 $T_2WI$:应用特定的脂肪抑制序列和技术,能够明确病变内有无脂肪组织,有利于含脂肪病变例如脂肪瘤、髓脂瘤和畸胎瘤的诊断(图 1-5A、B)。

（2）梯度回波同、反相位 $T_1WI$：用于富含脂质病变例如肾上腺腺瘤、脂肪肝等病变诊断（图 1-5C、D）。

（3）水抑制 $T_2WI$：能够抑制自由水信号，利于脑室、脑沟旁长 $T_2$ 高信号病灶的检出。

（4）磁敏感加权成像（SWI）：反映组织之间磁敏感性差异，能够清晰地显示小静脉、微出血和铁沉积。用于脑内静脉发育畸形、脑外伤微出血等疾病的诊断。

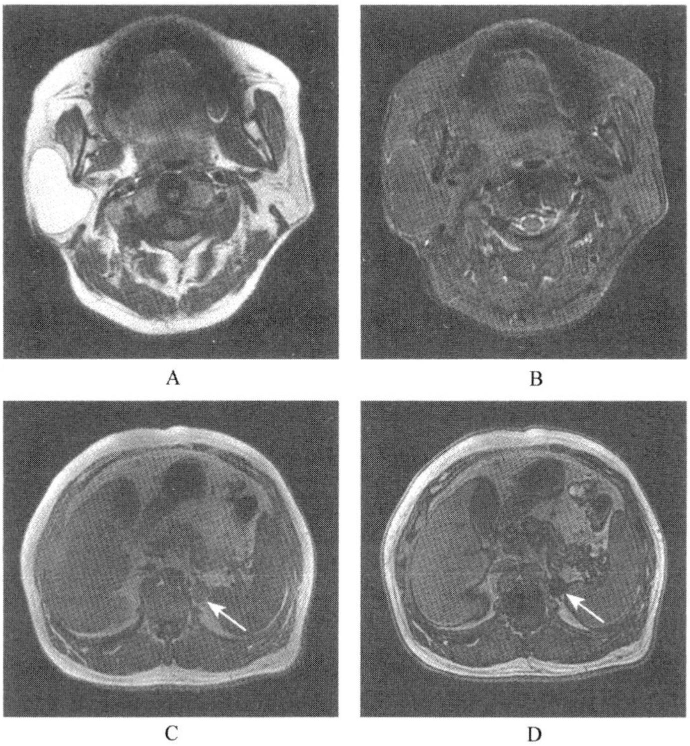

图 1-5 脂肪抑制前后 $T_1WI$ 及梯度回波同相位及反相位 $T_1WI$

注 A.$T_1WI$，右侧腮腺肿块呈均匀高信号，颈部皮下脂肪及骨髓腔内黄髓也为高信号。B.脂肪抑制 $T_1WI$，与 A 图相比，右侧腮腺肿块高信号被完全抑制，呈低信号，病理证实为脂肪瘤；皮下脂肪、髓腔内黄髓转变为低信号。C.同相位图像，与普通 $T_1WI$ 图像相似，左侧肾上腺见等信号结节。D.反相位图像，其特征是软组织结构与周围脂肪组织边界处出现线状低信号影，左侧肾上腺结节信号明显下降，病理证实为细胞内富含脂质的腺瘤。

### （二）对比增强检查

MRI 对比增强检查常简称 MRI 增强检查，是经静脉注入顺磁性或超顺磁性对比剂后，再行 $T_1WI$ 或 $T_2WI$ 检查的方法。目前，普遍采用的对比剂是二乙烯三胺五乙酸钆（Gd-DTPA），为顺磁性对比剂，主要作用是缩短 $T_1$ 值，可使 $T_1WI$ 图像上组织与病变的信号强度发生不同程度增高，称为强化，从而改变其间的信号对比，有利于病变的检出和诊断。其他对比剂：①超顺磁性氧化铁（SPIO），为超顺磁性对比剂，主要作用是缩短 $T_2$ 值，使 $T_2WI$ 图像上信号减低，是网状内皮系统库普弗细胞特异性对比剂；②钆塞酸二钠（Gd-EOB-DTPA），为顺磁性对比剂，主要作用是缩短 $T_1$ 值，是一种新型肝细胞特异性对比剂。

MRI增强检查根据对比剂类型、注入后扫描延迟时间和扫描次数，分为以下4种方法。

1.普通增强检查(Gd-DTPA)

普通增强检查为单期扫描，常用于颅脑疾病诊断(图1-6)。

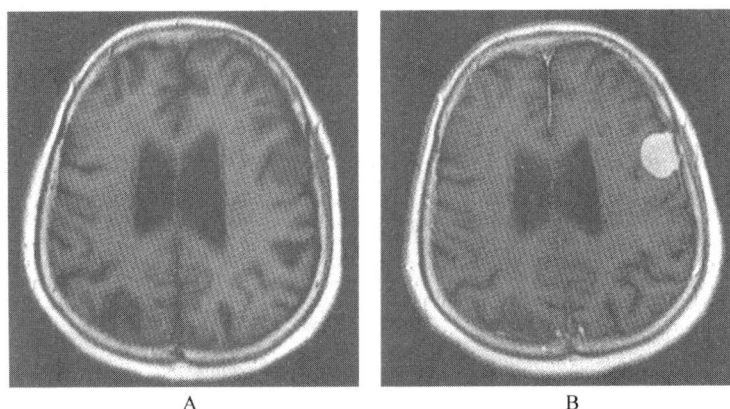

图1-6 增强前后 $T_1$ WI

注 A.$T_1$WI,左侧额部颅骨内板下方见类圆形等信号结节。B.增强 $T_1$WI,与 A 图相比,左侧额部病灶(病理证实为脑膜瘤)均匀强化,信号明显增高。

2.多期增强检查(Gd-DTPA)

多期增强扫描能够观察病变强化程度随时间所发生的动态变化,有利于定性诊断。主要用于腹、盆部疾病诊断。

3.超顺磁性对比剂增强检查(SPIO)

应用很少,主要用于肝脏肿瘤的诊断与鉴别诊断。

4.肝细胞特异性对比剂增强检查(Gd-EOB-DTPA)

主要用于肝脏肿瘤的诊断与鉴别诊断,对于小肝癌的检出有较高价值。

### (三)MRA 检查

MRA 检查主要用于诊断血管疾病,分为以下两种方法。

1.普通 MRA 检查

无需注入对比剂,但对小血管显示欠佳。

2.增强 MRA(CE-MRA)检查

需经静脉注入 Gd-DTPA,对于血管细节尤其小血管的显示效果要优于普通 MRA。

### (四)MR 水成像检查

MRCP 主要用于胆胰管异常,尤其梗阻性病变的诊断;MRU 则用于检查尿路梗阻性病变;内耳迷路水成像对于诊断内耳先天性发育畸形很有帮助。

### (五)[1]H-MRS 检查

[1]H-MRS 通常获取的是代表组织内不同生化成分中[1]H 共振峰的谱线图,进而能够明确其生化成分的组成和浓度;也可依某一生化成分的空间分布和浓度转换成检查层面的伪彩图,并与普通平扫 MRI 图像叠加,以利直观分析。[1]H-MRS 检查对肿瘤、炎症等疾病的诊断与鉴别诊断有很大帮助。

## （六）fMRI 检查

### 1.DWI 和 DTI 检查

DWI 常规用于超急性期脑梗死诊断(图 1-7)，也用于肿瘤性病变的诊断与鉴别诊断；全身性 DWI 常用于查找和诊断原发恶性肿瘤及转移灶；此外，DWI 也用于恶性肿瘤病理级别评估和放化疗疗效预测及监测等方面的研究。DTI 目前常用于脑白质纤维束成像，能够清楚地显示其因病变所造成的移位、破坏和中断。

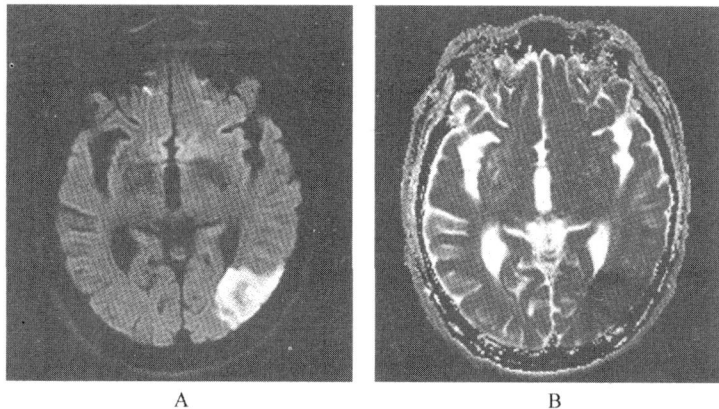

**图 1-7　高 b 值 DWI 图像和 ADC 图像**

注　A.高 b 值 DWI 图像，左侧颞枕叶新鲜梗死灶呈明显高信号。B.ADC 图像，病灶呈明显低信号，提示细胞毒性水肿所致的细胞外水分子扩散受限。

### 2.PWI 检查

主要用于缺血性和肿瘤性病变诊断与鉴别诊断以及肿瘤恶性程度评估的研究。

### 3.BOLD-fMRI 检查

通过定位语言和运动等功能区，协助脑肿瘤手术方案的制订，以尽可能避免损伤这些重要脑功能区。此外，BOLD-fMRI 还可以研究神经、精神疾病的脑功能及脑连接损害特征。

## 六、磁共振检查的安全性

MRI 设备产生强磁场，需特别注意患者检查的安全性。MRI 检查的禁忌证包括：安装有心脏起搏器；体内有金属性（铁磁性）内植物，如手术夹、支架、假体、假关节等；妊娠 3 个月以内；幽闭恐惧症。患者、家属和医护人员进入 MRI 检查室时，严禁携带任何铁磁性物体，例如金属发夹、硬币、别针、金属性医疗器械等，否则不但影响图像质量，而且有可能导致严重的人身伤害。

此外，MRI 增强检查所用的含钆对比剂，有可能引起肾源性系统性纤维化（NSF），故肾功能严重受损者禁用此类对比剂。

## 七、磁共振图像的特点

MRI 图像的主要特点有：①图像上的黑白灰度称为信号强度，反映的是组织结构的弛豫时间；②通常为多序列、多幅断层图像，组织结构影像无重叠；③图像上组织结构的信号强度与成像序列和技术相关;④图像上组织对比与窗的设置有关;⑤增强检查可以改变图像上组织结构的信号强度;⑥MRA 和 MR 水成像可三维立体显示血管及含水管道;⑦$^1$H-MRS 和 fMRI 图像可提供代谢及功能信息。

### （一）普通平扫 MRI 图像的特点

(1)常规为多序列、多幅断层图像,组织结构无重叠。

(2)$T_1$WI 和 $T_2$WI 图像上,骨皮质皆为极低信号,脂肪组织则呈高或较高信号。

(3)富含水的液体(脑脊液、尿液等)在 $T_1$WI 图像上呈低信号,而在 $T_2$WI 图像上呈高信号。

### （二）特殊平扫图像的特点

1.脂肪抑制 $T_1$WI 和 $T_2$WI 图像

具有普通平扫 $T_1$WI 和 $T_2$WI 的信号特点,只有脂肪组织呈低信号。

2.同相位和反相位 $T_1$WI 图像

同相位图像与普通 $T_1$WI 图像相似,而反相位图像的特征是软组织结构与周围脂肪组织边界处出现线状低信号影,富含细胞内脂质病变的信号减低。

3.水抑制 $T_2$WI 图像

脑灰、白质信号对比同普通 $T_2$WI 图像,只有脑室、脑池和脑沟内脑脊液呈低信号表现。

### （三）增强 $T_1$WI 图像的特点

具备 $T_1$WI 图像的一般特点,垂体、肾实质和血管等部分解剖结构发生强化,呈高信号表现。

### （四）MRA 图像的特点

整体显示血管结构,呈高信号表现,周围结构则显示不清。

### （五）MR 水成像图像的特点

整体显示富含游离水的器官形态,如胆胰管、尿路等,呈高信号表现,周围结构则显示不清。

### （六）$^1$H-MRS 图像的特点

为显示代谢产物浓度的谱线图,横坐标为不同代谢产物共振峰的位置,纵坐标代表相应代谢产物的浓度。

### （七）fMRI 图像的特点

1.DWI 和 DTI 图像

(1)DWI 包括 3 组图像:①扩散梯度敏感因子 b 为零的图像,为脂肪抑制 $T_2$WI 图像;②高 b 值图像,是扩散信息和组织 $T_2$ 值的综合反映;③表观扩散系数(ADC)图像,反映水分子扩散幅度。

(2)DTI 图像不仅可以反映水分子扩散幅度,还可以反映扩散方向,通过后处理可以直观显示脑白质纤维束的形态。

2.PWI 图像

包括多种灌注参数的伪彩图,伪彩图上不同颜色代表该灌注参数值的高低。

3.脑功能定位图像

在头颅平扫 $T_1$WI 图像上,将特定任务下被激活的脑区以伪彩色标记出来,不同颜色代表不同的激活强度。

（杨泽权）

# 第二章 神经系统

## 第一节 正常影像表现

### 一、颅脑正常表现

#### (一)X线表现

数字减影血管造影(DSA)是一种将计算机图像处理技术与常规血管造影术相结合的X射线成像技术。颈动脉 DSA 检查,正常脑血管造影的动脉期表现如图 2-1 所示。颈内动脉经颅底入颅后,先后发出眼动脉、脉络膜前动脉和后交通动脉。终支为大脑前、中动脉:①大脑前动脉的主要分支依次是额极动脉、胼缘动脉、胼周动脉等;②大脑中动脉的主要分支依次是额顶升支、顶后支、角回支和颞后支等。这些分支血管多相互重叠,结合正侧位造影片容易辨认。正常脑动脉走行迂曲、自然,由近及远逐渐分支、变细,管壁光滑,分布均匀,各分支走行较为恒定。

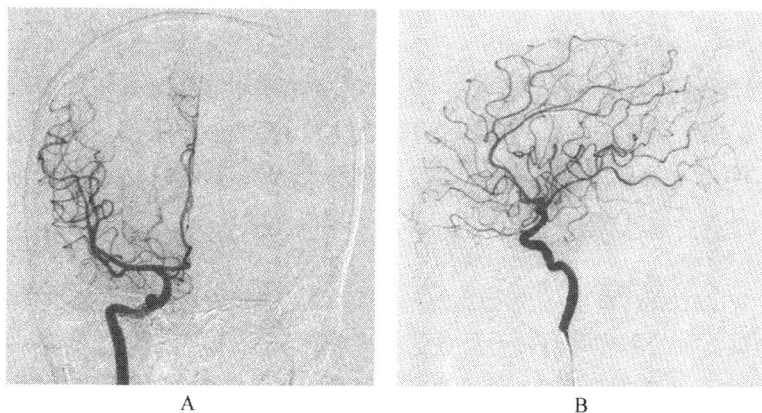

图 2-1 正常颈内动脉 DSA 表现

注 A.后前位。B.侧位。

#### (二)CT 表现

1.CT 平扫

正常脑 CT 平扫表现如图 2-2 所示。

(1)颅骨:颅骨为高密度,颅底层面可见其中低密度的颈静脉孔、卵圆孔、破裂孔等。鼻窦及乳突内气体呈极低密度。

（2）脑实质：分大脑额叶、颞叶、顶叶、枕叶及小脑、脑干。皮质密度略高于髓质，分界清楚。大脑深部的灰质核团密度与皮质相近，在髓质的对比下显示清楚。①尾状核头部位于侧脑室前角外侧，体部沿丘脑和侧脑室体部之间向后下走行。②丘脑位于第三脑室的两侧。③豆状核位于尾状核与丘脑的外侧，呈楔形，自内而外分为苍白球和壳核；苍白球可钙化，呈高密度。④豆状核外侧近岛叶皮质下的带状灰质为屏状核。尾状核和丘脑与豆状核之间的带状髓质结构为内囊，自前向后分为前肢、膝部和后肢；豆状核与屏状核之间的带状髓质结构为外囊。内、外囊均呈略低密度。

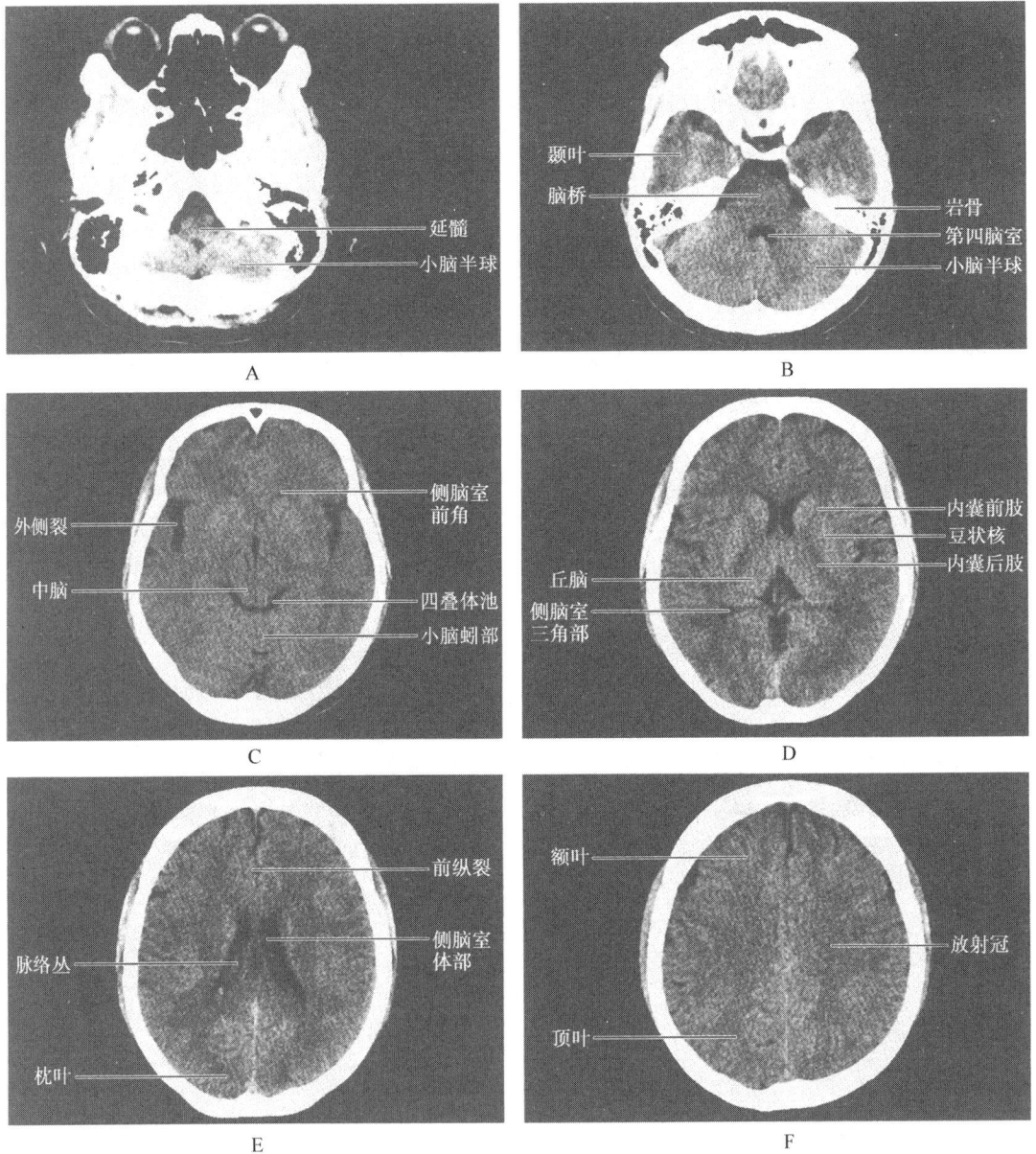

图 2-2　正常脑 CT 表现

注　A.延髓层面。B.脑桥层面。C.中脑层面。D.丘脑层面。E.侧脑室体部层面。F.放射冠层面。

（3）脑室系统：包括双侧侧脑室、第三脑室和第四脑室，内含脑脊液，为均匀水样低密度。双侧侧脑室对称，分为体部、三角区和前角、后角、下角。

（4）蛛网膜下隙：包括脑沟、脑裂和脑池，充以脑脊液，呈均匀水样低密度。脑池主要有鞍上池、环池、桥小脑角池、枕大池、外侧裂池和大脑纵裂池等；其中鞍上池在横断位上表现为蝶鞍上方的星状低密度区，多呈五角形或六角形。

2.增强扫描

（1）增强检查：正常脑实质仅轻度强化，与正常脑灰白质比较血管结构、垂体、松果体及硬脑膜呈显著强化。

（2）CTA检查：脑动脉主干及分支明显强化，MIP上所见类似正常脑血管造影的动脉期表现。

（3）CT灌注检查：可获得脑实质各种灌注参数图，其中皮质和灰质核团的血流量和血容量均高于髓质。

### （三）MRI 表现

1.普通 MRI 检查

正常脑 $T_1WI$ 和 $T_2WI$ 表现如图 2-3 所示。

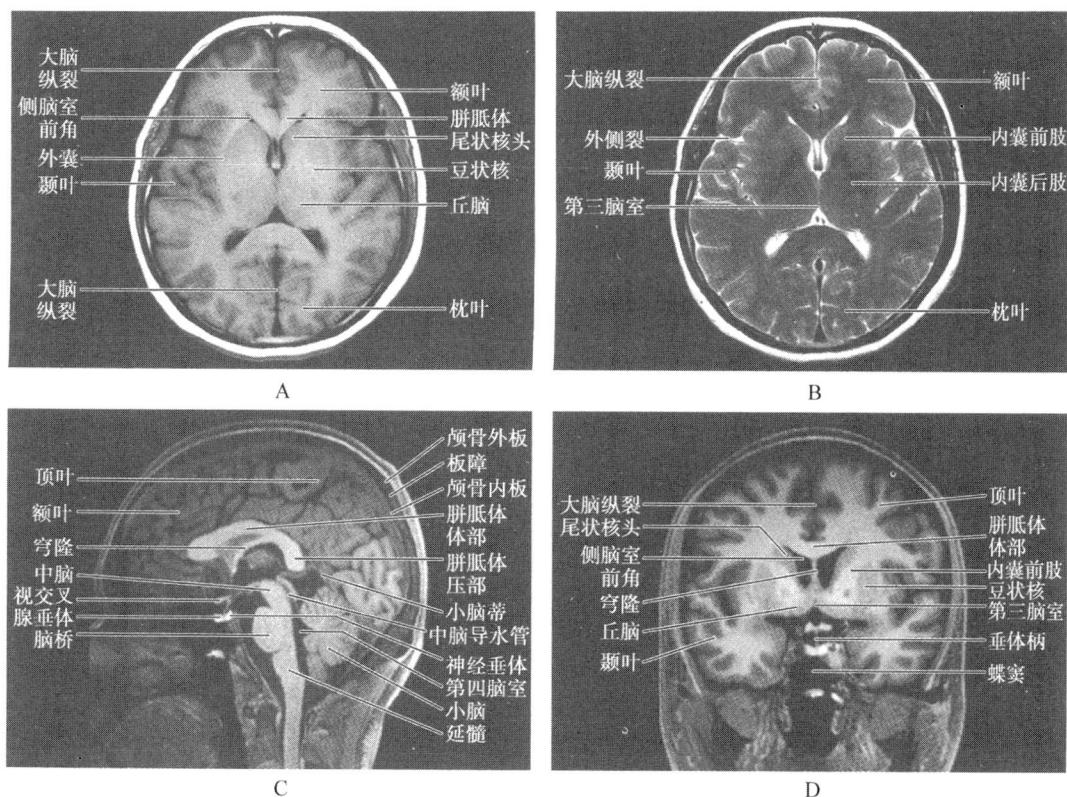

图 2-3　正常脑 MRI 表现

注　A.横断位 $T_1WI$。B.横断位 $T_2WI$。C.矢状位 $T_1WI$。D.冠状位 $T_1WI$。

（1）脑实质：脑髓质组织结构不同于皮质，其 $T_1$ 和 $T_2$ 值较短，故 $T_1WI$ 脑髓质信号稍高于皮质，$T_2WI$ 脑髓质信号则稍低于皮质。脑内灰质核团的信号与皮质相似。

（2）含脑脊液结构：脑室和蛛网膜下隙含脑脊液，信号均匀，$T_1WI$ 为低信号，$T_2WI$ 为高信号，水抑制 $T_2WI$(FLAIR)呈低信号。

（3）颅骨：颅骨内外板、钙化和脑膜组织的水和氢质子含量很小，$T_1WI$ 和 $T_2WI$ 均呈低信号。颅骨板障和颅底骨内黄骨髓组织在 $T_1WI$ 和 $T_2WI$ 上均为高信号。

（4）血管：血管内流动的血液因"流空效应"在 $T_1WI$ 和 $T_2WI$ 上均呈低信号；当血流缓慢时，则呈高信号。

2.增强检查

脑组织的 MRI 强化表现与 CT 增强表现相似。

3.MRA 检查

表现类似正常脑血管造影所见。

4.$^1$H-MRS 检查

正常脑实质在 $^1$H-MRS 的谱线上，位于 2.02ppm 的 N-乙酰天门冬氨酸（NAA，为神经元标志物）的峰要显著高于 3.2ppm 的胆碱复合物（Cho，参与细胞膜的合成和代谢）峰和 3.03ppm 的肌酸（Cr，为脑组织能量代谢物）峰。

5.DWI 和 DTI 检查

在 DWI 上，正常脑实质除额极和岛叶皮质、内囊后肢和小脑上脚可呈对称性略高信号外，其余部分均为较低信号，无明显高信号区；此外，还可通过计算，获取脑实质各部水分子运动的量化指标即表观扩散系数（ADC）值以及重组的 ADC 图。在 DTI 上，可见用不同色彩标记的不同走向的白质纤维束；纤维束成像则可显示其分布和走向。

6.PWI 检查

表现类似正常脑 CT 灌注检查所见。

# 二、脊髓正常表现

## （一）X 线检查

### 1.脊椎平片

脊椎平片能显示脊髓的骨性椎管。正位片上，两侧椎弓根对称，各个相邻上、下椎弓根内缘连线即代表骨性椎管的两侧壁，其平滑、自然相续；侧位片上，各椎体后缘连线则代表骨性椎管的前壁，屈度平滑自然，与脊椎屈度一致。

### 2.脊髓血管造影

可清楚显示脊髓的多支供血动脉及其分支，其中呈"发卡样"走行的最粗一支供血动脉为 Adamkiewicz 动脉。

## （二）CT 检查

### 1.骨性椎管

横断位适于观察椎管的大小和形状。①在椎弓根层面上，由椎体后缘、椎弓根、椎板和棘突围成的一个完整的骨环，即为骨性椎管的横断位；正常骨性椎管前后径下限为 11.5mm，横径下限为 16mm,侧隐窝宽度下限为 3mm;小于下限值即提示骨性椎管狭窄。②在椎间盘及其上、下层面上,椎体与椎板并不相连,其间即为椎间孔,有脊神经和血管通过。

2.椎管内软组织

硬膜囊位于椎管内,呈圆形或卵圆形,周围可有脂肪性低密度间隙;脊髓和硬膜囊均呈中等密度。在上颈椎水平,蛛网膜下隙较宽大,可见低密度脑脊液环绕在颈髓与硬膜囊之间;其余水平均难以分辨脊髓与硬膜囊。黄韧带附于椎板内侧面,正常厚度为 2~4mm。

### (三)MRI检查

在正中矢状位 $T_1WI$ 上,正常脊髓呈带状中等信号,边缘光整、信号均匀,位于椎管中心,前后有低信号的蛛网膜下隙内脑脊液衬托;旁矢状位上,椎间孔内脂肪呈高信号,其内圆形或卵圆形低信号影为神经根。在正中矢状位 $T_2WI$ 上,脊髓仍呈中等信号,而蛛网膜下隙内脑脊液呈高信号。在横断位上,清楚地显示脊髓、脊神经及与周围结构的关系(图 2-4)。磁共振脊髓造影(MRM)能够清楚地显示高信号的蛛网膜下隙内脑脊液和走行其中的低信号脊髓和脊神经以及向前外走行呈高信号的脊神经根鞘。

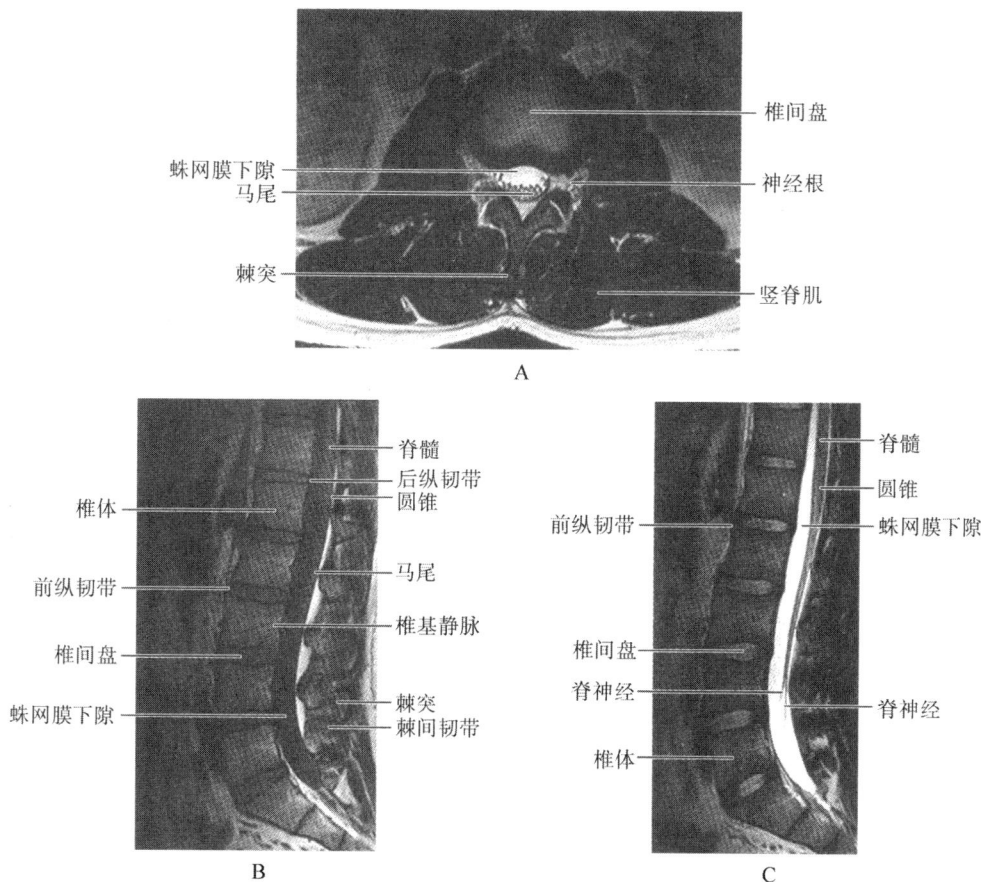

图 2-4　正常腰椎 MRI 表现

注　A.$T_2WI$ 横断位。B.$T_1WI$ 矢状位。C.$T_2WI$ 矢状位。

(杨泽权)

# 第二节　脑血管疾病

## 一、脑梗死

脑血管病是神经系统常见病和多发病,目前已成为我国国民第1位的死因,也是中年人致残的重要原因,其中缺血性脑卒中约占80%。50%~70%的存活者遗留瘫痪、失语等严重残疾,给家庭和社会带来沉重的负担。

脑卒中是急性脑循环障碍迅速导致局限性或弥漫性脑功能缺损的临床事件,急性缺血性脑卒中(AIS)是最常见的脑卒中类型,占全部脑卒中患者的60%~80%,具有发病率高、病死率高、致残率高和复发率高等特点,严重危害人类健康和患者的生存质量。其最常见的原因是急性血栓形成造成局部脑血管闭塞,处理应强调早期诊断、早期治疗和早期预防再发。脑梗死的病因主要包括动脉粥样硬化、高血压性动脉硬化。其次为结核、梅毒及结缔组织病所致的动脉炎;颅脑手术、插入导管和穿刺导致的血管损伤以及药物、毒物、恶性肿瘤所致的血管病损;风湿性或非风湿性心脏病、扩张性心肌病、心房颤动等心脏疾病可形成血栓,随血液循环阻塞脑血管引起脑梗死;高黏血症、凝血机制异常、血液病等其他因素也可引起血栓形成并最终发展为脑梗死。

### (一)病理生理

脑血管狭窄或阻塞后,若无有效的侧支循环代偿,缺血区毛细血管血流灌注量迅速减少,脑组织缺血、缺氧的病理生理演变过程开始,这一过程分为急性坏死(以细胞急性死亡为主要病理特点)和迟发性神经元死亡(以神经细胞凋亡为主要病理特点)。目前,关于脑梗死分期标准不统一,参照 Steve H. Fung 的方法分为以下5期。

1.超急性期脑梗死

发病6h以内。此期大体病理改变不明显,细胞缺氧,钠钾泵的活性减弱,发生细胞毒性水肿,光镜下可见神经细胞核固缩,核仁消失,尼氏体消失。

2.急性期脑梗死

发病6~24h。此期仍主要发生细胞毒性水肿,梗死区脑组织开始肿胀变软、脑回变平、脑沟变窄,切面上灰白质的界限模糊。急性期其显微结构改变与超急性期基本相似。

3.亚急性早期脑梗死

发病1~7d。梗死区发生细胞毒性水肿,并逐渐开始发生血管源性水肿。脑组织水肿进一步加剧,并逐渐达到高峰,神经细胞发生髓鞘脱失,细胞坏死;修复过程也同时开始,小胶质细胞向坏死区增生并吞噬坏死组织,此时星形胶质细胞增生活跃,内皮细胞增生形成新的毛细血管。

4.亚急性晚期脑梗死

发病8~14d。此期细胞毒性水肿与血管源性水肿同时存在。脑组织水肿相对减轻,细胞的修复活动继续。梗死区域较大时,中央坏死脑组织通常不能完全清除,开始出现液化。

5.慢性期脑梗死

自发病后 15d 开始进入此期,可持续数月到数年,主要为局限性脑萎缩和囊变。脑梗死引起的脑组织不可逆性损害,坏死脑组织逐渐液化和被清除,周围可见胶质增生形成的瘢痕,邻近脑室、脑沟扩大,皮质萎缩,最终梗死区域形成囊腔。小的梗死灶可没有囊腔,仅表现为胶质增生。较大范围的梗死灶中心凝固性坏死多难以完全清除,可长期存在。

（二）临床表现

脑梗死患者依梗死部位不同,临床表现多种多样,主要表现为突发单侧肢体偏瘫、失语、口角歪斜或意识模糊。部分患者可在安静或睡眠中发病,可有 TIA 前驱症状如肢体发麻、无力等。海马梗死可出现记忆力下降,脑干及小脑梗死可出现眩晕、呕吐、四肢瘫痪、共济失调、站立不稳、肌张力降低、昏迷、高热等。脑干梗死的一个最常见类型是延髓背外侧综合征,又称小脑后下动脉或椎动脉闭塞综合征,其往往梗死面积很小,临床症状却很重,主要表现为眩晕、呕吐、眼球震颤、交叉性感觉障碍、同侧霍纳综合征、饮水呛咳、吞咽困难等。

（三）影像学表现

1.缺血性脑梗死

(1)超急性期脑梗死:常规 CT 和 MRI 检查常为阴性。少数病例 CT 平扫可观察到动脉致密征,即在大脑中动脉或颈内动脉的某一段由于血栓形成,密度升高,可见沿动脉走行的条形高密度影。其他间接征象有豆状核轮廓模糊、灰白质分界不清、受累部位局限性脑肿胀等征象。磁共振 DWI 呈高信号,与闭塞血管供血范围一致。DWI 对于发现超急性脑梗死非常敏感。CT、MR 灌注成像呈低灌注。

(2)急性期脑梗死:CT 平扫可表现为某一动脉供血区脑实质模糊、密度减低、动脉致密征、局部脑肿胀征。部分病例在大脑中动脉闭塞的早期可出现岛带区(脑岛、最外囊、屏状核)灰白质界限消失,即岛带征(IRS)。磁共振 $T_1WI$ 开始出现低信号,$T_2WI$ 呈高信号,大面积的脑梗死水肿发生速度快,可早期表现出占位效应,并可发生脑疝(图 2-5)。

(3)亚急性早期脑梗死:CT 平扫表现为脑实质密度明显减低,边缘模糊,MRI $T_1WI$ 呈低信号,$T_2WI$ 呈高信号,梗死周围可见水肿,脑组织肿胀明显。

(4)亚急性晚期脑梗死:常规 CT、MRI 表现同亚急性早期。梗死区 DWI 高信号开始减低,梗死边界清晰,周围水肿减轻,DWI 在此期可出现假性正常化(图 2-6)。

(5)慢性期脑梗死:随着梗死进一步演变至慢性期,梗死区逐渐形成软化灶,可伴囊腔形成,梗死灶边界更清晰。MRI 上呈显著长 $T_1$、长 $T_2$ 信号,$T_2$FLAIR 上囊腔呈明显低信号,周围胶质增生呈高信号改变。CT 上呈明显的低密度影。

脑梗死患者增强扫描可出现梗死区强化,多呈脑回样、斑片状、线样强化甚至均匀强化等多种强化方式,与梗死时期血脑屏障破坏及侧支循环有关。

磁共振灌注成像可以评价脑组织的血流灌注信息,包括 DSC-PWI 及 3D-ASL 技术等。DSC-PWI 的定量观察指标有脑血流量(CBF)、脑血容量(CBV)、平均通过时间(MTT)和达峰时间(TTP),其中 TTP 是发现早期脑缺血的最敏感指标,DSC-PWI 评估准确性依赖于血脑屏障是否完整,如有血脑屏障破坏,则会低估病变的灌注水平。3D-ASL 技术无须静脉注射对比剂即可在短时间内获得全脑 CBF 图,全面评价脑组织的血流灌注情况,且可反复多次扫描,评估梗死区的血流灌注恢复状况,但 3D-ASL 技术有一定的扩大效应。

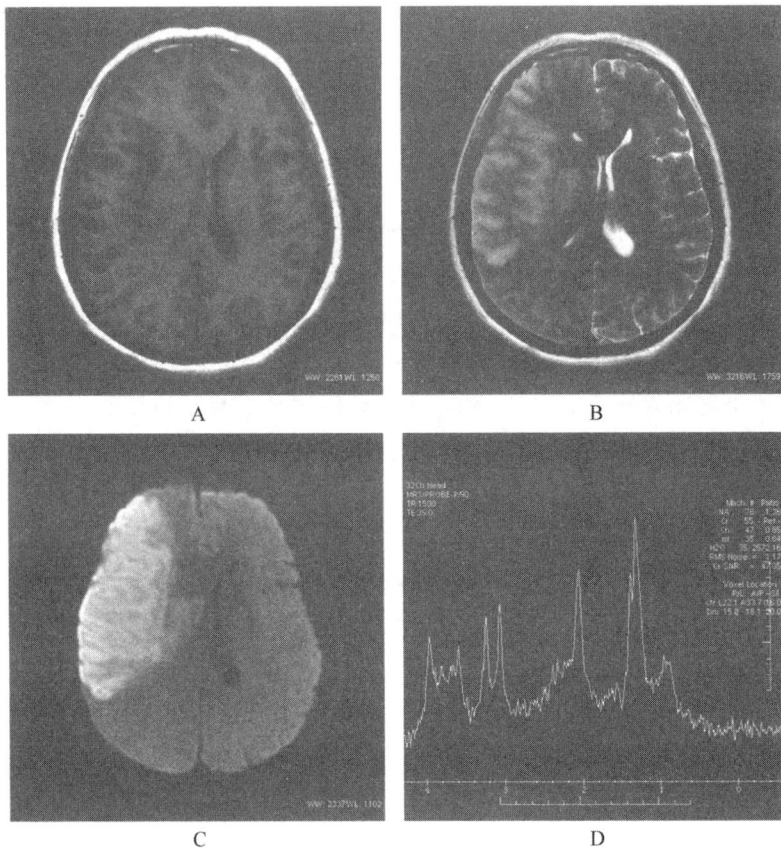

图 2-5 右侧额颞叶、基底节区大面积急性期脑梗死

注 A、B.$T_1WI$ 和 $T_2WI$ 示右侧额颞叶、基底节区呈长 $T_1$、长 $T_2$ 信号。C.DWI 呈显著高信号,并见占位效应,右侧脑室受压。D.MRS 可见高耸乳酸(Lac)双峰,NAA 及 Cho 峰下降。

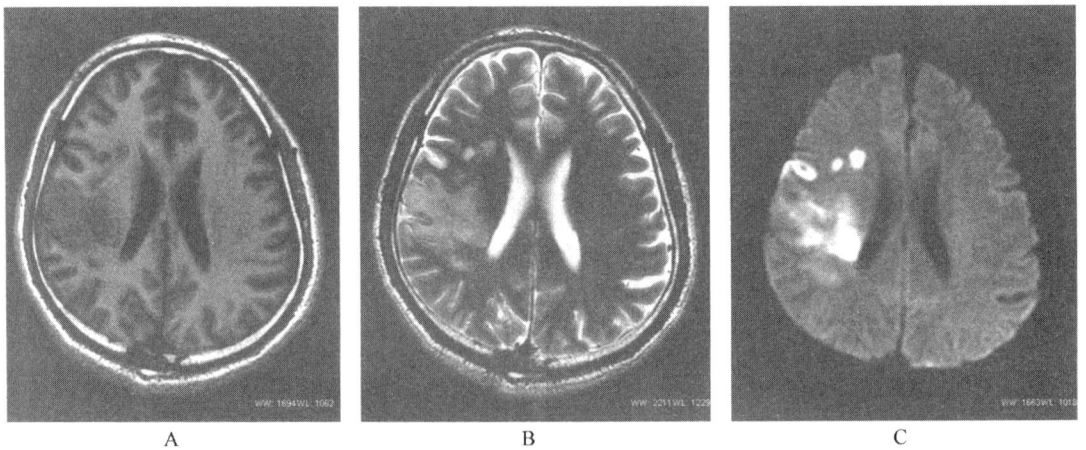

图 2-6 右侧颞顶叶大片状脑梗死(亚急性晚期)

注 A.$T_1WI$ 呈低信号。B.$T_2WI$ 呈高信号。C.DWI 上梗死周边开始出现假性正常化区。

近年来,弥散峰度成像(DKI)开始应用于急性脑梗死患者。DKI 能同时计算出弥散系数和峰度系数或可提高磁共振探测神经组织结构变化的敏感性和特异性。DKI 的定量参数主要为平均弥散峰度(MK)、轴向峰度和径向峰度。初步研究发现,梗死区域的 MK 值往往呈不均匀升高,反映了脑梗死急性期损伤区域非高斯分布水分子弥散受限的高度不均质变化。

磁共振波谱成像(MRS)在急性脑梗死区有特异性的征象。[1]H-MRS 反映超早期缺血比常规成像敏感,Lac 峰升高是早期缺血的敏感指标,NAA 峰降低的出现比 Lac 峰升高晚,标志着损伤程度加重,出现了神经元不可逆损伤。

静息态 BOLD-fMRI 可以从脑网络水平了解脑梗死后神经功能连接状态的改变。

**2.腔隙性脑梗死**

腔隙性脑梗死是由于脑穿支小动脉闭塞引起的较小面积的深部脑组织缺血坏死,好发于基底节区、丘脑、小脑、脑干等区域(图 2-7)。

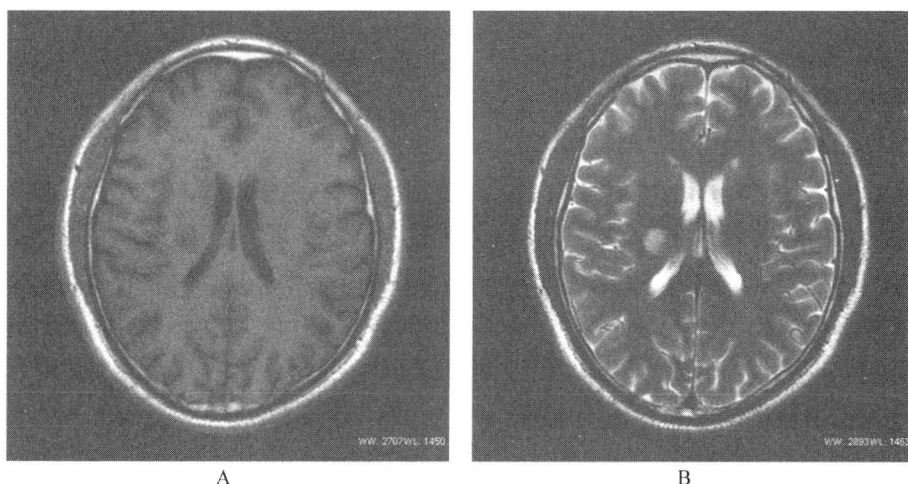

**图 2-7　右侧基底节区腔隙性脑梗死**

**注**　右侧基底节区类圆形病变。A.T$_1$WI 呈低信号。B.T$_2$WI 呈高信号。

(1)CT 平扫:表现为基底节区、丘脑、侧脑室周围白质等部位的类圆形低密度影,边界清楚,直径 2～20mm,多数为 2～10mm,可多发。小于 2mm 的梗死灶,由于部分容积效应的影响不容易发现。位于小脑、脑干的腔隙性脑梗死由于颅底骨伪影的影响也较难辨认。

(2)MRI 检查:腔隙性脑梗死主要表现为 T$_1$WI 低信号,T$_2$WI 高信号。病变的信号强度变化与病程密切相关。梗死灶的病理改变是由缺血水肿、细胞坏死向液化坏死逐渐演变。起病 6h 内的病灶仅 DWI 可以发现,T$_1$WI、T$_2$WI 多无阳性发现。随着病程的延长,T$_1$WI 信号逐渐减低,T$_2$WI 信号升高,至慢性期梗死灶软化,形成囊腔,呈长 T$_1$、长 T$_2$ 信号。

**3.出血性脑梗死**

脑梗死最初多表现为缺血性脑梗死,部分患者由于血液再灌注、局部血管壁破坏、血液流出,进展为梗死内部出血,即出血性脑梗死。

(1)CT 平扫:表现为扇形或不规则形低密度影内或边缘出现高密度出血灶,常为不均匀、散在斑点状或片状高密度影,多数患者占位效应明显,主要是由于出血及脑水肿所致。

(2)MRI 检查:出血性脑梗死的 MRI 表现与颅内出血相似,均经历由氧合血红蛋白到脱氧血红蛋白,再到正铁血红蛋白,最后演变为含铁血黄素的过程(图 2-8)。

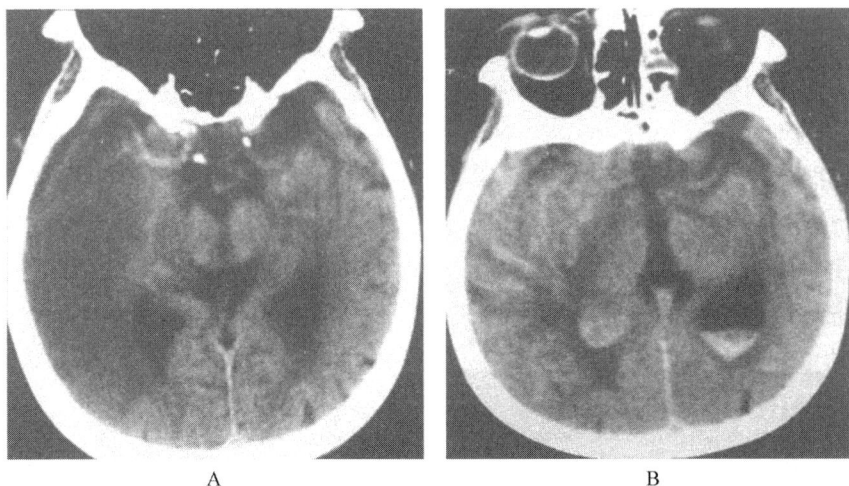

A              B

**图 2-8 右侧颞时大面积脑梗死并出血转化**

**注** A.发病第 2 天 CT 平扫图,见大脑中动脉致密征及右侧颞叶大面积缺血性梗死灶。B.第 7 天复查 CT 图,见梗死灶内出血转化,其内见较多高密度出血并破入侧脑室。

4.脑梗死的远隔效应

脑梗死发生后可发生远隔部位的继发性损害,与运动功能及认知功能改变密切相关,主要位于同侧或对侧海马、黑质、红核等部位,为顺行性或逆行性神经元退变所致,病理机制主要包括轴突退行性改变、神经营养障碍、神经递质调节失衡、神经生长抑制因子、蛋白合成抑制、氧化损伤、炎症反应及血流动力学改变等,最终导致神经传导通路抑制,迟发性神经元死亡。沃勒变性是一种常见的顺行性神经元退变,为脑梗死后继发同侧皮质脊髓束的损害。

**(四)诊断**

MRI 对脑梗死的诊断特异性高,DWI 可发现发病 6h 以内的超急性期脑梗死灶。发病 24h 后,CT 上可呈明显低密度影,MRI 上出现明显的特征性征象,增强扫描呈脑回样、斑片状、线样强化。结合患者的临床表现,脑梗死的诊断不难。

**(五)鉴别诊断**

脑梗死的 CT、MRI 影像表现典型,但有时脑梗死需要与脑炎、低级别胶质瘤、脱髓鞘性疾病、转移瘤、脑脓肿等鉴别。脑梗死的病变范围多与动脉的供血区一致,增强扫描可呈脑回样强化。胶质瘤多出现不规则强化;脱髓鞘性疾病多位于侧脑室周围,呈不均匀斑片状强化或无强化;转移瘤多呈均匀或环形强化,周围可有水肿;脑脓肿多为规则环形强化,与脑梗死鉴别不难。

**(六)介入治疗**

作为超急性期脑梗死患者的紧急治疗,可在 DSA 直视下进行超选择介入动脉溶栓。行尿激酶动脉溶栓合用小剂量肝素静脉滴注,对出现症状 3~6h 的大脑中动脉分布区卒中患者有益。

# 二、脑 出 血

脑出血占所有住院脑卒中患者的 10%~30%,致残率及病死率高,是一个严重危害人类健康的公共卫生问题。根据出血原因可分为创伤性和非创伤性出血,非创伤性出血又称原发性或自发性脑出血,多由高血压、脑动脉瘤破裂、血管畸形、脉管炎、静脉血栓、出血性脑梗死或栓塞后再灌注、肿瘤以及凝血功能障碍等引起。

### (一)病理生理

原发性脑出血以高血压性脑出血最为常见,其病理基础为长期高血压引起小动脉玻璃样变和纤维素样坏死破裂以致出血,好发于基底节区、丘脑,其次为脑桥和小脑。基底节的供血动脉——豆纹动脉比较细小,且呈直角直接起自大脑中动脉水平段,当血管内压力突然增高时,细小的豆纹动脉难以承受而破裂出血。

脑出血的病理生理演变是动态发展的,主要经历以下发展过程。

**1.超急性期**

出血后12h以内,血肿内含有丰富的氧合血红蛋白。

**2.急性期**

出血发生后12h～2d,血肿红细胞内的氧合血红蛋白逐步代谢为去氧血红蛋白,血肿周围水肿加重。

**3.亚急性期**

亚急性早期为出血后2～7d,血肿红细胞内去氧血红蛋白自周边向中心逐渐氧化为高铁血红蛋白。亚急性晚期为出血后8～28d,变形的红细胞溶解,高铁血红蛋白被释放到细胞外间隙中。周围的水肿开始减退并发生炎性修复反应,出现新生毛细血管,但缺乏相应的血脑屏障。这可能是此期血肿周围环状强化的基础。

**4.慢性期**

出血28d后进入慢性期,慢性早期血肿周围的水肿和炎性修复逐渐消失,胶质细胞增生明显,高铁血红蛋白均匀分布,含铁血黄素开始沉积。晚期血肿内坏死组织被吞噬、移除,形成囊腔。

### (二)临床表现

脑出血起病多突然,常因体力活动、情绪激动或过度劳累诱发,表现为突发头痛、呕吐,根据出血部位及出血量不同出现程度各异的意识障碍、偏瘫、失语等,病情进展迅速。当出血破入脑室系统或进入蛛网膜下隙时,腰椎穿刺可发现血性脑脊液。

### (三)影像学表现

**1.脑血管造影**

高血压性脑出血常可见脑动脉走行僵直、粗细不均等动脉硬化表现,血肿较大时出现血管移位等占位征象。动脉瘤、动静脉畸形或脉管炎等引起的脑出血可呈现脑血管的相应改变。

**2.CT检查**

(1)平扫:可反映血肿形成、吸收及囊变的不同过程(图2-9)。

1)超急性及急性期:表现为脑内密度均匀一致的高密度灶,边界清楚,CT值50～80HU。血肿周围常出现低密度环影,此与血肿压迫周围脑组织造成的缺血及水肿有关。出血量多时占位效应较重,甚至可引起脑疝。血肿常可破入相邻脑室及蛛网膜下隙,脑室内少量积血常沉积于侧脑室后角或三角区形成液液平面,大量积血时呈铸型改变。蛛网膜下隙出血表现为相应脑沟、脑池密度增高。

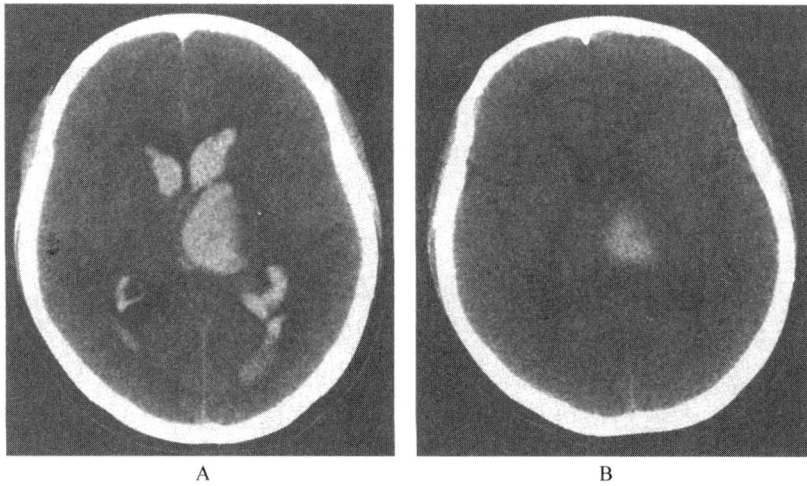

**图 2-9 左侧丘脑出血,破入脑室**

注 A.发病后 12h 的 CT 平扫显示左侧丘脑出血,破入脑室系统并脑积水。B.发病 12d 且行侧脑室引流术后的 CT 平扫图,显示血肿边缘模糊,周围低密度环范围扩大,高密度影向心性缩小的"融冰"现象。

2)亚急性期:血肿密度从边缘向中心逐渐减低,出现"融冰征",表现为高密度血肿边缘模糊,高密度影向心性缩小,周围低密度环范围扩大。随后血肿被逐渐溶解吸收,转变为等、低或混杂密度灶。血肿周围环形低密度影一般于出血后 3～7d 到达高峰,此时为脑水肿的高峰期。

3)慢性期:血肿可完全吸收变成水样密度软化灶,出现相邻脑室、脑沟牵拉扩大等负效应。偶可见血肿内钙化,部分患者可无后遗改变。此期内发生再出血时则表现为低密度区中间的高密度灶。

(2)增强扫描:早期多不强化,出血后 7～9d 可见血肿周围环形强化,与血肿之间有低密度或等密度溶解带相隔。通常平扫即可明确诊断早期出血,但血肿呈等密度时,CT 平扫仅表现为占位效应,增强扫描意义更大。

3.MRI 检查

(1)血肿病理变化与信号强度的关系见表 2-1。

**表 2-1 血肿病理变化与信号强度的关系**

| 血肿成分 | 存在时间 | $T_1WI$ | $T_2WI$ |
|---|---|---|---|
| 氧合血红蛋白 | ＜12h | 等信号 | 高信号 |
| 去氧血红蛋白 | 12h～2d | 等信号 | 低信号 |
| 高铁血红蛋白 | 2d～1 个月 | — | — |
| 细胞内 | 2～7d | 高信号 | 低信号 |
| 细胞外 | 8d～1 个月 | 高信号 | 高信号 |
| 含铁血黄素及铁蛋白 | ＞1 个月 | 等、低信号 | 低信号 |

（2）脑出血时血液演化过程与 MR 征象（图 2-10）。

1）超急性期（出血后 12h 内）：含丰富的氧合血红蛋白，$Fe^{2+}$ 缺乏不成对的电子，为非顺磁性物质，不影响 $T_1$、$T_2$ 弛豫时间，但此时血肿内蛋白含量低，质子密度高，主要延长 $T_2$ 弛豫时间，呈等 $T_1$、长 $T_2$ 信号。

2）急性期（12h～2d）：主要为去氧血红蛋白，此时的 $Fe^{2+}$ 含 4 个不成对电子，具有顺磁性，主要缩短 $T_2$，呈等 $T_1$、短 $T_2$ 信号。

3）亚急性期（2d～1 个月）：去氧血红蛋白逐渐变为高铁血红蛋白，具有明显顺磁性作用。①亚急性早期（2～7d），高铁血红蛋白仍处于细胞内，缩短 $T_1$ 不影响 $T_2$，呈短 $T_1$、短 $T_2$ 信号。这一现象从血肿周边出现，逐渐向中心发展，因此在 $T_1WI$ 上表现为血肿周边呈高信号，中心呈等信号的"豆沙包"样外观，而在 $T_2WI$ 上仍为低信号。周围水肿呈长 $T_1$、长 $T_2$ 信号。②亚急性晚期（8d～1 个月），高铁血红蛋白位于细胞外，缩短 $T_1$ 而延长 $T_2$，因此呈短 $T_1$、长 $T_2$ 信号。红细胞溶解从血肿周边开始出现，向中心发展，最后达到均匀的高信号。

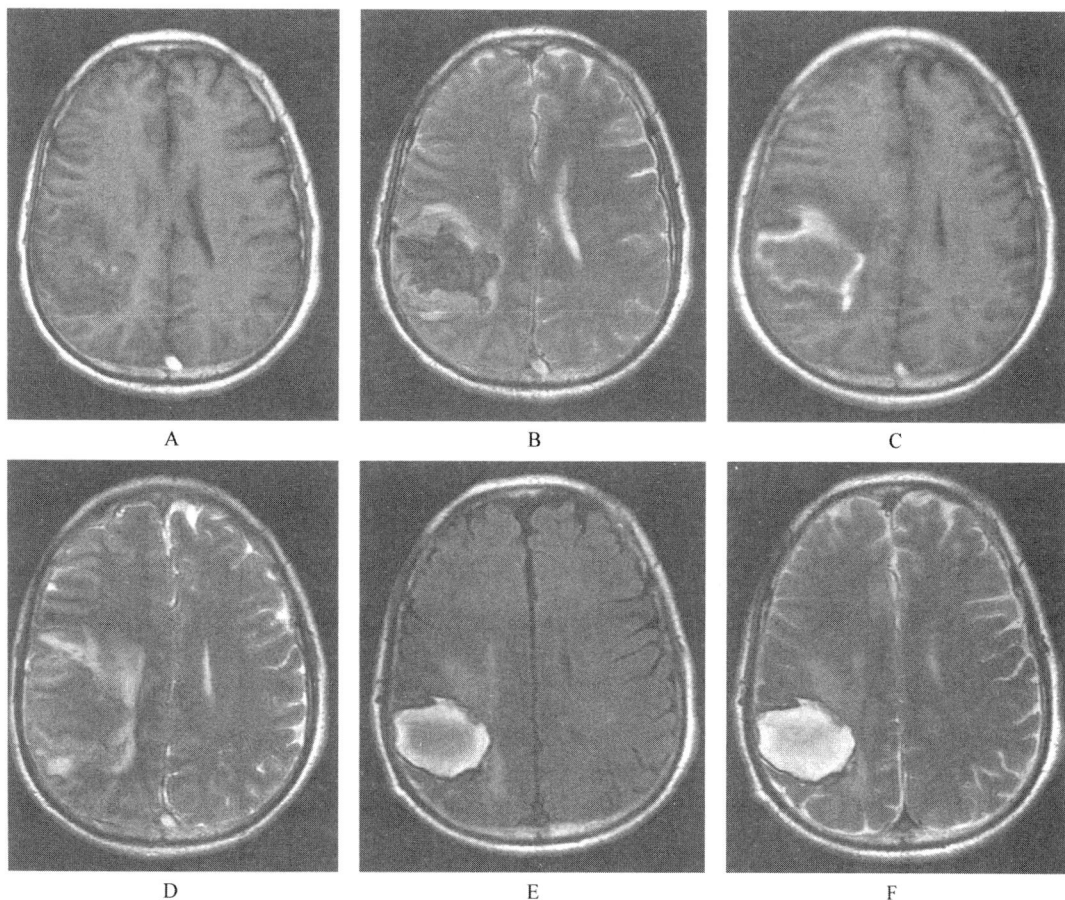

**图 2-10 右侧顶叶血肿 MRI 动态变化过程**

注 A、B.起病后 2d 的 MRI 成像，血肿呈急性期等 $T_1$、短 $T_2$ 信号改变。C、D.起病后 7d 亚急性早期改变，$T_1WI$ 表现为血肿边缘高信号、中心等信号的"豆沙包"样外观，$T_2WI$ 呈稍低信号，周围水肿加重。E、F.起病 1～2 个月后，含铁血黄素沉积，$T_2WI$ 上出现低信号环。

4)慢性期(>1个月):含铁血黄素中 $Fe^{3+}$ 具有顺磁性,使血肿在 $T_2WI$ 上出现低信号环。当血肿完全囊变时呈长 $T_1$、长 $T_2$ 的水样信号。

### (四)诊断与鉴别诊断

根据临床突发卒中症状及 CT 与 MRI 表现,脑出血的诊断并不困难。要明确出血的真正原因,将高血压性脑出血与其他血管类疾病所致出血鉴别开来,常需要进一步的检查,动脉瘤或血管畸形、脉管炎造成的出血可以通过 DSA、CTA、MRA 对血管的显像做出直观地观察。

良性出血与肿瘤出血鉴别要点:①肿瘤成分更复杂,不均匀;②良性出血常有含铁血黄素环,而肿瘤没有;③肿瘤增强后常有非出血成分;④良性出血追踪观察有顺序演变,而肿瘤出血的演变顺序延迟,不规则;⑤良性出血的水肿及占位效应很快消退,而肿瘤出血则持久存在;⑥出血性血管畸形常多发,而肿瘤常为单发,转移瘤可多发。

## 三、高血压脑病

高血压脑病是指血压急剧升高导致的一过性急性全脑功能障碍综合征。血压突然升高超过脑血流自动调节的阈值(中心动脉压大于 140mmHg)时,脑血流出现高灌注,毛细血管压力过高,渗透性增强,导致脑水肿和颅内压增高,甚至脑疝的形成,可引起一系列暂时性脑循环功能障碍的临床表现。

### (一)分类

#### 1.原发性高血压

原发性高血压是一种某些先天性遗传基因与许多致病性增压因素和生理性减压因素相互作用而引起的多因素疾病。

#### 2.继发性高血压

病因明确的高血压,如肾实质性高血压、肾血管性高血压、内分泌性高血压、睡眠呼吸暂停综合征引起的高血压等。

### (二)影像学表现

表现双侧大脑后部对称性皮层(皮质)下白质长 $T_2$ 高信号,FLAIR 序列显示尤直观;DWI 扩散不受限,无高信号。如果治疗及时无并发症,高信号影像可消除(图 2-11)。

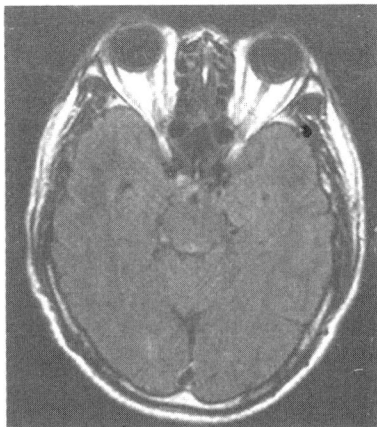

**图 2-11 高血压脑病(FLAIR)**

## （三）诊断

有高血压病史,临床表现为头痛、惊厥、意识障碍,影像学上呈双侧对称性分布的皮质下白质内异常改变,降压治疗后明显改善时要考虑高血压脑病。

## （四）鉴别诊断

高血压脑病主要与急性脑缺血、脱髓鞘病变、基底动脉尖综合征及 Wernicke 脑病等相鉴别。

1.急性脑缺血

通常有较明确的病史,DWI 通常为高信号,ADC 值降低。

2.脱髓鞘病变

以多发性硬化最常见,典型表现为脑室旁白质区散在、多发椭圆形等或低密度灶,病灶新旧交替,增强扫描可有斑片状、结节状强化。

3.基底动脉尖综合征

也可以双侧枕叶为主,但常累及枕叶旁正中部,常合并小脑、脑干的异常。

4.Wernicke 脑病

病变主要累及双侧丘脑和脑干,较少累及顶叶和枕叶,典型临床表现为眼外肌麻痹、精神异常和共济失调等。

# 四、颅内动脉瘤

## （一）分类

1.按病因分类

（1）先天性动脉瘤。

（2）动脉粥样硬化性动脉瘤。

（3）感染性动脉瘤。

（4）假性动脉瘤。

（5）其他（夹层动脉瘤等）。

2.按形态分类

囊性动脉瘤、梭形动脉瘤、夹层动脉瘤、不规则形动脉瘤。

3.按大小分类

小型,<5mm;中型,5～10mm;大型,11～25mm;巨大型,>25mm。

4.按部位分类

（1）Willis 环前循环动脉瘤（颈内动脉、大脑前动脉、大脑中动脉）。

（2）Willis 环后循环动脉瘤（椎—基底动脉、大脑后动脉）。

## （二）分型

（1）无血栓动脉瘤。

（2）部分血栓动脉瘤。

（3）完全血栓动脉瘤。

## （三）影像学表现

### 1.X线表现

血管瘤钙化时，X线平片检查有帮助。动脉瘤的血管造影表现：DSA可明确动脉瘤的部位、大小、形态、数目，与载瘤动脉的关系。可见动脉瘤起源于血管壁一侧，突出成梭形或囊状，可有蒂与动脉干相连，形态多为圆形、卵圆形，也可呈葫芦状或不规则形。出血或血肿形成时，动脉瘤轮廓模糊，邻近血管可发生痉挛和移位。但如果过窄或腔内有血栓可不显影，这时表现为假阴性。

### 2.CT表现

动脉瘤表现与瘤腔内有无血栓有关。

（1）无血栓的动脉瘤：通常直径小于1cm者CT不易显示。较大时CT平扫呈圆形高密度影，增强扫描呈明显均匀强化，CTA显示瘤体与动脉相连。

（2）动脉瘤伴部分血栓形成：呈球形阴影，中心或偏心为高密度，中间为等密度，周围为高密度，分别代表动脉瘤内腔、动脉瘤血栓及动脉瘤外层纤维囊壁。增强扫描中心和囊壁明显强化，称为"靶征"。

（3）动脉瘤内完全为血栓充盈：CT平扫呈等密度影，造影剂强化时仅出现囊壁增强。

（4）巨大动脉瘤可出现占位效应，如脑室受压、移位等，但动脉瘤周围均无水肿。

（5）除薄壁动脉瘤外，有时瘤壁可见弧线状钙化影。

（6）动脉瘤破裂后，CT多不能显示瘤体，但可出现出血、水肿、梗死及脑积水，甚至还可引起脑疝等，其中以出血多见，常造成蛛网膜下隙出血，也可形成脑内血肿或破入脑室。

### 3.MRI表现

无血栓者，在 $T_1WI$、$T_2WI$ 上均为圆形、椭圆形或梭形无信号区，边界清楚、锐利，有时可见载瘤动脉；有血栓者，通畅的动脉瘤腔往往位于瘤体的中央，呈"流空现象"所造成的低或无信号区，$T_1WI$、$T_2WI$ 上血栓为高信号、低信号或等信号的混杂信号。

颈内动脉瘤影像学表现见图2-12。

## （四）诊断

颅内动脉瘤诊断要点包括动脉瘤的位置、形态（包括是否伴有子瘤）、大小、与载瘤动脉关系，瘤内血栓、瘤壁钙化。是否伴有SAH或颅内出血以及出血相关的脑积水、脑水肿等。临床上，可有突发剧烈头痛或出现动眼神经麻痹等症状。

## （五）鉴别诊断

较小的囊状动脉瘤脑血管造影时应与血管襻和动脉圆锥鉴别。血管襻因前后重叠一般要比动脉瘤密度高。多方位观察及三维重建可鉴别动脉圆锥呈漏斗状扩张，直径很少超过2mm，边缘光滑，常可见分支血管从圆锥顶部发出，而小动脉瘤通常从侧壁发出。其他鉴别诊断方面，主要是对SAH原因的鉴别。

### 1.脑表面动静脉畸形

SAH同时可伴有颅内血肿，MRI或CTA检查可见畸形血管团及增粗的引流静脉。上颈髓的动静脉畸形可因扫描范围不全而漏诊，需注意的是流量较大的血管畸形常同时伴有血管动力学相关动脉瘤。

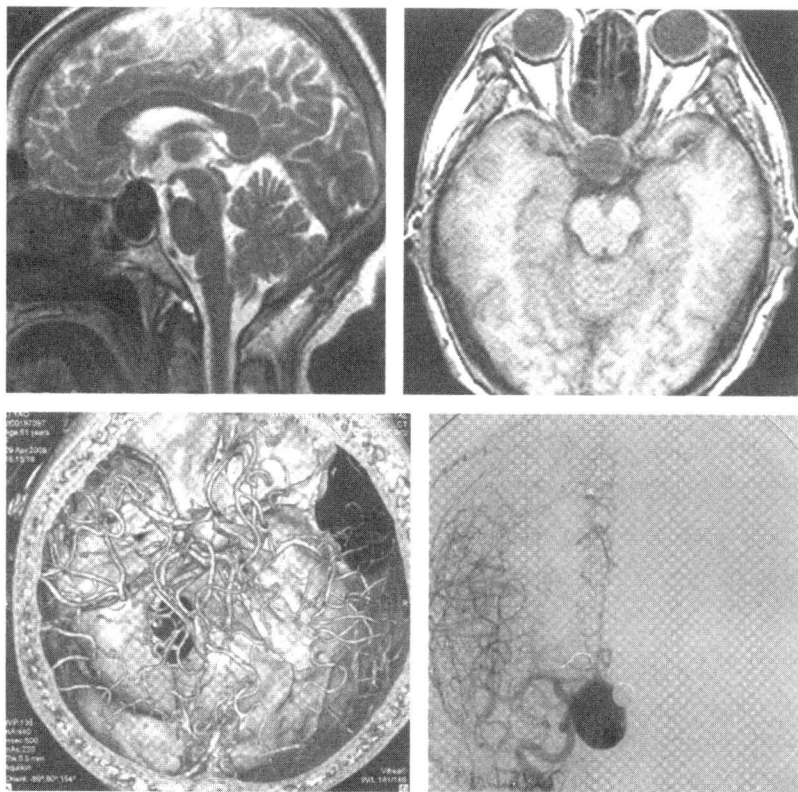

图 2-12 颈内动脉瘤（$T_2WI＋T_1WI＋CTA＋DSA$）

**2.高血压脑出血**

发病年龄多在 40 岁以上,有高血压病史,突然发病,意识障碍较重,可有偏瘫、失语等特征性表现,出血部位多在基底节区。

**3.外伤性 SAH**

可见于任何年龄,有明显头外伤史,受伤前无异常,可伴有其他颅脑外伤的表现,如头皮裂伤及颅骨骨折等。

**4.烟雾病出血**

发病年龄多在 10 岁以下及 20～40 岁,儿童常表现为脑缺血症状,成人出血性症状相对多见,但意识障碍相对较轻。脑血管造影可见颅底特征性异常血管网。无创影像学鉴别困难时,行 DSA 可鉴别。

# 五、颅内血管畸形

颅内血管畸形可发生于任何年龄,男性略多于女性。

## (一)临床表现与病理

颅内血管畸形最常见致病因素为胚胎期脑血管的发育异常,主要表现为动静脉畸形(AVM)、静脉畸形、毛细血管畸形、大脑大静脉瘤和海绵状血管瘤等。其中,AVM 最常见,好发于大脑前、中动脉供血区,由供血动脉、畸形血管团和引流静脉构成。

## （二）影像学表现

### 1.X 线表现

DSA 检查,能够清楚显示颅内动静脉畸形的全貌,包括供养动脉、畸形血管团和引流静脉,并可在 DSA 引导下,行介入治疗。

### 2.CT 表现

（1）直接征象:平扫,显示不规则混杂密度灶,可有钙化,无脑水肿和占位效应;增强检查,呈斑点或弧线形强化(图 2-13)。

（2）间接征象:可继发脑内血肿、蛛网膜下隙出血及脑萎缩等改变。

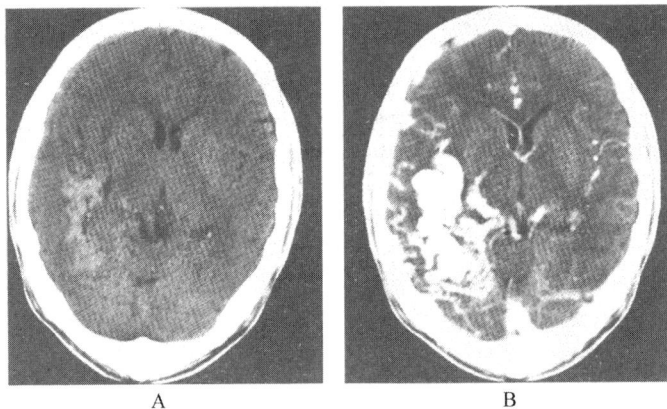

**图 2-13　脑动静脉畸形**

注　A.CT 平扫,右侧颞叶部分病灶呈略高密度。B.CT 增强扫描,右侧颞叶呈条、片状强化,显示大量畸形血管。

### 3.MRI 表现

普通检查,可见扩张流空的畸形血管团影,邻近脑实质内的混杂或低信号灶为反复出血后改变。

此外,CTA 和 MRA 均可直观地显示畸形血管团、供血动脉和引流静脉。

## （三）诊断与鉴别诊断

根据上述颅内 AVM 的 CT 和 MRI 典型表现,通常可作出诊断;DSA、CTA 和 MRA 可更佳显示 AVM 全貌,其中 CTA 常作为初查方法,而 DSA 则主要用于介入治疗。

# 六、烟雾病

烟雾病是颈内动脉虹吸部及大脑前、中动脉起始部严重狭窄或闭塞,软脑膜动脉、穿通动脉等小血管代偿增生形成脑底血管网为特征的一种脑血管疾病。脑血管造影时侧支血管形似烟雾,故称烟雾病。日本近年报道本病患病率和发病率分别达到 10.5/10 万和 0.94/10 万,有家族史者占 15.4%,男女比例为 1:2.18。该病发作有两个高峰时段,即 45～49 岁和 5～9 岁。烟雾病目前尚未发现确切病因,主要认为是一种先天性脑底动脉环发育不全伴有后天某些血管慢性炎症的结果。

## （一）病理生理

组织病理学改变为受累动脉血管内膜明显增厚，内弹力纤维层高度迂曲断裂，中层萎缩变薄，外膜改变较少，无炎症细胞浸润和动脉硬化改变。远端缺血区一些血管源性介质如 HIF-1、VEGF、bFGF、TGF-$\beta_1$、HGF、MMPs 等在体内高表达，诱导畸形增生和扩张的侧支血管网形成，管壁薄，可有纤维蛋白沉积以及微血管瘤形成。

## （二）临床表现

烟雾病患者主要表现为短暂性脑缺血发作（TIA）、脑卒中、头痛、癫痫发作和智能减退等。儿童患者以缺血性卒中或 TIA 为主，常见偏瘫、偏身感觉障碍和（或）偏盲，TIA 反复发作可表现为两侧肢体交替出现的轻偏瘫等。约 10% 的患者可见脑出血或 SAH，头痛较常见，部分病例有智能减退和抽搐发作等。成人多表现为出血性卒中，如脑室出血、SAH、脑内出血等，发病时症状重，可反复发作。约 20% 的患者为缺血性卒中，部分表现为反复晕厥发作。

## （三）影像学表现（图 2-14）

1.CT 表现

（1）平扫：①低密度缺血梗死灶；②出血灶，表现为蛛网膜下隙出血、脑室出血和脑内血肿（图 2-14A、D）；③脑萎缩。

（2）增强扫描：脑底池及基底核区的侧支循环网表现为不规则的扭曲成团的血管网或斑片状强化影，而脑梗死、脑出血依不同时期发生强化。

（3）CTA：可在一定程度上显示颈内动脉、大脑前动脉、大脑中动脉，Willis 环的狭窄和闭塞以及脑底部异常血管网的形成。

2.MRI 表现

（1）平扫：由于颈内动脉虹吸部和大脑前、中动脉近端狭窄或闭塞，导致 $T_2$WI 血管流空效应减弱或显示不清。患侧或双侧基底核、丘脑侧支循环形成，SE 序列呈点状或细线样流空的低信号影。不同部位的血管反复闭塞所致多发脑梗死（图 2-14G）呈长 $T_1$、长 $T_2$ 信号，新旧病灶同时存在并有大小不一的脑软化灶。多发局限性脑萎缩与颈内动脉闭塞的范围直接相关。烟雾病颅内出血患者不同时期出血的 MRI 信号不同（图 2-14F）。

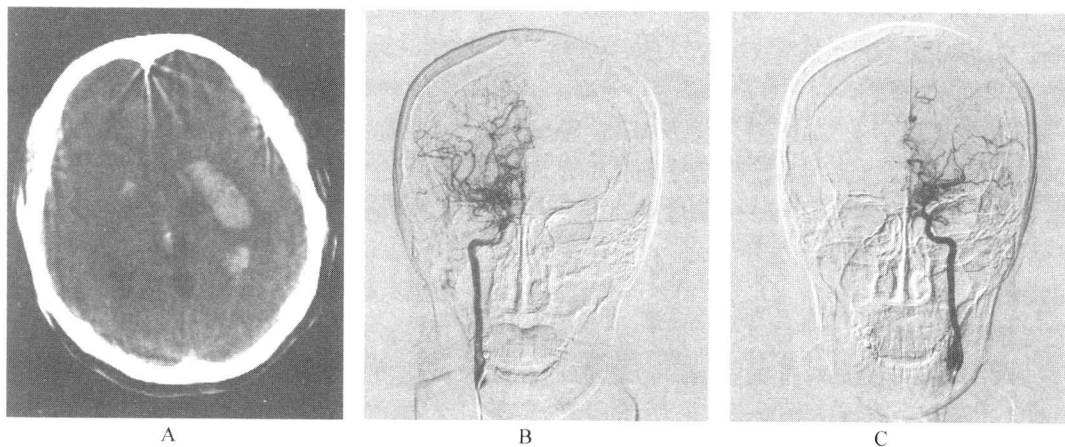

A　　　　　　　　B　　　　　　　　C

图 2-14

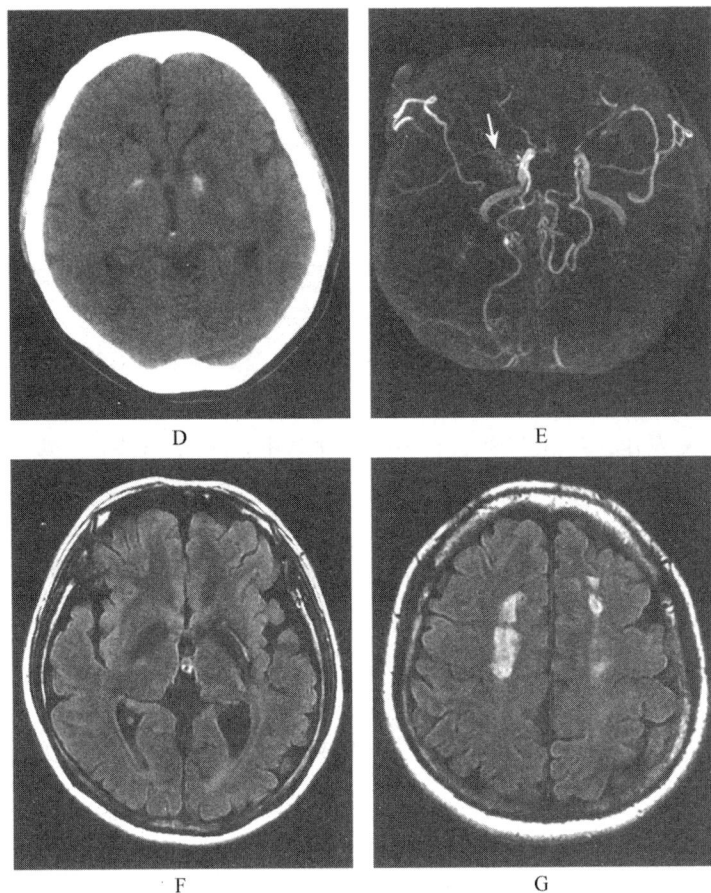

图 2-14　烟雾病

注　A～C.分别为入院后 CT 及 DSA 图像。CT 示左侧基底节脑出血破入脑室；DSA 示双侧颈内动脉末端及双侧大脑前、中动脉起始部狭窄，远端分支稀疏，周围可见代偿血管呈烟雾状。D～G.5 个月后复查的 CT、MRA 及 FlAIR 图像。CT 示左侧基底节区出血吸收期改变；MRA 显示双侧颈内动脉虹吸部狭窄，双侧大脑前、中动脉主干狭窄近乎闭塞，双侧大脑后动脉代偿性增粗，右侧大脑中、后动脉周围见较多侧支循环血管呈烟雾状（箭头）；FLAIR 示左侧基底节陈旧性出血灶，双侧半卵圆中心多发缺血梗死灶。

（2）MRA：直观显示颈内动脉和大脑前、中动脉以及 Willis 环的狭窄或闭塞，但有轻度夸大效应，异常血管网也可清晰显示（图 2-14E）。

（3）功能成像：DWI 能显示早期脑缺血性改变，灌注成像提示受累血管供血区灌注降低。MRS 可显示脑代谢情况，磁化转换对比能较好显示皮质萎缩。

3.DSA 表现

颈内动脉虹吸段和（或）大脑前、中动脉起始段严重狭窄或闭塞，大脑后动脉近端也可受累。两侧可不对称，一般先始于一侧，后发展成双侧，先累及 Willis 环的前半部，然后发展至后半部，直至整个动脉环闭塞，造成丘脑、基底核、脑干等多处脑底穿通动脉的闭塞、广泛而丰富的侧支循环形成。可以伴有动脉瘤。

（四）诊断

原因不明的一侧或两侧颈内动脉与大脑前、中动脉进行性狭窄闭塞伴侧支循环形成，同时可见梗死、出血、软化灶和脑萎缩即可诊断。

### (五)鉴别诊断

烟雾病需与脑动脉粥样硬化、不同种类的中枢神经系统血管炎相鉴别。

1.动脉粥样硬化

多为老年患者,常有多年的高血压、高脂血症病史。脑血管造影表现为动脉局限性不规则狭窄,一般无异常血管网出现。

2.不同种类的中枢神经系统血管炎

中枢神经系统血管炎按发病原因分为感染性血管炎、原发性血管炎、继发性血管炎和不能分类的血管炎累及中枢神经系统4类。在影像上,血管炎多表现为受累动脉多发局限性狭窄,一般无异常血管网出现。诊断需结合临床病史综合考虑,确诊依赖病理学检查。

(杨泽权)

# 第三节 颅内感染性疾病

## 一、病毒性脑炎

病毒性脑炎是由病毒侵犯脑实质引起的炎症反应,常见病毒有单纯疱疹病毒、巨细胞病毒和人类免疫缺陷病毒(HIV)等。

### (一)病理

病毒性脑炎病理上可见脑组织出血、坏死,软脑膜常有少量出血,脑膜可伴轻到中度渗出。

### (二)临床表现

病毒性脑炎可发生于任何年龄,临床主要表现为脑实质损害和颅内压增高的症状,包括头痛、精神行为异常、癫痫发作、脑神经麻痹、反应迟钝、言语减少、情感淡漠等。

脑脊液检查压力正常或轻度增高,重症者可明显增高。除外腰椎穿刺损伤而出现红细胞数增多提示单纯疱疹病毒性脑炎(HSVE)或其他出血坏死性脑炎。脑脊液蛋白呈轻、中度升高,糖和氯化物正常。脑脊液还可以进行病原学检查,包括特异性抗体、病毒DNA的检查。

### (三)影像学表现

1.CT和MRI表现

病毒性脑炎CT常表现为斑片状的低密度影,MRI上为长$T_1$、长$T_2$异常信号,病变可单发也可多发。在病变早期CT可表现正常。MRI对病毒性脑炎的显示优于CT,尤其对于早期病变。一般而言,病毒性脑炎可以累及灰质及白质,多为不对称性分布,但病灶位于基底节区则多为对称性分布。部分病变可产生明显的占位效应,类似于脑肿瘤的表现,可称为肿瘤样病毒性脑炎。增强扫描后表现多样,可以从无强化到弥漫性强化,强化多为斑片状、脑回样强化,少为斑点状、环形强化等表现。

2.单纯疱疹病毒性脑炎

HSVE的影像学表现较有特征性。病变常见于边缘系统,如颞叶、岛叶、额叶底部及扣带回等部位,呈单侧性或双侧不对称分布,但较少累及豆状核,病变区与豆状核之间常有非常清楚的界线,是其较具特征性的表现。CT上呈低密度,MRI上呈长 $T_1$、长 $T_2$ 信号改变(图2-15A、B、D、E),$T_2$ FLAIR序列病灶仍呈高信号且病灶边界更清楚(图2-15C)。如果病灶内合并出血,在CT上表现为高密度,在 $T_1WI$ 及 $T_2WI$ 上可呈高信号。病变早期在DWI上呈高信号。静脉注射对比剂后,病变早期强化多不明显,随病程进展,可出现强化,多呈脑回状或斑片状。

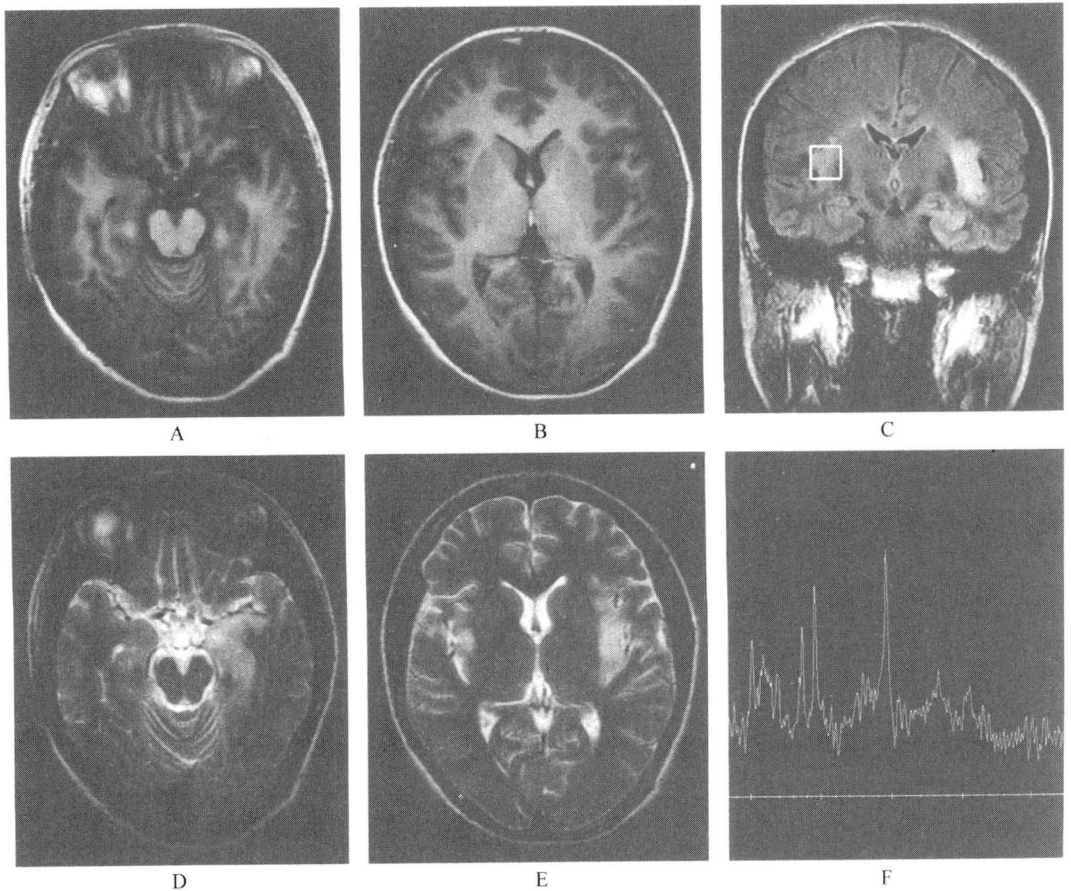

**图2-15 单纯疱疹病毒性脑炎**

注 HSVE患者,女,27岁,发热4d,精神异常2d。A、B、D、E.$T_1WI$ 及 $T_2WI$,左侧颞叶、双侧岛叶见片状长 $T_1$、长 $T_2$ 信号。C.FLAIR,病变呈高信号;F.MRS,体素(VOI)置于右侧岛叶病灶,谱线显示NAA峰降低,Cho峰不高。

3.人类免疫缺陷病毒性脑炎

HIV感染患者神经系统受累率高。HIV相关的中枢神经系统疾病有HIV嗜神经所致的原发感染、中枢神经系统机会性感染和肿瘤等,前者称为HIV脑炎,也称AIDS脑病和AIDS痴呆。HIV脑病患者的主要MRI表现为弥漫性的脑白质病变和脑萎缩,病灶 $T_1WI$ 呈低信号(图2-16A、B),$T_2WI$ 呈高信号(图2-16C、D),多位于基底节区、脑室周围白质、半卵圆中心,双侧对称分布。增强扫描不强化。

### （四）诊断

影像学检查（尤其是 MRI）可以清晰显示病变，单纯疱疹病毒性脑炎的病变分布、信号及强化有特点，对其诊断有提示意义。其他的病毒性脑炎需要结合临床表现分析。

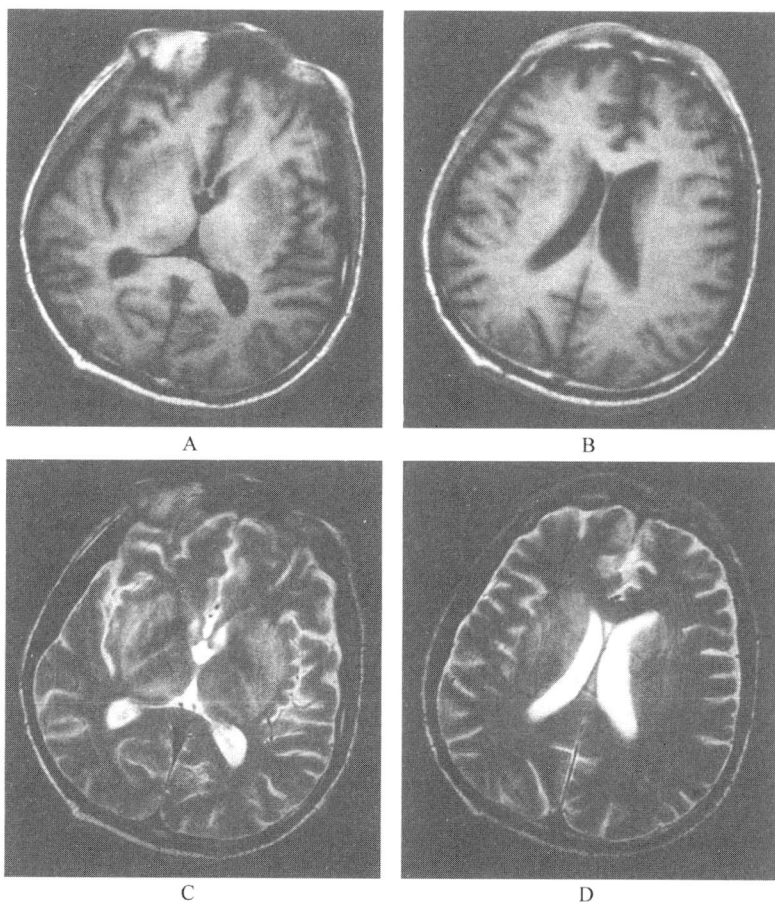

图 2-16 HIV 脑炎

注 HIV 脑炎患者，男，43 岁，AIDS 病史，发热、腹痛 1 个月余，失语 6d，尿便障碍 2d。A～D.$T_1$WI 及 $T_2$WI，双侧侧脑室周围、基底节区及丘脑可见较对称分布片状长 $T_1$、长 $T_2$ 信号。

### （五）鉴别诊断

**1.感染后脑炎,急性播散性脑脊髓炎（ADEM）**

ADEM 发生于疫苗接种或病毒感染之后，MRI 表现为皮质下白质单发或多发斑片状 $T_2$WI 高信号灶，以脑室周围多见，脑干及脊髓也可出现病灶。病变分布不均，大小不一，增强后呈环形、斑点样强化，一般不出现脑回样强化。临床资料对于鉴别诊断很重要。ADEM 有诱因，病程多呈单时相。

**2.多发性硬化（MS）**

MRI 表现为 $T_2$WI 脑白质多发信号影，不同时相的病灶可同时存在，$T_1$WI 上活动期病灶呈低信号，陈旧病灶可呈等信号，主要位于深部白质，通常位于侧脑室周围，垂直于侧脑室分布。病灶可呈类圆形或斑片状。增强扫描活动期病灶可出现结节状或环形强化，陈旧病灶无强化。

3.脑梗死

在 CT 上表现为低密度,MRI 上呈 $T_1WI$ 低信号,$T_2WI$ 高信号,与病毒性脑炎的密度及信号特点相似。脑梗死病灶常按血管分布区分布,且患者年龄偏大,起病急骤,具有脑卒中的症状和体征,与本病的临床表现不同。

4.低级别胶质瘤

病灶呈 $T_1WI$ 低信号,$T_2WI$ 高信号,FLAIR 呈高信号,边界欠清,增强后病变区常无强化。二者的鉴别在于病毒性脑炎患者,其他部位的脑回常同时受累,呈散在或弥漫性分布。临床情况对于鉴别很重要,发热、病程短、脑脊液蛋白和细胞学异常有助于排除低级别胶质瘤的诊断。

# 二、细菌性脑炎

各种细菌侵犯中枢神经系统所致的炎症性疾病称为中枢神经系统细菌性感染。发生于颅内的细菌性感染,病原菌侵犯脑实质可引起化脓性脑炎和脑脓肿,侵犯脑膜引起细菌性脑膜炎,二者可同时受累,称为脑膜脑炎。颅内细菌性感染常见的病原体有金黄色葡萄球菌、链球菌、结核分枝杆菌、单核细胞李斯特菌、奴卡菌等。这里将分别介绍化脓性脑炎、脑脓肿以及颅内结核。

## (一)化脓性脑炎和脑脓肿

化脓性病原体侵入脑组织,引起局限性化脓性炎症,继而形成脓肿,分别称为化脓性脑炎和脑脓肿,二者是脑部感染发生和发展的连续过程。最常见的病原体为金黄色葡萄球菌、链球菌、厌氧菌等。

1.病理生理

脑细菌性感染既往在病理学上分为经典的 4 期:脑炎早期、脑炎晚期、脓肿形成早期、脓肿形成晚期。其病理改变是个连续的过程,病理上也分为 3 个阶段。

(1)急性脑炎阶段:病变区域脑组织局限性炎症、充血、白细胞渗出,病变中心可部分坏死,病变周围有较明显水肿。

(2)化脓阶段:脑炎继续扩散,软化坏死区逐渐融合扩大,形成脓腔,多中心融合的脓腔内可见分隔。脓肿中心包含坏死组织、多种细胞及细胞碎片。病变周围有新生血管形成和结缔组织增生。

(3)包膜形成阶段:脓肿壁逐渐形成,不断增厚。脓肿壁分为 3 层:最内层为化脓性渗出物,新生血管和炎症细胞;中间层为肉芽组织和纤维结缔组织;外层为神经胶质增生。

2.临床表现

脑脓肿患者一般有 3 类症状:急性感染症状、颅内高压症状和脑局灶性症状。局灶性症状与脓肿发生部位有关,可有偏瘫、失语、偏盲、癫痫发作等。其中头痛是最常见的症状。

3.影像学表现

(1)CT 表现:脑炎期和脓肿期的表现如下。

1)脑炎期:表现为边界不清的低密度区,增强后一般无强化,也可有斑点状或脑回样强化。周围脑组织水肿和占位效应明显。

2)脓肿期:CT平扫脓肿中央由坏死组织和脓液组成呈略低密度影,约半数病例在低密度灶周边可见等密度环壁。增强扫描脓肿中心仍为低密度,脓肿壁轻度强化,环壁可厚可薄,形态不规则,外壁边缘模糊。随着脓肿壁形成,包膜显示为完整的、薄壁、厚度均一的明显环形强化。周围水肿减轻。部分脓腔内可见气液平面。脓肿较小时,可呈结节状强化。

(2)MRI表现:脑炎期和脓肿期的表现如下。

1)脑炎期:早期$T_1WI$表现为灰白质交界处或白质内不规则、边界模糊的等或稍低信号,$T_2WI$呈稍高信号。$T_2WI$病变周围水肿呈高或稍高信号。增强扫描后$T_1WI$上等至稍低信号的病变内可见不规则强化。病变进一步进展,最早的脓肿形成中心区,$T_1WI$为低信号,$T_2WI$为高信号。其周边可显示一较薄不规则环状影,$T_1WI$呈等或稍高信号,$T_2WI$呈等至相对低信号,增强扫描可见环形强化。病变周围水肿及占位效应明显。

2)脓肿期:脓腔及其周围的水肿在$T_1WI$为低信号,$T_2WI$为高信号(图2-17A、B,图2-18A、E),二者之间的脓肿壁在$T_1WI$为等或略高信号,$T_2WI$为等或相对低信号。增强扫描显示脓肿壁明显强化,脓腔及周围水肿不强化(图2-17E、F,图2-18C、F),可分辨出脓腔、脓肿壁及水肿带3部分。由于灰质血供较白质丰富,脓肿壁灰质侧界限清晰,壁较厚,室管膜侧界限模糊,壁较薄,脓肿容易向室管膜侧发展,延伸或破入脑室,引起脑室炎。

不典型脑脓肿影像表现包括:少数脓肿壁强化可厚薄不均,不规则或伴有结节性强化,花环样强化。

(3)DWI表现:脑脓肿脓腔内的脓液,由于含大量蛋白,造成脓液内水分子弥散受限,在DWI上显示为明显高信号,ADC值降低(图2-17C、D,图2-18D、G、H)。

4.诊断

脑脓肿最常见的CT和MRI表现是薄而光滑的环状强化,病变周围水肿明显,脓肿内容物DWI呈高信号,ADC值降低。脓肿壁在$T_2WI$上为较低信号,且常有外侧壁厚,内侧壁薄的特点,需要结合特征性的影像表现和临床资料进行诊断。

5.鉴别诊断

(1)星形细胞瘤:星形细胞瘤发生坏死囊变后,增强扫描表现为环形或类环形强化,但环壁很不规则或不完整,壁厚薄不均,环内或环周常可见结节状或不规则强化。DWI对于二者的鉴别很有价值,星形细胞瘤中心坏死区水分子弥散不受限制,DWI呈低信号,ADC值高。

(2)脑转移瘤:转移瘤常多发,且大小不一,增强扫描呈环形强化,但环壁多不规则,厚薄不均匀,肿瘤中心坏死液化区与脑脊液信号相似,DWI呈低信号,ADC值高。临床上一般可找到原发病灶。

(3)表皮样囊肿:常发生于脑外硬膜内,最常见于桥小脑角区,DWI呈高信号,形态可不规则,增强扫描囊内容物及囊壁不强化。

(4)脑内血肿:脑内血肿也可呈与脑脓肿相似的环状强化,且也可呈DWI高信号,但血肿的信号遵循出血成分在MRI上的演化特点,$T_1WI$上内容物常呈高信号。

(5)脱髓鞘假瘤:可出现环形强化,常出现不完整的环形强化。DWI上病变中心为低信号,ADC值升高。水肿及占位效应相对较轻。

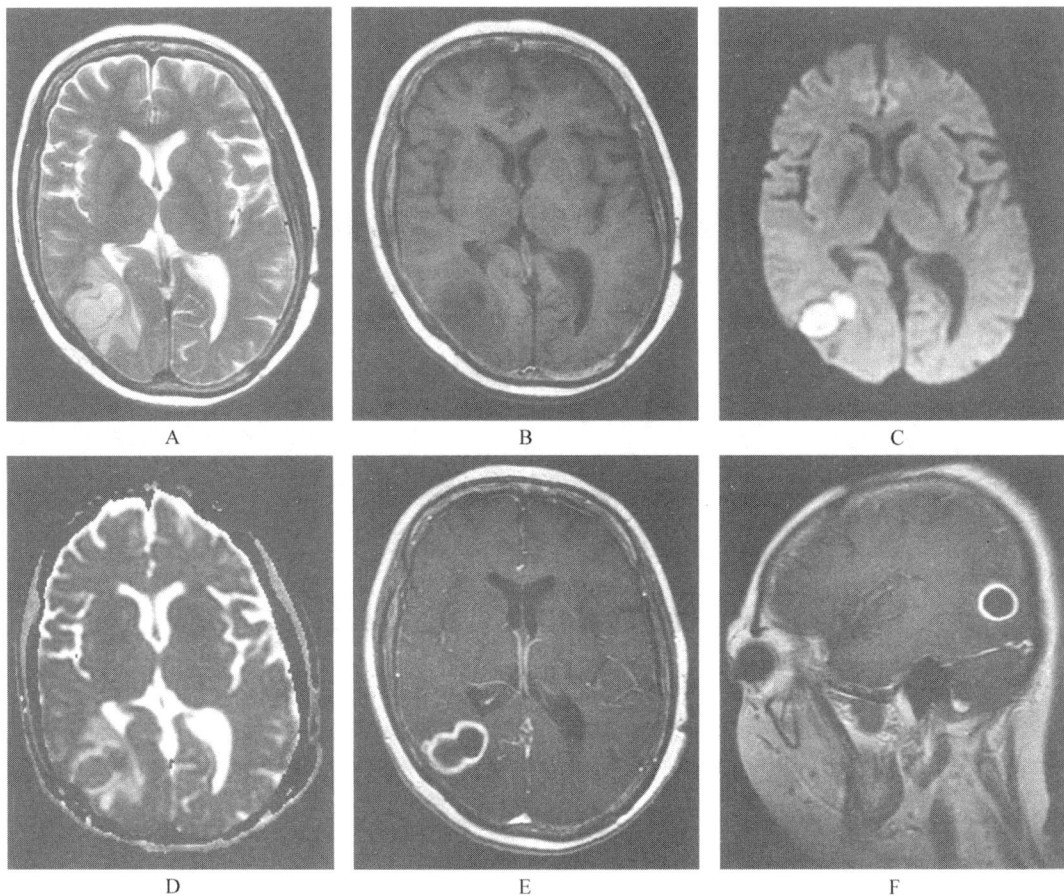

图 2-17　脑脓肿

注　脑脓肿患者,女,47岁,发热、咳嗽、咳痰、胸痛 1 个月余。A、B.T$_1$WI 及 T$_2$WI,右侧枕叶可见一长 T$_1$、稍长 T$_2$ 信号影,并可见一稍短 T$_1$、等 T$_2$ 信号环壁,周围可见片状水肿信号,右侧脑室后角受压变形。C.DWI 示囊内容物呈明显高信号。D.ADC 图示囊内容物 ADC 值降低。E、F.轴位、矢状位增强图像示增强后病灶呈明显环形强化。

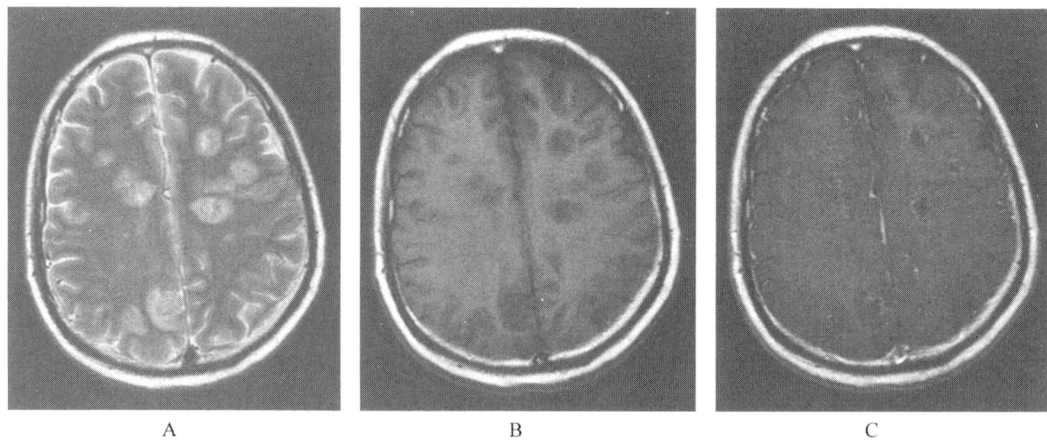

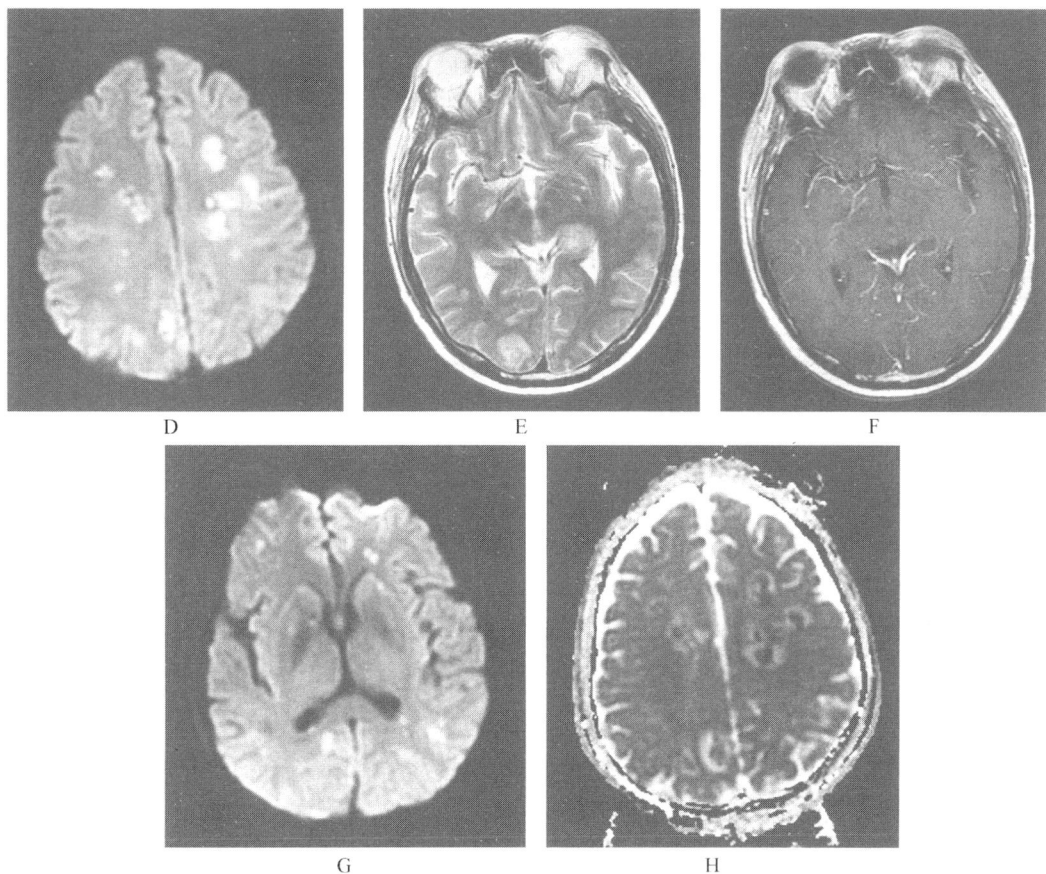

**图 2-18 奴卡菌性脑脓肿**

注 奴卡菌性脑脓肿患者,男,41岁,库欣综合征合并肺内奴卡菌感染。A、B、E.$T_1$WI 及 $T_2$WI,双侧大脑半球、丘脑多发大小不等类圆形及片状长 $T_1$、长 $T_2$ 信号影,部分中心可见更长 $T_1$、混杂 $T_2$ 信号。D、G.DWI,囊内容物呈明显高信号。H.ADC 示囊内容物 ADC 值降低。C、F.轴位增强图像示病灶增强后呈明显边缘环形强化。

## （二）颅内结核

结核分枝杆菌感染中枢神经系统,可引起肉芽肿性炎症反应,侵及脑实质和或脑膜,称为颅内结核,可以是局灶性结核性脑炎、结核球、结核性脑脓肿或结核性脑膜炎。感染途径主要由结核分枝杆菌经血行播散。

1.病理生理

（1）结核结节由上皮样细胞、朗格汉斯细胞加上外周局部聚集的淋巴细胞及少量成纤维细胞构成。典型的结核结节中央有干酪样坏死。

（2）局灶性结核性脑炎含有数个小的结核结节。

（3）结核分枝杆菌在脑部形成的慢性肉芽肿称为结核球。结核球由许多结核结节组成,中心为干酪样坏死。病变周围可有脑水肿。

（4）极少数结核球进展为结核性脑脓肿,中央为结核性肉芽肿坏死液化,周围多为结核性肉芽组织和反应性胶质增生。

(5)结核性脑膜炎病理改变为脑膜广泛性慢性炎症反应,主要累及软脑膜,蛛网膜下隙内有大量炎性和纤维蛋白性渗出,有时还可形成小的结核结节。病变以脑底明显,蛛网膜下隙内渗出物积聚,脑膜增厚粘连,可阻塞脑脊液循环通路或影响脑脊液吸收,引起阻塞性脑积水。病程较长者可出现闭塞性血管内膜炎,从而引起多发性脑梗死,最常见于大脑中动脉分布区。

**2.临床表现**

颅内结核可发生于任何年龄,以婴幼儿多见,其次为老年人。结核球可有颅内压增高及局灶定位体征,幕上结核球可出现头痛、癫痫、偏瘫、失语、感觉异常等。幕下结核球可出现颅内高压和小脑功能失调的症状。结核性脑膜炎可出现全身中毒表现,脑膜刺激征,颅压增高征象,脑神经功能障碍,还可以出现局灶性神经功能受损表现,如癫痫、失语等。结核性脑膜炎还可以并发血管炎。脑脊液检查主要是蛋白质水平升高。

**3.影像学表现**

(1)CT 表现。

1)脑结核球:CT 平扫可表现为低密度、等密度、高密度或混杂密度结节。病变常多发且较集中分布。病变位于灰白质交界处、深部灰质核团及脑干,偶尔可位于脊髓。病变也可位于硬膜下腔和蛛网膜下隙。有时结节内可见高密度的钙化。病变周围有轻度脑水肿,有占位效应。增强扫描呈环状强化,也可呈结节状强化或不规则强化。内容物可见强化或钙化,环形强化包绕中心强化或钙化称为靶样征。

2)结核性脑脓肿:CT 平扫显示为单发或多发的圆形或椭圆形低密度区,周围水肿明显。增强扫描呈环形强化,环壁可以较厚,也可较薄。

3)结核性脑膜炎:早期 CT 平扫可无明显异常发现或者蛛网膜下隙密度增高,特别是鞍上池和外侧裂池,后期可见点状钙化,增强扫描显示受累的脑池不规则显著强化。若伴有肉芽肿或结核球形成,可在强化的脑沟、脑池或脑裂内夹杂结节状或小环形强化。还可出现脑水肿、交通性脑积水和脑梗死等。

(2)MRI 表现。

1)脑结核球:在 $T_1WI$ 呈与脑灰质相同的等信号或稍低信号,在 $T_2WI$ 上信号不定,常呈低信号,也可呈等或稍高信号(图 2-19A、B,图 2-20A、B)。病灶的钙化可在 $T_1WI$ 和 $T_2WI$ 上均可表现为低信号,少量钙化也可不显示。MRI 增强扫描表现与 CT 强化表现相同,呈环状、结节状强化,有些呈不规则融合状或呈环状串珠状强化(图 2-19C～F,图 2-20E～H)。

2)结核性脑脓肿:MRI 表现类似于化脓性脑脓肿,增强扫描脓肿壁呈环形强化。

3)结核性脑膜炎:最主要的表现为脑膜弥漫的不规则增厚,主要位于脑基底池及外侧裂池。可表现为脑底池不对称增宽,$T_1WI$ 及 $T_2FLAIR$ 上信号升高。MRI 增强扫描脑底池及外侧裂池可见线状、条带状和(或)小结节状强化,还可见弥漫性脑膜强化(图 2-20F～H)。合并出现脑水肿、交通性脑积水和脑梗死等改变时可有相应 MRI 表现。由于渗出物造成局部粘连阻塞脑脊液循环通路时可出现幕上脑室系统(侧脑室和第三脑室)扩张积水。脑梗死好发于穿支动脉分布区,早期在 DWI 上即可显示(图 2-20C、D)。

4)磁共振波谱(MRS):结核瘤可出现明显的脂峰(Lip 峰),脑正常代谢物质,包括 NAA峰、Cr 峰、Cho 峰和 mI 峰,均明显降低或缺乏。

4.诊断

颅内结核感染根据累及部位可归纳为脑实质型、脑膜型和混合型,各型的影像表现有一定特征,结合临床资料可作出诊断。

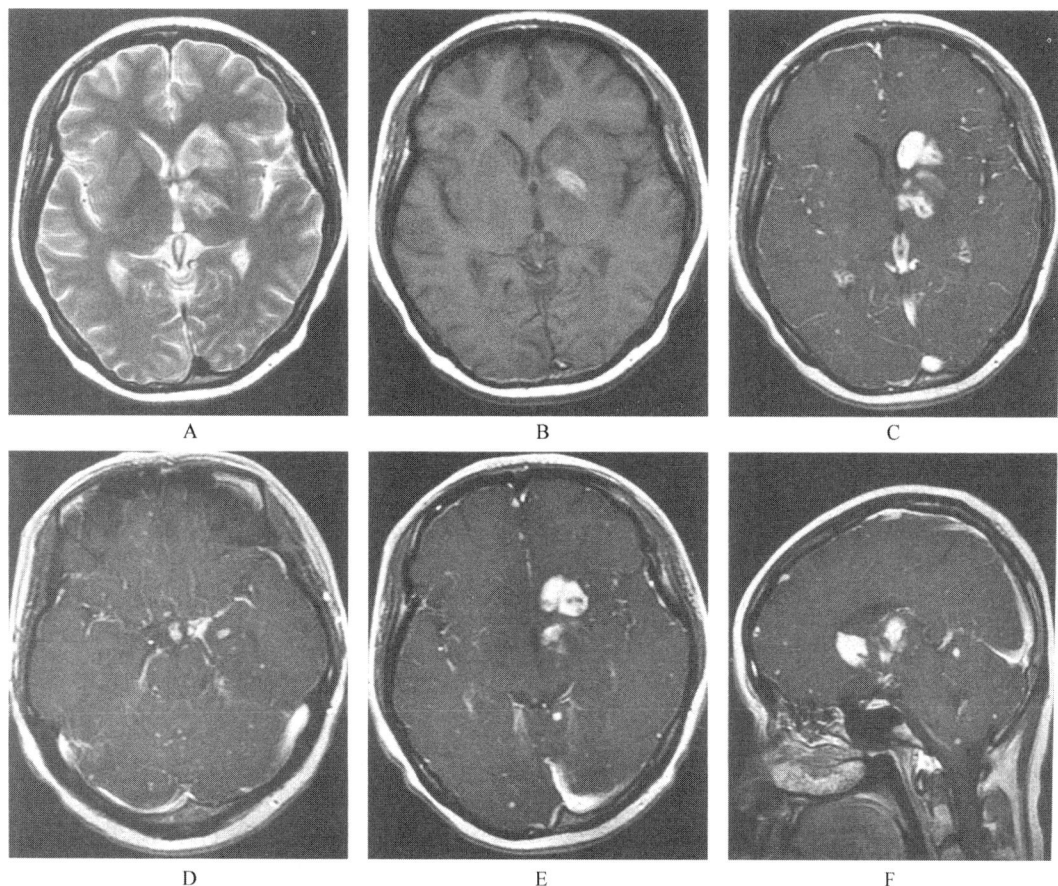

**图 2-19 结核性脑膜炎**

**注** 结核性脑膜炎患者,女,20岁,间断发热伴乏力1年余,言语不利、右侧肢体无力10d。A、B.$T_1WI$及$T_2WI$,左侧尾状核头、基底节区、丘脑可见多发片状等/稍长$T_1$、混杂$T_2$信号影,左侧基底节区见片状短$T_1$、稍长$T_2$信号影。C~F.轴位、矢状位增强图像,左侧基底节区及丘脑病变呈明显欠均匀强化,双侧大脑半球、延髓及小脑可见多发明显强化结节影,左侧裂池脑膜增厚并可见结节样强化。

5.鉴别诊断

(1)恶性星形细胞瘤:也可表现为环形强化,但其环形强化通常较大,壁厚且很不规则。

(2)转移瘤:也可表现为单发或多发的环形强化影,周围出现脑水肿,出现靶样征或病灶内有钙化提示为结核球。原发恶性肿瘤病史有助于鉴别。

(3)化脓性脑脓肿:也表现为环形强化,与结核性脑脓肿鉴别困难,需要依赖临床实验室检查结果。

(4)脑囊虫:环形强化通常较小且多发,囊壁内有头节为其典型表现,头节在CT上表现为稍高密度或高密度点,MRI $T_1WI$上呈等信号或稍高信号。

(5)中枢神经系统淋巴瘤:均匀强化的结核瘤需要与原发性中枢神经系统淋巴瘤相鉴别,

MRS 对于二者的鉴别有重要意义。结核瘤可出现明显的 Lip 峰,脑正常代谢物质明显降低或缺乏,包括 NAA 峰、Cr 峰、Cho 峰和 mI 峰,而淋巴瘤的谱线主要表现为 Cho 峰升高,出现明显的 Lip 峰。

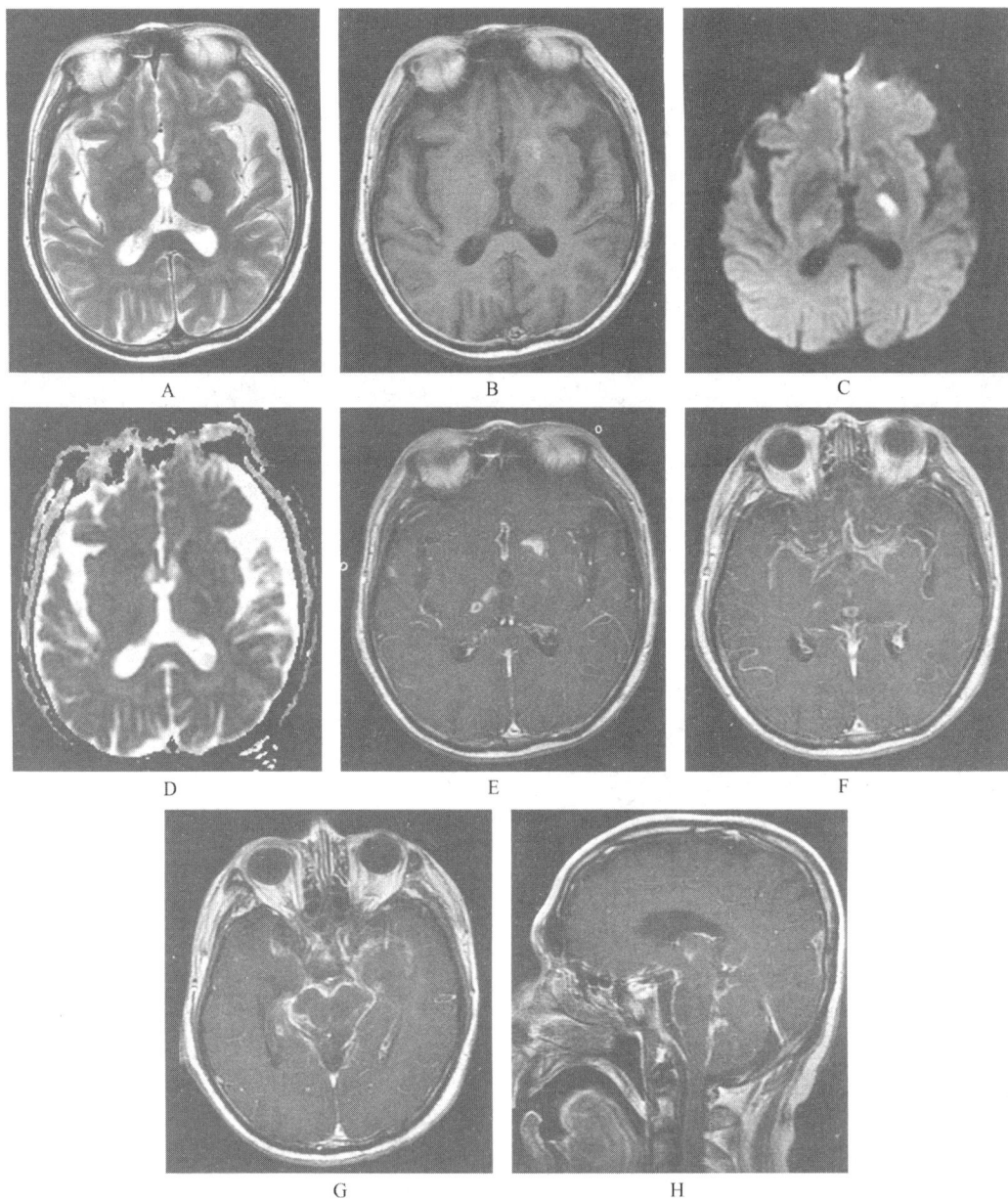

图 2-20　结核性脑膜脑炎伴继发脑梗死

注　患者,男,46 岁,头痛 2 个月,左眼视物模糊 1 个月余。A、B. $T_1$WI 及 $T_2$WI,左侧丘脑见斑片状长 $T_1$、长 $T_2$ 信号;右侧丘脑、左侧基底节见斑片状短 $T_1$、稍长 $T_2$ 信号。C、D. DWI 和 ADC,左侧丘脑病变 DWI 上呈高信号,ADC 值减低;右侧丘脑、左侧基底节病变,DWI 上呈稍高或等信号,ADC 值略减低。E～H. 轴位与矢状位增强图像,增强后左侧丘脑病变可见小斑片状强化。右侧丘脑、左侧基底节病变可见斑片状或大片状不均匀明显强化。鞍上池、海绵窦区、侧裂池、纵裂池、环池、四叠体池、桥前池局部柔脑膜明显增厚强化,第四脑室室管膜明显增厚强化。

## 三、脑寄生虫病

脑寄生虫病是指寄生虫侵入脑部引起的脑损害。该病种类较多,常见的有脑囊虫病、脑包虫病、脑裂头蚴病、脑型肺吸虫病、脑型血吸虫病等。本类疾病有一定的地域性,南方与北方、牧区与内陆,寄生虫的种类有很大的差异。脑囊虫病我国最常见的脑寄生虫病,本部分将介绍脑囊虫病、脑包虫病及脑裂头蚴病。

囊虫病是猪肉绦虫的幼虫(囊尾蚴)寄生于人体各组织引起的疾病。幼虫经血液循环播散,寄生于人体颅内者称为脑囊虫病。

包虫病,又称棘球蚴病,是一种由棘球绦虫的幼虫(棘球蚴)感染人体所致的慢性寄生虫病。幼虫寄生于脑内,引起颅内感染性疾病称为脑包虫病。引起包虫病的两种主要的寄生虫类型分别是细粒棘球蚴和泡状棘球蚴(多房棘球蚴),以前者更为常见,感染患者引起囊性包虫病,形成囊肿;后者感染患者后引起泡性包虫病,在发病部位常形成局部肿块,酷似恶性肿瘤。

脑曼氏裂头蚴病是由曼氏迭宫绦虫的幼虫——曼氏裂头蚴侵入颅内引起的疾病。

### (一)病理生理

(1)根据脑囊虫累及的部位分为脑实质型、脑室型、蛛网膜下隙型和混合型。脑实质型较为多见,病变多位于皮质和深部灰质核团。根据囊虫在体内的演变分为4期:Ⅰ期,囊泡期,见于活的囊虫,周围炎症反应轻微;Ⅱ期,胶样囊泡期,囊虫死亡,囊壁增厚,并释放出某些代谢产物引起周围组织炎症反应和水肿;Ⅲ期,颗粒结节期,死亡的囊泡进一步收缩,囊壁增厚,囊壁上的头节钙化,周围水肿减轻;Ⅳ期,钙化期,囊虫形成钙化结节。脑室型囊泡游离或附着在室管膜上,囊壁薄,可形成阻塞性脑积水。蛛网膜下隙型,囊泡位于蛛网膜下隙,可形成脑膜粘连或阻碍脑脊液循环通路。

(2)包虫囊的生发层不断分泌水样囊液,因张力膨胀生长而呈球形,可生长成巨大囊肿。囊肿经常是单发的,可以是单房或多房。泡性包虫病呈蜂窝状,囊泡内含胶样物和原头蚴,在脑实质内浸润性生长,可侵蚀脑内血管,严重破坏神经组织使周围脑组织发生肉芽肿性改变及水肿。

(3)脑曼氏裂头蚴的病理改变为机械性损伤与炎性肉芽肿形成并存。裂头蚴侵入脑内后会在脑组织内移行,造成不规则的坏死隧道,虫体内的蛋白酶能溶解周围软组织,引起炎症反应。

### (二)临床表现

脑寄生虫病的临床表现复杂多样,常见的临床症状有头痛、癫痫、偏瘫等局部症状,与侵犯的部位相关。病变较大可引起颅内压增高。由于寄生虫为异种蛋白,会造成比较严重的免疫炎性反应。

### (三)影像学表现

1.脑囊虫

(1)脑实质型。

1)水样囊泡期可见大小不等圆形囊泡,多分布于灰白质交界。CT和MRI上内容物与脑脊液样密度/信号相同,有时其内可见附壁结节,代表头节。周围水肿不明显,边界清楚,增强扫描一般无强化。

2)胶样囊泡期和颗粒结节期,病变边界不清,周围伴有水肿,可出现明显占位效应,囊液高信号,增强扫描大部分病变呈环形强化或结节状强化(图2-21)。

3)钙化型期:CT平扫显示脑实质内单发或多发圆点状高密度钙化。当囊虫壁和部分内容物钙化时,则呈圆形或椭圆形的环形钙化,中央可见点状头节钙化影,周围脑组织无水肿,增强扫描无强化。

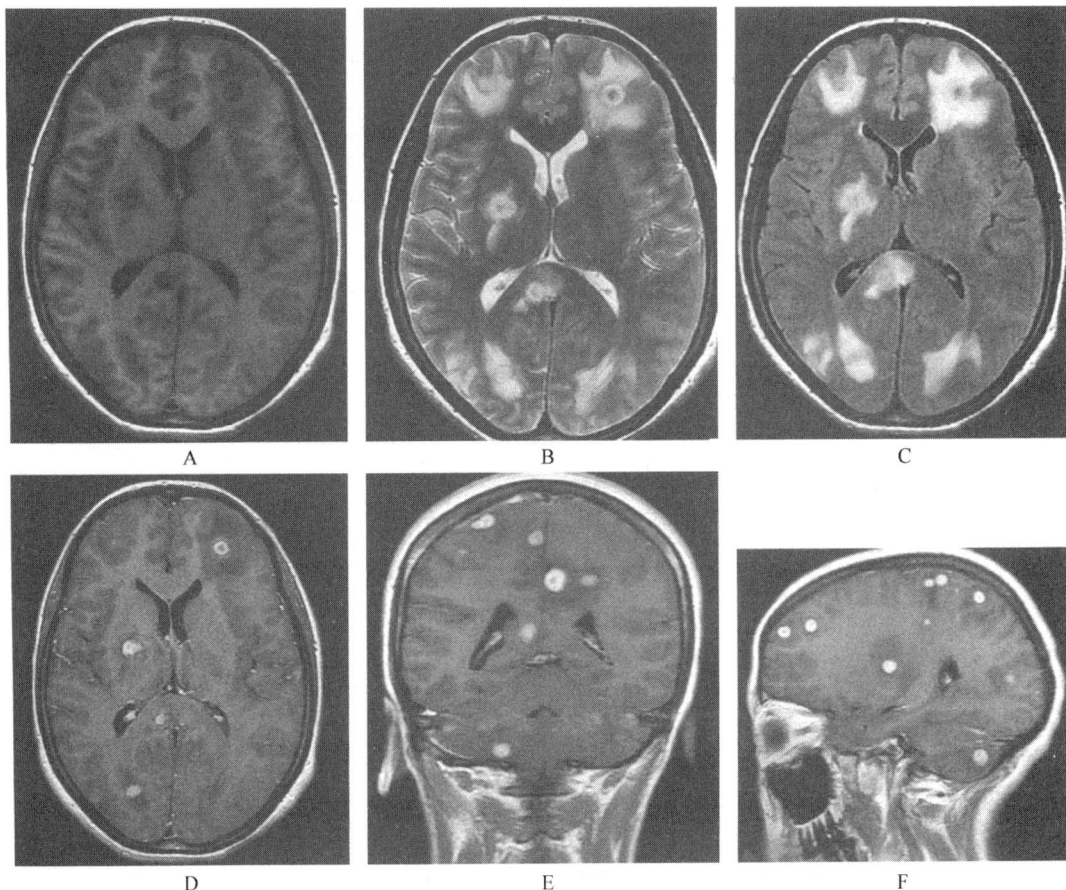

图 2-21 脑囊虫

**注** 患者,女,37岁,间断性头痛、头晕3个月,恶心、呕吐10d。A、B.T$_1$WI及T$_2$WI,双侧大脑半球多发类圆形混杂信号影,T$_1$WI呈低信号,T$_2$WI呈高信号,中心可见T$_1$WI等信号影、T$_2$WI稍低信号影,病变周围可见片状水肿。C.FLAIR示病变FLAIR呈稍高信号,内可见低信号影。D~F.轴位、冠状位及矢状位增强图像,病灶增强后呈环形及结节样强化,右侧小脑半球可见结节状强化。

(2)脑室型:囊虫寄生于脑室内,以第四脑室多见,其次为第三脑室。由于囊壁较薄,囊内容物的密度与脑脊液近似,且无明显强化,CT难以直接显示病变,借助间接征象提示病变的存在,表现为脑室形态异常、局部不对称扩大、脉络丛移位或因脑脊液循环障碍而出现的阻塞性脑积水(图2-22)。少数病变囊内容物密度高于脑脊液表现为脑室内的等密度影,偶可见环形强化或钙化。MRI平扫脑室内的囊虫病变呈长$T_1$、长$T_2$信号，$T_1WI$囊壁呈等信号或稍高信号，可被周围低信号的脑脊液勾勒出来。脑囊虫病灶的DWI常为低信号，ADC值升高。

（3）脑膜型：脑膜型的脑囊虫病主要位于蛛网膜下隙，单发或多发。CT平扫难以显示猪囊尾蚴病灶，脑脊液腔隙的不对称或局限性扩大提示病灶的存在。同脑室内的囊虫一样，蛛网膜下隙的囊虫病变其囊壁在$T_1WI$上可显示，但多无头节。增强扫描有时可见囊壁强化或结节状强化，偶尔可见显示脑膜强化。

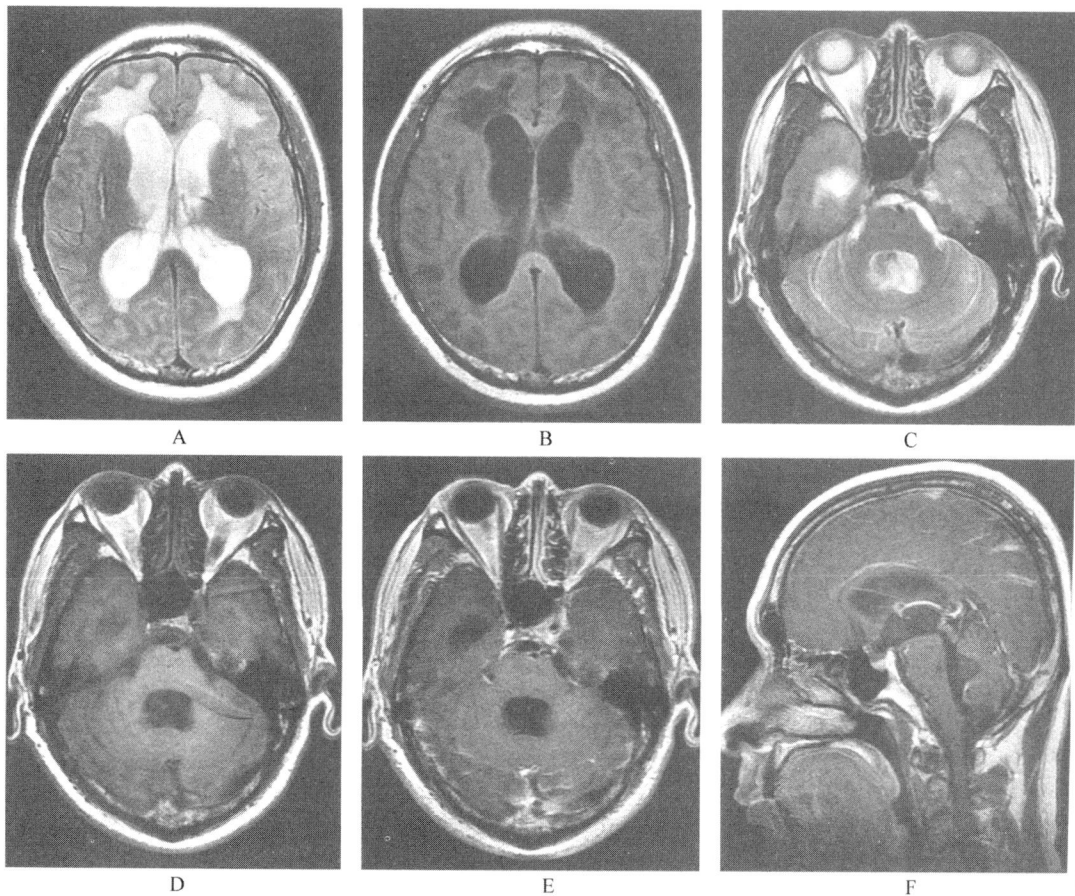

**图 2-22 脑室型脑囊虫**

**注** 患者，男，46岁，头痛2个月，左眼视物模糊1个月余。A～C.$T_1WI$及$T_2WI$示双侧侧脑室、第三脑室，第四脑室明显扩张，双侧侧脑室周围片状长$T_1$、长$T_2$信号，右侧基底节区可见陈旧出血后遗改变。D.FLAIR示双侧侧脑室周围片状间质性脑水肿呈高信号。E、F.轴位、矢状位增强图像示增强后未见明显异常强化。

2.**脑包虫病**

（1）囊性包虫病：CT平扫多表现为巨大的脑内囊肿（图2-23）。MRI上呈长$T_1$、长$T_2$信号，囊内容物信号均匀，与脑脊液信号相似，DWI呈低信号，囊壁在$T_2WI$上呈低信号环，是其较特征性的表现。病变边界锐利清晰，呈圆形或类圆形，周围无水肿，占位效应显著，脑室可受压，中线结构向对侧移位。囊肿常是单房的，部分囊内可见分隔。病灶周围一般无水肿，当包虫囊肿破裂感染时,囊肿失去其圆形形态,内部密度或信号不均匀,在增强扫描时可出现异常环形强化,病灶周围可出现水肿。

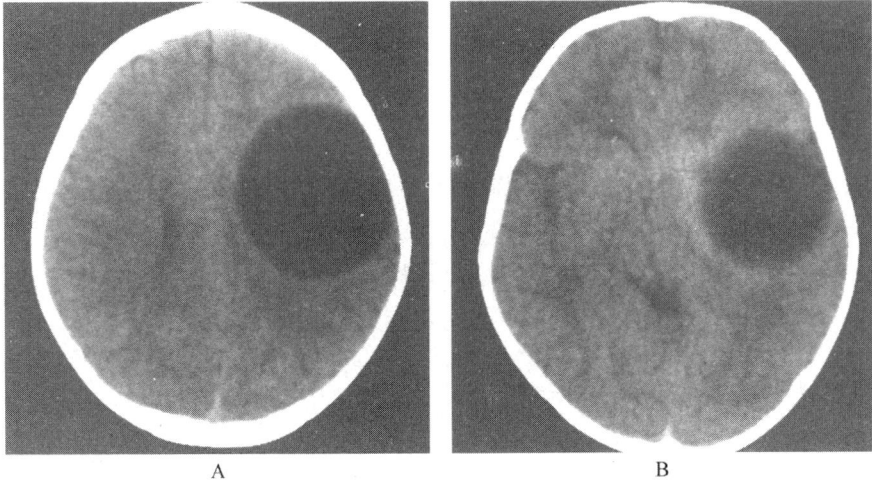

**图 2-23　脑囊性包虫病**

注　轴位 CT 图像示左侧额叶可见类圆形囊性低密度影,边界清晰,囊内容物密度较均匀,与脑脊液类似,左侧脑室受压,局部中线结构向右侧移位。

少数病例可出现囊壁钙化而在 CT 上呈完整或不完整的壳状高密度影。增强扫描囊壁无强化。

(2)泡性包虫病:脑泡性包虫病发展较快,常为多发病灶,形态似恶性肿瘤。MRI 上表现为 $T_1WI$ 呈等信号,病灶发生坏死和变性继发钙盐沉积,在 $T_2WI$ 上表现为似"煤炭样"黑色的低信号,内见无数密集的稍高信号的小囊泡影,这是其特征性表现。病变灶边有明显类肿瘤样水肿带,DWI 上病灶呈低信号。增强扫描后呈不规则环状强化(图 2-24)。

3.脑曼氏裂头蚴

脑裂头蚴病的 CT 表现三联征有一定特征性:白质低密度伴邻近脑室扩大,增强扫描不规则或结节状强化,细小针尖样钙化。MRI 上呈稍长 $T_1$、稍长/长 $T_2$ 信号,病变周围伴有水肿。增强后病变呈多环状、套环、不规则缠绕状强化,类似绳结状,还可表现为斑片状、小结节状、扭曲的串珠样强化或匐行管状强化。利用 MRI 随诊观察,部分病例可看到病变的迁移,病灶的形态和部位可发生改变(图 2-25)。

**(四)诊断**

(1)CT 和 MRI 可以清晰显示囊虫病灶的形态、大小、数量、分布及分期等情况。MRI 看到头节可作出定性诊断。

(2)脑囊性包虫病的影像表现较有特征性,结合患者的牧区生活史,身体其他部位的包虫病史及其他临床信息,可作出诊断。脑泡性包虫病的形态类似恶性肿瘤性病变,明确诊断较为困难,应结合其相关临床信息综合考虑。

(3)脑裂头蚴病非常少见,影像学表现缺乏特征性,其临床特点是易在脑内迁移,随诊复查显示病灶位置改变及穿凿管道样表现,有助于本病的诊断。明确诊断应结合其临床及实验室检查。患者血清裂头蚴抗体阳性,CT 或 MRI 检查出现上述表现提示脑曼氏裂头蚴病的诊断。

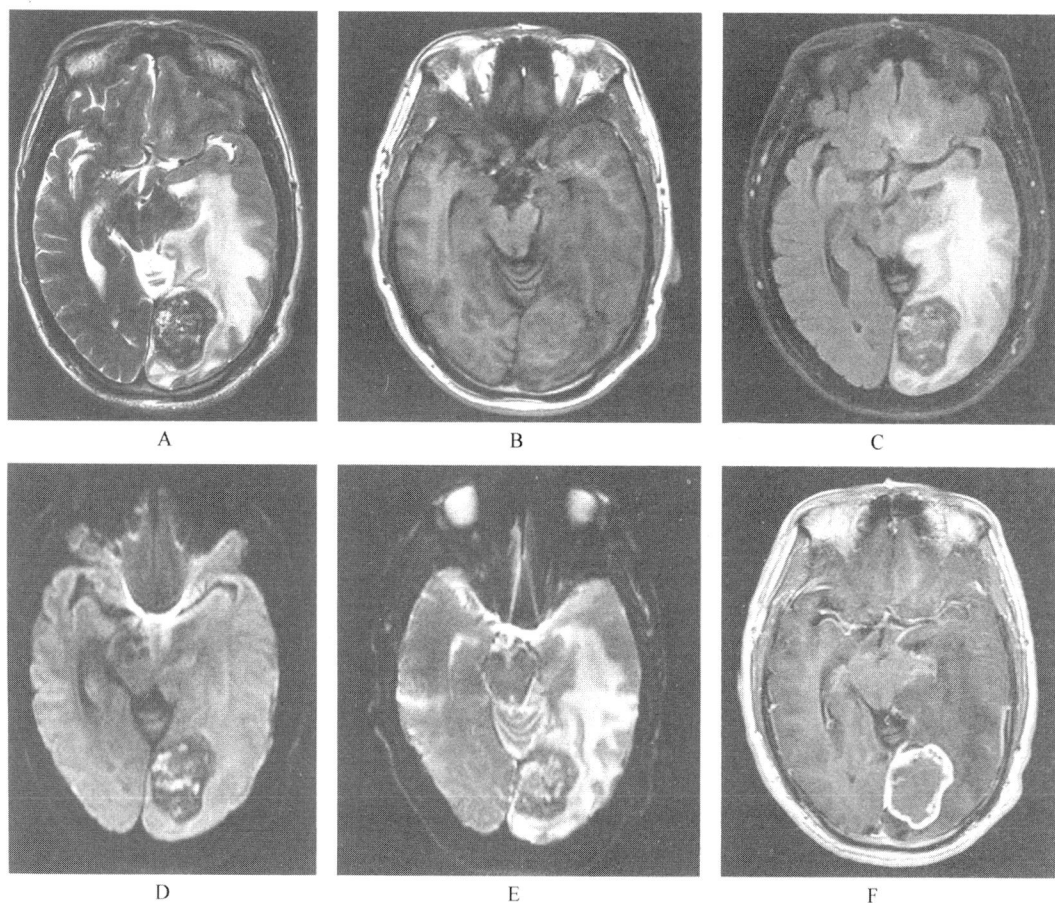

**图 2-24 脑泡性包虫病**

**注** 患者,男,50 岁,发现肝泡性包虫病 3 年余,间断性头痛、头晕近 5 个月。A、B.T$_1$WI 及 T$_2$WI 示左侧枕叶可见团块影,T$_1$WI 呈等信号,其内夹杂稍少许稍低信号,T$_2$WI 呈"煤炭样"黑色的低信号,内见无数密集的稍高信号的小囊泡影。C.FLAIR 示病变呈高/低混杂信号改变。D.DWI 示囊内容物以低信号为主,夹杂散在高信号。E.ADC 图示 ADC 值部分升高、部分减低。F.轴位增强图像示病灶增强后呈不规则环形强化。

### (五)鉴别诊断

1.脱髓鞘疾病

典型的脱髓鞘病变表现为脑白质内多发散在斑点或斑片状 T$_2$ 高信号,常分布于侧脑室周围,与侧脑室壁垂直,增强后活动期病灶可出现片状、环形或结节状强化,陈旧病灶不强化。

2.神经上皮囊肿

可位于脉络丛、脉络膜裂和脑室,偶尔也可位于脑实质。其各序列信号与脑脊液信号相似,边缘锐利,界限清晰,增强扫描囊壁及囊内容物均不强化,周围无水肿。应结合临床病史进行鉴别。

3.表皮样囊肿

常发生于桥小脑角区,形态可不规则,DWI 呈高信号,增强扫描显示囊内容物及囊壁不强化。

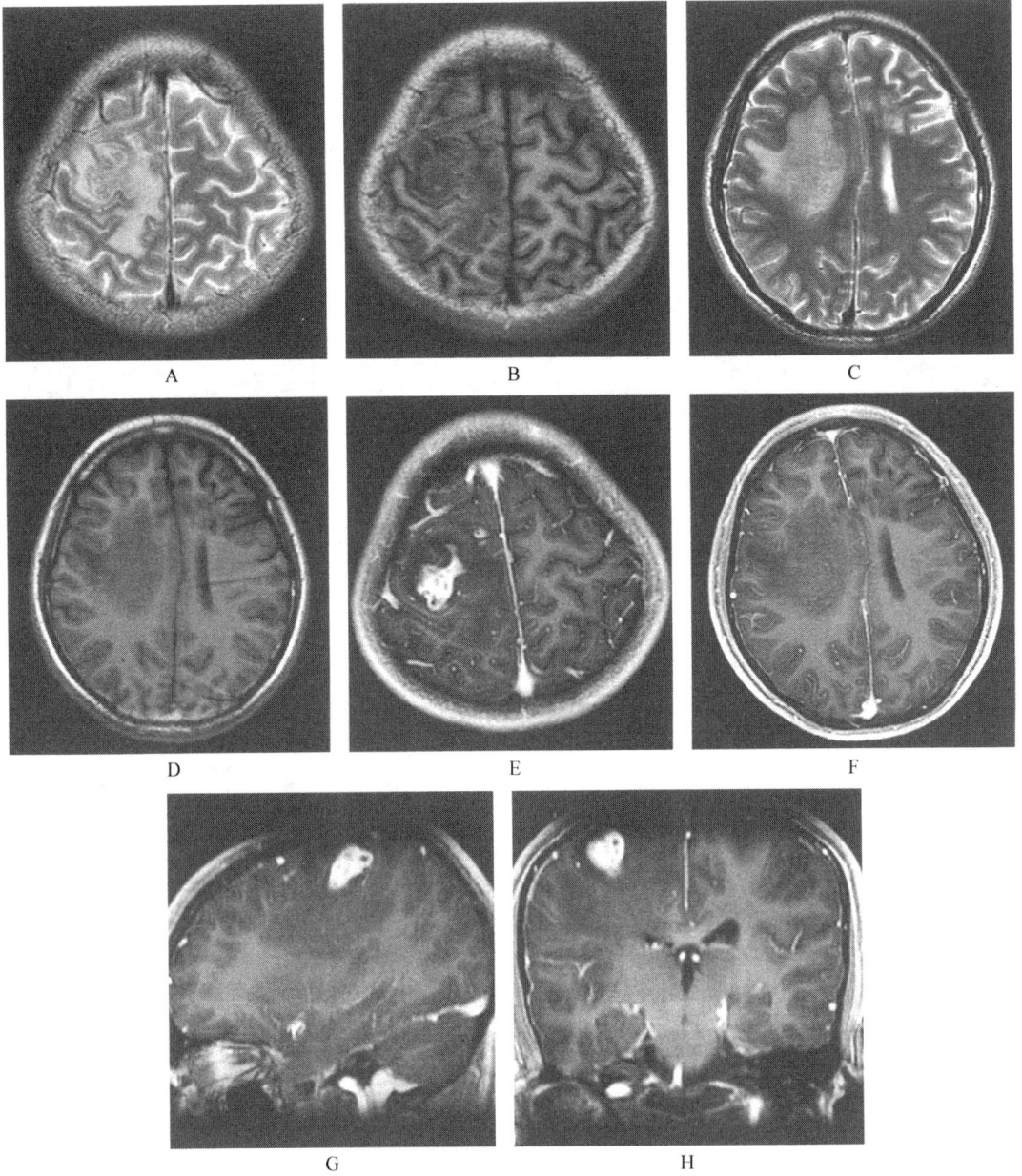

图 2-25　脑曼氏裂头蚴

**注**　患者,男,20 岁,发作性意识丧失 1 年零 10 个月,左侧肢体抽搐 8 个月,低热。A～D.$T_1$WI 及 $T_2$WI 示右侧额叶可见散在小圆形稍长 $T_1$、较长 $T_2$ 信号,部分中心见稍短 $T_1$ 结节状信号,边缘见短 $T_2$ 信号环,右侧半卵圆中心见多发斑点状等 $T_1$、等 $T_2$ 信号,左侧额叶见小片状等/长 $T_1$、长 $T_2$ 信号。E～H.轴位、矢状位和冠状位增强图像,增强后右侧额叶病变呈多个缠绕融合环状强化。

**4.脑脓肿**

一般有相应的发热等临床病史,可以找到感染源。脓肿也呈 $T_1$WI 低信号、$T_2$WI 高信号改变,常呈环状强化,但脓肿以单发多见,多发者常大小不一。DWI 对于脑脓肿与寄生虫感染的鉴别很有价值,脓肿 DWI 呈高信号,ADC 值降低。

5.囊性星形细胞瘤

含囊性成分的星形细胞瘤,增强扫描表现为环形或类环形强化合并壁结节,但其强化部分通常环壁很不规则或不完整,壁厚薄不均。

6.脑转移瘤

转移瘤可多发,但病灶常大小不一,增强扫描呈环形强化,但环壁常不完整、不规则,厚薄不均匀,病灶常位于灰白质交界区,病灶周围常可见到大面积不规则形水肿。临床上一般可找到原发病灶。

(杨泽权)

# 第四节　颅内肿瘤

## 一、星形细胞肿瘤

星形细胞肿瘤属于神经上皮组织起源的肿瘤,为中枢神经系统最常见的肿瘤,成人多发生于大脑,儿童多见于小脑。

### (一)临床表现与病理

肿瘤按细胞分化程度不同分为Ⅰ~Ⅳ级:Ⅰ级分化良好,属低度恶性;Ⅲ、Ⅳ级分化不良,为高度恶性;Ⅱ级则介于其间。Ⅰ级肿瘤的边缘较清楚,部分Ⅰ、Ⅱ级肿瘤易发生囊变,肿瘤血管较成熟;Ⅱ~Ⅳ级肿瘤一般呈弥漫浸润生长,分界不清,肿瘤轮廓不规则,易发生坏死、出血,肿瘤血管丰富且形成不良。2016版WHO中枢神经系统肿瘤分类中,引入分子病理诊断,将弥漫浸润生长的星形细胞肿瘤分为弥漫性星形细胞瘤(Ⅱ级)、间变型星形细胞瘤(Ⅲ级)和多形性胶质母细胞瘤(Ⅳ级),再根据肿瘤分子特征异柠檬酸脱氢酶(IDH)表达类型进一步分为IDH突变型、野生型和未定型。根据肿瘤的组织学类型、分级及分子特征得出的综合诊断,对指导治疗、判断预后具有重要的临床意义。

### (二)影像学表现

1.CT表现

病变多位于白质。

(1)Ⅰ级肿瘤:CT平扫,通常呈低密度灶,边界清楚,占位效应轻;增强检查,绝大多数无或轻度强化(毛细胞型和室管膜下巨细胞型星形细胞瘤除外)。

(2)Ⅱ~Ⅳ级肿瘤:CT平扫,多呈高、低或混杂密度的肿块,可有斑点状钙化和瘤内出血,肿块形态不规则,边界不清,占位效应和瘤周水肿明显;增强检查,Ⅱ级肿瘤多数不强化或呈轻度强化,Ⅲ、Ⅳ级肿瘤多数强化明显,少数也可表现无明显强化(图2-26)。

2.MRI表现

(1)普通MRI检查:病变 $T_1WI$ 呈稍低或混杂信号, $T_2WI$ 呈均匀或不均匀性高信号。

(2)MRI增强检查:表现与CT增强检查类似。

(3)DWI检查:恶性度越高,ADC值越低;DTI白质纤维束成像能很好地显示白质纤维的破坏。

（4）MRS 检查：氮-乙酰天冬氨酸（NAA）及肌酸（Cr）峰不同程度减低，胆碱（Cho）峰、脂质（Lip）峰和乳酸（Lac）峰升高，NAA/Cho 倒置，Cho/Cr 升高。

（5）PWI 检查：动态磁敏感对比增强磁共振成像（DSC-MRI）可见相对脑血容量（rCBV）及相对脑血流量（rCBF）增高，动态对比增强磁共振成像（DCE-MRI）可见对比剂容积转运常数（Ktrans）增加。MRS 和 PWI 参数异常改变与肿瘤的恶性程度有关。

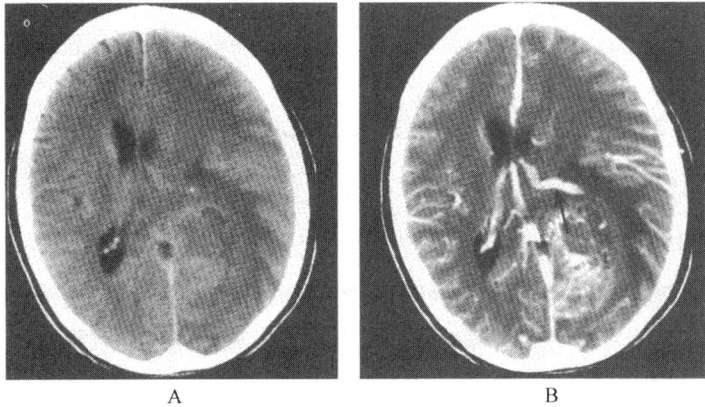

图 2-26　星形细胞瘤Ⅱ～Ⅲ级

注　A.CT 平扫，左侧顶枕叶呈不均匀低密度，同侧侧脑室三角部受压闭塞。B.CT 增强扫描，肿瘤呈不均匀强化，同侧脉络丛向前移位（箭头）。

**（三）诊断与鉴别诊断**

根据上述星形细胞肿瘤的 CT 和 MRI 表现，大多数肿瘤可以定位、定量，约 80% 肿瘤还可作出定性诊断。

1.低级别星形细胞肿瘤需与脑梗死、胆脂瘤、蛛网膜囊肿、脑炎等鉴别

（1）脑梗死病灶与供血动脉分布一致，皮髓质同时受累，边界清楚，有脑回状强化。

（2）蛛网膜囊肿位于脑实质外，其 CT 值更低。

（3）胆脂瘤可为负 CT 值，MRI 上 $T_1$WI 上呈高信号，$T_2$WI 上呈高信号。

（4）脑炎临床起病急，变化较快。根据类型不同，病变可累及颞叶、边缘系统或皮质及皮质下，病灶单发或多发；增强检查，可见斑片状、线样强化，也可以不强化。

2.高级别星形细胞瘤或环形强化的肿瘤需与脑脓肿、转移瘤等鉴别

（1）脑脓肿壁较光滑，厚薄均匀，一般无壁结节。

（2）转移瘤壁较厚且不均匀，内缘凹凸不平，且瘤周水肿常更广泛。少数星形细胞瘤的密度较高，呈均一性强化，类似脑膜瘤和转移瘤，可根据病史及骨质改变等鉴别。[1]H-MRS、DWI及 PWI 检查对这些病变的鉴别诊断有很大的帮助。

# 二、脑膜瘤

脑膜瘤占原发性颅内肿瘤的 15%～20%，多见于中年女性。

**（一）临床表现与病理**

脑膜瘤起源于蛛网膜粒帽细胞，多居于脑外，与硬脑膜粘连。脑膜瘤发生与 22 号染色体

异常有关,常表现为长臂缺失或单条染色体。好发部位为矢状窦旁、大脑凸面、蝶骨嵴、嗅沟、桥小脑角、大脑镰或小脑幕等处,少数肿瘤位于脑室内。肿瘤包膜完整,多由脑膜动脉供血,血运丰富,常有钙化,少数有出血、坏死和囊变。组织学分为脑膜上皮型、纤维型、过渡型、砂粒型、血管瘤型等多种亚型。据 2016 年 WHO 中枢神经系统肿瘤分级标准,脑膜瘤分为 3 级,脑膜瘤(WHO Ⅰ级)、非典型性脑膜瘤(WHO Ⅱ级)和间变型脑膜瘤(WHO Ⅲ级)。

**(二)影像学表现**

1.CT 表现

(1)平扫:肿块呈等或略高密度,类圆形,边界清楚,其内常见斑点状钙化;多以广基底与硬脑膜相连;瘤周水肿轻或无,静脉或静脉窦受压时可出现中或重度水肿;颅板受累引起局部骨质增生或破坏。

(2)增强扫描:病变大多呈均匀性显著强化(图 2-27)。

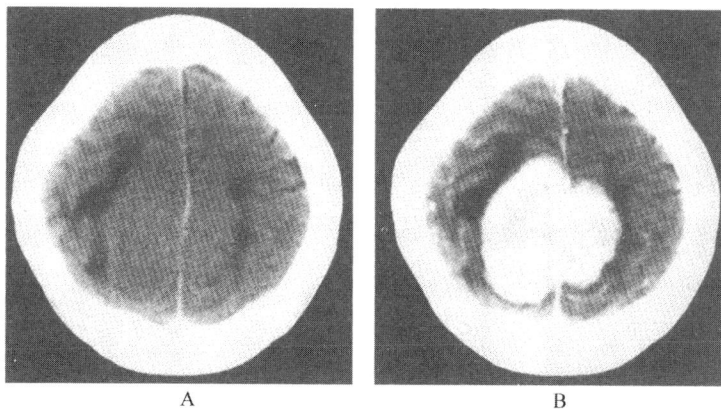

**图 2-27　脑膜瘤**

注　A.CT 平扫,大脑镰两侧肿块呈等密度。B.CT 增强扫描,肿块强化明显,边界清楚,密度均匀。

2.MRI 表现

(1)普通 MRI 检查:肿块多位于脑实质外,在 $T_1WI$ 上呈等或稍高信号,$T_2WI$ 上呈等或高信号,高级别脑膜瘤常可出现坏死、囊变。

(2)增强 $T_1WI$ 检查:Ⅰ级脑膜瘤呈均一明显强化,非典型性脑膜瘤和间变型脑膜瘤可见斑片状不均匀强化并侵犯正常脑组织;邻近脑膜增厚并强化称为"脑膜尾征",具有一定特征。

(3)MRA:能明确肿瘤对静脉(窦)的压迫程度及静脉(窦)内有无血栓。

**(三)诊断与鉴别诊断**

根据上述 CT 和 MRI 表现,结合脑膜瘤的好发部位、性别和年龄特征,易于明确诊断。少数非典型性和间变型脑膜瘤,需与星形细胞肿瘤、转移瘤和脑脓肿等鉴别。

# 三、垂体瘤

垂体瘤绝大多数为垂体腺瘤。占脑肿瘤的 10% 左右;以 30～60 岁常见;性别无明显差异,但分泌泌乳素的微腺瘤多为女性。

### (一)临床表现与病理

垂体腺瘤按其是否分泌激素可分为功能性和非功能性腺瘤,功能性腺瘤包括泌乳素、生长激素、性激素和促肾上腺皮质激素腺瘤等。直径 10mm 以下者为微腺瘤,大于 10mm 者为大腺瘤,大于 40mm 时则为垂体巨大腺瘤。肿瘤包膜完整,较大肿瘤常因缺血或出血而发生坏死、囊变,偶有钙化。肿瘤向上生长可穿破鞍隔突入鞍上池,向下可侵入蝶窦,向两侧可侵入海绵窦。临床上主要表现为垂体功能异常和视野缺损。

### (二)影像学表现

1.CT 表现

(1)垂体微腺瘤:CT 平扫,不易显示;需行冠状面薄层增强检查,表现为强化垂体内的低、等或稍高密度结节;间接征象包括垂体高度≥8mm、垂体上缘隆突、垂体柄偏移和鞍底下陷。

(2)垂体大腺瘤:CT 平扫最常见表现为蝶鞍扩大,肿块呈等或略高密度,内常有低密度灶,蝶鞍骨质变化也较为常见,包括鞍底、鞍背和鞍结节破坏,并可向蝶窦生长;鞍内肿块向上突入鞍上池,可侵犯一侧或两侧海绵窦,也可压迫视交叉、第三脑室前部和孟氏孔区;增强扫描,呈均匀、不均匀或环形强化。

2.MRI 表现

(1)垂体微腺瘤:MRI 显示优于 CT;普通 MRI 检查可见垂体内小的异常信号灶,增强早期常显示为边界清楚的低信号灶。

(2)垂体大腺瘤:在 $T_1WI$ 上呈稍低信号,$T_2WI$ 上呈等或高信号;增强检查,有明显均匀或不均匀强化(图 2-28)。MRA 可显示肿瘤对 Willis 环形态和血流的影响。

### (三)诊断与鉴别诊断

根据上述 CT 和 MRI 表现,结合内分泌检查结果,95%垂体腺瘤可明确诊断。少数垂体大腺瘤需与鞍上脑膜瘤、颅咽管瘤、生殖细胞瘤及视交叉或下丘脑的胶质瘤等鉴别。垂体微腺瘤的诊断主要靠 MRI,增强检查更为明确。

## 四、听神经瘤

听神经瘤是颅内神经鞘瘤中最常见的一种,占脑肿瘤的 8%～10%,占桥小脑角区肿瘤的 80%,多发生于成年人,儿童少见。

### (一)临床表现与病理

听神经瘤多起源于听神经前庭支的神经鞘;早期位于内耳道内,随肿瘤增大则向桥小脑角池生长;包膜完整,常有出血、坏死、囊变;多为单侧,偶可累及双侧。临床上主要有听力部分或完全丧失及前庭功能紊乱等症状。

### (二)影像学表现

1.CT 表现

(1)平扫:表现为桥小脑角池内等、低或混杂密度肿块,内可见钙化、囊变或出血,瘤周轻至中度水肿;肿瘤增大可压迫脑干及小脑,出现第四脑室受压移位,伴幕上脑积水。

(2)增强扫描:肿块呈均匀、不均匀或环形强化。

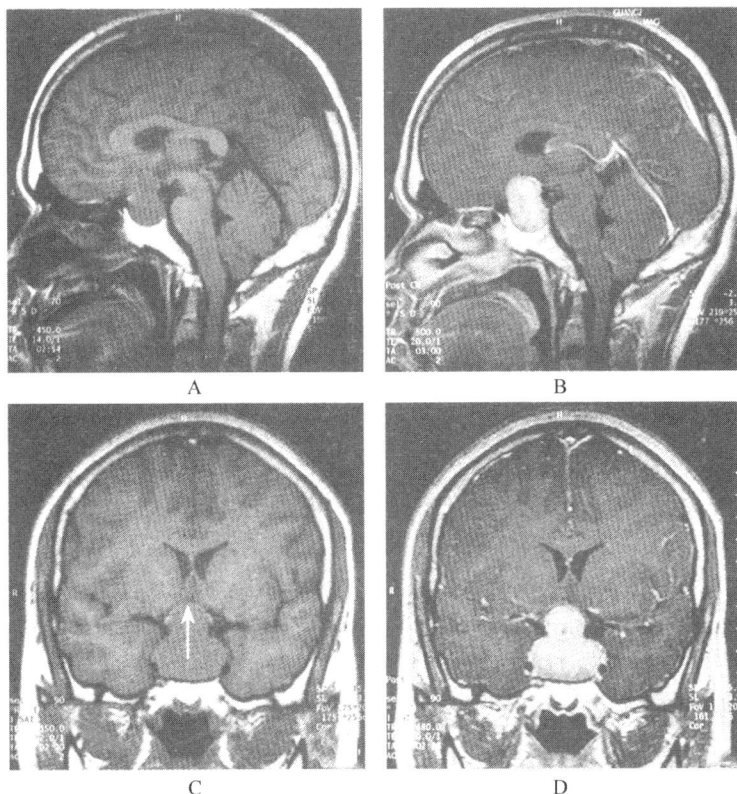

图 2-28 垂体大腺瘤

注 A 和 C 为 MRI $T_1WI$ 检查。B 和 D 为 $T_1WI$ 增强,均显示鞍内肿瘤,延伸至鞍上,将视交叉向上推移(箭头)。

2.MRI 表现

MRI 表现与 CT 相似,肿瘤实性部分于 $T_1WI$ 上呈中等信号或稍低信号,$T_2WI$ 上信号增高,增强后肿瘤实性部分呈明显均匀或不均匀强化,囊变后呈明显环形强化(图 2-29)。增强及薄层扫描还可检出和诊断内耳道内 3mm 的微小肿瘤。

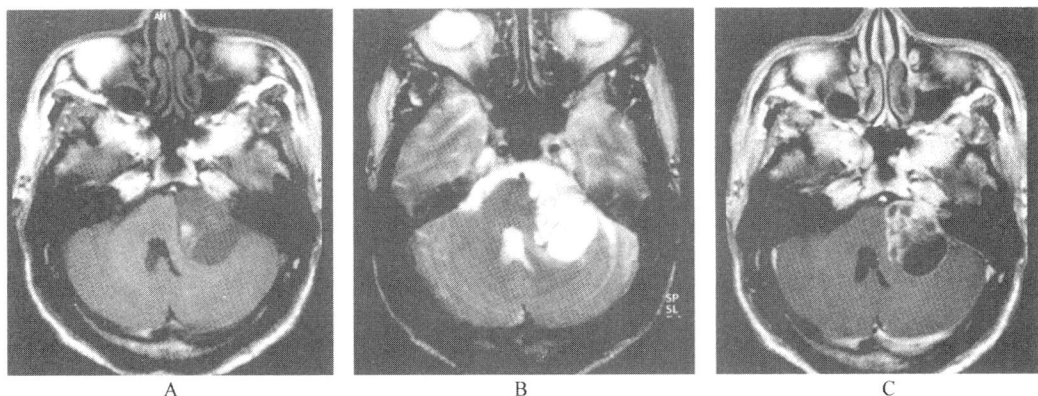

图 2-29 听神经瘤

注 A.MRI $T_1WI$,左侧脑桥小脑角肿瘤信号不均匀,第四脑室向右移位。B.$T_2WI$,肿瘤呈高信号,与脑脊液界限不清楚。C.$T_1WI$ 增强检查,肿瘤强化不均匀,坏死囊变部分无强化。

**（三）诊断与鉴别诊断**

根据听神经瘤的特征性位置和影像学表现,绝大多数肿瘤可以确诊。当听神经瘤表现不典型或肿瘤较大时,则需与桥小脑角脑膜瘤、胆脂瘤、三叉神经瘤等鉴别。

# 五、颅咽管瘤

颅咽管瘤是颅内较常见的肿瘤,占脑肿瘤的 3%～5%;儿童和青年多见,男性多于女性。

## （一）临床表现与病理

颅咽管瘤是源于胚胎颅咽管残留细胞的良性肿瘤。肿瘤多位于鞍上,可分为囊性和实性,以囊性为主多见,囊壁和实性部分常有钙化。临床上主要表现生长发育障碍、视力改变和垂体功能低下。

## （二）影像学表现

1.CT 表现

（1）平扫:表现为鞍上池内类圆形肿块,多呈不均匀低密度为主的囊实性病灶;常见呈高密度的囊壁壳样钙化和实性部分不规则钙化;压迫视交叉和第三脑室前部时,可出现脑积水。

（2）增强扫描:肿块囊壁和实性部分分别呈环形和均匀或不均匀强化。

2.MRI 表现

（1）普通检查:肿瘤信号依其内成分而不同,$T_1WI$ 可为高、等、低或混杂信号,$T_2WI$ 多为高信号。

（2）增强 $T_1WI$ 检查:肿瘤囊壁和实性部分发生强化。

## （三）诊断与鉴别诊断

根据上述颅咽管瘤的 CT 和 MRI 表现,结合其多有钙化的特点,较易明确诊断。少数肿瘤发生在鞍内与鞍上时,需与垂体瘤等鉴别。

# 六、转移瘤

恶性肿瘤发生颅内转移十分常见,脑转移瘤多沿血行转移,好发范围为大脑中动脉供血的灰白质交界区,病灶多位于幕上,少数位于幕下,但是小脑转移瘤是成人小脑最常见的肿瘤。

## （一）病理生理

脑转移瘤巨检为边界清楚的结节,与正常组织分界清楚。肿瘤中心常可见坏死、囊变和出血。大多瘤周可见明显水肿区,其水肿的程度与肿瘤大小不成比例。镜下病灶血供多较丰富,其血管结构与原发病灶相似。

## （二）临床表现

脑转移瘤好发于中老年人,其中以 40～60 岁多见。脑转移瘤的原发灶最多见的是肺癌,其次为乳腺癌,这两者约占脑转移瘤的 60%,乳腺癌更容易发生脑膜转移。其临床症状多与肿瘤的占位效应相关,主要是头痛、恶心、呕吐、共济失调、视盘水肿等。

## （三）影像学表现

1.CT 表现

CT 平扫多数为等密度,少数为低密区或高密度病灶。其密度的变化取决于转移瘤的细胞成分、血供情况、坏死囊变的程度以及有否出血和钙化等。病灶呈圆形或类圆形。多数为多发病灶，大小不一。脑转移瘤常伴有明显的瘤周水肿，有时为唯一的表现，多呈指样。增强后扫描能够显示和发现更多的脑内转移灶。绝大多数转移瘤均有不同程度增强，可呈结节样强化或环形强化，少数为片状强化、线性脑回状强化等。

2.MRI 表现

病灶多位于皮质或皮质髓质交界区（图 2-30、图 2-31），呈圆形或类圆形，大小不一，部分病灶周围水肿明显，特点是沿脑白质分布，呈指状，一般很少累及脑灰质。转移瘤的各个序列变化较大，一般平扫大多数 $T_1WI$ 呈低信号或等信号，出血时可见高信号，$T_2WI$ 呈高信号，信号可不均匀，出血时可见低信号。DWI 大部分呈高信号，伴出血时信号减低。增强后扫描多数均出现强化，强化的形式为结节状、团块状或环状等。大部分的转移瘤呈高灌注。波普成像显示 Cho 峰明显升高，NAA 峰明显降低或消失，可出现 Lip 峰。

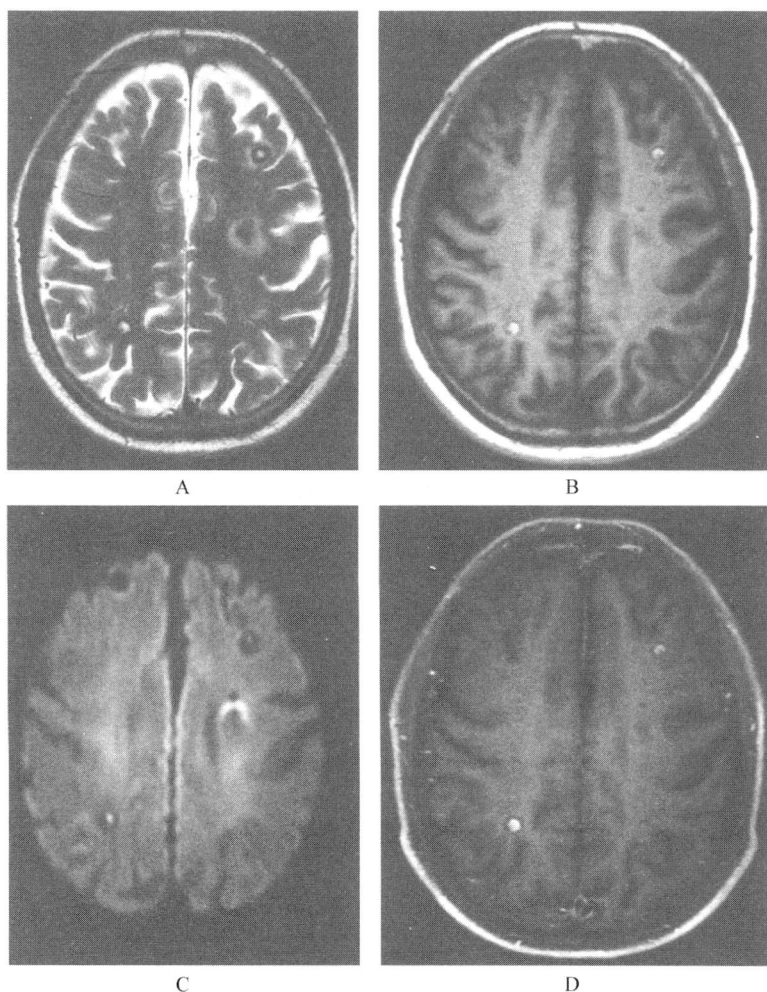

图 2-30 左侧肺癌发生脑转移瘤

**注** 患者，男，70 岁，头晕、恶心、呕吐，发现左肺占位，穿刺为低分化腺癌。双侧大脑半球多发结节影。A.$T_2WI$ 呈中间高信号边缘低信号。B.$T_1WI$ 上病变高信号，提示伴有出血。C.病变 DWI 可见低信号，支持出血改变。D.增强后因病变 $T_1$ 高信号，强化不确切。

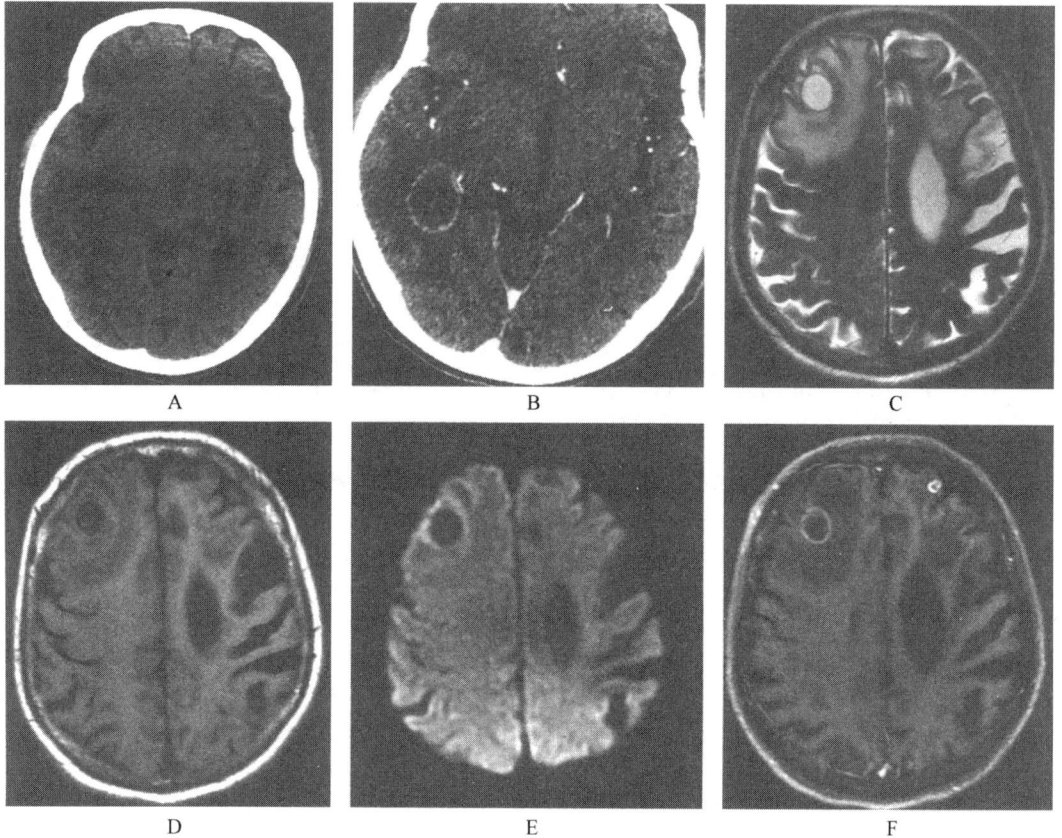

**图 2-31 右肺鳞癌发生脑转移瘤**

注 患者,男,60岁,右肺鳞癌,脑内多发转移瘤。A.右侧颞顶叶交界区可见类圆形低密度影,边缘可见稍高密度影。B.增强后可见环形强化,周围可见指状低密度水肿区。C.右侧额叶可见类圆形 $T_2WI$ 高信号病灶,呈囊变,周围伴明显高信号水肿区。D.$T_1WI$ 显示病灶呈低信号。E.DWI 呈边缘高信号,内囊变区呈低信号。F.增强后病灶呈环形强化。

### (四)诊断

典型的脑转移瘤表现为脑灰白质交界区的多发圆形或卵圆形病灶。周围伴有明显呈指状的脑白质水肿区,往往与病灶大小不成比例。增强后扫描可出现多种强化形式。结合原发肿瘤病史诊断多不困难。

### (五)鉴别诊断

1.脑内多发脑脓肿

脑脓肿多为环形较均匀的薄壁强化,囊内 DWI 呈高信号为其特征性改变。常有感染病史,如发热,通过治疗随访可见病灶好转或消失。

2.胶质母细胞瘤

单发转移瘤与高级别胶质瘤有时鉴别较为困难,转移瘤相对于高级别胶质瘤各序列更多变,信号更混杂,出血更常见,CT 密度可更高,瘤周水肿也是二者的鉴别点,因高级别胶质周围也含肿瘤细胞,其波谱 Cho 峰也是升高的,而转移瘤周围是水肿,Cho 峰一般不高,如果有原发肿瘤病史可倾向于转移瘤。

3.寄生虫病

以脑囊虫病为例,脑囊虫病形态大部分较规范,类圆形,可有钙化,发现头节是其特征性表现,有寄生虫接触史,如在脑室及蛛网膜下隙发现囊性病变更支持脑囊虫病诊断。

(杨泽权)

# 第五节 脊髓疾病

临床上怀疑脊髓疾病首选脊髓与脊柱 MRI 检查,矢状面 $T_2WI$ 对病变范围的显示敏感而全面,增强前后矢状面及横断面 $T_1WI$ 的对比观察对病变的定性分级诊断具有重要临床价值。如需要观察肿瘤与皮质脊髓束的关系可以尝试弥散加权成像(DWI)及纤维束成像,臂丛神经成像技术已经较为成熟,在臂丛神经损伤及肿瘤性病变的治疗前后起到重要作用,波谱分析在脊髓病变中的应用尚未推广;CT 检查作为补充方法可以了解病变内有无钙化及出血,怀疑血管性病变如脊髓动静脉畸形或瘘者可选择 CT 血管成像(CTA)作为筛选方法,需要治疗或确诊则进一步行数字减影血管造影(DSA)检查。怀疑颅底凹陷或扁平颅等可以做颅底 CT 或颅底 X 线检查。

脊髓疾病的诊断需要先明确肿瘤性病变与非肿瘤性病变,一旦确定为肿瘤性病变,判断肿瘤位置在脊髓内还是脊髓外,甚至精细到在髓外硬膜下还是硬膜外,对病变的定性诊断即明确肿瘤的良恶性至关重要。因为髓内肿瘤的前 3 位依次为星形细胞肿瘤、室管膜瘤和血管网状细胞瘤,髓外硬膜下多为脊膜瘤和神经源性肿瘤,髓外硬膜外肿瘤以转移瘤和淋巴瘤多见。临床上常见的脊髓非肿瘤性病变除脊髓炎及各种原因的脊髓空洞症外,还有血管性病变及变性疾病等。诊断难点在于脊髓解剖结构的限制给病变的来源判断带来极大的困惑,而且用于脑的功能 MRI 新技术在脊髓病变的诊断与鉴别诊断上没得到很好的应用。

## 一、脊髓常见肿瘤

椎管内肿瘤可分为髓内肿瘤、髓外硬膜下肿瘤和硬膜外肿瘤 3 种。其中以髓外硬膜下肿瘤为最多,占 60%~75%;髓外硬膜下肿瘤包括神经鞘瘤、神经纤维瘤、脊膜瘤。神经鞘瘤是最常见的髓外硬膜下肿瘤,占 25%~30%,较神经纤维瘤多见;脊膜瘤位于椎管内肿瘤的第 2位,约占 25%。其他可见蛛网膜囊肿、表皮样囊肿及畸胎瘤等。髓内肿瘤仅占椎管内肿瘤的10%~15%,主要是室管膜瘤、星形细胞瘤等。室管膜瘤占髓内肿瘤的 60%,是成人最常见的髓内肿瘤;星形细胞肿瘤占髓内胶质瘤的 30%,是成人第 2 位常见的髓内肿瘤,是儿童最常见的髓内肿瘤。椎管内恶性肿瘤常发生于硬膜外,绝大多数为转移瘤,其次为淋巴瘤等。

### (一)室管膜瘤

1.病理生理

室管膜瘤是起源于脊髓中央管的室管膜细胞或终丝等部位的室管膜残留物。室管膜瘤可发生于脊髓各段,以马尾、终丝区最常见,其次为颈髓区。肿瘤呈腊肠形,边界锐利,囊变、出血多位于肿瘤边缘。多数肿瘤沿中央管呈纵向对称性膨胀性生长,部分可呈外生性生长。肿瘤上、下两侧见囊变或空洞形成。

镜下病理:瘤内间质少,血管为瘤内主要支架,有时可见血管内皮细胞增生,增生的细胞可将血管阻塞。因富含血管,常可见自发性出血。肿瘤可沿终丝进入神经孔向髓外和硬脊膜外生长,也可经脑脊液向其他部位种植和发生蛛网膜下隙出血。

2.临床表现

平均发病年龄为43岁,女性略多。主要临床表现为局限性背颈痛,可逐渐出现肿瘤节段以下的运动障碍和感觉异常。由于肿瘤生长缓慢,病史较长,完全切除后复发较少见。

3.影像学表现

(1)CT表现:平扫可见病变呈低密度,少数呈等密度或略高密度,脊髓外形不规则膨大,肿瘤与正常脊髓分界不清,囊变较星形细胞瘤少见,偶可见钙化。肿瘤较大时,可压迫椎体后缘呈扇形压迹,椎管扩大伴椎间孔扩大;增强后扫描可见肿瘤轻度强化或不强化。CT脊髓造影(CTM)可见蛛网膜下隙变窄、闭塞、移位。

(2)MRI表现:平扫 $T_1WI$ 显示肿瘤区呈均匀性低信号或等信号或低等混合信号(图2-32A),少数可为略高信号,后者多见于黏液乳头状室管膜瘤,因为此类肿瘤的细胞内及周围聚集了大量的黏液素,其主要成分为蛋白质。$T_2WI$ 呈高信号(图2-32B),其内可见囊变、坏死、出血,可显示相应的信号改变。值得注意的是颈髓室管膜瘤的出血多位于肿瘤的边缘,也可以作为肿瘤的特征之一,其解释最多的是颈髓的活动度明显多于其他节段的脊髓。室管膜瘤与周围正常脊髓分界清楚,当颈部运动时,肿瘤与临界正常组织的活动有所不同,它们之间存在着积压力和牵张力,肿瘤与临界正常的脊髓之间有滑动,这种牵张破坏肿瘤的供血动脉和表面静脉,导致反复少量出血,肿瘤上下两端的牵张力大于肿瘤的中间部,所以肿瘤的出血多位于头端或尾端。部分肿瘤可突出至脊髓表面,甚至达蛛网膜下隙。Gd-DTPA增强后的 $T_1WI$ 扫描图像上,可见肿瘤明显强化,囊变坏死区无强化(图2-32C),而且增强扫描有助于显示肿瘤范围及区别肿瘤与良性空洞症。增强后肿瘤变得更清楚是室管膜瘤一个重要的特征。关于室管膜瘤的囊变很多学者进行了研究,多数认为有3种囊变。①瘤内囊变:是真正的囊变,其囊壁由肿瘤细胞构成,囊内含有坏死的肿瘤组织、蛋白质和肿瘤出血等,增强后此类囊壁强化。②肿瘤头端及尾端的囊变:肿瘤上端及尾端合并囊变是常见的表现,它是周围脊髓组织对肿瘤的反应性改变,其囊壁衬有正常的胶质细胞,囊内有血性或黄色的液体,但没有肿瘤细胞,增强后此类囊壁不强化。③反应性中央管的扩张:此类易于鉴别,中央管扩张,增强后囊壁不强化(图2-33)。

4.诊断

室管膜瘤CT扫描呈低密度影,脊髓不规则增粗,蛛网膜下隙狭窄,增强后扫描肿瘤轻度强化,MRI扫描 $T_1WI$ 上呈均匀低信号,$T_2WI$ 上呈高信号,注射Gd-DTPA后肿瘤实质明显均匀强化。

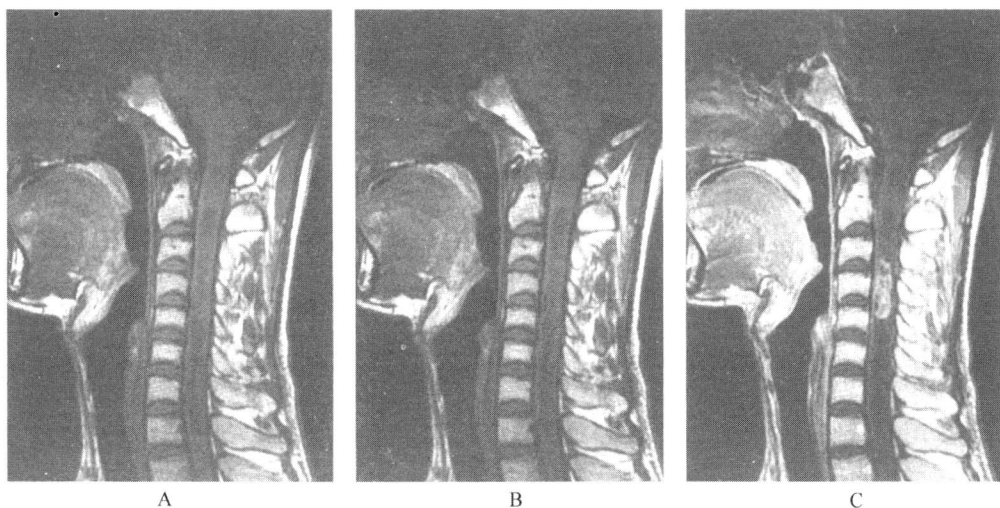

图 2-32 室管膜瘤

注 A.MR 矢状面 T₁WI 平扫显示病变呈低信号,脊髓外形不规则膨大,肿瘤与正常脊髓分界不清。B.T₂WI 显示病灶呈高信号,信号不均匀可见囊变区。C.增强后 T₁WI 可见肿瘤明显强化。

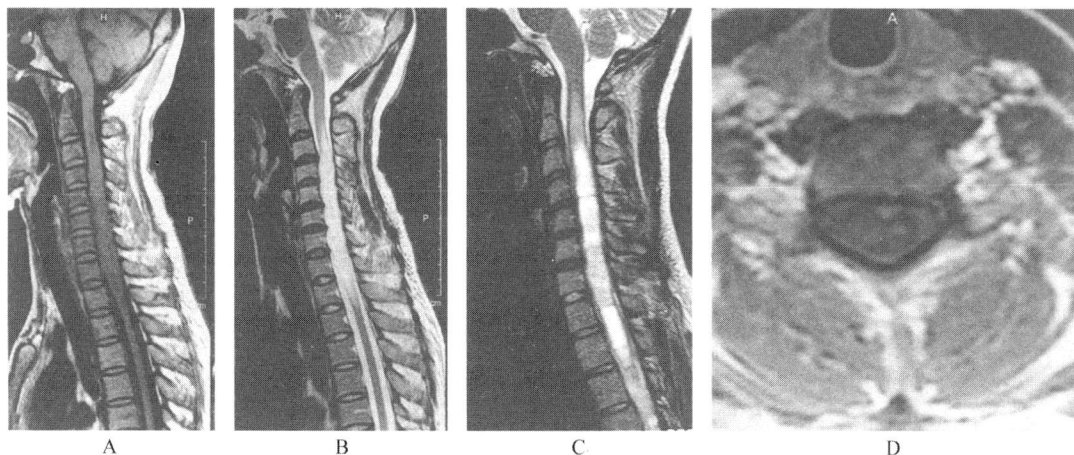

图 2-33 室管膜瘤

注 A.MR 矢状面 T₁WI 平扫显示病变位于脊髓,病灶伴低信号囊变,脊髓外形不规则膨大,肿瘤与正常脊髓分界不清。B.T₂WI 显示病灶呈高信号,信号均匀。C.T₂WI 显示病灶内囊变。D.MR 横断面增强后 T₁WI 可见肿瘤小片状散在强化。

## (二)星形细胞肿瘤

### 1.病理生理

星形细胞肿瘤好发于颈、胸髓,其次为腰段脊髓。肿瘤沿纵轴伸展,往往累及多个脊髓节段,甚至脊髓全长。脊髓明显增粗、纹理消失、血管稀少,与正常脊髓分界不清。肿块内常见偏心、小而不规则囊变;肿块的头端或尾端也可发生非肿瘤性囊变,即合并脊髓空洞。部分脊髓表面可有粗大、迂曲的血管葡萄。

镜下病理:多数肿瘤为低度恶性纤维型星形细胞瘤,高度恶性星形细胞瘤少见。可见肿瘤细胞浸润邻近组织。

2.临床表现

多见于儿童、青壮年,无性别倾向。临床表现为疼痛,多为局限性。晚期可引起神经脊髓功能不全症状和体征。

3.影像学表现

(1)CT 表现:平扫,肿瘤边界不清,呈低或等密度,少数可呈高密度,囊变、出血常见,钙化少见。增强扫描肿瘤轻度或不均匀强化。脊髓不规则增粗,常累及多个脊髓节段,邻近蛛网膜下隙狭窄,偏良性星形细胞瘤可出现椎管扩大。CTM:脊髓膨大增粗,邻近蛛网膜下隙受压变窄甚至闭塞。

(2)MRI 表现:脊髓不规则增粗,病灶区 $T_1WI$ 呈低信号,$T_2WI$ 上呈高信号,肿瘤内合并囊变或出血时,信号不均匀。星形细胞瘤可同时存在新鲜及陈旧性出血,其影像表现与出血时间有关。典型者肿瘤范围相当广泛,多个脊髓节段受累(图 2-34);注射 Gd-DTPA 增强后扫描肿瘤区明显强化。有些肿瘤恶性度低,血脑屏障相对完整,早期可不出现强化,延迟到 30min 后扫描,可见较大范围的强化区,瘤周水肿、瘤内囊变、软化灶不强化。部分星形细胞瘤无强化,生长越缓慢的肿瘤强化越不明显。肿瘤增强程度与病变区域血流增加和脊髓屏障破坏有关,也就是说和肿瘤的良性程度有关。肿瘤的增强的情况对手术及活检有帮助。少数恶性度高的胶质母细胞瘤可见脑脊液种植性转移,Gd-DTPA 增强扫描对判别肿瘤复发及检出沿脑脊液种植转移灶非常有价值。

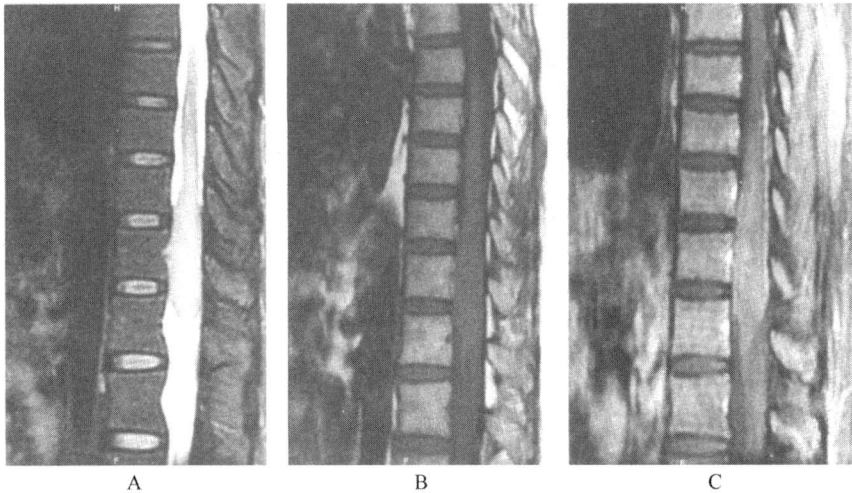

图 2-34　星形细胞(WHO Ⅱ 级)

注　A.MR 矢状面 $T_2WI$ 脂肪抑制序列可见肿瘤呈高信号,脊髓不规则增粗,累及多个脊髓阶段。B.$T_1WI$ 矢状位平扫可见肿瘤等信号。C.注射 Gd-DTPA 增强后扫描,肿瘤区中轻度强化粗和脊髓空洞。肿瘤背侧可见点状及条索状的出血。

4.诊断

特征为累及范围广泛,囊变率高,颈胸段好发,大多可明确诊断。

5.鉴别诊断

髓内星形细胞瘤应与室管膜瘤及血管网状细胞瘤相鉴别:室管膜瘤多发生于 30 岁以上

者,而星形细胞瘤多见于儿童和青少年。室管膜瘤累及的范围小,一般为 5 个脊髓节段,而星形细胞瘤累及的范围广泛,星形细胞瘤多位于脊髓的偏侧和后部,而室管膜瘤则占据整个脊髓的横径,且边界不清楚,髓内囊变不易发现,两端囊变比较常见,星形细胞瘤出血、囊变的机会较室管膜瘤少见。血管网状细胞瘤可呈多中心性生长,囊变出现率高并可伸延到肿瘤之外,在囊变上有时可见到附壁结节,肿瘤结节内可见到血液成分。血管网状细胞瘤多位于脊髓的背侧,可伴有明显的脊髓增管流空影为特征性表现。

### (三)神经鞘瘤与神经纤维瘤

#### 1.病理生理

神经鞘瘤源于神经鞘膜的施万细胞,又称施万细胞瘤。病理上,可发生于脊髓的各个节段,以腰段略多,颈、胸段次之。多呈孤立结节状,有完整包膜,常与 1~2 个脊神经根相连,与脊髓无明显相连。由于肿瘤生长缓慢,脊髓长期受压,常有明显压迹甚至呈扁条状,多伴水肿软化等。有时肿瘤从硬脊膜囊向神经孔方向生长,使相应神经孔扩大,延及硬膜内外的肿瘤常呈典型的哑铃状。神经鞘瘤肉眼观为分叶状,有包膜,边界清楚,圆形或卵圆形,可见囊变、坏死和脂肪变性等。镜下可见两种类型,分别为 Antoni A 型和 Antoni B 型。大多数神经鞘瘤起源于脊神经背侧感觉根,沿神经根走行,根据病灶与硬膜的关系分为硬膜内段占 70%~75%,硬膜外段占 15%,硬膜内外段哑铃型占 15%,发生于脊髓内者不到 1%。

神经纤维瘤源于神经纤维母细胞。肿瘤可发生于椎管内任何节段,但很少发生在圆锥以下。肿瘤在脊髓的侧方顺沿神经根生长,呈圆形肿块,易入椎间孔,造成邻近椎弓根与椎体的侵蚀。肿瘤一旦达到椎管外,生长十分迅速。多发神经纤维瘤常见于神经纤维瘤病,往往同时并有椎管、骨骼内脏方面的异常。部分神经纤维瘤患者可发生恶变,形成神经纤维肉瘤。

#### 2.临床表现

神经鞘瘤好发于 20~60 岁,男性略多于女性;神经纤维瘤好发于 20~40 岁,无性别差异。主要表现为神经根性疼痛,以后出现肢体麻木、酸胀感或感觉减退。可出现运动障碍,随着病情进展可出现瘫痪及膀胱、直肠功能障碍等脊髓压迫症状。

#### 3.影像学表现

(1)CT 表现:平扫,肿瘤呈圆形或卵圆形肿块,密度略高于脊髓密度,相应的脊髓受压、移位。增强扫描,肿瘤呈中等均匀强化。肿瘤易向椎间孔方向生长,可引起椎管或神经孔扩大,椎弓根骨质吸收破坏。当肿瘤穿过硬脊膜囊沿神经根鞘向硬脊膜外生长时,可形成哑铃状肿块。CTM 影像表现与椎管造影表现相似。

(2)MRI 表现。

1)神经鞘瘤:神经鞘瘤 $T_1WI$ 上肿瘤呈与脊髓相等或略高于脊髓信号,少数低于脊髓信号,$T_2WI$ 呈高信号。Antoni A 型和 Antoni B 型之间 MR 信号无明显差异,两者均可发生囊变、出血或坏死,在 $T_1WI$、$T_2WI$ 上呈现相应信号变化;Gd-DTPA 增强后扫描,所有神经鞘瘤均见强化,实质性肿瘤强化均匀,而合并囊变、坏死的实质伴囊变肿瘤可呈不均匀强化(图 2-35)。后者的形成机制为:①肿瘤的囊变坏死;②肿瘤的中央供血血管减少;③肿瘤内细胞排列致密,使细胞外的间隙变小而造影剂的进入减少。侵袭性与破坏性不是肿瘤的特点,其存在有恶性倾向。MRI 能够勾划出肿瘤与脊柱的毗邻关系。在颈椎部位,肿瘤和椎动脉的关系十分重要,因此在常规 MRI 检查的同时,加做 MR 血管成像显示血管的特征。

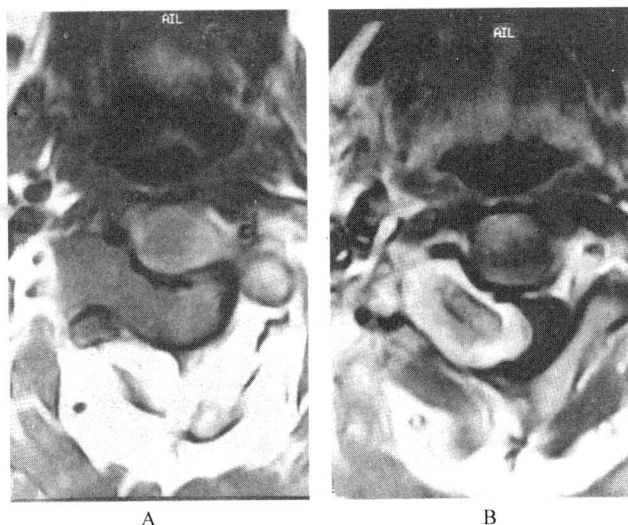

**图 2-35　右颈 2～3 神经鞘瘤**

**注**　A.MR 横断面 $T_1WI$ 平扫见肿瘤呈略低信号,肿瘤穿过硬脊膜囊沿神经根鞘向硬膜外生长时,形成哑铃状的硬膜内、外部分。B.MR 横断面 $T_1WI$ 增强后扫描显示肿瘤呈不均匀强化。

2)神经纤维瘤:肿块在 $T_1WI$ 上呈低或等信号,在 $T_2WI$ 上呈等或高信号。增强扫描,肿块呈明显强化。"靶样征"为其特征表现,即病灶中心在 $T_1WI$ 上和增强 $T_1WI$ 上呈低信号,周边呈环形高信号。其中心低信号为胶原纤维组织,周边高信号为黏液基质成分。

4.诊断

神经鞘瘤临床主要表现根性神经痛,类似椎间盘突出。平片可见相应椎间孔扩大,椎弓根吸收破坏等骨质结构改变;在 CT 扫描上可见略高于脊髓密度的肿瘤组织,易发生于神经根鞘部位,常穿过椎间孔向硬膜外发展,呈典型的哑铃状改变;MRI 上可清晰观察肿瘤向硬膜外侵犯的走行和哑铃状肿瘤的全貌,神经鞘瘤和神经纤维瘤有时在 MRI 上不容易区分,而合并囊变、出血、坏死的良性神经鞘瘤与恶性神经鞘瘤或神经纤维肉瘤容易混淆。单发神经纤维瘤早期仅见相应脊神经增粗,多组神经受累时则为神经纤维瘤病,常合并颅内或脊髓内其他肿瘤存在。神经纤维瘤病有恶变形成神经纤维肉瘤的倾向。

### (四)脊膜瘤

1.病理生理

脊膜瘤好发于中上胸段,颈段次之,腰段少见。肿瘤常位于脊髓背侧,多为圆形或卵圆形的实性肿块,质地较硬,可见钙化,包膜上覆盖有较丰富的小血管网。肿瘤基底较宽,与硬脊膜粘连较紧。脊髓受压移位、变形,可出现水肿、软化甚至囊变。少数可经椎间孔长入硬脊膜或椎管外。大多数脊膜瘤生长缓慢,手术切除预后良好,少数可见术后复发,极少数可见恶变。

2.临床表现

好发于青中年,女性多于男性。临床表现与神经鞘瘤相似。

3.影像学表现

(1)CT 表现:平扫可见椭圆形或圆形的肿块,密度略高于脊髓,有时瘤体内可见不规则钙化,有完整包膜,邻近骨质可有增生性改变。增强扫描可见肿块呈中度强化。CTM与神经鞘瘤等造影所见相似。

(2)MRI表现:平扫见肿块多呈卵圆形,在$T_1WI$上多呈等或略低信号,在$T_2WI$上多呈等或略高信号,钙化在$T_1WI$、$T_2WI$上呈低信号。肿块以宽基底或无蒂附着在脊髓背侧的硬脊膜上,也可在脊髓的前方和侧后方,很少超过两个节段。脊髓常向健侧移位,但很少引起脊髓内水肿。少数恶性脊膜瘤可突破硬脊膜长入硬脊膜外。增强扫描可见肿块呈持久性均匀强化,伴明显钙化或囊变时呈轻度强化;邻近的硬脊膜可见"尾巴状"线性强化,即"脊膜尾征",颇具特征(图2-36)。

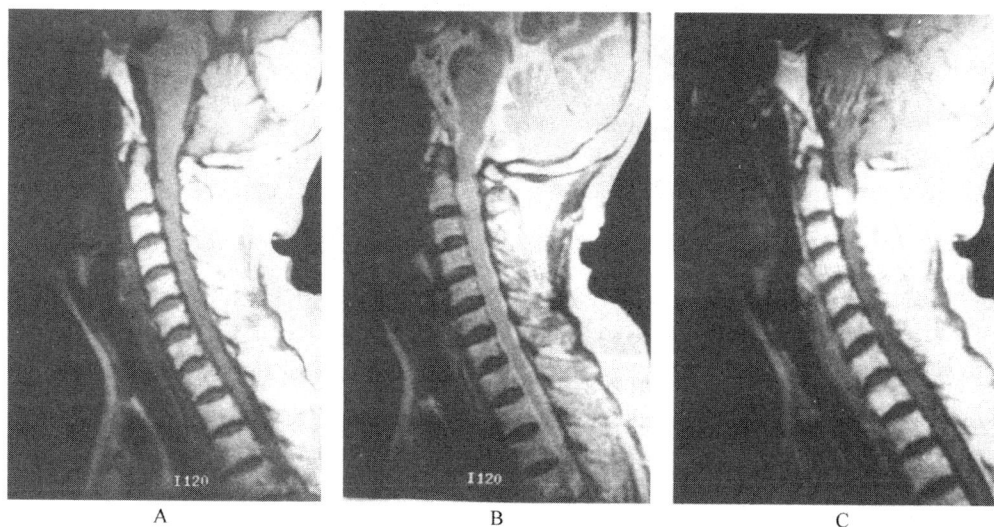

**图2-36 颈2～3脊膜瘤**

注 A.MR矢状面平扫$T_1WI$病灶呈等信号。B.MR矢状面$T_2WI$病灶呈略高信号。C.增强后$T_1WI$显示病灶呈均匀强化,邻近硬脊膜可见"尾巴状"线性强化。

4.鉴别诊断

脊膜瘤与神经鞘瘤信号变化相仿,但前者易钙化,向椎间孔侵犯者较少,很少出现哑铃状改变。胸段神经鞘瘤穿出神经孔向椎旁生长时,应与纵隔肿瘤相鉴别。终丝马尾室管膜瘤偶然可类似单发起源于神经根的肿瘤,两者区别较困难。椎间盘突出可压迫硬脊膜囊,甚至形成硬膜下突出肿块,也可形成神经孔内或孔外肿块,与神经鞘瘤很难区别,增强扫描有助于两者的鉴别。弥漫神经根增粗应除外良性肥厚性神经病和恶性病变,如转移瘤和非霍奇金淋巴瘤等。哑铃状神经鞘瘤应除外脊膜瘤、脊索瘤、神经根袖囊肿及神经节囊肿等。

### (五)转移瘤

1.病理生理

以下胸段最为多见,腰段次之,颈段最少。原发肿瘤常不清楚。儿童转移瘤多通过椎间孔侵入椎管内,引起脊髓环形受压;成人转移瘤易侵犯椎体的椎弓部分,继而累及椎体及椎旁软组织。

2.临床表现

转移瘤是硬膜外最常见的恶性肿瘤。多见于中老年人,无性别差异。临床上主要症状为背痛(占 80%～96%,可为局灶性疼痛,也可为根性疼痛)和进行性神经脊髓功能减退,最后可引起麻痹,感觉功能丧失(占 35%～51%)和括约肌功能失调(占 57%)。约 5%的儿童恶性肿瘤可伴有硬脊膜外转移伴脊髓压迫症状。

3.影像学表现

(1)CT 表现:平扫显示硬脊膜外软组织肿块,密度常同椎旁肌组织相似,边缘不规则,可呈弥漫浸润压迫硬脊膜囊,使蛛网膜下隙阻塞,硬膜外脂肪消失;病灶多向椎旁生长,有些肿瘤可穿破硬脊膜向硬膜下或髓内生长,脊髓常受压、移位。当脊髓被浸润时,其外形不规则,与正常组织分界不清。椎体、椎弓根常有不同程度的破坏,大多呈溶骨性破坏。CT 显示骨质受累情况特别是椎弓根和椎间小关节的改变明显优于 MRI。增强后扫描部分肿瘤强化。CT 扫描对椎管内转移瘤的主要价值在于能够明确椎管周围骨质破坏情况,通过轴位骨窗或三维重建图像,能够清晰地显示椎体、椎板、椎弓根处骨质破坏的情况。

(2)MRI 表现:平扫显示硬脊膜外软组织肿块和椎体、椎弓根信号异常。硬脊膜外软组织肿块 $T_1WI$ 呈等信号(与椎旁肌组织相比),$T_2WI$ 呈高或等信号,信号较均匀,大多数累及 2～3 个脊髓节段,外形不规则。而椎体、椎弓根信号异常在 MRI 上有 4 种形式:①多发、局灶性 $T_1WI$ 呈低信号,$T_2WI$ 呈高信号,病理证实为多发局灶性溶骨性病灶;②多发、局灶性 $T_1WI$、$T_2WI$ 均呈低信号,病理证实为成骨硬化性病灶;③弥漫均匀性 $T_1WI$ 呈低信号、$T_2WI$ 高信号;④弥漫不均匀性 $T_1WI$ 呈低信号、$T_2WI$ 高信号。Gd-DTPA 增强后扫描,一般肿瘤均可见强化。MRI 对脊髓及椎管病变特别敏感,通过 MRI 检查能够发现椎管内转移瘤的位置、肿瘤本身的特征、邻近脊髓与神经根的受压情况,为进一步治疗提供准确的信息。

(3)PET/SPECT 扫描:对骨质内由于肿瘤转移所致代谢异常较为敏感。有助于良、恶性肿瘤的鉴别。若椎体及椎弓同时出现放射性核素摄取增加则提示为转移性,若单纯椎体出现局限性或弥漫性放射性核素摄取增加则提示良性。但也会出现假阴性和假阳性。

4.诊断

硬膜外转移瘤常伴有邻近椎骨破坏,尤其是椎弓根溶骨性破坏,椎间隙多无狭窄。CT 与 MRI 检查可见硬膜外不规则软组织肿块影,易向椎旁软组织内侵犯,硬脊膜囊和脊髓有不同程度的受压、移位,增强后扫描多见肿瘤强化,结合原发肿瘤史诊断确立不难。

5.鉴别诊断

硬膜外转移瘤不仅要与淋巴瘤、白血病浸润以及邻近软组织原发恶性肿瘤等鉴别,还要与慢性肉芽肿、血管脂肪瘤相鉴别。硬膜外淋巴瘤多引起椎体破坏,受累椎体在 $T_1WI$、$T_2WI$ 均呈低信号,肿瘤呈包鞘状环绕硬脊膜囊生长,神经根也常受累;Gd-DTPA 增强后可见肿瘤及受侵硬脊膜明显强化为其特征性改变;粒细胞型白血病患者中可见绿色瘤形成,为白血病细胞聚集所致,多位于脊柱,可呈绿色,为局限性膨胀性肿块,$T_1WI$ 上呈等信号,$T_2WI$ 呈略低或等信号,Gd-DTPA 增强后可见强化。血管脂肪瘤 CT 上可见硬脊膜外低或等密度肿块,MRI $T_1WI$ 呈等或高信号,$T_2WI$ 呈高信号,有些病灶可广泛浸润邻近椎体;增强后扫描病灶强化程度依脂肪与血管成分而定。

# 二、脊髓炎

广义的脊髓炎是指由病毒、细菌、螺旋体、立克次体、寄生虫、原虫、支原体等生物源性感染所致的脊髓炎症。与以往带状疱疹病毒、脊髓灰质炎病毒等相比，近年来与 HIV 有关的脊髓炎有增加趋势，也有肝炎病毒所致脊髓炎的报道。其中两种形式值得关注。其一为急性播散性脑脊髓炎，是一种炎性脱髓鞘性疾病，常发生在某些感染后，如麻疹、天花、水痘、腮腺炎、百日咳、流行性感冒等，也可发生于牛痘、狂犬病疫苗接种后，儿童比成人更易感。其发病机制多数学者认为是感染后继发髓鞘改变，且与自身免疫有关。其二为急性横断性脊髓炎，又称急性横断性脊髓病，是一种累及脊髓的急性起病、进展迅速的病变，它不是一种独立的病变，而是由多种原因引起的临床症候群，包括细菌、病毒、真菌或寄生虫感染等，结缔组织病（结节病）、全身系统性疾病（如系统性红斑狼疮、白塞综合征等）以及多发性硬化等自身免疫性病变发展过程中均可引起急性横断性脊髓炎。

### （一）病理生理

病理主要表现为软脊膜炎症，脊髓水肿、变性，炎症细胞浸润、渗出，神经细胞肿胀，严重者出现脊髓软化、坏死、出血，慢性期神经细胞萎缩，神经髓鞘脱失、轴突变性，神经胶质细胞增生。本病急性期脑脊液检查可有白细胞数及蛋白含量轻度增高。

### （二）临床表现

临床特征为病变水平以下肢体瘫痪、感觉障碍和自主神经功能障碍等。可分为急性、亚急性和慢性 3 种类型。急性横断性脊髓炎多产生截瘫，起病急，症状重。少数急性或亚急性脊髓炎由于严重的炎症肿胀可产生脊髓压迫症，临床上颇似硬脊膜外脓肿或椎管内肿瘤。

### （三）影像学表现

影像学上主要表现为脊髓节段性或弥漫性增粗。与急性期脊髓型多发性硬化很难区别，前者通常病灶累及范围更广泛且更易合并出血征象。CT 平扫显示脊髓弥漫性低密度区，合并出血者呈混杂密度；MRI $T_1WI$ 呈等或低信号，$T_2WI$ 呈高信号（图 2-37A、B），占位效应明显；增强后扫描一般无强化；但依病程及病原体不同，也可见弥漫、斑片状（图 2-37C）、环状强化。慢性期可见脊髓萎缩改变如脊髓变细伴中央管扩大。

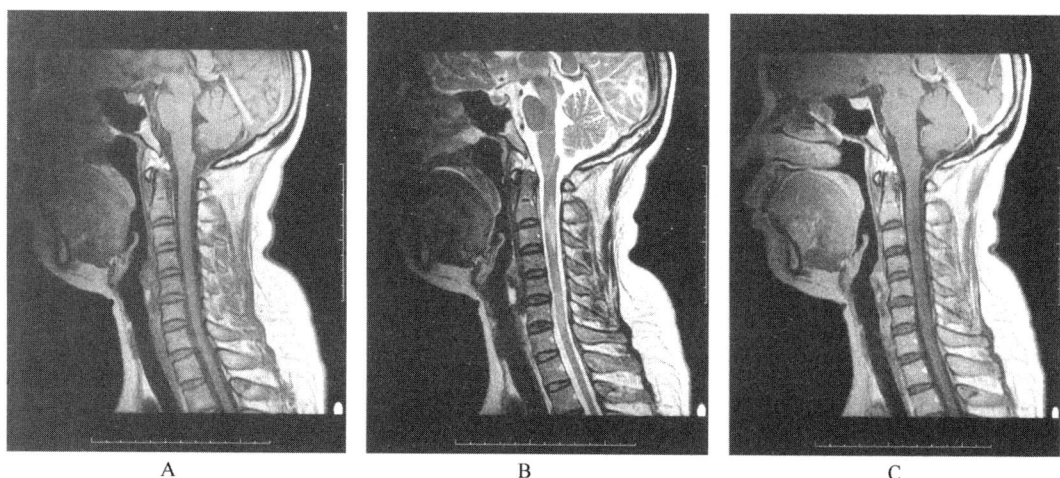

**图 2-37 急性脊髓炎**

注 A、B.MRI 平扫显示脊髓稍肿胀，内见斑片状长 $T_1$、长 $T_2$ 异常信号，边缘模糊。C.MRI 增强显示病灶后下缘点状偏心性轻度强化。

### （四）诊断

急性播散性脊髓炎主要表现为长节段脊髓肿胀伴 $T_2WI$ 高信号，增强后一般强化不明显，少数片状强化；急性横断性脊髓炎除多节段脊髓肿胀外，累及脊髓横断面积 2/3 以上，增强后可出现斑片状偏心性强化。结合临床及脑脊液检查对于明确诊断非常重要。

### （五）鉴别诊断

脊髓炎与脊髓多发性硬化、视神经脊髓炎很难鉴别；临床上尚需与维生素 $B_{12}$ 缺乏所致的亚急性脊髓联合变性、与 AIDS 有关的脊髓病和脊髓感染性肉芽肿等相鉴别。

#### 1.脊髓多发性硬化

与急性播散性脊髓炎很难鉴别。它是中枢神经系统脱髓鞘病变中最常见的一种类型。病因尚不明确。多位于脊髓的白质区，呈弥漫分布。可发生于脊髓的任何节段。CT 平扫仅可以发现形态改变，由于脊髓横断面较小，且受骨伪影影响，平扫也可为阴性；增强后扫描急性期可见不均匀斑片状强化。MRI 为首选检查方法。矢状面 $T_1WI$、$T_2WI$ 可清楚显示病变范围，急性期 $T_1WI$ 仅显示脊髓增粗，其内信号可为正常，$T_2WI$ 可见一个或数个高信号灶；增强后扫描可呈斑片状强化。亚急性期和慢性期可见脊髓逐渐变细呈萎缩性改变。

#### 2.视神经脊髓炎

这是一种视神经和脊髓同时或相继受累的急性或亚急性中枢神经系统脱髓鞘性疾病。研究表明，视神经脊髓炎可能是一种独立的疾病。MRI 显示视神经或视交叉增粗，可有或无强化。合并的脊髓炎可表现为急性横断性脊髓炎或播散性脊髓炎，病情进展迅速，可有缓解—复发。

#### 3.维生素 $B_{12}$ 缺乏所致的亚急性脊髓联合变性

最常累及上胸段及颈髓，矢状面 $T_2WI$ 脊髓后索条形高信号，横断面 $T_2WI$ 上病灶两侧对称的倒 V 征是本病的特征性表现；增强后病灶大部分无明显强化，也可出现轻度强化征象。经过维生素 $B_{12}$ 治疗后病灶可以出现缩小或消失。

## 三、脊髓空洞症

脊髓空洞症是一种脊髓慢性进行性疾病，可为先天性和获得性两种，前者多伴有小脑扁桃体延髓联合畸形，后者多伴有外伤、肿瘤、蛛网膜炎等因素。

### （一）病理生理

脊髓空洞症分为交通性和非交通性两大类。交通性脊髓空洞直接与蛛网膜下隙相连，多为先天性，常合并 Chiari 畸形、脊髓脊膜膨出、脊髓纵裂等畸形；非交通性脊髓空洞不与蛛网膜下隙直接交通，可因外伤、肿瘤或蛛网膜炎等引起。

脊髓空洞症可发生于脊髓任何节段，颈髓和上胸段脊髓最常见，有时可涉及延髓、下胸髓甚至达脊髓全长。Chiari 畸形伴发的脊髓空洞症常见于颈或颈胸段，肿瘤性空洞多位于颈段，外伤性空洞可发生于所有节段。膨大的脊髓表面有时可见到扩张的畸形血管，空洞内液体呈淡青或微黄透明色，成分与脑脊液相似；镜下空洞壁由星形细胞或室管膜细胞构成，当增生的胶质组织在空洞内形成分隔时，空洞则呈腊肠样或多房性改变。

## （二）临床表现

好发于 25～40 岁,男性略多于女性。主要表现为节段性分离性感觉障碍,即痛温觉消失、触觉存在;相关肌群的下运动神经元性瘫痪、肌肉萎缩;若锥体束受累可出现上运动神经元损害后症状。多伴有 Chiari 畸形。未经治疗的脊髓空洞症多有渐增大的趋势。

## （三）影像学表现

### 1.CT 表现

约 80% 的空洞可在 CT 平扫时发现,表现为髓内边界清晰的低密度囊腔,其 CT 值与相应蛛网膜下隙内脑脊液相同,较相应脊髓节段 CT 值平均低 15HU,病变区脊髓外形膨大;少数空洞内压力较低而脊髓外形呈萎缩状态。当空洞较少或含蛋白量较高时,CT 平扫可能漏诊。椎管内碘水造影 24h 延迟 CT 扫描,可在脊髓空洞内见到高密度的造影剂。当空洞不直接与蛛网膜下隙相通时,碘水可通过脊髓血管间隙或第四脑室的交通进入空洞,因此,碘水造影后发现髓内高密度影的机会较多。伴发脊髓肿瘤时,CT 平扫显示脊髓不规则膨大,密度不均,空洞壁较厚,增强后 CT 扫描肿瘤区可呈结节、斑片状、环形强化。外伤后脊髓空洞症常呈偏心性空洞,其内常可见分隔,增强后强化不明显。

### 2.MRI 表现

MRI 为显示该病变的最佳方法,尤其矢状面可清晰显示范围和伴发的畸形。一般表现为脊髓增粗,其中央或略偏中央见充满液体的空洞,$T_1WI$ 和 $T_2WI$ 上信号与脑脊液一致(图 2-38),空洞与正常脊髓之间分界清晰,有时可见空洞周围的脊髓组织 $T_2WI$ 高信号,可能与胶质增生、水肿或脊髓软化有关。横断面上空洞多呈圆形,有时形态不规则或呈双腔形,边缘清楚光滑。不同原因的脊髓空洞症,其空洞形态有所不同,即伴有 Chiari 畸形的脊髓积水—空洞症多为阶段性囊状或串珠样改变;外伤性脊髓空洞症以多房性或腊肠样空洞为多见;肿瘤性脊髓空洞常为多发、跳跃状,主要与肿瘤发生囊变有关,囊变部分的信号往往比空洞内液为高。另外,非交通性空洞常为单发,其长度、直径均小;而交通性空洞由于脑脊液的搏动,可出现脑脊液流空现象即 $T_1WI$、$T_2WI$ 上空洞内均呈低信号。多房性空洞由于分隔的存在导致搏动减弱,脑脊液流空现象出现率较低,但当其交通以后,空洞内脑脊液流空现象出现率明显增多。因此,在随访中如发现脑脊液流空现象从有到缺失则提示多房分隔的存在。施行分流术后空洞内搏动幅度也可减弱甚至消失,因此空洞内脑脊液流空现象的观察也可作为交通性脊髓空洞症手术疗效观察的一项指标。Gd-DTPA 增强后扫描显示先天或外伤等良性积水—空洞症,病灶区无强化;继发于肿瘤的恶性积水—空洞症者多见病灶不均匀强化,可清楚地辨别肿瘤和空洞。

## （四）诊断

异常囊性脊髓病变伴有周边胶质增生,脊髓不同程度膨大;局灶或广泛分布,常为纵向,常发生慢性损害/损伤(空洞形成)或者脊髓中央管脑脊液的动力学改变(严格地说称为脊髓积水,如 Chiari 畸形中所见)。

## （五）鉴别诊断

脊髓空洞症是脊髓膨大伴有无强化的条状扩张囊腔,需要和髓内囊性病变进行鉴别。室管膜瘤及星形细胞瘤容易囊变,但有强化或不强化的肿瘤实质部分,以此区分。

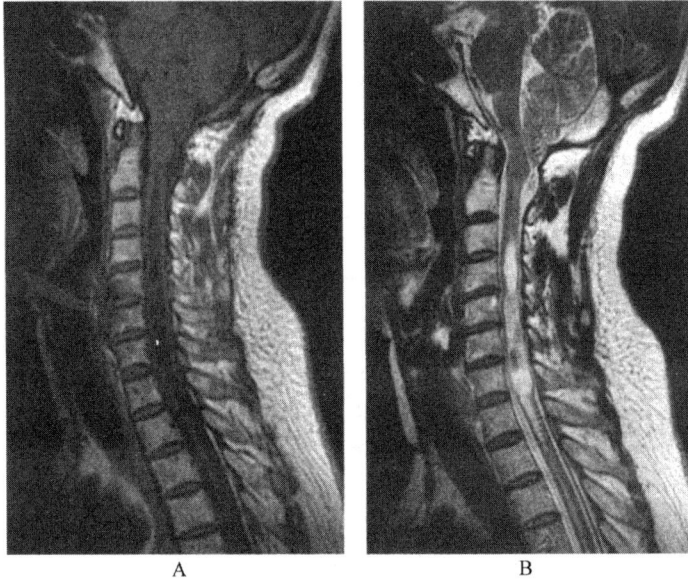

**图 2-38　Chiari Ⅰ 畸形**

注　A.MR 矢状面 $T_1WI$ 显示小脑扁桃体下移,颈髓变粗,内见条片状低信号灶。B.$T_2WI$ 病灶区高信号,信号不均匀。

（杨泽权）

# 第三章 呼吸系统

## 第一节 正常影像表现

### 一、胸廓

#### (一)X线表现

胸廓主要包括软组织和骨骼。

1.软组织

(1)胸大肌:于两肺中部外侧形成密度增高的阴影,下缘常呈斜行曲线,自肺野伸向腋部。

(2)胸锁乳突肌与锁骨上皮肤皱褶:在第1肋圈内,二者相连近90°角。

(3)女性乳房:下缘呈半圆形,边缘较清楚。乳头对称显示。有时乳头可表现为外缘清晰,内缘模糊,这是由于乳头贴紧片盒时向外偏移,乳头外缘与片盒间有空隙,在空气的对比下显示外缘清楚。相同部位的胸膜或胸膜外病变,则往往与其相反,内缘清楚,外缘由于失去肺野的对比而轮廓模糊。

(4)伴随阴影:于肺尖部沿着第1~2肋骨的下缘,可见到清楚的1~2mm宽的线条状阴影,称为伴随阴影,它代表胸膜在肺尖部的反折及胸膜外肋骨下的软组织。伴随阴影也可见于两腋中、下部,位于肋骨内侧,宽1~2mm,为该处的胸膜反折及胸膜外肋骨下的软组织阴影。

(5)锁骨下动脉阴影:左锁骨下动脉与左第2肋骨下缘平行或重叠,边缘多较模糊,终止于腋部。右侧较少显示。

(6)前锯肌影:多见于第5~9肋骨的内缘,呈垂直的浅淡影,易误为胸膜肥厚或病变,厚度为数毫米,甚至达1cm。但其上下缘逐渐变淡,且与胸膜外的软组织影相延续。

(7)胸膜外脂肪:位于胸膜外胸壁内缘,如脂肪组织积聚较多,则形成挂于肋骨上的翼状阴影。

(8)软组织凹陷影:即胸骨上凹和锁骨上凹。较深的胸骨上凹可呈U形或V形。

2.骨骼

(1)肋软骨钙化的特点:肋软骨的钙化在20岁以后即可出现。第1肋软骨最先钙化,以后自下部肋软骨起向上依次发生钙化,第2肋软骨最后钙化。肋软骨钙化有两种形式。

1)沿肋软骨上、下缘先出现钙化,然后中间部继续出现钙化,多见于男性。

2)于肋软骨的中央部开始出现钙化,自肋骨端起呈舌状实心性钙化或呈两条平行的条状钙化,多见于女性。

(2)肋骨的先天性变异(或畸形)和颈肋:肋骨左、右共12对,自后上向前下走行。中下部肋骨后段的下缘由于伴行的肋间神经和血管使该处骨质较薄,平片显示密度较淡、边缘欠锐利。肋骨前端与肋软骨相连。

1)肋骨的先天性变异(或畸形)有:①颈肋;②叉状肋(多见于第3、4肋骨前端);③铲状肋;④肋骨联合(多见于第1、2肋前端和第5、6肋后端);⑤胸腔内肋骨,为额外肋骨,多见于右侧,需体层或CT显示,无病理意义。

此外,肋骨后端2~3cm内,下缘局部浅的切迹没有病理意义。肋骨后部中、外段下缘,1~2个轻度甚至中度的切迹也可见于少数正常人,均不要误认为主动脉缩窄引起或其他病理性改变。

2)颈肋:起源于第7颈椎两侧横突,可单侧或两侧出现,走行较垂直。但根据第7颈椎的横突向下倾斜,而第1胸椎的横突向上倾斜,可以判断颈肋的起源。

(3)锁骨:两侧锁骨与第1前肋相交,且内侧端与胸骨柄形成胸锁关节,外侧端与肩胛骨肩峰形成肩锁关节。锁骨内端下缘有时可见边缘不规则的半圆形凹陷,称为菱形窝,为肋锁韧带(菱形韧带)的附着处。锁骨内端的骨骺于18~20岁出现,呈不规则的新月状,不要误为骨折线。

此外,还应注意观察肩胛骨、胸骨和胸椎的解剖结构和X线表现。

### (二)CT表现

胸部的组织结构复杂,有含气的肺组织、脂肪组织、肌肉组织及骨组织等。这些组织的密度差异很大,其CT值的范围广,因此在观察胸部CT时,至少需采用两种不同的窗宽和窗位,分别观察肺野与纵隔,有时还需采用骨窗,以观察胸部骨骼的改变。胸部CT图像通常是胸部不同层面的横轴位图像,必要时可利用后处理软件行冠、矢状位图像的重组以多方位观察病灶。

1.胸壁肌肉

应在纵隔窗CT图像上观察,可分辨胸大肌、胸小肌等。胸大肌前方为乳腺(女性);胸小肌较薄,位于胸大肌上方之后。后胸壁肌肉较复杂。腋窝的前壁为胸大肌和胸小肌,后壁是背阔肌、大圆肌及肩胛下肌。腋窝内充满大量脂肪,CT检查时如上肢不上举可见腋窝走行的血管影,不要误为淋巴结。

2.胸部骨骼

胸骨柄呈前凸后凹的梯形,两侧缘的凹陷为锁骨切迹,与锁骨头形成胸锁关节;胸骨体呈长方形;成人剑突多呈小三角形高密度影。胸椎位于后胸廓中央。肋骨断面呈弧形排列,第1肋软骨钙化可突向肺野内,不要误为肺内病灶。肩胛骨于胸廓背侧,呈不规则、长条形、斜行走行结构,前上方可见喙突,外侧方可见肩峰及肩关节盂的一部分。MSCT三维重组可立体显示胸部骨骼。

### (三)MRI表现

正常胸部结构的MRI表现取决于不同组织的信号强度特征,如肺组织、脂肪组织、肌肉组织、骨组织均具有不同的 MRI 信号强度,在 MRI 图像上表现为不同的黑、白灰度影。

胸壁肌肉在 $T_1WI$ 和 $T_2WI$ 上均呈较低信号,显示为黑影或灰黑影;肌腱、韧带、筋膜的氢质子含量很低,在 $T_1WI$ 和 $T_2WI$ 上均呈低信号;肌肉间可见线状的脂肪影及流空的血管影。脂肪组织在 $T_1WI$ 上呈明显高信号,显示为白影;在 $T_2WI$ 上呈较高信号,显示为灰白影。

胸骨、胸椎、锁骨和肋骨的骨皮质在 $T_1WI$ 和 $T_2WI$ 上均显示为低信号影,中心部的海绵状松质骨含有脂肪,显示为较高信号影;肋软骨的信号高于骨皮质信号,低于骨松质信号。

## 二、肺部

### (一)X 线表现

#### 1.肺野

正常充气的两肺在 X 线胸片上表现为均匀一致较为透明的区域称为肺野。在正位胸片上,两侧肺野透明度基本相同,其透明度与肺内所含气体量成正比。为便于描述病变的部位,通常人为地将两侧肺野划分为上、中、下野及内、中、外带。①横向划分为野,分别在第 2、4 肋骨前端下缘引一水平线,即将每侧肺划分为上、中、下三野。②纵向划分为带,分别将两侧肺纵行分为三等分,即将肺分为内、中、外三带。此外,第 1 肋骨圈外缘以内的部分称为肺尖区,锁骨以下至第 2 肋骨圈外缘以内的部分称为锁骨下区。

#### 2.肺门

肺门影主要由肺动脉、肺叶动脉、肺段动脉、伴行支气管及肺静脉构成。在正位胸片上,肺门影位于两肺中野内带,左侧比右侧高 1~2cm;两侧肺门可分上、下两部,右肺门上、下部相交形成一钝角,称为肺门角。在侧位胸片上:两侧肺门影大部重叠,右肺门略偏前;肺门影表现似一尾部拖长的“逗号”,其前缘为上肺静脉干,后上缘为左肺动脉弓,拖长的“逗号”尾部由两下肺动脉干构成。

#### 3.肺纹理

在正常充气的肺野上,可见自肺门向外呈放射分布的树枝状影,称为肺纹理。肺纹理由肺动脉、肺静脉等组成,其中主要是肺动脉分支,支气管、淋巴管及少量间质组织也参与肺纹理的形成。在正位胸片上,肺纹理表现为自肺门向肺野中、外带延伸,逐渐变细至肺野外围。

#### 4.肺叶和肺段

肺叶由叶间胸膜分隔而成,右肺包括上、中、下 3 个肺叶,左肺包括上、下 2 个肺叶。肺叶由 2~5 个肺段组成,每个肺段有单独的段支气管。肺段常呈圆锥形,尖端指向肺门,底部朝向肺的外围,肺段间没有明确的边界。各肺段的名称与其相应的段支气管名称一致。

(1)肺叶:在正、侧位胸片上,有时借助显影的叶间胸膜可分辨相应的肺叶和推断各肺叶大致的位置。

1)右肺叶:①上叶,位于右肺前上部,上缘达肺尖,下缘以横裂与中叶分隔,后缘以斜裂与下叶为界;②中叶,位于右肺前下部,上缘以横裂与上叶为界,后下缘以斜裂与下叶分隔,呈三角形;③下叶,位于右肺后下部,以斜裂与上叶及中叶分界。

2)左肺叶:①上叶,相当于右肺上叶和中叶所占据的范围;②下叶,相当于右肺下叶所占据的范围。

3)副叶:属正常变异,副叶是由副裂深入肺叶内形成,常见者为奇叶,其次为下副叶。当副裂与 X 线投照方向一致时,表现为致密线状影。副裂和副叶有其固定的位置,不要误为病变。

正位胸片上,上叶下部与下叶上部重叠,中叶与下叶下部重叠;侧位胸片上,上叶位于前上部,中叶位于前下部,下叶位于后下部,彼此不重叠。

(2)肺段:各肺段之间无明确的分界,但在胸片上仍可根据相应的段支气管确定其大致的位置。

5.气管、支气管

气管在第 5～6 胸椎平面分为左、右主支气管。气管分叉部下壁形成隆突,分叉角为 60°～85°。两侧主支气管逐级分出叶、肺段、亚肺段、小支气管、细支气管、呼吸细支气管直至肺泡管和肺泡囊。

两侧肺支气管的分支形式不完全相同,有以下差异。①右主支气管分为上、中、下 3 支肺叶支气管,左主支气管分为上、下 2 支肺叶支气管。②右上叶支气管直接分为肺段支气管;而左上叶支气管先分为上部及下(舌)部支气管,然后分别分出肺段支气管。③右上叶支气管分为尖、后、前 3 支肺段支气管,左上叶的上部支气管分为尖后支及前支 2 支肺段支气管。④右主支气管分出上叶支气管后至中叶支气管开口前的一段称为中间支气管,左侧无中间支气管。⑤右下叶支气管共分出背、内、前、外、后 5 支肺段支气管,左下叶支气管则分为背、内前、外、后4 支肺段支气管。

## (二)CT 表现

1.肺野

常规 CT 只能在各横轴位图像上分别观察各自显示的肺野和(或)肺门。两肺野内含气而呈极低密度影,在其衬托下,可见由中心向外围走行的肺血管分支,由粗渐细,上下走行或斜行的血管则表现为圆形或椭圆形的断面影。有时中老年人两肺下叶后部近胸膜下区血管纹理较多,是仰卧位 CT 扫描时肺血的坠积效应所致,不要误为异常,改为俯卧位 CT 扫描可以鉴别。肺叶及肺段支气管与相应肺动脉分支血管的相对位置、伴行关系及管径的大小较为恒定,肺动脉分支的管径与伴行的支气管管径相近(图 3-1)。

2.肺门

CT 对两侧肺门结构的显示要优于 X 线胸片,尤其是增强 CT 检查。

(1)右肺门:右肺动脉在纵隔内分为上、下肺动脉。上肺动脉常很快分支并分别与右上叶的尖、后、前段支气管伴行。下肺动脉在中间段支气管前外侧下行中,先分出回归动脉参与供应右上叶后段;然后分出右中叶动脉、右下叶背段动脉,最后分出多支基底动脉供应相应的基底段。右肺静脉为两支静脉干,即引流右上叶及右中叶的右上肺静脉干和引流右下叶的右下肺静脉干。

(2)左肺门:左上肺动脉通常分为尖后动脉和前动脉分别供应相应的肺段。左肺动脉跨过左主支气管后即延续为左下肺动脉,左下肺动脉先分出左下叶背段动脉和舌段动脉,然后分出多支基底动脉供应相应的基底段。左肺静脉也为两支静脉干，即引流左上叶的静脉与左中肺静脉汇合形成的左上肺静脉干和引流左下叶的左下肺静脉干。

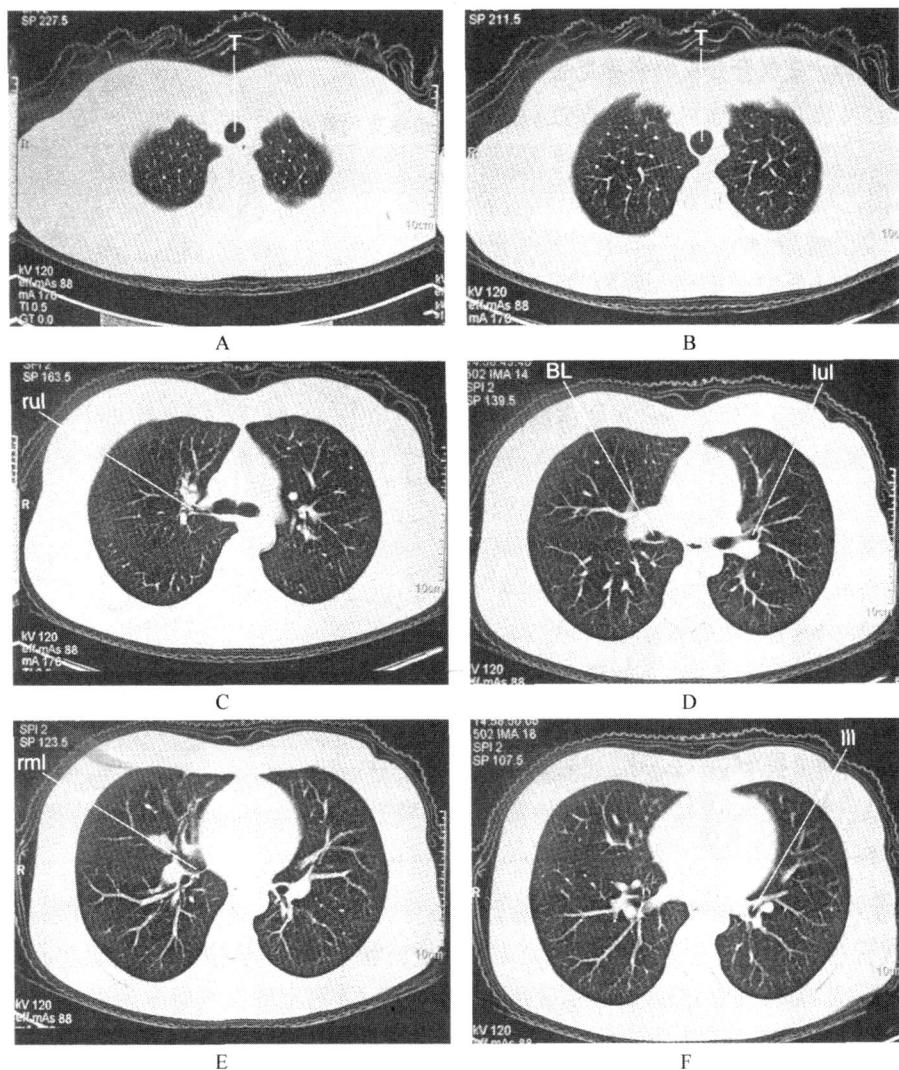

**图 3-1 正常肺窗 CT**

注 A、B.气管(T)。C.右上叶支气管(rul)。D.右中间段支气管(BL)，左上叶支气管(lul)。E.右中叶支气管(rml)。F.左下叶支气管(lll)。

3.叶间裂

叶间裂处实际是其两侧相邻肺叶的边缘部分，在常规 5mm 层厚 CT 图像上，叶裂边缘部的微细血管、支气管等结构已不能显示，所以在肺窗上表现为透明带，而叶裂本身由于部分容积效应影响多难以显示(图 3-2A)。在横轴位 CT 上，斜裂位置在第 4 胸椎平面以下的层面，表现为自纵隔至侧胸壁的横行透明带影；水平叶间裂因其与扫描平面平行，可表现为三角形或椭圆形无血管透明区。当叶间裂走行与扫描平面接近垂直或略倾斜时，则可显示为细线状影。在薄层高分辨力 CT 图像上，叶间裂可清楚显示为高密度线状影(图 3-2B)。

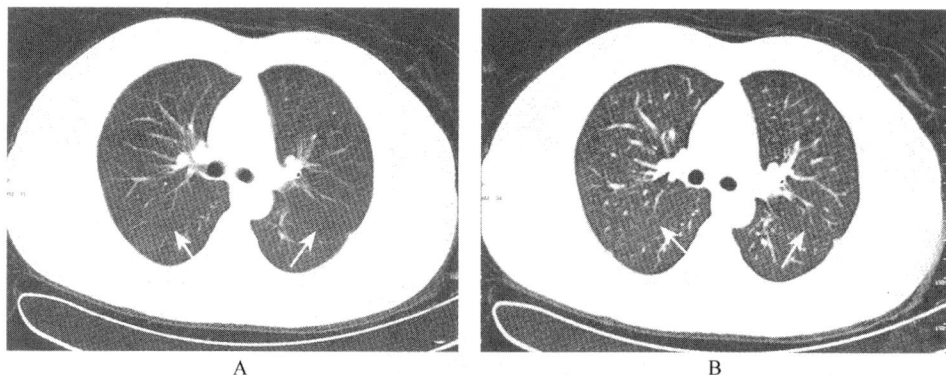

**图 3-2　正常叶间裂**

注　A.普通 5mm 层厚 CT 扫描,斜裂显示欠佳,相当于斜裂处表现为带状透亮区(箭头)。B.薄层高分辨力 CT 图像上,斜裂显示清晰,表现为线样致密影(箭头)。

4.肺叶、肺段和次级肺小叶

CT 图像上能够明确肺叶并可大致判断肺段的位置,尤其是薄层高分辨力 CT 图像上能够显示次级肺小叶结构。

(1)肺叶:叶间裂是识别肺叶的标志,左侧斜裂前方为上叶,后方为下叶。右侧者在水平裂以上层面,斜裂前方为上叶,后方为下叶;在水平裂以下层面,斜裂前方为中叶,后方为下叶。

(2)肺段:肺段的基本形态为尖端指向肺门的锥体状。CT 图像上不能显示肺段间的界限,但可根据肺段支气管及血管的走行大致定位。

(3)次级肺小叶:常简称为肺小叶,是肺的基本解剖单位。肺小叶呈圆锥形,直径为 10～25mm,主要包括以下 3 部分。

1)小叶核心,主要是小叶肺动脉和细支气管组成。

2)小叶实质,为小叶核心的外围结构,主要为肺腺泡结构。

3)小叶间隔,由疏松结缔组织组成,内有小叶静脉及淋巴管走行。在 5mm 层厚 CT 上难以显示肺小叶结构,但在 1mm 薄层高分辨力 CT 图像上,肺小叶由于其边缘有小叶间隔的勾画而得以识别,常见于肺的周边部,呈不规则多边形或截头锥形,底朝向胸膜,尖指向肺门;构成小叶核心的小叶肺动脉呈细点状,直径约 1mm,而细支气管难以显示;小叶实质通常表现为无结构的低密度区,偶可见斑点状微小血管断面影;小叶间隔有时可见,表现为长 10～25mm 的均匀细线状致密影,易见于胸膜下,且与胸膜垂直(图 3-3)。

**(三)MRI 表现**

在常规 MRI 图像上,无论是肺野还是肺纹理的显示均不及 CT。肺血管的流空效应,较大的肺动、静脉均呈管状的无信号影,而肺门部的支气管也呈无信号影,所以两者只能根据其解剖学关系进行分辨;但应用快速梯度回波序列,肺动、静脉均呈高信号,则可鉴别。在肺血管与支气管之间,由脂肪、结缔组织及淋巴组织融合而成的小结节状或条片状高信号影,其直径一般不超过 5mm。

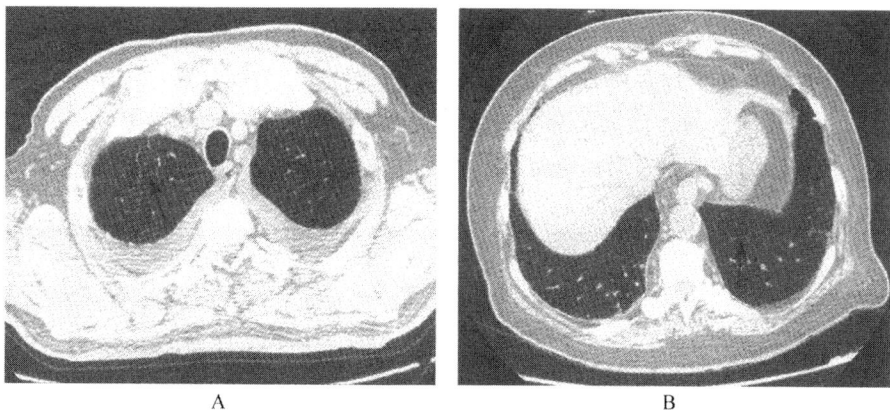

**图 3-3　肺小叶薄层 CT 表现**

注　A、B.分别为肺尖和肺底水平薄层高分辨力 CT 图像,显示肺小叶呈多边形(箭头),其周边线状致密影代表小叶间隔,中心点状致密影为小叶核心(为清楚显示肺小叶结构,此两幅图像并非完全正常肺小叶,而是有小叶间隔的轻度增厚)。

## 三、纵隔

### (一)X 线表现

纵隔位于胸骨之后,胸椎之前,介于两肺之间,上为胸廓入口,下为横膈;两侧为纵隔胸膜和肺门。其中包含心脏、大血管、气管、主支气管、食管、淋巴组织、胸腺、神经及脂肪等。

X 线胸片上除气管及主支气管可分辨外,其余纵隔结构缺乏对比,只能观察其与肺部邻接的轮廓。纵隔的分区在判断纵隔病变的起源和性质上有重要意义。纵隔的分区方法有多种,较简单而常用的是六分区法:即在侧位胸片上,从胸骨柄体交界处至第 4 胸椎下缘画一水平线,其上为上纵隔,下为下纵隔;以气管、升主动脉及心脏前缘的连线作为前、中纵隔的分界,再以食管前壁及心脏后缘连线作为中、后纵隔的分界,从而将上、下纵隔各分为前、中、后 3 区,共6 区。

### (二)CT 表现

1.前纵隔

前纵隔位于胸骨后方,心脏大血管之前。前纵隔内有胸腺组织、淋巴组织、脂肪组织和结缔组织。胸腺位于上纵隔血管前间隙内,分左、右两叶,形状似箭头,尖端指向胸骨;胸腺边缘光滑或呈波浪状,但儿童胸腺外缘常隆起,而成人胸腺外缘平直或凹陷;胸腺的密度取决于其内的脂肪含量,中老年人胸腺几乎全部为脂肪组织代替,仅见一些细纤维索条状结构。前纵隔淋巴结包括前胸壁淋巴结和血管前淋巴结;血管前淋巴结位于两侧大血管前方,沿上腔静脉、无名静脉及颈总动脉前方排列。

2.中纵隔

中纵隔包括气管与主支气管、大血管及其分支、膈神经及喉返神经、迷走神经、淋巴结、心脏及心包等。左、右心膈角区可见三角形脂肪性低密度影,常为对称性,右侧多大于左侧,为心包外脂肪垫,不要误为病变。中纵隔淋巴结多沿气管、支气管分布,主要有气管旁淋巴结、气管支气管淋巴结、奇淋巴结、支气管肺淋巴结(肺门淋巴结)、隆突下淋巴结等。

3.后纵隔

后纵隔为食管前缘之后,胸椎前及椎旁沟的范围。后纵隔内有食管、降主动脉、胸导管、奇静脉、半奇静脉及淋巴结等。后纵隔淋巴结沿食管及降主动脉分布,与隆突下淋巴结交通。

纵隔各组淋巴结在CT上均表现为圆形或椭圆形软组织影,正常时其短径≤10mm,若短径≥15mm应视为异常。

### (三)MRI表现

胸腺未发生脂肪替代时,呈较均匀信号,在$T_1WI$上信号强度低于脂肪,$T_2WI$上信号强度与脂肪相似。

气管与主支气管腔内无信号(黑影);气管和支气管壁由软骨、平滑肌纤维和结缔组织构成且较薄,通常也不可见;气管和主支气管可由周围高信号纵隔脂肪衬托而勾画出其大小和走行。纵隔内的血管也是由周围高信号脂肪衬托而显示为低信号。胸段食管多显示较好,食管壁信号强度与胸壁肌肉相似。

淋巴结常可见,在$T_1WI$和$T_2WI$上均表现为中等信号的小圆形或椭圆形结构,正常时其径线同CT。通常前纵隔淋巴结、右侧气管旁淋巴结、右气管支气管淋巴结、左上气管旁淋巴结、主—肺动脉间淋巴结及隆突下淋巴结较易显示,而左下气管旁淋巴结及左主支气管周围淋巴结不易显示。

(杨泽权)

# 第二节 支气管扩张症

支气管扩张症是指支气管内径不可逆的异常扩大。好发于儿童及青壮年,男女发病率无明显差异。

## 一、病因

分为以下两类。

### (一)先天性

(1)纤毛无运动综合征:为常染色体遗传性疾病,由于呼吸道纤毛和精子尾部运动障碍,导致支气管扩张和男性不育。

(2)先天性免疫球蛋白缺乏症:即低丙种球蛋白血症。

(3)肺囊性纤维化。

此外,先天性支气管扩张、内脏反位和鼻窦炎三联征称为卡塔格内综合征。

### (二)后天性

基本原因是感染、阻塞和牵拉,三者互为因果。见于慢性肺炎、肺结核、肺纤维化晚期等。由化脓菌和病毒感染所致者多位于两下肺;继发于结核或其他肉芽肿病变者多位于上叶和下叶上段;过敏性支气管肺曲菌病可引起肺中央部支扩,而周围无扩张。

## 二、病理

根据其形态分为 4 型:①柱状;②静脉曲张状;③囊状;④混合型。

## 三、临床表现

有咳嗽、咳痰、咯血三大症状。往往是多量臭味脓痰,发热、胸痛也为常见症状。极少数患者无咳嗽、咳痰,只有反复咯血,临床上称为干性支气管扩张。

## 四、影像学表现

支气管扩张 X 线平片约有 10％无明显异常。

### (一)X 线平片

粗乱的肺纹理中见到杵状、管状阴影或囊状、蜂窝状阴影为其较为特征的表现。囊状影直径为 0.5～3cm,其内可见小液平。还可见肺纹理增强、肺实质炎、肺不张等表现,但不是支气管扩张所特有。即使看到上述特征性改变,也不能从平片上确定受累范围,需支气管造影以明确诊断和确定范围。

先天性支气管扩张,常在肺发育不全的基础上发生。其典型表现是在实变肺(不发育肺)内有多个圆形透光影,可为一侧或两侧。

### (二)支气管造影

支气管造影有 5 种表现类型。

1.柱状扩张

呈柱状或杵状。

2.囊状扩张

病变多侵犯 5～6 级以下的细小支气管。

3.混合型

柱状和囊状混合存在。

4.局限梭形扩张

少见,多在肺亚段或其分支,但其上下支气管腔均正常。

5.曲张型

支气管扩张重、外形不规则,结核性扩张可状如鸡爪。

### (三)CT 表现

高分辨率 CT 对支气管扩张的诊断很有价值。其诊断标准为:①某一支气管的远端大于或等于近端;②胸壁下 1.0cm 内见到支气管;③支气管内径与伴随的肺动脉横径之比≥1.5(呈椭圆形时,以短轴为准)。其 CT 表现如下。

1.柱状扩张

根据支气管与扫描层面的关系(平行、垂直或斜交)而形成双轨状、圆形或椭圆形透亮影。

圆形扩张的支气管与伴行的肺动脉断面构成图章戒指(印戒)样称为"印戒征",有助于支气管扩张的诊断。如扩张的支气管内被黏液充填,则表现为与血管伴行且粗于血管的柱状或结节状高密度灶。

2.静脉曲张型扩张

呈不规则串珠状。当与扫描层面垂直或倾斜时呈囊状或柱状扩张的表现。

3.囊状扩张

表现为多数散在或簇状分布的囊腔,直径0.5~3cm,其内可见液平面,一般位于肺野内中带。如果这种囊腔从肺门到肺周排成一行或多个囊腔集成一簇,强烈提示为支气管扩张(图3-4)。如囊内充满液体则呈一串葡萄状。

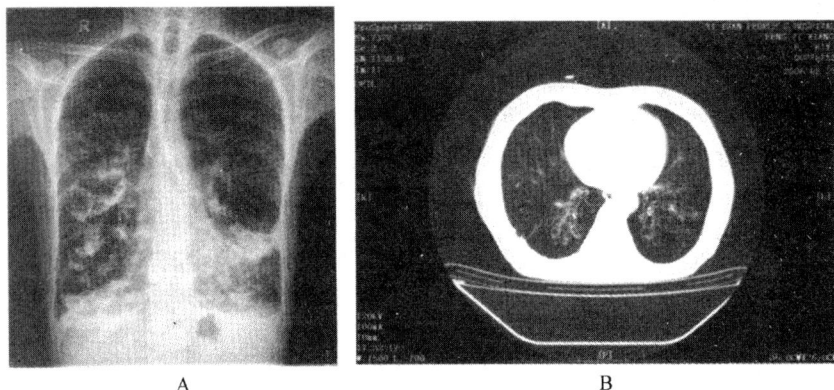

**图 3-4　支气管扩张(A、B 非同一患者)**

注　A.左、右肺中下野可见许多大小不一囊状透光影,部分可见液气平面。B.左、右肺下叶有从肺门到肺周排列的成排和成簇的囊腔。

## 五、鉴别诊断

### (一)弥漫性肺纤维化

因肺弹性阻力及胸腔内负压的增加,支气管可呈特征性的"塞钻状"扩张表现,但这种牵引性支气管扩张与常见的支气管扩张病因不同,也无相似症状。

### (二)组织细胞增生症

组织细胞增生症有时可见似支气管扩张的囊状改变,多代表空洞性肉芽肿。病变多位于上、中叶,并伴有结节。

### (三)巨气管支气管症

巨气管支气管症位于中央部,无支气管壁增厚有助于鉴别。

### (四)卡氏肺囊虫肺炎,多发性空洞性肺肿瘤

尤其是来自肺泡癌者,也可误为支气管扩张。但这些病变无连续性。

(杨泽权)

# 第三节　肺部感染性疾病

　　肺部感染性疾病是指因感染引起的包括终末气道、肺泡腔及肺间质在内的肺部炎症。肺部感染性疾病是威胁人类健康的主要疾病之一，20 世纪 90 年代感染性疾病致死者占全球死亡人数的 1/3，其中肺部感染居各类感染之首。影像学检查对于准确定位、缩小鉴别诊断范围、指导进一步诊治措施的实施及治疗后随访起着关键的作用。放射科医师不仅要熟知肺部感染的影像学征象，还要了解患者的临床背景，包括特殊的流行病学和环境的暴露史、潜在的免疫缺陷类型、免疫抑制状态持续的时间和严重程度以及临床表现进展的速度和方式等，将影像学检查与这些临床资料相结合才能使诊断得到进一步明确。

## 一、细菌性肺炎

　　细菌性肺炎是由各种细菌引起的肺部炎症，占肺炎的绝大多数，是我国常见病、多发病，约占成人各类感染性肺炎的 80%。引起肺炎常见的细菌有革兰阳性菌、革兰阴性菌和厌氧菌等，其中以肺炎链球菌、肺炎双球菌、金黄色葡萄球菌最为常见。

### （一）病理生理

**1.肺炎链球菌性肺炎**

典型肺炎链球菌感染可引起大叶性肺炎，分为 4 期。

(1)充血期：起病 12～24h，肺泡壁毛细血管扩张、充血、肺泡腔内浆液渗出。

(2)红色肝变期：2～3d，肺泡腔内有大量纤维蛋白及红细胞渗出物，肺组织切面呈红色。

(3)灰色肝变期：4～6d，肺泡腔内红细胞减少，代之以大量白细胞，切面呈灰色。

(4)消散期：发病 1 周后，肺泡腔内炎性渗出物被吸收，肺泡腔重新充气。

**2.金黄色葡萄球菌性肺炎**

由金黄色葡萄球菌引起的急性肺部化脓性感染，可分为两种类型。

(1)原发型：是从呼吸道吸入引起的感染。

(2)继发型：一般是病原菌通过身体其他感染部位血液播散至肺内。

　　与肺炎链球菌性肺炎相比，金黄色葡萄球菌性肺炎初期主要累及肺小叶。病变最先源于气道，以后逐渐累及肺泡。早期表现为一侧肺段内分布的细支气管周围腺泡实变，该菌毒力较强，进展迅猛，小病灶可迅速扩张并融合，形成大片状实变，后病灶中心出现液化坏死，与支气管相通，形成空洞。

**3.克雷伯杆菌性肺炎**

　　克雷伯杆菌引起的肺部病变表现为大叶或小叶融合渗出性炎症，且为黏稠的渗出液，可引起肺组织液化坏死，形成脓肿，如果侵犯胸膜，则可发生脓胸。克雷伯杆菌性肺炎急性期多于胸膜表面可见纤维素性渗出，镜下可见肺泡壁充血肿胀，黏稠的渗出液充满肺泡，还可见到肺泡壁坏死，有实质破坏及脓肿形成。慢性期可有多发肺脓肿伴肺实质显著纤维化，胸膜增厚及粘连。

## （二）临床表现

**1.肺炎链球菌性肺炎**

临床症状变化较大,其轻重取决于病原体和宿主的状态,常为急性起病,高热,可伴有寒战、咳嗽、咳痰或原有的呼吸道症状加重,可出现脓痰、褐色痰或血痰,伴或不伴胸痛,外周血白细胞数明显升高,C反应蛋白(CRP)升高,肺部实变体征或湿性啰音。

**2.金黄色葡萄球菌性肺炎**

金黄色葡萄球菌性肺炎的临床表现比一般肺炎重,除具有其他细菌性肺炎的常见症状外,还有发病急、高热、咳脓血痰,重者出现精神症状、气促、心率加快,甚至出现周围循环衰竭,临床病情危重,预后较差。

**3.克雷伯杆菌性肺炎**

克雷伯杆菌类为革兰阴性条件致病菌,是医源性感染的重要病原菌之一。在机体免疫力低下时,可经呼吸道进入肺内而引起大叶或小叶融合性实变,以上叶较为多见。起病急,有寒战、高热、咳嗽、咳痰和严重胸痛,甚至出现意识障碍伴躁动不安、谵语等严重中毒症状。肺脓肿和脓胸的发生率高于肺炎链球菌性肺炎。痰液的特征是量多黏稠、不易咳出的砖红色胶冻状。肺部实变体征或湿性啰音。

## （三）影像学表现

**1.肺炎链球菌性肺炎**

典型的由肺炎链球菌引起的肺炎表现为大叶性肺炎,影像学上初期多为磨玻璃密度影,进展期为肺实变,消散期复为磨玻璃密度影,多见胸膜渗出,少见肺萎陷和支气管扩张(图3-5)。

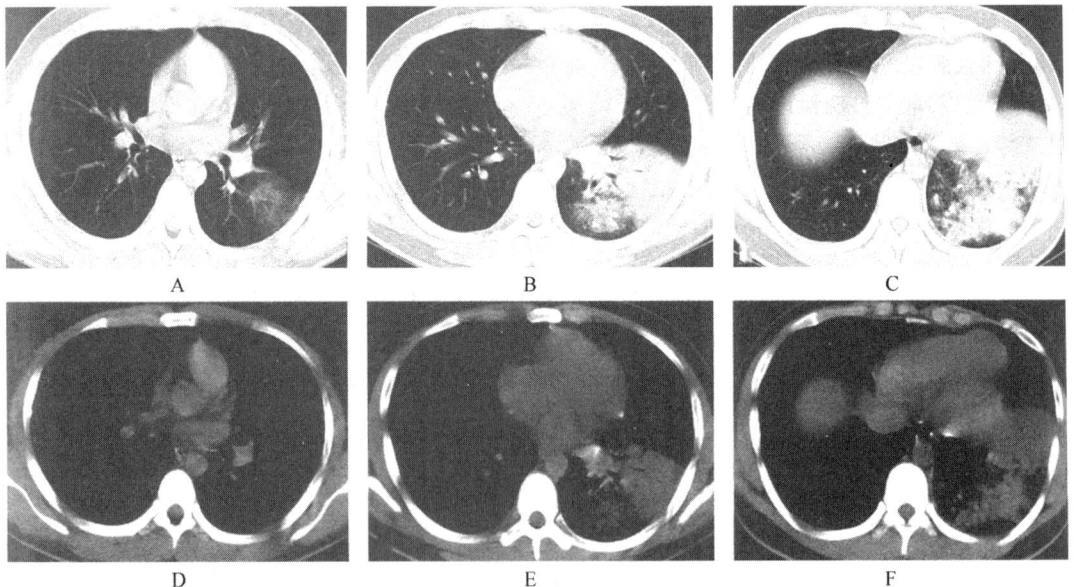

**图 3-5　肺炎链球菌肺炎病例**

**注**　患者,男,18岁,间断发热2d。细菌培养肺炎链球菌生长。诊断为肺炎链球菌肺炎。A~C.肺窗示左下肺见大片状实变影及片状磨玻璃影。D~F.纵隔窗示左胸腔少量积液,左下肺实变影见明显支气管充气征。

（1）X线表现。

1）充血期：可无阳性发现或仅病变区肺纹理增多，肺野透亮度减低。

2）实变期：密度均匀的肺叶、段实变影，累及肺段者表现为片状或三角形致密影；累及整个肺叶时，呈现以叶间裂为界的大片致密阴影，其中可见透亮支气管影，即空气支气管征。

3）消散期：实变区密度逐渐减低，呈大小不等、分布不规则的斑片状影。炎症最终可完全吸收或只留少量条索状影，偶可演变为机化性肺炎。

（2）CT表现。

1）充血期：病变区正常或见磨玻璃样密度影。

2）实变期：大叶或肺段分布的致密阴影，CT显示空气支气管征较X线片更清晰。

3）消散期：实变区密度减低，呈散在大小不等、分布不规则的斑片状影，可完全吸收。

**2.金黄色葡萄球菌性肺炎**

金黄色葡萄球菌常导致支气管肺炎，胸片表现为多发性、不均匀分布的斑片状或絮状阴影。CT以中下肺叶多见，呈边界不清的小片状略高密度病灶。

肺气囊为金黄色葡萄球菌性肺炎的特征性表现，肺气囊表现为薄壁囊状结构，可含有气液平面。与肺脓肿不同的是肺膨出的内壁通常薄而光滑、规则。

出现多发性肺脓肿灶是由于金黄色葡萄球菌感染支气管周围肺组织，出现中心液化坏死，可与支气管相通，形成空洞。影像早期表现为大片状或球形高密度病灶，后发展为多发散在圆形或类圆形透光区，壁厚，内可见气液平。

金黄色葡萄球菌性肺炎可以侵犯胸膜，而产生脓胸、气胸、脓气胸。

**3.克雷伯杆菌性肺炎**

病变可发生于任何肺叶，影像学表现为大叶阴影，密度均匀或有透光区，病变肺叶体积增大，叶间胸膜移位，也可以表现为两肺下野或中下野斑片状或片状融合影，病灶不均匀，边缘模糊，可合并胸腔积液。

与其他肺炎相比，单发的大片状、蜂窝状实变影伴有液化坏死是克雷伯杆菌性肺炎较典型的影像特点。克雷伯杆菌感染引起肺部出现大小不等脓腔，其内充满坏死组织和黏稠不易咳出的痰液，在重力作用下，可导致X线胸片叶间裂下坠及CT肺斜裂后突呈"钟乳石征"的影像表现。患者可伴有少量胸腔积液及胸膜增厚。

## （四）诊断

**1.临床特点**

细菌性肺炎常为急性起病，高热，可伴有寒战、咳嗽、咳痰或原有的呼吸道症状加重，可出现脓痰、褐色痰或血痰，伴或不伴胸痛等。

**2.实验室检查**

外周血白细胞数明显升高，C反应蛋白升高。

**3.细菌性肺炎影像学特点**

往往表现病变范围较大，多呈肺叶、肺段、一侧肺甚至两侧肺分布；非细菌性肺炎可为肺小叶或肺段分布，也可演变为肺叶病变，但少见一侧肺或两侧肺同时受累；病变以网织和磨玻璃影为主,局部肺萎陷,病变内可见支气管扩张影,胸膜渗出相对少见。

4.气腔性结节

此是细菌性肺炎的特殊表现。

### (五)鉴别诊断

(1)典型肺炎链球菌引起的大叶性肺炎依据临床资料与影像学表现,多可明确诊断。CT检查有利于病变早期检出和鉴别。不典型者应与肺不张、大叶性干酪性肺炎、肺炎型肺癌等进行鉴别。

1)肺不张:影像学上表现为肺叶体积缩小、密度增高,叶间裂移位。肺不张原因很多,以阻塞性最为常见,可见近端支气管阻塞,伴肿块和肿大淋巴结时应考虑肺癌。

2)大叶性干酪性肺炎:临床上可出现结核中毒症状,影像学上病灶密度多较高、不均匀,其中可见多发大小不等的虫蚀样空洞及空气支气管征,病灶周围或其他肺野可见支气管播散灶。

3)肺炎型肺癌:病理上为非支气管阻塞的弥漫实质性肺浸润,呈斑片状或大叶性磨玻璃影或肺实变影,以外围分布为主,近端可见无支气管阻塞的空气支气管征;增强可见"血管造影"征。

(2)由链球菌、葡萄球菌及克雷伯杆菌等致病菌引起的支气管肺炎应与支原体、病毒等引起支气管肺炎进行鉴别。

1)支原体肺炎:X线表现为以两下肺分布为主的间质性浸润影,较具特征的征象是自肺门向外呈扇形或放射状延伸的局部纹理增粗增多,同时可见大小不等的斑片影,边缘模糊,在胸片上描述为云雾状、蒙面纱样、游走性阴影改变等,呈典型间质性肺炎改变。

2)病毒性肺炎:多表现为磨玻璃密度影及肺实变影,结合临床及实验室检查可基本进行鉴别。

## 二、病毒性肺炎

病毒性肺炎是由上呼吸道病毒感染、向下蔓延所致的肺部炎症,也可继发于出疹性病毒感染,常伴随气管及支气管感染。据 WHO 估计,全球每年约 400 万人死于该疾病,占总体死亡人口的 7%。在社区获得性肺炎(CAP)中,病毒感染占 5%～15%。在非细菌性肺炎中,病毒性肺炎占 25%～50%。病毒性肺炎一年四季均可发病,每种病毒均有相对流行季节,但以冬、春季多见,可散发、小流行或暴发流行。病毒性肺炎的病原体多种多样,流感病毒、副流感病毒、冠状病毒、巨细胞病毒、呼吸道合胞病毒、腺病毒、鼻病毒和某些肠道病毒(如柯萨奇病毒、埃可病毒等)均可引起病毒性肺炎。流感病毒是成年人及老年人病毒性肺炎最为常见的病原体。呼吸道合胞病毒则常是婴幼儿病毒性肺炎的最常见致病因素。近年来,由于器官移植广泛开展、免疫抑制药物普遍使用以及获得性免疫缺陷综合征(AIDS)发病率逐年上升等原因,病毒性肺炎引起了越来越多的关注。新型冠状病毒及禽流感病毒 H1N1、H7N9 的出现,再次引起了人们对于呼吸道病毒感染导致重症肺炎的重视。

## （一）病理

**1.普通流感病毒性肺炎**

主要表现为呼吸道纤毛上皮细胞呈簇状脱落、上皮细胞的化生、固有层黏膜细胞的充血、水肿伴单核细胞浸润等。同时镜下可见肺泡毛细血管充血,肺泡间隔扩大,间质水肿以及白细胞浸润(主要是中性粒细胞及嗜酸性粒细胞),这些细胞也可在肺泡腔内存在。典型的病理变化是肺透明膜的形成。肺泡管和肺泡间隔毛细血管以及肺部小血管内部形成纤维蛋白血栓,从而导致肺泡间隔坏死。后期改变还包括弥漫性肺泡损害、淋巴性肺泡炎、化生性的上皮细胞再生,甚至是组织广泛的纤维化。致命性流感病毒性肺炎除上述表现外,还有出血、严重气管支气管炎症和肺炎,支气管和细支气管细胞广泛坏死。腺病毒、巨细胞病毒、呼吸道合胞病毒等在肺泡细胞和巨噬细胞胞质内可见具有特征性的病毒包涵体。

**2.甲型 H1N1 流感病毒性肺炎**

典型病理表现为弥漫性肺泡损伤和坏死性支气管炎,前者表现为肺泡出血、水肿、纤维蛋白渗出物填充,肺泡壁透明膜形成,肺泡间隔增生,Ⅱ型肺泡上皮增生,小血管栓塞;后者表现为支气管黏膜溃疡和脱落。病情发展,可伴有胸膜炎、肺间质淋巴细胞浸润、肺间质水肿和纤维化。若支气管反复感染和阻塞,可出现支气管扩张和慢性肺间质纤维化。

**3.人感染 H7N9 禽流感病毒性肺炎**

主要累及肺部,病变区域肺泡壁透明膜形成,肺泡出血、水肿,炎症细胞和纤维蛋白充填,肺泡间隔增生,肺间质水肿以及纤维化。

**4.严重急性呼吸综合征(SARS)**

以各期弥漫性肺泡损伤为基本特征。SARS肺部病变早期,由于弥漫性肺泡上皮细胞损伤,导致肺毛细血管床的浆液纤维素性渗出反应,表现为间质性肺水肿、微血栓和肺透明膜形成。随着病情的进一步发展,致使肺泡Ⅱ型上皮细胞修复性增生、脱落。被破坏的肺毛细血管床以及肺泡内的纤维素性渗出物,通过增生的纤维母细胞而机化。此外,肺泡巨噬细胞分泌促纤维化因子也导致了纤维化过程,直至广泛的肺实变,导致患者出现严重的通换气功能障碍,出现呼吸衰竭。

## （二）临床表现

**1.普通流感病毒性肺炎**

起病缓慢,病情严重程度与病毒种类、机体免疫等有关。初期多有咽干、咽痛、喷嚏、流涕、发热、头痛、纳差以及全身酸痛等上呼吸道感染症状,有时体温可在 40℃ 以上,热型多不规则,平均热程 8d,多数病例有精神萎靡或烦躁不安,病变累及肺实质可有阵发性干咳、胸痛、气短等症状。主要体征是呼吸增快、肺部湿啰音、喘鸣音等。免疫缺陷的患者临床症状常比较严重,有持续性高热、心悸、气急、发绀、极度衰竭,可伴休克、心力衰竭和低氧血症。严重者会出现呼吸窘迫综合征。流感病例外周血常规检查一般白细胞总数不高或偏低,淋巴细胞相对升高,重症患者多有白细胞总数及淋巴细胞数下降。

**2.甲型 H1N1 流感病毒性肺炎**

甲型 H1N1 流感为急性呼吸道传染病,其病原体是一种新型的甲型 H1N1 流感病毒,在人群中传播。与以往或目前的季节性流感病毒不同,该病毒毒株包含有猪流感、禽流感和人流感 3 种流感病毒的基因片段。主要表现为流感样症状,包括发热、流涕、咽痛、咳嗽、头痛和(或)腹泻等。少数病例病情进展迅速,可出现呼吸衰竭、多脏器功能不全或衰竭,严重者甚至死亡。实验室检查一般表现为外周血白细胞总数正常或偏低,淋巴细胞比例增高。新型甲型H1N1 流感的特点之一为中性粒细胞比例高于正常值上限,占 63%。甲型 H1N1 流感病毒可抑制机体细胞免疫功能,表现为患者细胞免疫功能下降,表现为 $CD4^+T$ 淋巴细胞绝对计数低于正常下限水平。

**3.人感染 H7N9 禽流感病毒性肺炎**

H7N9 禽流感是一种新型禽流感,人感染 H7N9 禽流感是由 H7N9 亚型禽流感病毒引起的急性呼吸道传染病,以老年男性城市居民为主,重症病例比例较多,该病毒可引起急性呼吸道传染,临床主要表现为发热(38~42℃,多在 39℃以上)、咳嗽、少痰、呼吸急促,伴有头痛、肌肉酸痛、乏力等。潜伏期一般为 7d 以内。病情短期内进展迅速,多在 5~7d 内发展为重症肺炎和急性呼吸窘迫症(ARDS),导致多器官功能衰竭,甚至死亡。淋巴细胞计数降低,中性粒细胞计数升高而白细胞总数一般正常或略降低,C 反应蛋白增高。由于 H7N9 禽流感病情进展快,应尽早使用神经氨酸酶抑制剂抗病毒治疗,同时视病情不同给予抗细菌及营养支持治疗。

**4.SARS**

严重急性呼吸综合征是由新型冠状病毒引起的急性呼吸道传染病,具有潜在的致死性。起病急,潜伏期 2~10d,以发热为首发症状,体温大多>38℃,热型可为稽留热或弛张热,一般持续时间为 9~12d,可伴有头痛、肌肉酸痛、畏寒、乏力、腹泻,咳嗽多为干咳,多出现在病程的第 4~6 天,以第 2 周最为明显,可伴有少量白黏痰,剧烈咳嗽者可伴有血丝痰,可有胸痛,严重者出现气促、呼吸困难,甚至出现 ARDS。肺部体征不明显,部分患者可闻及少许湿啰音或有呼吸音减低等肺实变体征。

**(三)影像学表现**

**1.普通流感病毒性肺炎**

(1)X 线表现:病毒性肺炎胸部 X 线最常见表现为间质性肺炎。合并细菌性感染时可表现为大叶性实变和胸腔积液。两肺纹理增粗、模糊,可见斑片状或弥漫性磨玻璃样密度增高影,伴有或不伴有实变以及透亮度更低的互相交错的网格状区,以肺门附近及两下肺野为著。病毒性胸膜炎可伴有或不伴有肺实质浸润,病变呈单侧或双侧,一般胸腔积液较少,病程有自限性。

(2)CT 表现:早期表现为肺内局灶性实变,呈局灶性斑片状影或散在磨玻璃密度影。部分病例病变进展为重症肺炎,表现为单侧或双侧弥漫性分布、大片状实变影或磨玻璃密度影,其内可见支气管充气征。各期的 CT 表现特点如下。

1)病情进展期:首次 CT 表现为肺叶、段大片实变,其内可见充气支气管征,伴有少量散在边界不清的斑片状磨玻璃密度影及胸腔积液,反映了肺泡弥漫性损伤。随后,病变范围增大、互相融合,呈多段、叶病变,病变密度增加,积液增多。

2)病情稳定期:表现为肺实质与间质性改变并存。病变范围缩小,密度减低。CT示肺内胸膜下病灶有吸收,肺门周围病灶多沿支气管血管束呈条索、网格状影以及小斑片状实变,也可见磨玻璃密度影。HRCT可见小叶间隔增厚及胸膜下线。肺门周围部分病灶内可见因小气道阻塞、支气管活瓣作用所致的囊状扩张过度充气区域,合并磨玻璃密度影时则出现马赛克肺灌注表现以及小叶中心性结节或树芽征。复查胸部CT时,若过度充气区域消失,肺密度均匀,则反映小气道通气功能得以改善。

3)病变恢复期:主要以肺间质炎及纤维化为主,表现为局限性索条、网格、点条状影、小叶间隔增厚以及胸膜下线等,并可见支气管牵拉扭曲、血管聚集以及肺叶膨胀不全,而肺实质病灶大部分已吸收。CT图像上这些病变的吸收时间明显延长,与临床症状的先行改善并不完全同步。

**2.甲型 H1N1 流感病毒性肺炎**

多无明显异常或仅表现为肺纹理增重。有肺部异常者多为住院患者和进入ICU的患者,早期最常见呈磨玻璃样密度影,多沿支气管分布,双肺受累多见,以中下肺野中外带为著;少数弥漫性分布。随病情进展,病变范围扩大、数量增多,呈斑片状、片状密度增高影或肺叶、肺段的实变,其内可见小囊状透光区。病变多发、大小不等,且变化迅速。

**3.人感染 H7N9 禽流感病毒性肺炎**

(1)X线表现:感染早期可正常,也可表现为肺纹理增粗、模糊或散在小片状影。进展期表现为两肺透亮度不同程度减低,肺纹理模糊不清,病变表现为大片状实变致密影,边缘模糊不清,密度不均匀,在实变区可见透亮的空气支气管征。病变短期内进展迅速,床旁胸片可检测病情发展,有助于临床治疗的跟进。

(2)CT表现:该病常急性发病,进展迅速,感染在短时间内扩散至全肺。其表现常分以下4期。①早期,多在发病3d以内。以肺实质改变为主,表现为散在小斑片状磨玻璃影或实变影,病变比较局限,右肺常受累,尤其是右肺上叶及中叶。由于多数患者确诊较晚,早期CT检查不多。②进展期,病灶常迅速扩大,呈广泛分布,病灶多发,但是无典型肺内分布的趋势和特定的肺叶或肺段。多表现为双肺多发磨玻璃密度影和肺实变,疾病不同期的两种病变比例不同,在病灶之间仍可见正常通气的肺组织,形成“地图征”,磨玻璃密度及肺实变区域内可见空气支气管征。胸膜改变较常见,且可合并有胸腔积液、心包积液和纵隔淋巴结肿大。③吸收期,病变范围变小,密度减低,伴有小叶间隔增厚时,可见“铺路石征”。伴有小叶中心性结节、树芽征及胸膜下线状影等,部分病例可见网状改变。④疾病迁延期,以肺间质改变为主,主要变现为肺小叶间隔增厚,可呈网格影等改变,最终间质性炎症缓慢吸收好转。部分病例可迅速进展,病变由局限转变为广泛。

**4.SARS**

(1)X线表现:肺部可见不同程度的片状、斑片状浸润性阴影或呈网状改变,部分患者疾病进展迅速,呈大片状阴影;常为多叶或双侧改变,阴影吸收消散较慢;肺部阴影与症状体征可不一致。若影像学检查结果阴性,1~2d后应予复查。部分患者在疾病进展或吸收过程中,可见某一部位病变吸收或变小,而其他部位出现新病变或其他部位病变增大。

（2）CT 表现：异常胸部影像学表现是 SARS 的一大特点，在症状出现后 1～2d 甚至早于呼吸系统症状影像学检查即可发现肺部异常阴影。各期的影像学表现有其特点。

1）病变早期：可表现为单发片状磨玻璃密度影，也可为大片状磨玻璃密度影，其内可见肺纹理穿行和空气支气管征。这是由于支气管壁和肺泡壁形成透明膜，严重影响气体交换。肺泡实变影较少见，若出现实变表示肺泡腔完全被炎症渗出所充实。病灶多于肺野外带或胸膜下。此种分布方式目前认为是由于 SARS 通过近距离飞沫传播，病毒颗粒细，可沉积于末梢支气管及肺泡内。

2）病情进展期：一般出现在入院 10～14d 内，影像学表现上病变范围均较前有所增大，可超过一个肺段范围，主要表现为磨玻璃密度为主并有肺实变影，磨玻璃密度影和肺实变影可在相同或不同的 CT 层面上出现，肺实变影也可发生在磨玻璃密度影内。也可表现为单纯磨玻璃密度影或以肺实变影为主的影像。病情进一步恶化可表现为病变部位增多，可由一侧肺发展到双侧、由少数肺野发展为多个肺野，最后融合成两肺弥漫性分布。少数 SARS 患者发展为急性肺损伤，ARDS 甚至多脏器功能衰竭综合征（MODS）而死亡。

死亡病例 CT 表现多为弥漫或大片状磨玻璃密度或肺实变，CT 随访病变进展迅速，继发细菌、真菌感染。

3）病变恢复期：多发生在入院 14d 后，肺内病变由弥漫或多发转变为局限性病变，病灶由大变小。少数患者可出现明显的肺间质增生，CT 表现为条索状、网状或蜂窝状影，出现胸膜下弧线影及小叶间隔增厚，并可见局限性或一侧肺野透亮度增加，患侧胸廓变小。

## （四）诊断

病毒性肺炎诊断需结合其临床症状、流行病史及影像学改变，并排除由其他病原体引起的肺炎。流感病毒性肺炎大多数有典型的流感症状与体征，普通流感、SARS、H1N1 流感和 H7N9 流感等均有好发季节，可有明确的流行病史，结合白细胞总数不高或降低，淋巴细胞计数降低，CT 显示磨玻璃密度影或伴实变，高度提示病毒性肺炎。具体病毒类型的确切诊断则有赖于病原学检查，包括病毒分离、血清学检查及病毒抗原检测。呼吸道分泌物中细胞核内见病毒包涵体可提示病毒感染。

（1）普通流感病毒性肺炎 X 线主要表现为肺间质为主的肺炎，HRCT 则表现为多发斑片状实变、小叶中心性结节或磨玻璃密度影。

（2）甲型 H1N1 流感性肺炎轻症患者 CT 上表现为多个或单个片状磨玻璃密度影和（或）实变影，部分呈网格状表现，病灶多位于外周肺及下肺，常伴肺间质性改变；重症患者以青年和高危人群多见，肺内见多发大小不等的磨玻璃密度影和实变影，相互融合成大片或两者并存。与普通病毒性肺炎相比较，甲型 H1N1 流感性肺炎范围更广泛，进展快，但早期肺间质性改变较少见。

（3）人感染 H7N9 禽流感病毒性肺炎进展快，随着病情进展，病灶广泛分布且多发，多表现为多肺叶弥漫分布的磨玻璃密度影和实变影混杂，"地图征"及"铺路石征"常见，范围较广，但胸腔积液的出现与疾病严重程度无明显相关性。

（4）SARS 患者胸部 CT 表现为磨玻璃密度和肺实变，约 50% 累及两肺，以中、下肺野受累常见,且病变多为于肺野外带。HRCT 上可见小叶间隔增厚,伴有细支气管扩张和少量胸腔积液。

### (五)鉴别诊断

结合患者的流行病学史、临床表现、实验室检查及影像学检查,可作出临床诊断。确诊有赖于病原学及血清学检测结果,最可靠的方法是从呼吸道分泌物中分离出病原体。临床上应注意与 H5N1 禽流感病毒性肺炎、肺泡蛋白沉积症、其他病毒性肺炎、细菌性肺炎、支原体肺炎等疾病进行鉴别诊断。

1.人高致病性 H5N1 禽流感病毒性肺炎

表现为两肺大片状或斑片状密度增高影,病变范围分布广,两肺多叶多段广泛受累,病情变化快,病灶呈现游走性,由肺尖向两肺下叶扩散,肺实质、间质、胸膜可同时受累。病灶吸收慢、迁延时间长、恢复期可有纤维化表现。

2.肺泡蛋白沉积症

患者多为中年男性,且发病隐匿,最特征性的表现为双侧肺野磨玻璃密度影伴有光滑的小叶间隔增厚,可见"铺路石征"。确诊需要肺泡灌洗、肺穿刺或肺活检。

3.腺病毒性肺炎

多见于儿童、婴幼儿和免疫力低下者,好发于冬、春季,以肺间质改变为主。病变初期肺纹理增多、紊乱、模糊。病变进展时,两肺见小片状、点状及粟粒状结节影。严重病例可见斑片状或大片状磨玻璃密度影,也可进展为肺实变,病变单发或多发或两肺弥漫分布。

4.细菌性肺炎

表现为肺叶或段的实变影,病变较局限,一般多为一段或一叶病变,很少发生两肺或一侧肺弥漫性病变。病变进展速度较危重甲型 H1N1 流感病毒性肺炎慢。细菌性肺炎用抗生素可迅速治愈。

5.支原体肺炎

多见于青年和儿童。起病缓慢,病变以肺间质改变为主。早期表现为肺纹理增多模糊及网状改变,进展时呈局限或广泛的片状磨玻璃影、自肺门向肺野外围伸展的大片扇形阴影。CT 可以显示早期小叶中心性磨玻璃影或实变、肺间质炎症、网状阴影及小叶间隔增厚影。且患者的临床症状与 CT 改变不匹配,临床症状明显好转或消失,但是肺部阴影吸收不明显。

## 三、真菌性肺炎

### (一)概述

真菌性肺炎(或支气管炎)是指真菌感染而引起的以肺部(或支气管)炎症为主的感染性疾病,是肺部真菌病的一种类型。主要致病性真菌有酵母菌(念珠菌和非念珠菌)、真菌(曲霉和非曲霉)、双相型真菌(球孢子菌、副球孢子菌、组织胞浆菌等)和类真菌。

1.肺曲霉病

曲霉广泛存在于自然界,有 130 余种,对人有致病作用的常见真菌有 5 种,其致病性有以下几种类型。①原发性:正常健康人吸入大量孢子后,引起严重的肺部炎症。②继发性:在原有严重慢性疾病的基础上(如糖尿病、肺结核、恶性肿瘤等),即使致病性不强的曲霉也可致病。③变态反应性:因吸入的孢子而引起的变态反应。④寄生性:曲霉可寄生于原有空腔/空洞中。类似于其他丝状真菌,患者吸入空气中散播的孢子感染曲霉而致病。曲霉在类似人体温度的37℃生长最好,2~3μm的芽孢很容易被吸入且沉积在肺内,产生多种临床症状。

肺曲霉病的临床表现由真菌和感染者之间的相互作用所决定,是一系列疾病。肺曲霉病可由多种病菌引起,最常见的为烟曲霉。

肺曲霉病的分类如下。

侵袭性肺曲霉病:①侵袭性肺曲霉病;②侵袭性气管支气管肺曲霉病。

慢性和腐生性肺曲霉病(CPA):①单纯肺曲菌球;②慢性空洞性肺曲霉病(CCPA);③慢性纤维化性肺曲霉病(CFPA);④曲霉结节;⑤亚急性侵袭性肺曲霉病(SATA);⑥过敏性支气管肺曲霉病。

2.肺隐球菌病

肺隐球菌病由新型隐球菌感染引起,新型隐球菌对免疫功能低下者及正常人均可致病。感染途径常为吸入性,偶尔由皮肤感染蔓延。本病除有肺部病变外,常侵犯脑和脑膜。

3.肺念珠菌病

肺念珠菌病由白色念珠菌引起。白色念珠菌存在于正常人口腔、消化道及呼吸道内等处,对健康人不易致病,在抗生素治疗后或免疫力低下时,易引起肺内感染。本病是免疫功能低下患者最常见的感染,常见于艾滋病、器官移植、恶性肿瘤、使用细胞毒性药物、严重烧伤和腹部手术后患者。

4.肺毛霉菌病

肺毛霉菌病是由毛霉菌目毛霉科真菌引起的一种非常少见但可以致命的机会性真菌感染。其感染途径常为吸入性,也可为血行播散所致。除肺以外,毛霉菌尚易从鼻孔侵入至鼻窦、眼眶和头颅,具有侵犯血管和淋巴管引起血栓形成、梗死和组织坏死的倾向。

## (二)病理

1.肺曲霉病

肺曲霉病的病变早期为弥漫性浸润渗出性改变,晚期为坏死、化脓或肉芽肿形成。病灶内可找到大量菌丝。菌丝穿透血管可引起血管炎、血管周围炎、血栓(菌栓)形成等,血栓(菌栓)形成又使组织缺血、坏死。

2.肺隐球菌病

病理改变取决于机体状况,免疫功能正常者炎症自行吸收或形成肉芽肿,可有干酪或非干酪样坏死;免疫功能抑制患者炎症易扩散,常发生播散性病灶,肺门、纵隔淋巴结及胸膜均可受累。

3.肺念珠菌病

其感染途径为血行感染及气道感染。血行感染的患者肺内有弥漫性分布的粟粒结节,结节中心有坏死,肺内同时有急性炎症;气道感染时出现急性支气管肺炎表现,可形成肺脓肿。

4.肺毛霉菌病

肺毛霉菌病的病理改变除血管栓塞、肺梗死外,还可伴有肺出血、水肿、炎性渗出及炎症细胞浸润等。

### （三）临床表现

1.肺曲霉病

（1）侵袭性肺曲霉病：大量曲霉孢子被吸入后引起急性支气管炎，若菌丝侵袭肺组织，则引起广泛的浸润性肺炎或局限性肉芽肿，也可引起坏死、化脓，形成多发小脓肿。患者主要表现为高热或不规则发热、咳嗽、气促，咳绿色脓痰，伴有出血时咳咖啡色痰。胸痛、咯血、呼吸困难以及播散至其他器官引起的相应症状和体征。体检发现肺部有干、湿啰音。X线早期可出现局限性或双肺多发性浸润或结节状阴影，病灶常迅速扩大融合成实变或坏死形成空洞或突然发生大的、楔形的、底边对向胸膜的阴影，类似于"温和的"肺梗死。少数出现胸腔积液征象。

（2）慢性和腐生性肺曲霉病：慢性曲霉病可无免疫抑制或轻微全身免疫抑制。目前认为有肉芽肿形成，病程超过1个月即归为慢性。故慢性坏死型曲霉病可归类为慢性曲霉病，一般持续时间为1～3个月，其他类型的持续时间应＞3个月。慢性肺曲霉病包括曲霉球、慢性空洞性肺曲霉病、慢性纤维化性肺曲霉病和曲霉结节等。肺曲霉球常在支气管扩张、肺结核等慢性肺疾病基础上发生，菌丝在肺内空腔中繁殖、聚集并与纤维蛋白和黏膜细胞形成球型肿物，不侵犯其他肺组织。多数患者无症状或表现原发病症状，部分患者在病情进展时也可出现发热、咳嗽、气急、咳黏液脓痰，其中脓痰中含绿色或咖啡色颗粒。由于菌球周围有丰富的血管网，可反复咯血。

肺部X线检查可见圆形曲霉球悬在空洞内，形成一个新月体透亮区，有重要诊断价值。曲霉结节症状轻微，以3cm以下的结节为特征，症状类似单纯曲霉球。慢性空洞性肺曲霉病曾称复杂曲霉肿，症状复杂呈慢性进展性，其所构成的衰弱综合征包括慢性肺功能不全、长期低热、咳嗽、咳血痰、脓痰等。多发生于具有支气管肺结构性病变的患者，预先具有空洞，其内可含或不含曲霉球。患者肺部具有多发空洞，是多空洞形成和扩增或预先存在的空洞扩增而成。慢性纤维化性肺曲霉病呈现广泛的肺纤维化累及至少两个肺叶伴有慢性空洞型曲霉病，导致肺功能严重受损，症状类似慢性空洞型曲霉病，但肺功能下降更严重。

（3）过敏性支气管肺曲霉病：一般具有特应性，有曲霉孢子、潮湿阴暗及通风不良环境接触史。前驱症状类似上呼吸道感染，表现为发热、寒热、头痛等；典型症状包括反复发作性喘息、咳嗽、咳痰、咯血、胸痛等；31％～69％的患者可咳出棕褐色黏液痰栓；约90％的患者在过敏性支气管肺曲霉病加重时出现严重的哮喘症状；具有复发与缓解交替的特征。过敏性支气管肺曲霉病的确诊主要依靠影像学及血清学检查。血清IgE水平可以作为疾病发作或治疗应答的标志，而烟曲霉痰培养阳性无助于诊断。

2.肺隐球菌病

本病常发生于成人，男性多于女性。患者可无症状或有轻咳、咳痰和低热，一般为亚急性过程，可有急性脑膜炎表现。

3.肺念珠菌病

患者有发热、气促、咳嗽等症状。听诊可闻及干、湿啰音。

**4.肺毛霉菌病**

有发热、胸痛、咳血痰及胸膜摩擦音等。

### (四)影像学表现

1.肺曲霉病

(1)侵袭性肺曲霉病:胸部影像表现具有非特异性,主要包括结节、片状浸润以及空洞等,胸腔积液不常见。结节是侵袭性肺曲霉病患者初次发病时常见的影像学表现,可表现为多种形式,按最大径的大小分为微小结节(＜1cm)、小结节(1～3cm)、大结节或团块(＞3cm),不同类型的结节影常同时存在。在疾病早期,胸部 CT 上结节或实变周围常见"晕征",其病理基础为出血性梗死周围的肺泡内出血。免疫缺陷患者胸部 CT 上出现"晕征"强烈提示曲霉感染。晕征可作为真菌感染早期诊断的提示征象,也是肺内活性真菌存在的标志。影像上如出现空气半月征和空洞,提示病灶周围坏死组织重吸收。

(2)慢性和腐生性肺曲霉病:慢性肺曲霉病的典型影像学特征为曲霉球。肺曲霉菌常为偶然发现,多见于常规胸片或咯血查因。影像上,曲霉球表现为空腔/空洞内的团块影,上缘呈弧形,并与周围气体形成"空气半月征",邻近胸膜常增厚。曲霉球偶可见钙化。曲霉球的位置可随患者体位的改变而移动。有时曲霉球在胸片上很难看到,此时,CT 检查是必要的。据相关文献报道,结核空洞壁或邻近胸膜的增厚或为曲霉球的早期影像学改变。

1)单发肺曲霉球:在单个肺空洞中含有一个单发真菌球,血清或微生物学证据提示曲霉感染,在非免疫功能低下的患者症状轻微或没有症状,随访至少 3 个月影像学检查没有任何进展。

曲霉球几乎完全由真菌菌丝和细胞外基质构成。曲霉球是 CPA 最常见的一种类型,具有特征性的临床影像学表现,通常可以通过胸部 CT 扫描观察到,常位于肺内空洞或扩张的支气管中。曲霉球是疾病晚期的表现,是沿空洞表面生长的真菌突入空洞腔内而形成的。"空气半月征"是曲霉球具有特征性的影像学表现,但该表现也可见于侵袭性肺曲霉病,空腔内的物质是含有曲霉(或其他真菌)的梗死的肺组织。

2)慢性空洞性肺曲霉病:是 CPA 最常见的形式,通常表现为 1 个或多个肺空洞,可为薄壁或厚壁,可包含 1 个或多个曲霉球或空洞内含有不规则物质,血清学或微生物证据提示曲霉感染,具有显著的肺和(或)全身症状,炎症因子增高,随访 3 个月影像学进展明显,可出现新的空洞、空洞周边病变浸润范围扩大或肺纤维化增多。未经治疗,数年后这些空洞将不断扩大并融合,浸润周边组织或穿破胸膜,出现新的曲霉球。

3)慢性纤维化性肺曲霉病:往往是 CCPA 未经治疗逐渐发展而来的。广泛的肺纤维化累及至少两个肺叶伴有 CCPA 导致肺功能严重受损。严重的纤维化累及一个肺叶伴有一个空洞只能称为 CCPA 侵及该肺叶,不能称为 CFPA。

4)曲霉结节:曲霉结节表现为 1 个或多个结节(＜3cm),通常不出现空洞,是 CPA 的一种少见表现。其与结核球、肺癌或其他罕见病原体相似,仅能通过组织学确诊,影像学表现为肺内结节影,粗毛刺分叶等表现类似结核结节。

5)亚急性侵袭性肺曲霉病:既往称为慢性坏死性肺曲霉病或半侵袭性肺曲霉病。SAIA

与 CCPA 具有相似的临床和影像学特征,但进展相对更快,病程通常在 1～3 个月。SAIA 的影像学特点包括空洞、结节、进展性实变伴有脓肿形成。组织学活检可见菌丝侵及肺组织。

(3)过敏性支气管肺曲霉病:早期多正常,急性加剧期出现典型表现,即迅速出现的肺实变、支气管壁增厚、分支状或手套状的沿支气管分布的密度增高影或伴非干酪性支气管肉芽肿和细支气管炎。由于气道黏液栓嵌塞,病变肺体积可缩小。支气管腔内高密度黏液栓嵌塞改变、中心性支气管扩张是其特征影像学表现。中心性支气管扩张即近侧支气管扩张,而周围支气管正常。以囊状扩张为主,管径增宽明显,扩张的支气管轮廓较普通支气管扩张及继发牵拉性支气管扩张更为柔和、迂曲,受累范围较长时类似静脉曲张样改变。过敏性支气管肺曲霉病主要由支气管腔内黏液栓充填、阻塞引起,且病程漫长、反复,除非到晚期,一般无支气管管壁破坏;而支气管扩张为支气管壁平滑肌、弹性纤维破坏,周围组织牵拉所致。其他表现包括游走性和反复性肺部浸润影、树芽征(即小叶中心结节)等。

2.肺隐球菌病

肺隐球菌病的影像学表现多种多样,主要受患者的免疫状态影响。依据其基本影像学形态表现,主要分为结节团块型、肺炎型和混合型 3 种。

(1)肺结节:为肺隐球菌病的最常见表现,占 1/3～1/2,典型的结节位于胸膜下,可为孤立性或多发性,直径为 0.5～4cm,部分病例酷似肺结核活动期表现,少见空洞,钙化罕见。

(2)肺炎样改变:表现为单侧或双侧肺段或肺叶实变,在一个体位观察可能表现为肿块,而不同投照体位(包括 CT 扫描)观察到典型浸润性病变,病灶内偶尔可见支气管充气征。

(3)播散性病变:此型罕见,胸片表现为粟粒样或弥漫性网状结节影。在免疫功能抑制患者,放射学表现与免疫功能正常患者类似,但肺泡实变更广泛,肺结节或肿块及实变内易出现空洞,播散性病变。肺门、纵隔淋巴结肿大,胸腔积液的发生率均较免疫功能正常患者高。

3.肺念珠菌病

约半数患者胸部影像表现正常。依据肺内异常表现可分为支气管型和肺型。

(1)支气管型:由气道感染引起,影像表现为沿支气管分布的片状阴影,为非特异性,但免疫功能低下的患者肺内出现片状或多发结节影时应该考虑本病的可能。

(2)肺型:以肺内实变为特点,由气道或血行感染所致。肺内有单发或弥漫分布的片状影,有的形成空洞。一些病灶吸收后可形成新的病灶。有些病例表现为粟粒性结节影像,在早期不易发现。胸腔积液及肺门淋巴结肿大少见。

4.肺毛霉菌病

肺毛霉菌病的 X 线表现为节段性均匀实变和广泛肺泡实变,可有空洞形成。CT 常表现为渗出实变、多发结节、厚壁空洞等,但不具特异性。在粒细胞减少的患者中出现肺部感染,如果其胸部 CT 表现为"空气半月征"或"反晕征"则强烈提示肺毛霉菌的感染。

(五)诊断

1.侵袭性肺曲霉病的诊断

(1)肺内结节、磨玻璃密度阴影、实变影,周围常伴"晕征"。

（2）晚期可出现空气半月征和空洞。

**2.曲菌球的诊断**

曲霉球表现为空洞中团块状阴影,占据空洞的部分或大部分,空洞的其余部分则呈半月形或新月形透光区,团块影可随体位移动如"钟摆样",常为单个,上叶多见,也可以呈多发性分布于多个肺叶。

**3.过敏性支气管肺曲霉病的诊断**

（1）支气管黏液栓嵌塞。

（2）特异性表现:中心性支气管扩张。

（3）游走性和反复性肺部浸润影。

（4）树芽征—小叶中心结节。

（5）局限性肺不张。

**4.肺隐球菌病的诊断**

肺隐球菌病的影像学表现为非特异性的,临床诊断有多种方法,但在没有危险因素的情况下,往往很难对肺隐球菌病作出早期诊断,从而影响本病的治疗和预后。痰液中找到新型隐球菌的圆形厚壁孢子,对肺内新型隐球菌感染的诊断具有一定价值。但该病的确诊主要依靠病理活检,取自无菌部位如穿刺肺内病灶所得的脓液标本涂片或培养呈阳性有确诊意义;取自痰液、咽拭子或支气管肺泡灌洗液的标本涂片或培养呈阳性以及乳胶凝集试验阳性有临床疑似诊断价值。

**5.肺念珠菌病的诊断**

肺念珠菌感染的 X 现表现与其他肺感染不能鉴别。CT 可更好地显示病变范围,但在鉴别诊断方面也不能提供更多的帮助。肺念珠菌感染常常合并有细菌和其他真菌感染,使其诊断复杂化。由于正常人的痰中也可以找到白色念珠菌,因此只有多次痰检阳性对本病诊断才有意义。

**6.肺毛霉菌病的诊断**

肺毛霉菌病病变部位以右肺多见,临床表现、影像学表现及支气管镜下表现缺乏特异性,诊断的"金标准"是肺部病变穿刺活检发现特征性的菌丝和病理改变或肺部组织、支气管肺泡灌洗液、病变内穿刺液等培养呈阳性。

## （六）鉴别诊断

**1.肺曲霉病**

（1）侵袭性肺曲霉病:本病的影像学表现为非特异性,需要与肺结核、卡波西肉瘤、肉芽肿、出血性肺转移、肺腺癌、韦格纳肉芽肿、巨细胞病毒、其他真菌感染、带状疱疹病毒性肺炎等相鉴别,这些疾病均可见肺内肿块或结节。应密切结合临床分析并参考相关实验室检查进行鉴别诊断,必要时活检确诊。

（2）慢性和腐生性肺曲霉病:当出现肺曲霉球时,一般依据影像特征可作出临床诊断,但需要与其他真菌球、空腔化错构瘤、肺脓肿、棘球蚴囊肿、肿瘤、血肿以及韦格纳肉芽肿等相鉴别。曲霉球可以与以上任何一疾病同时存在,诊断时认识这一点很重要。

(3)过敏性支气管肺曲霉病。

1)支气管哮喘:真菌致敏的严重哮喘(SAFS)无肺部浸润及中心性支气管扩张等表现。

2)支气管扩张并感染:结合支气管扩张的形态表现以及临床表现、实验室检查进行鉴别。

3)过敏性肺炎:有特殊职业史、家族史、过敏史或变应原接触史,有一过性、游走性肺部浸润影,支气管一般无扩张;可有非坏死性肉芽肿形成;支气管肺泡灌洗液中,以 CD8$^+$ 淋巴细胞显著增多为主。

2.肺隐球菌病

肺隐球菌病的影像学表现为非特异性的,肺内病变表现为孤立或多发结节、肿块时,易误诊为肺癌、肺结核或非特异性炎性肉芽肿等。肺内病变表现为肺实变者,不能与其他感染性疾病鉴别。播散性病变结合临床可考虑为感染性病变,但与粟粒性肺结核、病毒感染以及其他真菌感染等病变过程有类似的影像学表现。

3.肺念珠菌病

胸部 CT 检查是临床诊断肺念珠菌感染的重要手段,其主要征象是肺内可见结节影、局灶性或多灶性实变影等,这些表现无明显的特异性,与其他肺部机遇性感染如侵袭性曲霉或毛霉菌感染等在影像上难以鉴别。而其他病原体如病毒、支原体及奴卡菌、葡萄球菌等引起的肺部感染也常有类似的影像学表现,仅仅依靠影像学手段难以鉴别。

4.肺毛霉菌病

肺毛霉菌病的影像学特征缺乏特异性,应与结核空洞、癌性空洞及肺曲霉病相鉴别。

# 四、肺结核

肺结核为人型或牛型结核杆菌引起的肺部慢性传染病,近年来其发病率有上升趋势。

## (一)临床表现与病理

肺结核基本病理变化为渗出、增殖和变质。渗出性病变发生在早期或机体免疫力低下,菌量多,毒力强或变态反应较强时,主要表现为浆液性或纤维素性肺泡炎;渗出物可完全吸收,也可转变为增殖性病变。当菌量少、毒力低或人体免疫力较强时则以增殖性病变为主,形成典型的结核性肉芽肿;当菌量大、毒力强、机体抵抗力低、变态反应明显或未适当治疗时,渗出、增殖病变常可发展为坏死病变,肉眼下呈干酪样改变。以上 3 种病变可同时存在,但常以某一种为主。当人体抵抗力增强或经正规抗结核药物治疗,细菌可逐渐被抑制、杀灭,病变可吸收、纤维化或钙化;病变进展时,病灶可扩大、溶解、液化和形成空洞,并经支气管发生肺内播散,也可经血行播散至其他脏器。

肺结核多起病缓慢、病程长,可无临床症状或有午后低热、盗汗、消瘦、食欲缺乏、咳嗽、胸痛、咯血等;急性血行播散者可有高热、寒战、咳嗽或昏睡等症状。

肺结核需以临床表现、影像学表现和痰菌检查为依据进行综合诊断。2004 年我国实施新的结核病分类标准。

1.原发型肺结核(Ⅰ型)

包括原发综合征和胸内淋巴结结核。

2.血行播散型肺结核(Ⅱ型)

包括急性血行播散型肺结核(又称急性粟粒型肺结核)及亚急性、慢性血行播散型肺结核。

3.继发型肺结核(Ⅲ型)

为肺结核中的一个主要类型,包括浸润性肺结核与纤维空洞性肺结核等。

4.结核性胸膜炎(Ⅳ型)

临床上须排除其他原因引起的胸膜炎。包括结核性干性胸膜炎、结核性渗出性胸膜炎、结核性脓胸。

5.其他肺外结核(Ⅴ型)

其他肺外结核按部位及脏器命名。

此外,在这一分类标准中,基于结核病控制和治疗的实用性,在原分类基础上新增加了菌阴性肺结核,是指三次痰涂片和一次培养阴性,但有典型肺结核临床和影像学表现且经抗结核治疗有效的肺结核。

## (二)影像学表现

1.原发型肺结核

多见于儿童和青少年,少数可为成年人。

(1)X线表现:原发综合征典型呈"哑铃"状表现,包括:①原发浸润灶,邻近胸膜处的肺内原发病灶,多位于中上肺野,呈圆形、类圆形或局限性斑片影;②淋巴管炎,为自原发病灶向肺门走行的不规则条索状影;③肺门、纵隔淋巴结增大,表现为肺门影增大或纵隔淋巴结增大,并突向肺野(图 3-6)。

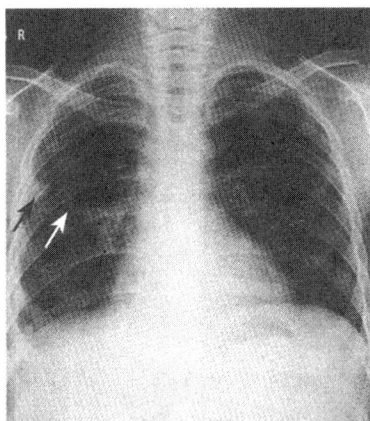

**图 3-6 原发综合征的 X 线表现**

注 X 线胸片,可见典型"哑铃"状表现,即右肺中野外带斑片状原发浸润病灶(黑箭头)、条索状淋巴管炎(白箭头)和右肺门影增大(淋巴结肿大)突向肺野。

若原发病灶和引流支气管炎被吸收,则仅显示肺门和(或)纵隔淋巴结增大,即为胸内淋巴结结核。淋巴结内干酪样坏死灶可破溃入血管和支气管引起血行或支气管播散。

(2)CT 表现:在原发型肺结核中,CT 较 X 线平片更易发现肺门与纵隔淋巴结增大,清楚显示其形态、大小、数目、边缘和密度等;由于增大淋巴结的中心常为干酪样坏死物质,增强 CT 时,中心不强化、周边强化,呈环状强化表现(图 3-7)。

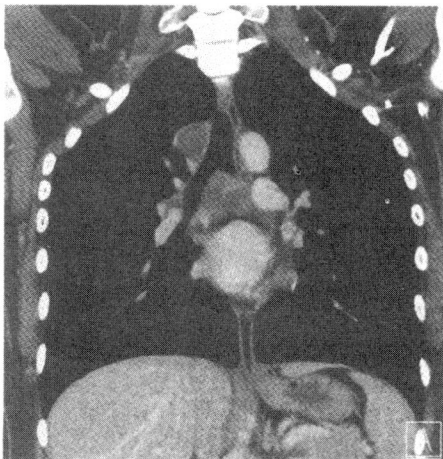

**图 3-7 胸内淋巴结结核的 CT 表现**

注 CT 增强(冠状位),纵隔内可见多个肿大融合淋巴结影,中央坏死无强化,周边可见薄环形强化。

2.血行播散型肺结核(Ⅱ型)

结核杆菌经血行播散所致,因结核杆菌的毒力、数量及机体免疫功能状况等因素的不同,可分为急性、亚急性及慢性血行播散型肺结核。

(1)急性血行播散型肺结核:又称急性粟粒型肺结核。

1)X线表现:为两肺弥漫分布的粟粒状影,粟粒大小为 1~3mm,边缘较清晰。典型表现为"三均匀",即分布均匀、大小均匀和密度均匀(图 3-8)。

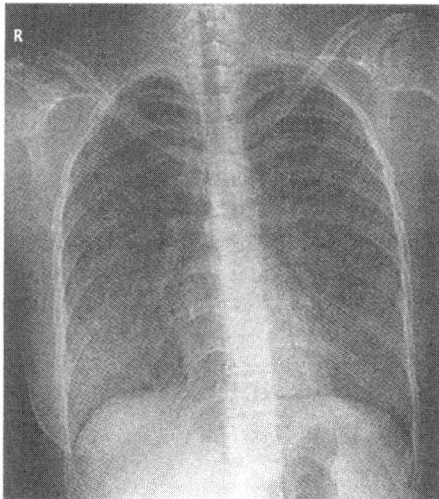

**图 3-8 急性粟粒型肺结核的 X 线表现**

注 X线胸片,两肺野透亮度下降,可见弥漫性粟粒阴影(直径<3mm),表现为"三均匀"特点,即大小一致、分布均匀、密度均匀。

2)CT表现:可更加清晰地显示粟粒性病灶,尤其对早期急性粟粒型肺结核显示优于胸片,有助于早期诊断,也表现为"三均匀"特点(图 3-9)。

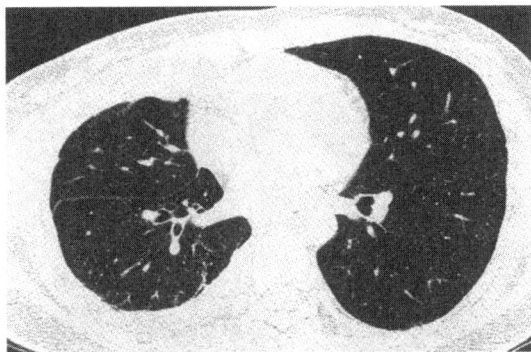

**图 3-9　急性粟粒型肺结核的 CT 表现**

**注**　CT 肺窗,右侧胸廓塌陷。可见两肺弥漫分布的大小一致、密度均匀和分布均匀的粟粒状结节影,边界清晰。

(2)亚急性、慢性血行播散型肺结核:为结核菌少量、多次经血行播散至肺所致。

1)X 线表现:为双肺上、中野粟粒状或较粟粒更大的小结节影,其大小不一、密度不等、分布不均,即"三不均匀";肺尖部及锁骨下病灶可为硬结、钙化及纤维化,而其余病灶呈增殖或渗出性改变。此型肺结核好转时,病灶可吸收和发生硬结或钙化;病灶进展时可扩大形成空洞,发展为纤维空洞型肺结核。

2)CT 表现:与 X 线胸片相似,但对病灶细节及重叠部位的病变显示更清晰。

3.继发型肺结核(Ⅲ型)

为成年人肺结核中最常见的类型,包括浸润性肺结核、结核球、干酪性肺炎和纤维空洞性肺结核等。

(1)浸润性肺结核:为再度感染结核杆菌或已静止的原发病灶重新活动所致。在此情况下,由于机体对结核杆菌已产生特异性免疫力,病变常局限,多好发于肺上叶尖段、后段及下叶背段。

X 线和 CT 表现:多种多样,可以一种征象为主或多种征象混合并存。CT 较 X 线胸片更易发现结核灶的细微改变及空间结构关系,并有助于活动性判定和鉴别诊断。其主要征象如下。①局限性斑片影:见于两肺上叶尖段、后段和下叶背段。②大叶性干酪性肺炎:为一个肺段或肺叶呈大片致密性实变,其内可见不规则的"虫蚀样"空洞,边缘模糊。③增殖性病变:呈斑点状影,边缘较清晰,排列成"梅花瓣"状或"树芽征",为结核病的较典型表现。④结核球:为圆形、椭圆形影,大小为 0.5～4cm,多为 2～3cm,边缘清晰,轮廓光滑,偶有分叶,密度较高,内部可见斑点、层状或环状钙化;结核球周围常见散在的纤维增殖性病灶,称为"卫星灶";增强CT 上,结核球常不强化或环状强化。⑤结核性空洞:空洞壁薄,壁内、外缘较光滑,周围可有不同性质的"卫星灶"(图 3-10)。⑥支气管播散病变:结核空洞干酪样物质经引流支气管排出,引起同侧或对侧肺野的支气管播散,表现为沿支气管分布的斑片状影或"树芽征"。⑦肺间质改变:少数患者以累及肺间质结构为主,HRCT 上表现为小叶内细网状线影、微结节、"树芽征"、磨玻璃密度影、小叶间隔增厚和气道壁增厚等(图 3-11)。⑧硬结钙化或索条影:提示病灶愈合。

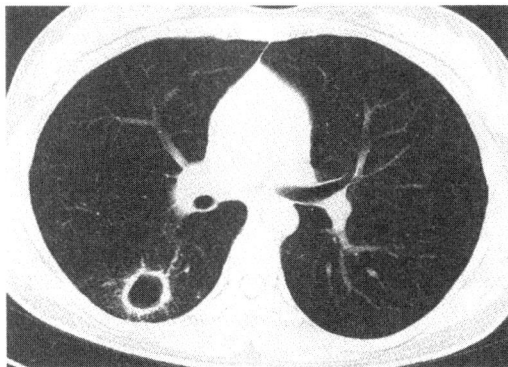

**图 3-10　结核性空洞的 CT 表现**

注　CT 肺窗,可见右上肺后段呈类圆形的薄壁空洞影,内壁光滑,外缘毛糙。

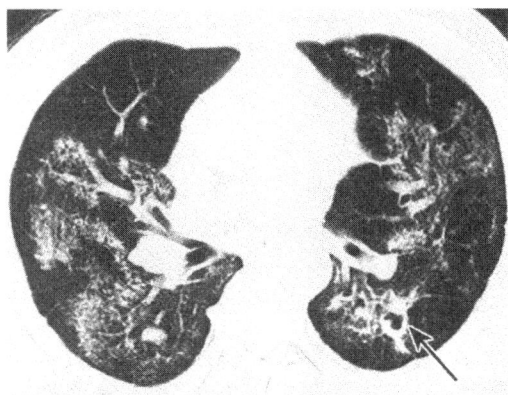

**图 3-11　肺结核间质性改变的 CT 表现**

注　CT 肺窗,两肺可见弥漫分布的磨玻璃密度影、细网状影、微结节及小叶间隔增厚,左下肺病灶可见小空洞影(箭头)。

(2)纤维空洞性肺结核:属于继发性肺结核晚期类型,由于肺内结核灶迁延不愈,并严重破坏肺组织,形成纤维空洞所致。

X 线和 CT 表现:具体如下。①纤维空洞:以上中肺野常见,壁厚,内壁光整。②空洞周围改变:可见大片渗出和干酪样病变,也可见不同程度的钙化或大量纤维化病灶。③肺叶变形:病变肺叶收缩,常见患侧肺门上提,肺纹理紊乱,呈垂柳状。④代偿性肺气肿:无病变肺常呈代偿性气肿表现。⑤胸膜肥厚及粘连。⑥纵隔向患侧移位(图 3-12)。

4.结核性胸膜炎(Ⅳ型)

分为干性胸膜炎和渗出性胸膜炎,后者多见,常为单侧胸腔渗液,一般为浆液性,偶为血性。其发生为结核杆菌经肺或胸壁直接侵犯胸膜或为淋巴结结核病灶中结核杆菌经淋巴管逆流至胸膜或经血行播散所致。结核性胸膜炎可单独发生或与肺部结核病灶同时出现。临床症状常表现为胸痛和(或)呼吸困难。

X 线和 CT 表现:不同程度的胸腔积液表现;慢性者可见胸膜广泛或局限性增厚,有时伴胸膜钙化。对叶间、肺底或包裹性积液,CT 更利于显示和诊断。

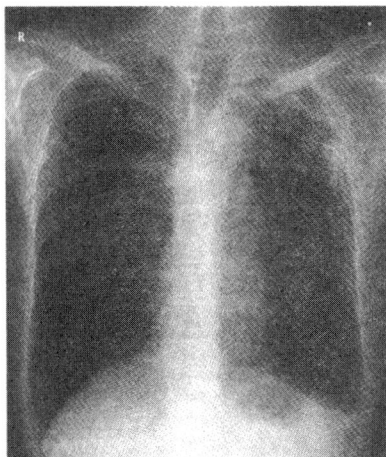

**图 3-12　慢性纤维空洞性肺结核的 X 线表现**

　　**注**　X 线胸片,可见两上肺大量条索状影及多发不规则空洞影,邻近胸膜粘连、增厚;两肺门影上提,两下肺纹理呈垂柳状。

**（三）诊断与鉴别诊断**

　　肺结核的影像学表现呈多样性,结合病史、影像学表现特点以及实验室检查结果,一般不难作出诊断。影像学诊断时须与其他疾病鉴别。①结核球与周围型肺癌鉴别:后者多为分叶状肿块,周边可见短细毛刺,钙化及"卫星灶"少见,可有胸膜凹陷征。②结核性空洞与癌性空洞鉴别:后者多为厚壁空洞,常为偏心性,内缘不光整,可有壁结节;外缘多呈分叶状,可有毛刺征,常无"卫星灶"。

（杨泽权）

# 第四节　肺恶性肿瘤

## 一、周围型肺癌

　　周围型肺癌起源于肺段支气管以下的支气管上皮或肺泡上皮,占肺癌总数的 30% ～ 40%。以单发肺结节或肿块较常见,随着薄层 CT 及肺癌筛查的普及,同时多原发性周围型肺癌的检出率有所提升,主要表现为多发的磨玻璃结节型肺癌。周围型肺癌依据密度分为实性、亚实性肺癌。亚实性肺癌包括部分实性(混杂磨玻璃)和非实性(纯磨玻璃)肺癌。

**（一）病理**

　　依据 WHO(2015 年)肺肿瘤组织学分类,周围型肺癌的主要病理组织学类型包括腺癌、鳞癌、大细胞肺癌和神经内分泌肿瘤。其中以腺癌最多见,腺癌包括非典型腺瘤样增生(AAH)、原位腺癌(AIS)、微浸润性腺癌(MIA)和浸润性腺癌(IAC);其中 AAH 和 AIS 为浸润前病变。浸润性腺癌根据肿瘤细胞生长方式进一步分为附壁生长型(LA)腺癌、腺泡型腺癌、乳头状腺癌、微乳头型腺癌、实体型腺癌、浸润性黏液型腺癌(IMA)、胶样腺癌、胎儿型腺癌和肠型腺癌。

（二）临床表现

早期周围型肺癌缺乏典型临床表现,往往在体检中或者肺癌筛查中发现,少数患者可有间断性痰中带血,实验室检查没有特异性,痰细胞学检查常为阴性。中晚期周围型肺癌以咳嗽、痰中带血为主要表现。肿瘤发生邻近脏器的侵犯或发生转移后,可出现相应部位的临床症状和体征。侵犯上腔静脉可引起上腔静脉阻塞综合征;侵犯喉返神经可引起声音嘶哑;侵犯膈神经可引起膈肌麻痹,透视下出现膈肌矛盾运动;侵犯迷走神经可引起同侧软腭瘫痪及吞咽、呼吸困难;侵犯交感神经可引起汗腺分泌减少或无分泌;侵犯颈上交感神经可引起霍纳综合征;侵犯肺上沟的臂丛和血管可出现 Pancoast 综合征。

（三）影像学表现

1.X 线表现

早期肺癌能否在 X 线片上显示取决于 3 个方面:一是结节的大小,二是结节的密度,三是结节的部位。一般情况下,实性早期原发性肺癌 5mm 以下的不能显示,5～10mm 的显示困难,10mm 以上的能够显示;但对于亚实性结节,如果其磨玻璃密度比例在 70% 以上,即使 2cm 以上也不一定能发现。对于隐匿部位如横膈附近、脊柱旁、心影后方的结节,X 线片难以显示,易漏诊。中、晚期周围型肺癌表现为肺野内 2cm 以上的结节或肿块,95% 为类圆形,少数可呈不规则形态,约 70% 呈不同程度的分叶,随着病变的进展可伴有肺门增大及纵隔增宽。

2.CT 表现

(1)病灶形态:肺癌的形态基本都是圆形或类圆形,但磨玻璃结节型肺癌可以为不规则形。

(2)边缘形态:指病灶周边的分叶征、毛刺征、棘状突起。

1)分叶征:对周围型肺癌有重要诊断价值,常规 CT 周围型肺癌分叶征的出现率为 30%～50%,而 HRCT 对小肺癌分叶征的检出率达 96%。分叶与肿瘤的大小有关,1.0～1.5cm 的肺癌结节即可产生分叶,但一般 3cm 以下的肺癌分叶多较浅,而随着肿瘤体积的增大,分叶可以逐渐明显而加深。

2)毛刺征:表现为自结节边缘向周围伸展的放射状、无分支、直而有力的细短线条影,近结节端略粗,是较有特征性的肺癌征象。典型毛刺在 CT 肺窗上表现为瘤周放射状排列的细短小刺,称为放射冠,周围还可见不同程度的气肿带。但亚实性结节型肺癌的毛刺征出现的概率较实性肺癌低。

3)指样或棘状突起:是一种粗大而较钝的结构,与肺组织的交界面至少有一个膨隆的边缘,表现为自肿瘤边缘向外围伸展的圆钝指形突起,数目可多可少。

(3)瘤肺界面:肺癌的瘤肺界面以清楚毛糙界面为主,少数可表现为清楚光整界面。清楚毛糙界面指肿瘤与肺组织交界面清楚,但凹凸不平、呈锯齿状,不能勾画出其轮廓。清楚光整界面指肿瘤与肺组织交界面清楚、光滑,能勾画出其轮廓。

(4)内部结构:空泡征在早期周围型肺癌较常见,CT 支气管征、空洞在中、晚期周围型肺癌多见,钙化少见。

1)空泡征:指病灶内小于 5mm 的透光区,形状可以不规则。由于体积很小,常规 CT 扫描很容易漏检,HRCT 可以提高其检出率。

2)CT 支气管征:管状低密度支气管到达结节,可进入或不进入结节内。它包含了结节内和结节—肺界面的支气管,能全面反映结节—支气管关系。多见于 3cm 以下的小肺癌,表现为瘤体内管状或分枝状的低密度影,当扫描层面与之垂直时,表现为连续几个层面的圆形或椭圆形点状低密度,此时应与空泡征鉴别。但值得注意的是,支气管扩张扭曲及支气管走行自然在亚实性结节型肺癌中出现的概率较实性肺癌高。

3)空洞:肺癌的坏死多发生于 3cm 以上的肺癌,坏死区位于肿块中央,大小自几毫米至数厘米,边界模糊,增强扫描显示清楚,可见自坏死区至肿瘤边缘强化逐渐明显。肿瘤坏死物经支气管排出后即形成空洞,80% 以上见于鳞癌,其他组织类型较少见。CT 上典型表现为厚壁或厚薄不均的空洞,内壁凹凸不平或呈结节状,壁外缘具备周围型肺癌形态。少数表现不典型的洞壁可非常薄。对于薄壁空洞型肺癌或囊腔型肺癌,空洞或囊腔内部经常可见分隔、支气管或血管结构。

(5)邻近结构:肺癌邻近结构的改变主要包括胸膜凹陷征和血管集束征,其中胸膜凹陷征最常见,典型表现为瘤灶与邻近胸壁间三角形影或喇叭口样影,其内为水样密度或者表现为一条或多条线状影;也可表现为邻近叶间胸膜的曲线影,此型表现多见于亚实性结节型肺癌。血管集束征指肿瘤周围的肺动脉或肺静脉分支可向肿瘤集中,到达肿瘤边缘或与肿瘤相连,并伴有血管的狭窄、截断改变。

(6)强化特征:肺癌的增强扫描特征包括 CT 净增值、强化模式及动态曲线 3 方面。肺癌的 CT 净增值多在 30HU 以上(40～60HU 居多),良性病变多不均匀强化,CT 净增值多在 30HU 以下,炎性病灶净增值与肺癌有部分重叠,但前者往往更高,多在 60HU 以上;肺癌较小的大多呈均匀强化,较大的由于发生液化坏死而呈不均匀强化;动态曲线常常表现为快升慢降型。CT 值测量时要注意"三对应",即平扫和增强的扫描条件对应(包括层厚、电压、毫安、视野、算法等)、测量的层面对应以及兴趣区对应(包括大小、形态和位置),只有这样获得的 CT 值才是有价值的。

3.MRI 表现

由于 MRI 空间分辨率差,对 1cm 以下的肺结节显示比较困难,对周围型肺癌形态学的显示价值有限。但 MRI 软组织对比度好,显示瘤灶内坏死、纤维化、细支气管充气征等比 CT 更敏感,但对钙化的显示不如 CT。MRI 对瘤周继发改变显示的优势主要在于胸膜凹陷是否存在、位置、形态及内容物显示方面。胸膜凹陷被牵拉的是脏胸膜,其内容物为胸膜腔内液体,在 $T_2WI$ 脂肪抑制序列为高信号,具有一定的特征性。

4.PET/CT 表现

肺癌的 $^{18}F$-FDG 标准摄取值(SUV)多增高,一般大于 2.5。但 PET/CT 存在假阳性和假阴性,如一些炎性或感染性结节(结核性肉芽肿、类风湿结节等)SUV 值可升高,出现假阳性,5mm 以下的肺癌也可出现假阴性。

### (四)诊断

周围型肺癌典型的诊断要点包括结节出现分叶、毛刺、清楚毛糙的界面、空泡征、胸膜凹陷征等恶性征象。但对于亚实性结节分叶、清楚毛糙界面和胸膜凹陷是重要的恶性征象;不规则形、支气管扩张扭曲和支气管走行自然在恶性亚实性肺结节中的比例也较高。对于囊腔型肺癌,若在随访过程中病灶的囊腔扩大、囊壁增厚或囊腔缩小、病灶实性成分增加,甚至出现软组织密度结节,高度提示恶性。

### (五)鉴别诊断

#### 1.错构瘤

又称软骨样错构瘤或软骨样腺瘤。较常见,男性多于女性。影像学表现为瘤周界面清楚光整的球形病灶,略呈分叶状,多单发,大小不等,可从数毫米到 15cm,甚至充填整个胸腔。20%～30%可见钙化,典型者为爆米花样钙化,CT 增强后无明显强化,表现不典型者容易误诊。

#### 2.炎性假瘤

炎性假瘤的组织结构复杂,构成瘤体的细胞成分繁多,病程长短不一,发生的继发变化也不相同。本质上是肺内多种细胞成分发生炎性增生所形成的肿块,并非真性肿瘤。女性多见,一般位于下肺野外围;圆形或椭圆形,少数可为不规则形;边界清楚,光滑锐利,CT 平扫密度偏高,内部结构均匀,增强后可有或无明显强化,这主要取决于其内部血管增生的程度。炎性假瘤一般无明显淋巴结肿大。

#### 3.肺内肉芽肿性炎

(1)结核球:是最常见的炎性肉芽肿性病变,直径多在 3cm 以下,边缘光滑,有些可有长毛刺或尖角,周围常可见到卫星灶,多数有不同程度的钙化,钙化的形态以环形、弧线状及层状钙化为主。对于有钙化而且有卫星病灶的结核球,CT 一般能作出准确的诊断,较有难度的是无钙化的病灶,尤其是同时无卫星灶的病变。这些病灶除了细致分析其形态学特点外,行 CT 或 MRI 增强对诊断很有帮助。结核球平扫 CT 值一般较高,增强后瘤灶无明显强化,但包膜多呈环形强化。

(2)空洞性肺结核:浸润性肺结核病灶内部干酪样坏死物质彻底排出后,易形成结核性空洞,部分征象与含囊腔肺癌或空洞性肺癌有重叠。但分叶征、短毛刺、清楚光整的界面、内部分隔及血管穿行、磨玻璃征的比例肺癌明显高于肺结核;而长毛刺、尖角、清楚毛糙的界面、卫星灶、内壁光整的比例肺结核明显高于肺癌。

(3)机化性肺炎:是一种尚未形成假包膜的慢性炎症,大小不等,形态不规则居多,边界可清楚或模糊,有长毛刺及尖角,病灶密度均匀,有时可见支气管充气征,增强后根据病期的不同可明显强化或强化不明显,邻近胸膜由于炎症刺激多有不规则的增厚及粘连。追问病史可有急性炎症或发热史。

#### 4.肺内其他恶性肿瘤

(1)肺肉瘤:肺内的其他原发恶性肿瘤主要是各种肉瘤,其中半数以上为纤维肉瘤及平滑肌肉瘤,其他还有脂肪肉瘤、横纹肌肉瘤、软骨肉瘤、神经纤维肉瘤、癌肉瘤、淋巴肉瘤及恶性纤维组织细胞瘤等。肉瘤多发生于 40～49 岁的青壮年,也可见于儿童。均发生于肺间质,大多数为单发,少数可多发。体积较大,以 3～15cm 常见,平均在 5cm 以上,个别可达数十厘米,甚至充填整个胸腔。瘤体多发生在肺外围,边缘形态以分叶状居多,光滑,少见毛糙或毛刺。瘤体可以均匀,也可发生大片坏死,甚至形成厚壁空洞。瘤体内钙化的发生率高于肺癌,多呈斑片状或点条状。因为病变位于肺外围,所以很少发生阻塞性肺炎或肺不张,但易侵及胸膜引起胸腔积液。肺门纵隔淋巴结转移出现少而且晚。少数患者可表现为肺内的广泛浸润性病灶,主要见于网状细胞肉瘤及淋巴肉瘤。

(2)肺低度恶性肿瘤:包括类癌、腺样囊腺癌、黏液表皮样癌等。好发于中年女性,一般瘤体体积较小,边界光滑锐利,可有分叶,瘤体结构均匀,少有坏死。与无钙化的良性肿瘤及部分肿瘤样病变不易区分。

(3)肺内单发转移性肿瘤:肺内的单发转移比较少见,主要见于肾癌、睾丸肿瘤及直肠癌等。单发转移瘤以双肺下叶多见,边缘光整,可有分叶,密度多均匀。单从影像学表现有时难与原发性肺癌或某些良性肿瘤区分,但这种鉴别又是至关重要的,因为两者的临床处理截然不同。密切结合病史对鉴别诊断会很有帮助,对于无明确肺外原发肿瘤病史且影像学难以下结论者,进一步做其他部位的检查及病灶的穿刺活检经常是必要的。

### (六)治疗

早期周围型肺癌多以手术治疗为主,包括肺叶切除、肺段楔形切除,中、晚期肺癌则以放化疗或靶向治疗为主;也可行粒子植入等治疗。

## 二、中央型肺癌

中央型肺癌是指发生于肺段及肺段以上较大支气管黏膜上皮或腺体的恶性肿瘤。早期中央型肺癌是指病变局限于管壁或管腔内,尚未突破管壁。支气管改变是根本病理变化,主要表现为支气管腔局限性狭窄,狭窄远端发展为梗阻或突然截断。在狭窄、梗阻部位的支气管壁有不规则增厚并常形成明显肺门肿块,还可形成癌性淋巴管炎。

### (一)病理生理

中央型肺癌组织病理学上一般分为鳞状细胞癌(SCC)、腺癌、小细胞癌、大细胞未分化癌4型。鳞状细胞癌最常见,鳞状细胞癌是一种起自支气管上皮,显示角化和(或)细胞间桥的恶性上皮肿瘤。肿瘤好发于50~70岁男性,男女之比为(6.6~15):1,90%以上患者有长期吸烟史。大多数SCC位于中央,起自主支气管、叶支气管或段支气管,约1/3肿瘤位于周围。组织学上,SCC显示角化、角化珠形成和(或)细胞间桥,依据这些特点的分化程度可分为高分化、中分化和低分化3级。2015版WHO肺癌组织学分类将肺鳞状细胞癌分为原位鳞状细胞癌、角化性鳞状细胞癌、非角化性鳞状细胞癌、基底细胞样鳞状细胞癌。

### (二)临床表现

早期中央型肺癌可无任何症状,典型症状为刺激性干咳,但通常的症状则是一般的呼吸道症状如咳嗽、咳痰,可伴有断断续续的痰中带血,合并阻塞性炎症时可出现感染症状,反复同一部位的炎症应警惕存在肺癌。中、晚期中央型肺癌常见呼吸道症状为咳嗽、咳痰,并常可伴有痰中带血,甚至大口咯血;合并阻塞性炎症时出现感染症状;侵犯纵隔内、气管旁淋巴结压迫上腔静脉引起上腔静脉综合征;侵犯喉返神经有声嘶,侵犯神经有膈肌麻痹和气急;肺外副肿瘤综合征,即由肿瘤引起的一系列异位激素性和代谢性症状综合征,包括肿瘤的异位内分泌症状、过多分泌5-羟色胺引起的类癌综合征及肺性骨关节病等。

### （三）影像学表现

**1.X 线表现**

早期中央型肺癌的 X 线检查可能没有任何异常表现。局限性肺气肿经常为早期中央型肺癌的唯一征象,表现为局限性肺透光度增高,以呼气相明显。中、晚期中央型肺癌胸部 X 线片显示肺门肿块影,边缘清楚,可有分叶。阻塞性肺炎表现为肿瘤支气管所属肺叶、段的斑点状、斑片状及索条状阴影。支气管完全阻塞后出现肺不张,表现为类楔形、类三角形致密阴影,邻近叶间裂向病变移位,也可表现为一侧肺不张,伴纵隔向患侧移位。右上叶肺不张时,肺叶体积缩小并向上移位,其凹面向下的下缘及肺门肿块下凸的下缘相连,形成反置或横置的"S"状外缘,称为反"S"或横"S"征。

中、晚期出现肺门淋巴结转移表现为同侧肺门影增大,但往往与原发肿瘤融合而不易区分。纵隔淋巴结转移可出现纵隔影增宽。肺内血行转移形成肺内单发或多发结节。胸膜转移引起胸壁肿块及肋骨破坏。胸膜、心包转移形成胸腔及心包积液。

**2.CT 表现**

CT 可以清晰地显示中央型肺癌的直接征象和间接征象。中央型肺癌直接征象为支气管壁的局限性病变,如管壁增厚、管腔狭窄、腔内息肉等,间接征象表现为阻塞性肺气肿。中、晚期肺癌则以直接征象为主,表现为肺门肿块,支气管管壁增厚,管腔狭窄、中断等,肺门肿块可有浅分叶,瘤肺界面多为清楚毛糙界面,可有细毛刺,内部密度均匀或不均匀;支气管狭窄范围较局限,管腔不规则。支气管梗阻常合并管腔狭窄或截断,断端表现为平直、杯口状或锥状。支气管壁在狭窄、梗阻部位常有不规则增厚,伴有腔内软组织结节。间接征象则为"三阻"征象,即阻塞性肺气肿、阻塞性肺炎和阻塞性肺不张。胸内淋巴结转移表现为肺门、纵隔淋巴结增大。转移淋巴结可单发,也可融合。肺内结节、胸膜结节多见于血行转移。早期中央型鳞癌的影像学表现见图 3-13,中、晚期中央型鳞癌的影像学表现见图 3-14。

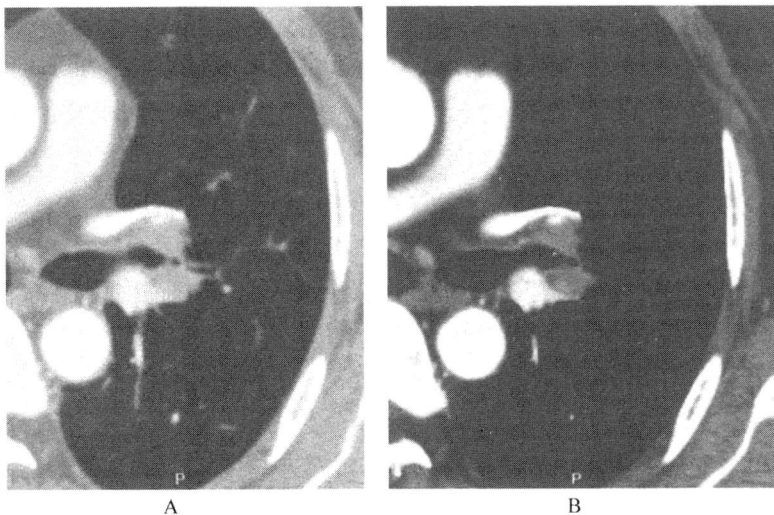

**图 3-13　肺上叶早期中央型鳞癌**

注　A.肺窗示左上叶支气管管腔狭窄。B.纵隔窗示左上叶支气管管壁增厚。

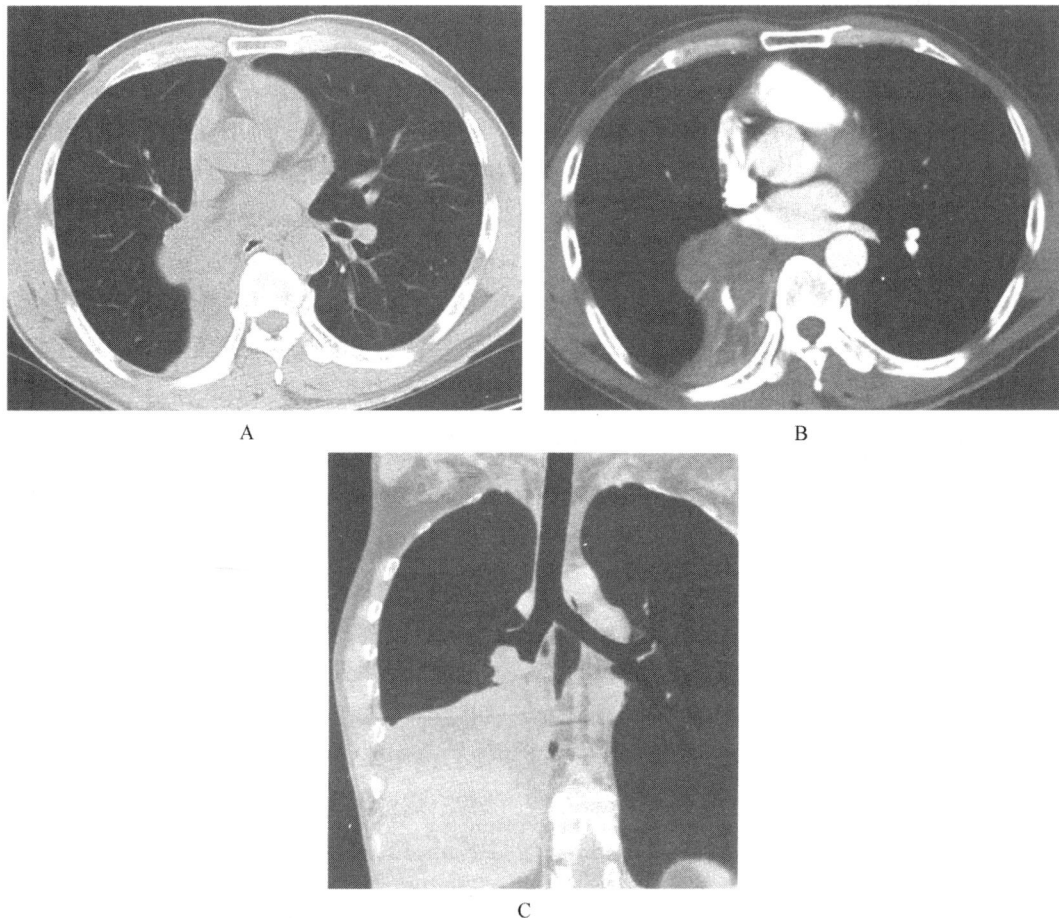

A

B

C

**图 3-14 右肺中晚期中央型鳞癌**

注 A.横断面肺窗示右肺门肿块,远端条形不张的肺组织。B.增强扫描示肺门肿块强化程度低于远端不张的肺组织,肿块包绕右下肺静脉,同时在不张肺组织内可见到分支状的黏液嵌塞。C.冠状面最小密度投影示右肺中间段水平以下支气管完全截断。

3.MRI 表现

MRI 可显示支气管壁增厚、管腔狭窄及腔内结节。MRI 有助于区分阻塞性肺不张内的肺门肿块,T$_2$WI 肺不张信号高于肿瘤,且增强后肺不张强化较肿瘤明显。MRI 上较易显示肿瘤对心脏大血管、胸壁及肋骨的侵犯,有助于 TNM 分期。

**(四)诊断**

中央型肺癌诊断的关键是叶段支气管和主支气管的管壁增厚、管腔狭窄;早期中央型肺癌的关键征象是间接征象即阻塞性改变,阻塞性肺气肿和反复发作的阻塞性肺炎是重要的间接征象。如果有明显的肺门肿块形成,则此肺门突出的肿块阴影与不张肺的边缘构成 X 线上典型的反"S"征或 Golden 征。CT 可以充分显示早期中央型肺癌的支气管病变,表现为宽基底的腔内肿块(呈微小凸起或明显的菜花样或息肉状)、支气管管壁局限性不规则增厚、管腔环形或偏心性狭窄甚至闭塞,但没有腔外侵犯和肿块。肺门肿块和支气管狭窄、截断是中、晚期中央型肺癌的典型特点。CT可以很好地显示各种形态的支气管病变及其周围的软组织肿块。受累支气管表现为管壁局限性不规则增厚、管腔环形或偏心性狭窄甚至闭塞;闭塞可为渐进性漏斗状或偏心性逐渐闭塞,也可为管腔突然截断,断端平直或呈反杯口状。肺门及纵隔淋巴结转移表现为肿大、融合、坏死等。

### (五)鉴别诊断

#### 1.支气管内膜结核

支气管内膜结核影像上可以表现为支气管的狭窄、管壁的增厚,与中央型肺癌有时鉴别困难。根据病理及影像表现,支气管内膜结核可分为以下3型。

(1)支气管狭窄型:最常见,为黏膜或黏膜下结核分枝杆菌浸润导致黏膜充血、水肿、淋巴细胞浸润,进而黏膜发生干酪样坏死、溃疡及肉芽组织形成,进一步发展为纤维增生、管腔的狭窄。CT表现为支气管管腔广泛不规则狭窄,有时狭窄与扩张断续分布,呈串珠状改变,支气管内壁毛糙,管腔内常有黏液样分泌物。而中央型肺癌的支气管往往表现为局限性杯口状或鼠尾状狭窄或截断。

(2)支气管管壁增厚型:支气管邻近的结核病灶浸润支气管外膜、纤维软骨引起支气管壁的增厚,也可为黏膜下结核分枝杆菌向外侵犯导致支气管壁的全层增厚。CT表现为支气管僵硬、管壁明显增厚,管腔内表面凹凸不平,常伴有支气管壁或支气管周围的斑点状钙化。

(3)肺不张型:支气管病变进展或干酪物质脱落可以导致管腔闭塞,使相应肺叶通气不良,肺组织萎陷、不张。CT表现为阻塞支气管远端肺叶的实变、不张,叶间裂移位。实变或不张病灶内可见"支气管充气征"或指套样的黏液嵌塞。支气管结核引起的肺不张为可复性,即有干酪物质堵塞支气管时所属肺叶发生不张,而干酪物质排出后肺组织可以复张。另外,在病变所辖肺叶或邻近其他肺叶,可以有斑点状、斑片状及粟粒样的播散病灶。支气管阻塞处往往无软组织肿块,不同于中央型肺癌,鉴别诊断需要结合临床表现、痰培养、结核抗体测定等实验室检查,必要时可行支气管镜检查协助诊断。

#### 2.支气管良性肿瘤

发生于支气管的良性肿瘤少见,包括错构瘤、腺瘤等。发生于肺段支气管者多表现为支气管梗阻,发生于肺叶支气管或主支气管者可表现支气管梗阻或支气管腔内结节,无邻近支气管壁的增厚。多层螺旋CT薄层重建可见瘤内成分。纵隔内一般无肿大淋巴结。临床病史较长,与中央型鳞癌不难鉴别,但与类癌、黏液表皮样癌等难以鉴别。

#### 3.支气管内转移瘤

源自肺外肿瘤的气管或支气管内转移罕见,其发生率取决于支气管内转移瘤的定义。狭义支气管内转移瘤指肺外恶性肿瘤直接转移至支气管壁而形成结节样腔内肿块。广义的支气管内转移瘤包括肺外肿瘤直接转移至支气管壁、肺实质转移灶侵犯支气管、肺门或纵隔淋巴结转移侵及支气管、周围型转移瘤沿近侧支气管蔓延等。广义支气管内转移瘤的发生率高达25%～50%,而狭义支气管内转移瘤发生率为1%～2%。支气管内转移瘤的影像学表现多样,可呈管腔内肿块、支气管壁局限性增厚或肺门肿块,可伴阻塞性肺气肿、肺炎、肺不张,需结合原发肿瘤病史。

## （六）治疗

中央型肺癌的治疗主要取决于肿瘤的部位。在手术可切除范围内仍以手术治疗为首选，并辅以放化疗。

# 三、肺部其他恶性肿瘤

肺部其他恶性肿瘤主要包括肺神经内分泌肿瘤、肺涎腺型肿瘤、原发性肺肉瘤样癌、恶性间叶组织肿瘤以及其他未分化癌。临床上以类癌和腺样囊性癌较多见。

## （一）类癌

类癌是一种低度恶性肿瘤，全身各处均可发生，最好发于胃肠道（67.5%），其次为肺和支气管（25.3%）。肺类癌约占所有原发性肺肿瘤的 2%，起源于支气管树黏膜上皮和黏膜下腺体的神经内分泌细胞，也可以起源于支气管上皮的 Kulchitsky 细胞，好发于成人，40～50 岁多见，发病年龄早于肺癌患者，儿童和青少年发病率低，男女发病比例报道不一。60%～70% 的类癌为中央型，多为典型类癌，周围型以不典型类癌居多。发病率男性高于女性，男女比例3.6:1。两种类癌中，20%～40% 患者是不吸烟的。

1.病理生理

根据核分裂计数的多少和（或）是否存在坏死进一步分为典型类癌和不典型类癌，其发病比例约为 9:1。典型类癌镜下形态具有典型的神经内分泌肿瘤特征，即血窦丰富的肿瘤组织排列成梁状、索状、腺样或实性细胞巢，周围型常表现为梭形细胞形态；细胞大小一致，染色质均匀或稍粗糙，核仁小或不明显，个别情况下可以出现核大深染的异型细胞，主要诊断依据是 <2 个核分裂象/2mm$^2$（10HPF），缺乏坏死。不典型类癌镜下表现相似或异型稍明显，主要诊断依据是 2～10 个核分裂象/2mm$^2$（10HPF）或有点状坏死，偶见局灶性片状坏死，无大片弥漫坏死区域。

2.临床表现

根据肿瘤本身及有无内分泌障碍临床症状可分为无症状、呼吸道症状及类癌综合征 3 种。中央型者多有咳嗽、咯血、呼吸困难及反复感染等呼吸道症状。周围型者多无明显症状，常为体检发现。类癌由于肿瘤本身能产生 5-羟色胺、激肽类、组胺等生物学活性因子，因此会产生类癌综合征，特别是肠类癌较为多见，约 5% 出现类癌综合征，临床表现为间歇性面部潮红、胃肠道症状、毛细血管扩张或紫癜等。

3.影像学表现

类癌以单发为主，多发少见。类癌分为中央型和周围型，影像表现与支气管肺癌类似。

（1）X 线表现：中央型常显示为边缘清楚的肺门或肺门旁肿块，独立或伴有远侧肺实质相关改变，包括肺不张、阻塞性肺炎等。周围型表现为孤立的、边界清楚的结节或肿块，呈圆形或类圆形，边界清楚，分叶状。

（2）CT 表现：中央型类癌发生于肺段以上支气管，常表现为支气管腔内结节、肺门周围肿块、远端支气管阻塞表现；周围型类癌常表现为发生在亚段支气管周围孤立性结节。类癌大多数血供丰富，常表现为明显强化，不均匀强化多见于不典型类癌。几乎所有的类癌都可以有肺门或纵隔淋巴结肿大,但其中只有约 25% 是淋巴结转移,其余多为淋巴结反应性增生(图 3-15)。

4.诊断

符合中央型或周围型肺癌的特点,同时出现明显的强化,高度提示类癌的诊断。

5.鉴别诊断

(1)中央型支气管肺癌:支气管肺癌早期与类癌相似,但病程进展较快,常在 3～6 个月内病变发展变化,出现肺不张、肺门区肿块,较大的肿块常出现坏死而导致密度不均匀,较类癌更易出现肺门、纵隔淋巴结转移和胸腔积液。类癌引起支气管局限性增厚形成轮廓光滑的支气管内结节或息肉,而支气管肺癌多因其沿支气管浸润性生长引起支气管管壁不规则增厚及管腔弥漫性变窄甚至闭塞。中央型类癌多发生于较大支气管,鉴别诊断有困难时,最后定性取决于支气管镜检及活组织检查。

(2)周围型肺癌及其他良性肿瘤:周围型肺癌的边缘不光滑,常见分叶及短毛刺征、胸膜凹陷,且多有偏心性空洞,易出现远处转移。周围型类癌多无自觉症状,常为体检发现,常表现为肺实质内圆形或卵圆形软组织结节或肿块,边缘光滑,内部密度均匀,可见钙化,坏死、空洞较为少见。瘤体多较小,直径为 2～3cm 者较为多见,5cm 以上罕见,上述表现与肺内良性肿瘤、肺结核球等良性病变很难鉴别,最后确诊有赖于穿刺活检。

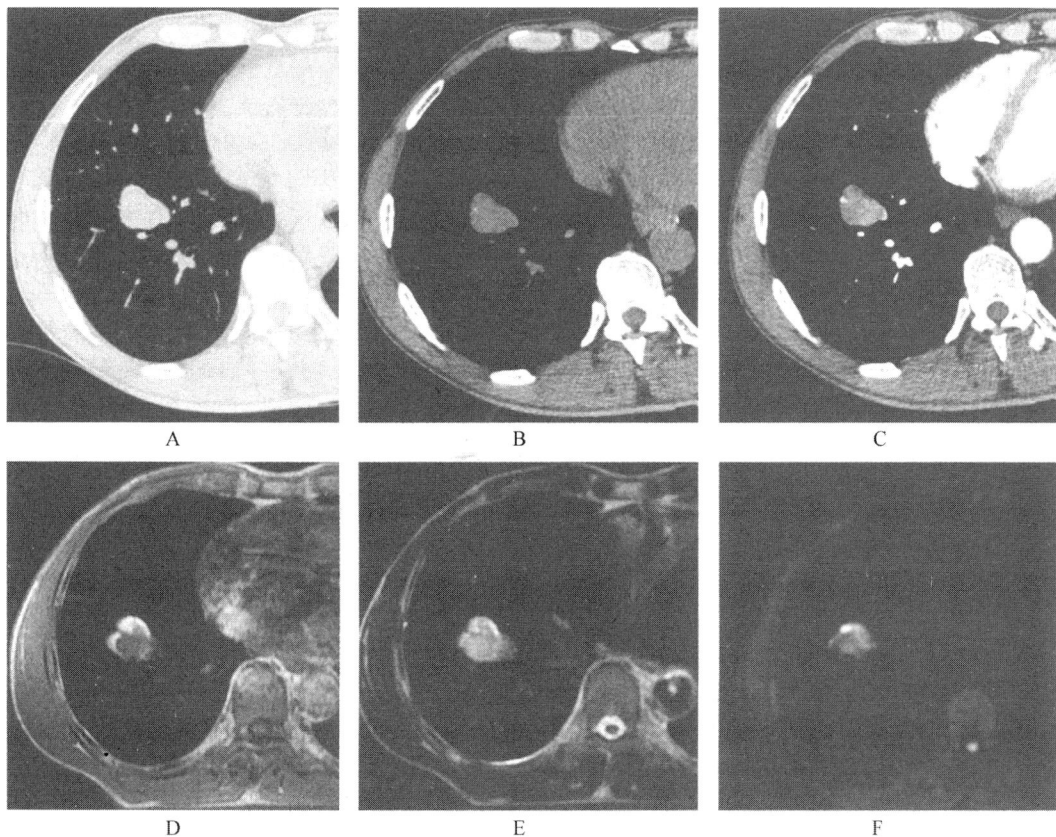

图 3-15

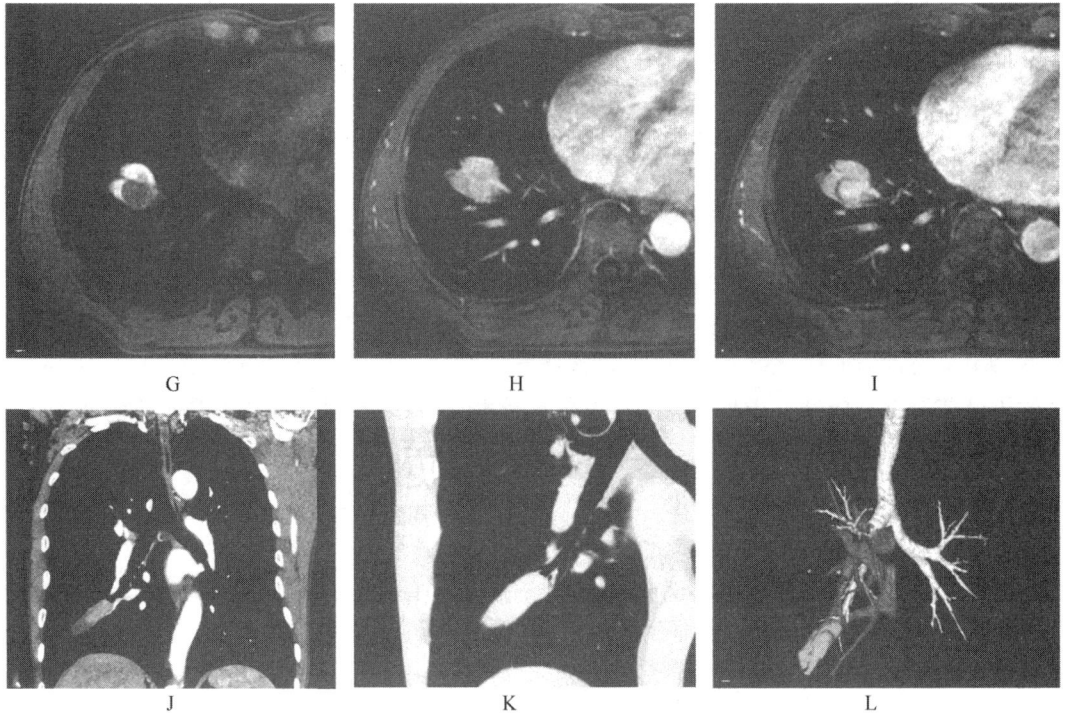

图 3-15　周围型典型类癌

注　A～C.高分辨率 CT 扫描,右肺下叶前基底段类圆形软组织肿块,密度欠均匀,边界清,边缘见囊性水样密度,增强扫描实性部分明显强化。D～I.MRI 检查,右肺下叶前基底段支气管管腔内长条状异常信号,病灶局部分叶状,$T_1WI$ 呈等信号,$T_2WI$ 呈等低信号,DWI 局部呈高信号,边界尚清,边缘及远端见高信号影包绕,增强扫描病灶见明显均匀强化。J～L.多曲面重建及容积重建。

### (二)腺样囊性癌

腺样囊性癌(ACC)在原发性气管恶性肿瘤中占第 2 位,30%～35%,仅次于鳞状细胞癌。本病可发生于任何年龄,以中老年常见,男女发病比例无明显差异,发病率及预后与是否吸烟无关。

1.病理生理

腺样囊性癌源于支气管黏膜的腺管或腺体的黏液分泌细胞,多数发生在中央气道,较少发生于段支气管,几乎不发生于肺实质内,呈息肉样或环形在壁内浸润生长。本病生长速度缓慢,低度恶性,局部复发常见,转移少见,转移以血行转移为主,淋巴结受累较少见。

2.临床表现

本病生长缓慢,临床病程相对较长,临床症状出现较晚且缺乏特异性,最常见的是进行性呼吸困难、刺激性咳嗽、咯血、喘鸣等,常被误诊为哮喘或慢性支气管炎。

根治性手术切除加术后辅助放疗是治疗本病最有效的方法,由于肿瘤沿支气管黏膜下浸润生长,实际浸润范围远远超过肉眼所见,彻底切除困难,推荐对支气管残端阳性患者行辅助放疗。对于能行完全切除腺样囊性癌患者其 5 年生存率为 100%,其 10 年生存率为 90%。对于不能行完全切除的腺样囊性癌生存期降低,5 年及 10 年生存率仅为 33.3% 和 53%。

3.影像学表现

CT扫描和气道三维重建是早期发现本病的首选检查手段,可显示病灶沿支气管分支蔓延及腔内外生长情况。根据影像学形态可分为4型。

(1)腔内外肿块型:病灶沿支气管壁呈不同程度的浸润性生长,穿透气管、支气管软骨壁侵犯周围组织及肺实质,形成腔内外结节或肿块,病灶宽基底与增厚支气管管壁分界不清。

(2)管壁浸润型:表现为管壁弥漫性增厚,壁增厚多不均匀一致,易引起管腔狭窄,管腔内外无明显结节、肿块。

(3)腔内结节型:病灶呈息肉或结节状突向腔内,以宽基底与管壁相连,瘤体与气管壁分界不清,同时伴管壁局限性增厚,管腔变窄,瘤体与管壁夹角多成钝角,有时可见"半月征"。

(4)周围肿块型:单纯表现为腔外生长肿块,靠近支气管及肺门。前两种类型较为常见,约占87%。

CT平扫病灶密度较低且均匀,增强扫描无特征性,强化方式多样,多数病灶强化不明显,这可能因瘤体内含有导管上皮、肌上皮双层细胞构成的腺体,呈小管状或筛状结构,其中常可见扩张的假囊肿,其内含黏液或嗜酸性基底膜样物质,间质内血管成分较少,易发生黏液样或透明变性(图3-16、图3-17)。

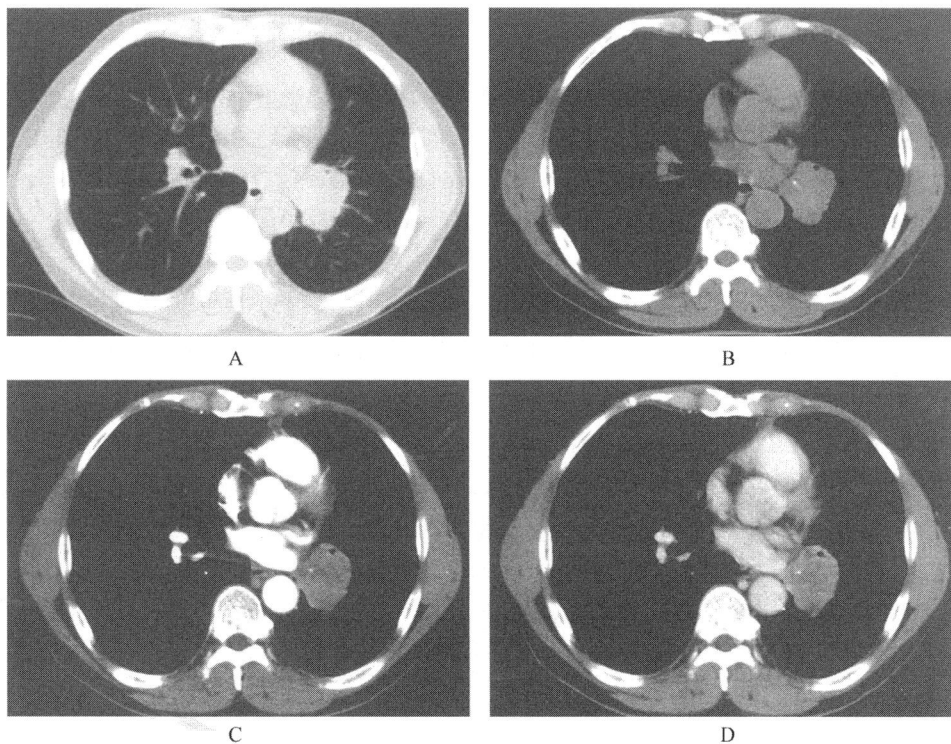

| A | B |
| C | D |

**图3-16 腺样囊性癌**

**注** 左肺门不规则软组织肿块影,长径约为4.8cm,密度欠均匀,内见点状钙化影,病灶呈分叶状,边缘见毛刺,邻近胸膜牵拉,增强扫描呈不均匀强化。左肺下叶支气管狭窄,远端见少许肺不张影。

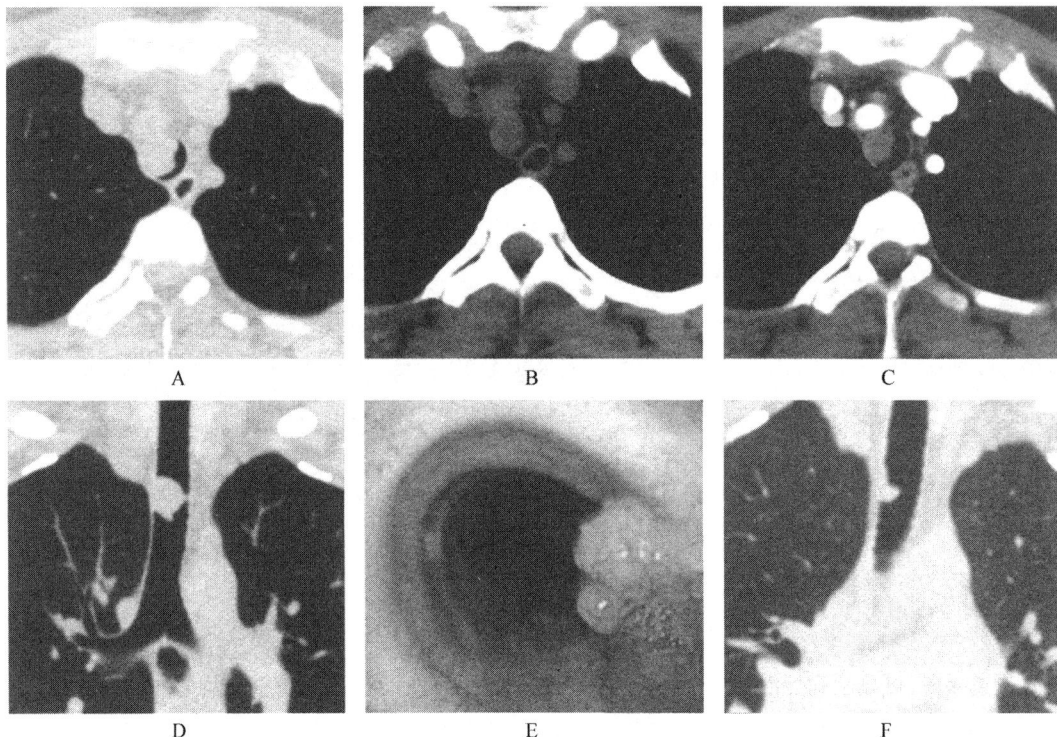

**图 3-17　气管腺样囊性癌**

**注**　A~D.上胸段气管内偏右侧见一软组织肿块影,增强呈轻度强化,周围气管壁增厚。E.支气管镜可见菜花样凸起。F.术毕 4 个月后 $T_3$ 水平气管右侧壁局部增厚,见新发突入腔内结节影,大小约 8mm×4mm,增强扫描不均匀强化。

4.诊断

原发性肺腺样囊性癌常发生在中老年人,中央型多见,周围型少见,形态上以腔内外肿块型及弥漫管壁浸润型多见,若 CT 检查上发现大气道软组织肿块,沿气管、主支气管管壁蔓延生长,侵及气管、支气管外壁,应考虑肺腺样囊性癌的诊断。

5.鉴别诊断

ACC 的发病年龄相对较小,与吸烟没有相关性;其最大的特点是沿黏膜下侵犯,CT 表现为支气管内壁光滑,外壁增厚,若肿瘤较大引起管腔狭窄,则可出现支气管阻塞的相应改变。因此,ACC 需与引起大气道狭窄的病变鉴别:支气管肺癌、类癌、气管支气管内膜结核等。

(1)支气管肺癌:尤其是鳞状细胞癌多发生于大气道,好发于 60~70 岁的老年人,且与吸烟有明确的相关性。SCC 通常是向外膨胀性生长或浸润性生长,好发于气管下 2/3 的后壁。鳞状细胞癌 CT 表现多为圆形或类圆形肺门肿块,边缘毛糙,多伴厚壁偏心性空洞,内部密度不均匀多有坏死,但钙化不常见;支气管壁不均匀增厚,管腔偏心性狭窄或闭塞;并可见相应的阻塞性改变(阻塞性肺气肿、阻塞性肺炎或阻塞性不张);增强扫描多表现为不均匀强化。

(2)中央型类癌:肺门肿块边缘多较光整且多位于气管支气管分叉处;空洞发生率低;钙化多见,表现为偏心性点状或弥漫性钙化;内部密度相对均匀;血供丰富,增强后明显均匀强化。

（3）气管支气管内膜结核：支气管黏膜充血、水肿、溃疡、肉芽组织增生和瘢痕形成，引起支气管的狭窄和阻塞，从而导致远端肺组织的不张和炎症。支气管内膜结核的 CT 表现：病变范围较广，常有多个支气管受累；支气管常为狭窄和扩张交替进行；支气管壁的增厚主要由黏膜病变造成，只有内径缩小，外径一般不增大；局部无明显肿块；可存在支气管播散病灶；肺门和纵隔常无淋巴结增大。

（杨泽权）

# 第五节　胸部外伤

## 一、胸膜腔损伤

### （一）气胸

#### 1.病理与生理

气胸是指气体在胸膜腔内聚集，是胸部创伤中常见的损伤，占所有患者的 15%～40%。气胸由肺组织、支气管破裂引起，主要原因是胸腔内压力突然增大、胸部钝性挤压或突然制动，伴或不伴肋骨骨折。

#### 2.临床表现

临床症状与气胸的量有关，少量气胸通常不引起症状；单侧肺压缩超过 25%，临床主要表现为胸痛、气促、发绀、呼吸困难。张力性气胸时，患者胸痛、发绀和呼吸困难进行性加重，张力性气胸可以影响血流动力学而出现生命危险。

#### 3.影像学表现

（1）X 线表现：X 线胸片上的典型表现是肺野中、外带无肺纹理透亮区，并可见向肺门方向收缩的肺压缩边缘。10%～50% 的患者由于病情的限制只能仰卧位摄片，由于仰卧位时胸膜腔内的气体主要聚集在前中纵隔，胸片可能难以发现，而 CT 可以很好地诊断，所以把只能在 CT 上发现的气胸称为隐匿性气胸。当给予正性机械通气或全麻下气管插管时，即使很少量的隐匿性气胸也可致气体增多从而引起明显的临床症状。"仰卧位"X 线片的以下几个征象提示有隐匿性气胸可能：①局部下胸及上腹透亮度增加；②肺野中出现"深沟"征象；③"双重横膈"征象；④异常锐利的纵隔轮廓。

（2）CT 表现：CT 可以很好地显示胸膜腔内积气和肺压缩边缘。临床主要难题是如何确定哪些患者应该接受胸腔引流的治疗。测量肺萎陷边缘与胸壁的距离估计气胸的量通常是不准确的，因此，目前紧急治疗气胸主要依赖每个患者的症状和生理反应。

空气聚集在胸膜腔内压力超过大气压，且胸膜裂口呈活瓣样，气体只进不出或易进难出，称为张力性气胸。张力性气胸会引起纵隔移位、静脉回流障碍和同侧肺的完全压缩，需要尽早处理。张力性气胸是一种临床诊断，但是影像上除了气胸表现外，出现以下征象时提示有张力性气胸：①纵隔向对侧移位；②同侧的膈面低平；③同侧胸腔的膨胀过度（图 3-18）。

#### 4.诊断与鉴别诊断

气胸需与肺表面较大的肺大疱鉴别，肺表面肺大疱虽也可类似张力性气胸，体积可逐渐增大,但增大速度很慢,只能在随访中发现。肺大疱位置固定,一般不随体位变化而变化。气胸发病急,临床表现明确而严重。X线检查尤其是CT检查能够发现病变明确诊断。

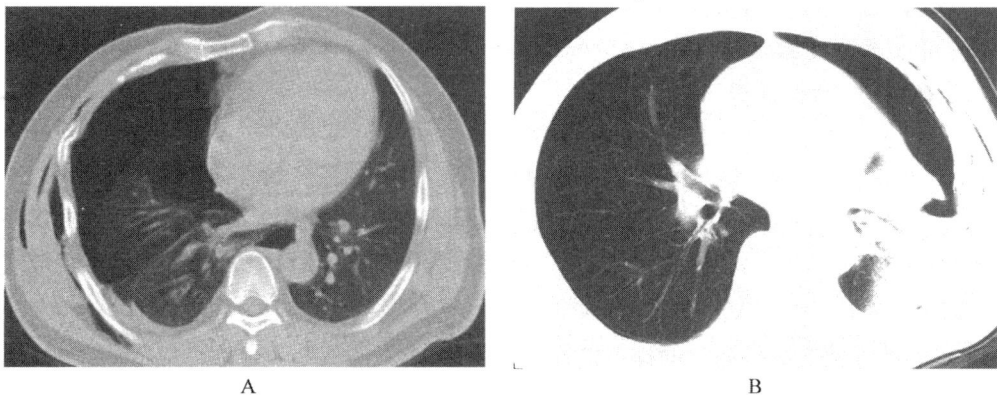

图 3-18 气胸

注 A.右侧气胸及胸壁皮下积气,右肺未完全萎陷,纵隔向左侧移位,要警惕张力性气胸的可能性。B.左侧少量气胸,胸片特别是卧位胸片容易漏诊。

### (二)血胸

1.病理与生理

血胸是指血液出现在胸膜腔内,可能来源于各种各样的胸部损伤(如累及肺、胸壁、心脏或大血管)或腹部损伤(肝、脾损伤与横膈破裂)。大量血胸是指胸膜腔内血液量超过1L,伴有休克和低灌注、胸腔积液征象。

2.影像学表现

(1)X线表现:立位时表现为患侧肋膈角变浅、消失、膈面模糊,中、下肺野均匀密度增高影,呈外高内低的弧形分界,内下缘与膈肌、心影无法分清。当有气胸时可出现气液平面。可伴有纵隔向健侧移位。仰卧位时表现为患侧胸腔密度较对侧增高,部分患者可见"肺尖帽征"。

(2)CT表现:在CT检查中,可以很容易测量胸膜腔内液体的CT值。血液的CT值为35~70HU,高于单纯胸腔积液CT值。胸膜腔液体的CT值可以区分胸部创伤的出血与普通胸腔积液(图 3-19)。积血中局限性高密度影常提示血凝块形成。

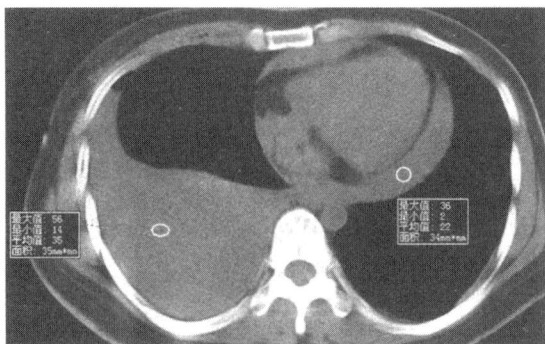

图 3-19 胸腔及心包腔积血

注 右侧胸腔及心包腔可见片状液体密度影,CT值约36HU。

## 二、肺和气道损伤

### （一）肺挫伤

肺挫伤是胸部创伤中最常见的肺部损伤,患病率为 $17\%\sim70\%$。它代表了创伤性肺损伤中肺泡出血,但是没有明显的肺泡破裂。肺挫伤在受伤的同时发生,通常发生在直接受撞击的部位;受伤相对的部分肺组织也可出现肺挫伤,即对冲伤。肺挫伤是评估肺部创伤严重性的一个重要指标,范围大的肺挫伤往往会演变为创伤后呼吸窘迫综合征。

影像学表现:典型的影像学表现是不按支气管—肺的解剖节段分布的散在斑片状模糊影或边界模糊的融合实变影,通常位于肺外周区域,邻近脊柱、肋骨或胸骨。CT 常可在受伤后立即检出肺挫伤,而 X 线往往到 6h 后才可以发现肺挫伤(图 3-20)。肺挫伤最明显的肺部表现一般在受伤后 24~48h,完全吸收在 7~14d,可遗留有少许索条瘢痕影。肺挫伤不同时期的进展对分析创伤患者肺部透亮度下降的不同病因很有帮助。损伤后 24h 或更晚出现的肺实变影,提示可能有挫伤以外的诊断,包括吸入性肺炎、脂肪栓塞等;而且肺挫伤患者出现继发性肺炎和呼吸窘迫综合征的风险增大。

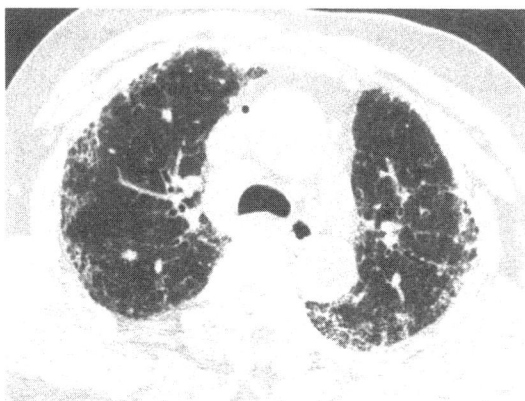

**图 3-20　肺挫伤**

注　左肺野内可见多发磨玻璃样高密度影,边界显示不清。

### （二）肺撕裂伤

肺撕裂伤是指发生在肺实质的撕裂伤,导致肺内出现空腔。因为正常的肺组织有弹性回缩,撕裂伤口周围肺组织向撕裂相反方向回缩,在 CT 上撕裂伤表现为一个圆形或椭圆形空腔,而在其他实质性器官,撕裂伤往往是线状的。

根据受伤机制、CT 表现和相关部位的肋骨骨折,肺撕裂伤可以分为 4 种类型。Ⅰ型挤压断裂损伤是最常见的肺撕裂伤,是指直接压迫导致深部肺组织撕裂。Ⅱ型挤压剪切损伤是指下半胸部受到严重的、突然的打击,导致脊柱旁的肺下叶突然远离脊柱的移动所致撕裂伤,常位于椎旁。Ⅲ型肋骨骨折性撕裂位于发生肋骨骨折处的肺组织外周,通常合并有气胸。Ⅳ型附着力撕裂是指有胸膜粘连的地方出现的撕裂伤,通常是手术中或尸检中发现。肺撕裂伤常见于儿童和年轻人,因为他们的胸壁更有弹性,在肺损伤中发生撕裂伤的可能性增大。

1.病理生理

创伤的空腔可能充满了空气、血液或同时含有空气和血液。肺撕裂伤愈合明显慢于肺挫伤,可能持续几个月。随着时间的推移,空腔内气体首先被吸收,空腔中充满了血液,然后血液慢慢吸收。在急诊患者中,肺撕裂伤周围有肺挫伤存在,因此在常规 X 线检查中肺撕裂伤经常被掩盖,而 CT 可以发现几乎所有的急性撕裂伤。

2.影像学表现

(1)X 线表现:局部类圆形低密度或高密度影,边界清晰,可以单发或多发,立位时可见气液平面;可以合并肺挫伤、肋骨骨折、气胸等。

(2)CT 表现:CT 能明确显示肺各型撕裂伤的位置及囊腔成分。肺撕裂伤的部位根据机制的不同可以发生在肺实质深部,也可以在肺边缘。空腔根据腔内所含成分不同可以表现为类圆形低密度(气体)、高密度(血液)及高低混合密度(气体和血液),后者可见气液平面。同样可以合并肺挫伤、肋骨骨折、气胸(图 3-21)。CT 可早期发现肺挫伤区域合并的肺撕裂伤。

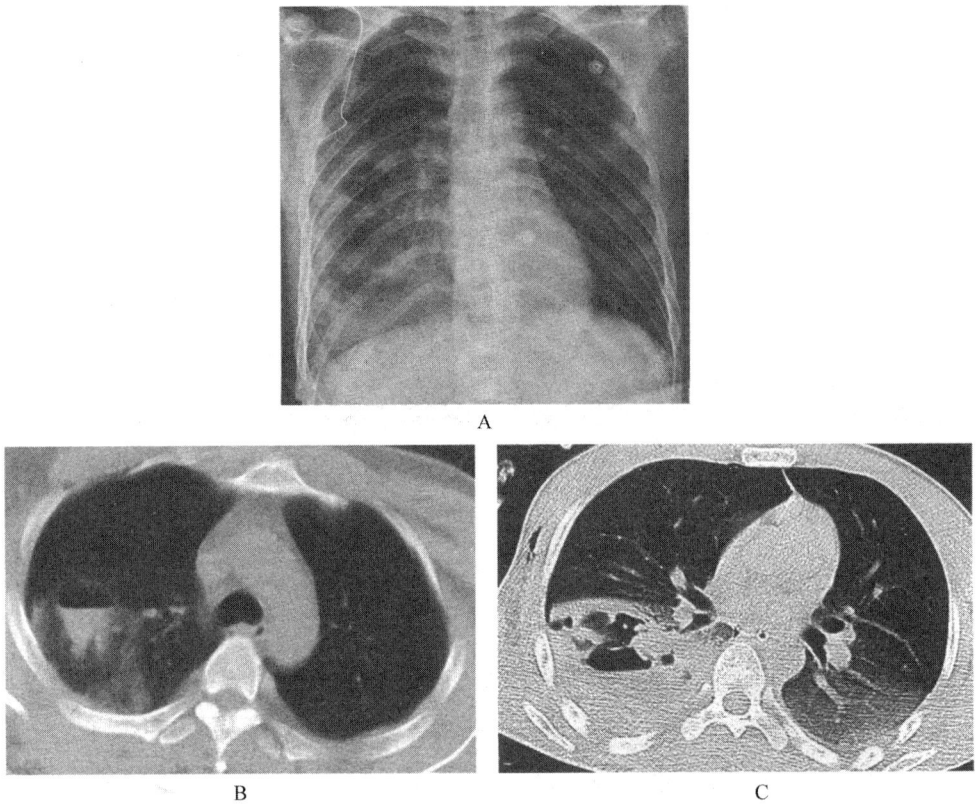

**图 3-21　肺撕裂伤**

注　A.右中、下肺野密度不均匀增高,内可见囊状透亮区。B.右上叶可见一空腔,内可见出血,形成气液平面,周围可见肺挫伤,并可见少量气胸。C.CT 显示实变肺组织中可见撕裂的空腔。

## (三)气道损伤

气道损伤在临床实践中很难看到,因为大多数患者在到达急诊科之前已死亡,原因可能是相关重要结构损伤、出血、张力性气胸或是气道损伤导致的呼吸衰竭。据报道,在临床工作中,气管—支气管的创伤占所有胸部创伤的 $0.2\%\sim8\%$。减速伤害可以导致气道损伤,可能因为胸骨和胸椎之间的气道压力增大,剪切力作用在固定点或高位胸廓内由于声门闭合而造成的压力增高。气管、支气管损伤通常发生在气管隆嵴 2.5cm 的范围内,右侧较左侧相对常见。因为发生率低,临床表现及影像学改变不典型,气道损伤往往容易误诊。

影像学表现:支气管撕裂伤较气管撕裂伤更为普遍,支气管撕裂通常平行于支气管的软骨环。常见的影像学表现是由于支气管损伤所致的纵隔气肿和气胸,气胸的出现说明损伤累及到胸膜腔。如果在有胸腔引流管放置和引流治疗时气胸依然持续存在,应高度注意有无支气管撕裂伤。

气道损伤的最佳证据是CT上直接显示气管的撕裂、气管管壁的破裂或断裂。多平面重组图像有时能观察到气管支气管的突然改变或突然成角。气管撕裂伤的伤口通常是纵向垂直于气管软骨和膜部连接处。通常会发现颈部皮下气肿和纵隔气肿。在70%～100%的病例中,CT可以帮助识别气管撕裂的部位。如果CT检查提示气管、支气管树的损伤,支气管镜检查可以明确诊断,并进一步评估损伤的部分及范围。气管、支气管损伤潜在的并发症包括气道阻塞、肺炎、支气管扩张、脓肿等。

气道损伤需要与胸膜或食管损伤引起的气胸、纵隔气肿相鉴别。

## 三、膈肌损伤

横膈损伤不常见,发病率为0.16%～5%。通常由腹压或胸膜腔内压突然增加所致。横膈撕裂伤通常较大且常位于后半膈,也可发生在中心或膈附着部位。右半膈损伤较左侧少见,可能与其受肝脏保护有关。脏器可能会通过膈损伤部位疝出,膈疝可以发生在损伤同时,也可以稍后发生。脏器疝出可能导致器官的压闭、扭转、穿孔等。疝内容的类型取决于损伤的部位和大小。肝、小肠、大肠可能通过右膈疝出,胃、小肠、大肠和脾则在左侧。比较少见的创伤性膈疝是食管裂孔疝和心包疝。

影像学表现:膈损伤的影像学表现与损伤的部位、疝出的脏器及是否合并胸膜或肺损伤有关。平片可发现含气的脏器疝入胸腔,其他征象有膈的抬高、膈轮廓的消失。多排CT的冠状面和矢状面重建可以显示即使是很小的横膈不连续,并且帮助识别疝入的脏器。横膈损伤通常伴有血胸、腹腔积血。血液在横膈两侧的胸、腹腔同时出现而没有明显的腹部损伤时,应高度怀疑膈肌损伤(图3-22)。

## 四、肋骨骨折

肋骨骨折比较常见,可单发,也可多发。单一肋骨可发生双骨折或多处骨折。

### (一)临床表现与病理

临床症状与肋骨骨折的数量、部位及是否移位有关。主要症状是胸痛,呼吸时及活动时加重。多根肋骨多处骨折时可以引起胸壁呼吸反常运动。骨折可以发生于各肋骨,但以第3～10肋骨多见;可为完全骨折,也可为不完全骨折。

### (二)影像学表现

1.X线表现

完全骨折者表现为肋骨骨皮质连续性中断,断端可对合良好或移位(图3-23A)。不完全骨折者表现有骨长轴扭曲、一侧骨皮质分离。还可发现肋骨骨折的继发征象,如气胸、液气胸及纵隔气肿等。

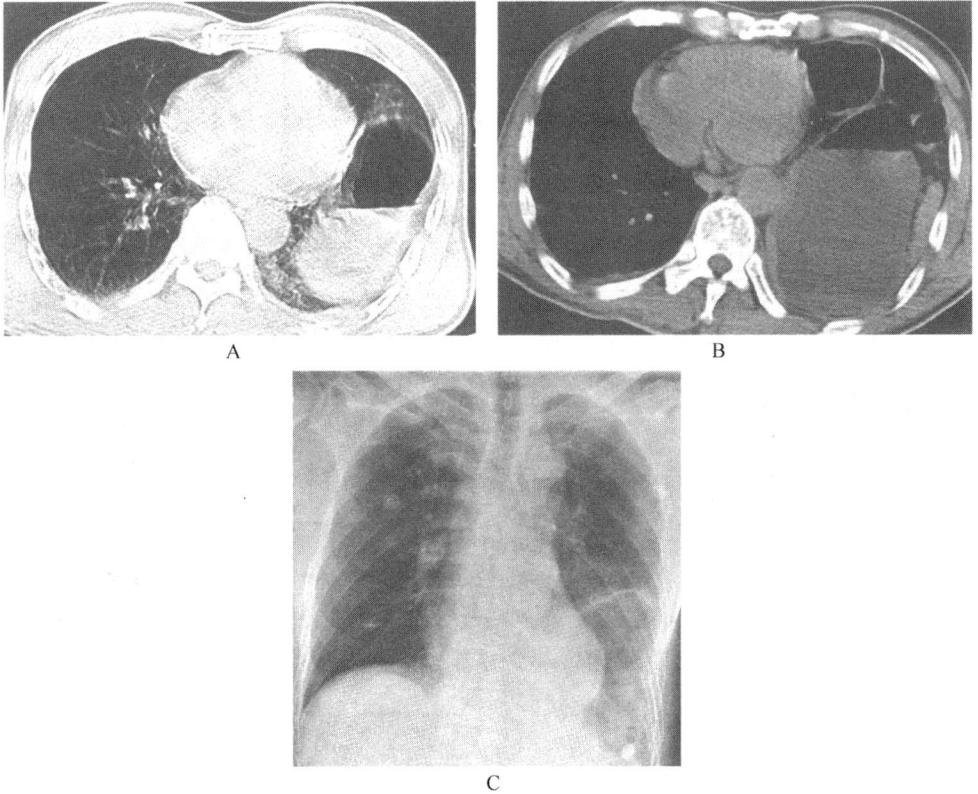

图 3-22　膈肌破裂

注　A、B.CT 显示胃及肠腔疝入胸腔。C.胸片示左侧膈肌不清,有含气脏器进入胸腔。

2.CT 表现

可敏感发现肋骨骨折(图 3-23B),并可显示肋软骨骨折,还能发现肺、胸膜腔及软组织的外伤性改变。CT 三维重组技术可清楚地显示肋骨完全骨折甚至不全骨折,并可准确定位。

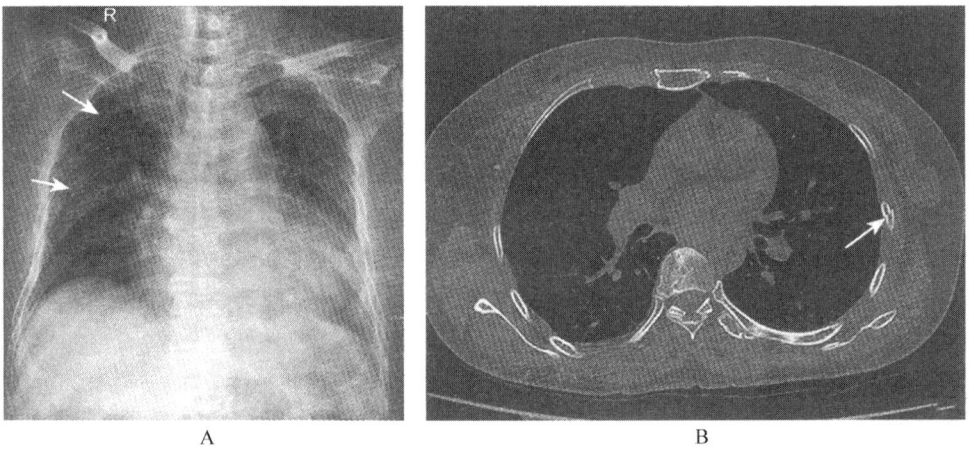

图 3-23　肋骨骨折

注　A.正位 X 线胸片,可见右侧第 4、6 后肋骨骨折(箭头)。B.CT 骨窗图像,可见左侧肋骨皮质中断,轻度移位(箭头)。

## （三）诊断与鉴别诊断

肋骨骨折的影像学表现典型,有明确外伤史和局部体征,多可作出明确诊断。胸片或常规CT 对不全性骨折及无移位的骨折易漏诊,应逐根仔细观察,必要时行薄层 CT 肋骨三维重组技术进行观察。

（杨泽权）

# 第六节　胸膜疾病

## 一、胸腔积液

### （一）病因

产生胸腔积液的病因各异,可以是结核性、化脓性、肿瘤性、外伤性或心脏病、肾病、肝病所致以及药物诱发、腹水所致。此外,腹部脏器及腹膜炎症均可引起反应性胸膜炎,而产生胸腔积液。有文献报道,结核性胸膜炎占胸腔积液的 67％,胸膜转移瘤占 23％。

此外,罕见的胸胰漏为炎症或外伤引起主胰管或其分支破裂外渗,胰管漏出胰液通过腹膜后、经主动脉裂孔进入胸腔,可侵及胸膜腔、纵隔、支气管树及心包。

### （二）形成机制

(1)胸膜毛细血管通透性增高(如肺炎、胸膜炎)。

(2)水盐潴留(如充血性心力衰竭、肾病综合征)或低蛋白血症。

(3)肺毛细血管压增高(如急性左心衰竭、肺静脉栓塞等)。

(4)胸膜腔淋巴引流阻塞(胸膜炎症或增厚、肿瘤侵犯淋巴管等)。

### （三）液体的性质

可分为漏出液和渗出液两大类。包括脓液、血液、乳糜液或混合性液等,影像学包括 CT 测量其密度高低难以确定积液的性质。当然,积血的密度较高。也许是例外,乳糜液虽含有脂肪颗粒,但因含有丰富的蛋白而 CT 值近于水。

### （四）临床表现

少量积液时可无症状,大量积液时可有胸闷、呼吸困难、胸痛等临床表现。体检患侧胸廓饱满、气管受压向对侧移位、叩诊浊音、呼吸音消失。此外,因为其病因不同,而各有其原发疾病的临床表现。

### （五）X 线表现

#### 1.游离积液

影响游离液体胸膜腔内分布的因素主要是胸腔的负压、液体的重力、肺的弹性回缩力和液体的表面张力。充气的肺组织受液体的压力而萎缩。

液体的密度越向上越变淡。液体的上缘呈凹面向上的弧线,内侧低,外侧渐升高变陡,这就是所指的液体半月征或渗液曲线。这个分界线是密度改变的过渡区,但并不代表真正的液平面,实际上液体的上缘是等高的。渗液曲线的形成是由于侧胸壁液体恰好与 X 线呈切线关系,故液面的高度可完全显示出来。而在肺的前方和后方虽然也有同样高度的液面,只是 X 线穿过的厚度相对薄,且有充气肺组织的衬托,故液面显示相对逐渐变低而分界也较模糊。

液面尚未遮盖整个膈面时称为少量积液,液面遮盖整个膈面以上且内上缘未超过肺门角水平时称为中量积液,液面内上缘超过肺门角水平称为大量积液。

(1)少量积液:液量在 300mL 以下时正位不能显示。液体应首先填塞后肋膈角,形成凹面向上的弧形阴影,并随膈肌上下移动。在实际工作中,于透视下最易看到液体的部位是外后肋膈角,使胸部向病侧倾斜达 60°时更能显示,比完全侧位观察后肋膈角更有实际意义。

(2)中量积液:①正位呈外高内低的渗液曲线(图 3-24);②侧位呈横贯前后胸腔的弧形渗液曲线,最后方最高,中间下凹;③平卧位时,液体居于背侧,显示病侧胸腔密度普遍增高;液量较多时可同时积聚于胸腔外侧部。除表现病侧胸腔密度增高外,在胸壁内缘和肺外缘之间出现一层长带状均匀致密影。其宽度与积液量多少有关。

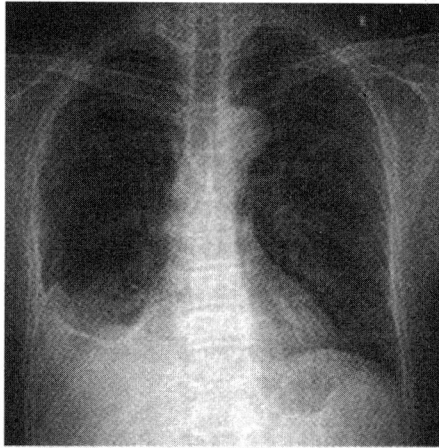

**图 3-24　右侧胸腔中量积液**

注　右侧胸腔可见外高内低的渗液曲线。

(3)大量积液:积液量多时,可出现一侧胸腔不透亮。液体除压迫肺组织外,还压迫推移横膈、纵隔和胸壁。有时可造成膈肌拱形圆顶逆转向下。在左侧,当吸气时,随着横膈的收缩,逆转的膈顶向上移动变平,形成膈肌矛盾运动。膈肌位置低于正常可与膈麻痹高于正常所形成的矛盾运动鉴别。

**2.不典型游离积液**

产生积液不典型分布的常见原因是肺不张,也可以是肺间质浸润妨碍了局部肺的膨胀。少数病例原因并不完全清楚。

(1)类似下叶实变征:胸腔积液同时伴有下叶肺不张时,游离积液大部分积聚于下叶所占的空间。在直立正位,液面由内上斜向外下方,甚至可形成略向上凸的弧线。侧位胸片显示液面为背侧高、腹侧低的斜行影。

(2)中叶阶梯征:右侧中叶或中下叶有肺不张或其他病变,使肺顺应性减低,体积缩小较上叶明显。液体大多积聚于横裂以下,而在横裂以上液层显著变薄,形成一个平段形,如阶梯,故称为"中叶阶梯征"。这个现象常出现于肝硬化腹水病例。如果上叶肺的萎陷远比中下叶为多,则可出现逆向的"中叶阶梯征"。

(3)肺下积液:又称肺底积液,是液体积聚于肺底面与膈肌之间。多为单侧,以右侧多。易误认为膈升高。与肺底局限性(包裹性)积液含义不同。主要征象包括:①"膈圆顶"最高点偏外侧 1/3,前外肋膈角变深、变锐;②肝下界位置正常;③患者向患侧倾斜 60°时,可见游离积液征象;④侧位片示其上缘的后 2/3 呈较平直的水平面,后肋膈角有液体曲线;⑤胃底膈肌厚度显著增加,首先应考虑肺下积液;⑥仰卧位透视多可见患侧胸腔均匀性密度增高,并可显示膈影正常。

3.特殊类型的胸腔积液

主要指局限性积液,导致局限性积液的原因通常为胸膜腔大部被粘连闭塞时,积液只能积聚于仍保持游离的间隙内;也可先发生积液,然后激起胸膜粘连的发展,并进而包围了液体。有些病例是因胸膜粘连和胸腔积液同时发生所致,常和肺部炎症性病变有关。根据 X 线表现,可把局限性积液分为壁层积液、叶间积液、纵隔旁积液、肺下局限积液和肺尖积液。

(1)包裹性积液:又称壁层积液。积液局限在肺与胸壁之间,多见于胸腔的后壁和侧壁。表现为均一的半圆形或梭形的增深阴影,一般与胸壁呈钝角。其中央部分液层最厚。其基底紧贴胸壁内缘,内侧突向肺野,并有明确而清晰的边界。这个典型征象于切线位时显示。少数局限于前壁和后壁,后前位片呈缺乏边界的模糊影。一般而言,如果胸片显示一片均匀致密阴影,其中能见到重叠的血管纹理,可提示局限性积液的正面观(图 3-25)。包裹性胸膜壁可见钙化。

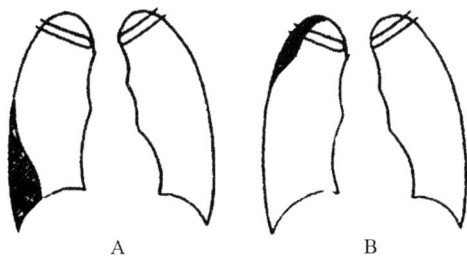

**图 3-25　包裹性积液**

注　A.右下叶包裹性积液。B.右上叶包裹性积液。

(2)叶间积液:积液局限在叶间裂内称为叶间积液。X 线的特征仅当射线束与叶间裂平面平行时才能显示。表现为密度均匀的梭形致密阴影,中间宽而两端逐渐尖细,位置符合叶间裂。积液量多时可呈椭圆形或类圆形(图 3-26)。

横裂积液常见于心力衰竭患者,并常随心力衰竭的控制而迅速消失,故有学者称为"隐显瘤"。斜裂的上段或下段积液在正位片常表现为与胸壁分开的肿块形。往往其下缘边界清楚而上缘较模糊;有时上下缘均较模糊,仔细观察见肺纹理重叠于其间,侧位呈典型的梭形。叶间胸膜间皮瘤常呈圆形或椭圆形,不呈长梭形,较少有明显的叶间胸膜增厚表现,为其与叶间积液的主要区别。囊性占位正面观察密度也较淡,且可见肺纹理通过并重叠其间,但边缘清晰可资鉴别。

(3)纵隔胸膜腔包裹性积液:对单纯纵隔胸膜腔积液的诊断有一定困难。液体可积聚于前、后、上、下各个纵隔旁腔隙或单独存在于其中的一个。后纵隔胸膜腔积液在脊柱旁,而前下纵隔胸膜腔积液在心脏旁。两者以肺门及其下部韧带为界。①两上纵隔胸膜腔积液：常呈三角形密度增高影。位于上纵隔两旁，基底向下，外缘锐利并略向外下倾斜，也可呈弧形突出，甚至呈分叶状。向上可达胸膜腔顶部。上纵隔旁积液也可呈长条形。②两下纵隔胸膜腔积液：前下纵隔胸膜腔积液位于心影外，凸出于心影旁，似心脏扩大或心包积液。后纵隔脊柱旁区的纵隔胸膜腔积液，位于心影之内，显示为一片密度较淡、边缘模糊的阴影。侧位无法显示阴影的轮廓，但侧后斜位一定角度可显示其轮廓。在诊断纵隔胸膜腔积液时应注意排除纵隔脓肿、纵隔肿瘤、近纵隔处的肺炎或肺不张、心包积液、扩大的心脏或扩张的食管。

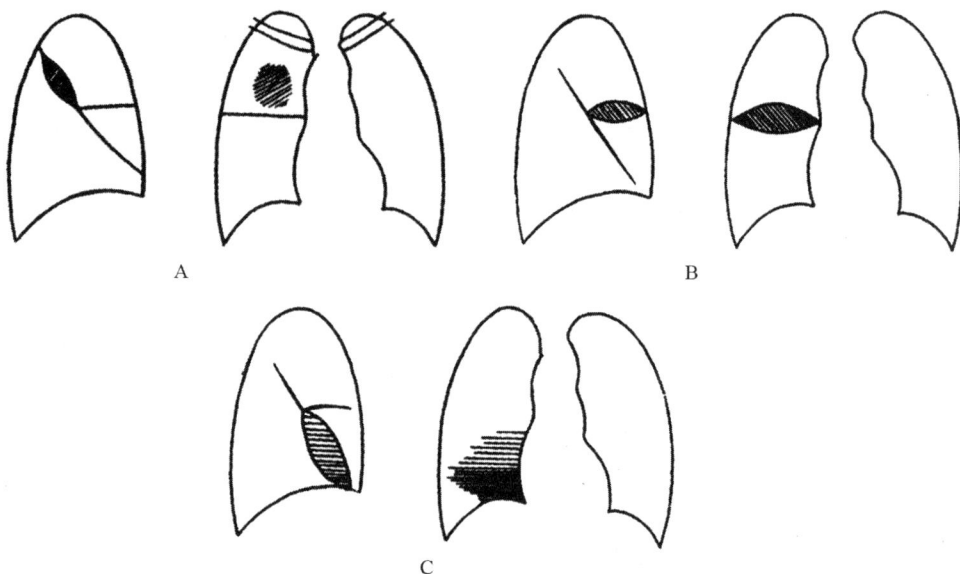

**图 3-26　叶间积液**

注　A.上下叶间包裹性积液。B.上中叶间包裹性积液。C.中下叶间包裹性积液。

（4）肺下局限性积液：又称肺底局限性积液。常继发于肺或肺下化脓性感染。液体局限于肺下、膈上。与游离积液的鉴别在于液体不随体位改变而自由移位。X 线表现可类似横膈抬高。如果同时发现该侧肋膈角模糊和肺的下界于呼吸时无固定状态，则应考虑肺底局限性积液之可能。

（5）肺尖局限积液：积液局限于胸膜顶的肺尖部。X 线表现为一个均匀浓密阴影，出现于肺尖部，伴有边限模糊的、凸向肺野的下缘。其内侧常延伸到纵隔与纵隔成锐角。随着液体的增多与纵隔接触面增加，锐角可消失。外侧缘与胸壁呈锐角，但连接处较圆钝，这是胸膜不断渗液刺激而增厚的缘故。渗液也可能向下伸展，在肺野外周形成带状阴影。

# 二、干性胸膜炎

## （一）病因与病理

干性胸膜炎多为肺结核蔓延到胸膜所致，也可为渗出性胸膜炎的早期或肺部炎症、肺梗死的胸膜反应，还可见于矽肺或石棉肺的晚期。有时上腹部近膈处的炎症也可引起横膈胸膜的干性胸膜炎。病理表现为胸膜充血水肿，白细胞浸润，并有许多内皮细胞脱落，同时在胸膜表面有少量纤维蛋白渗出物,致使胸膜粗糙增厚而无胸腔积液存在。愈合后可完全吸收,也可形成胸膜粘连。

### (二)临床表现

临床症状轻重不一,主要为剧烈尖锐的针刺样疼痛(为脏、壁两层胸膜摩擦引起),可有轻度或中度发热。听诊有胸膜摩擦音。

### (三)X 线表现

干性胸膜炎时,胸膜上的纤维蛋白渗出物沉着仅为很薄的一层,一般 X 线片不能显影。只有当其厚度达 2～3mm 时,才表现为一片或一层密度增深的阴影。呼吸或改变体位时形态无改变,且不引起肋间隙的缩窄。肋膈角可不闭锁。广泛性胸膜炎时,表现为病侧肺野透亮度普遍降低。如干性胸膜炎波及膈胸膜,则膈面毛糙,运动受限,甚至出现盘状肺不张。

## 三、脓胸

### (一)病因

为胸腔感染所致。按病程有急、慢性之分。按致病菌又可分为化脓性、结核性及其他特异病原的脓胸(如真菌)。化脓菌感染性脓胸大多为继发性,其原发病灶多在肺部,如肺炎、肺脓肿、支气管扩张症感染及蔓延;其他如膈下脓肿、心包炎也可侵及胸膜;还可为血源性感染所致。

### (二)临床表现

主要表现为长期发热、咳嗽、气急和胸痛,并有消瘦、贫血等慢性毒血症表现。如向肺组织穿破,则形成支气管胸膜瘘,有长期咳脓痰史。向胸壁穿破,则形成窦道。

### (三)X 线表现

早期表现如胸腔积液。后期往往产生胸膜增厚、粘连甚至钙化,使病侧肋间隙变窄,纵隔向病侧移位,横膈上升。与长期的胸腔积液及胸膜增厚无明显区别。慢性脓胸由于肋骨长期受脓液刺激而有骨膜反应,再结合上述 X 线改变,则为脓胸的特征性表现。肋骨骨膜增生表现为沿多根肋骨的上、下缘有增高的条状阴影出现,可为多层,在下缘尤为明显。脓胸伴有瘘管通向支气管、肺脓肿腔、支气管扩张的囊腔内或向外与胸壁形成窦道时,即可形成脓气胸。

## 四、气胸和液气胸

胸膜腔内进入空气即形成气胸。它常为胸壁的壁层或脏层胸膜破裂所致。前者可由于外伤或人工穿刺引起,后者继发于肺、支气管疾病。如胸膜腔内同时有液体(血液、脓液和渗出液)和气体称为液气胸。

### (一)病因

1.自发性气胸

自发性气胸包括特发性气胸和继发性气胸。

（1）特发性气胸：又称原发性自发性气胸。多无显著病变，但可由胸膜下大疱破裂引起，可单侧或双侧，此种大疱的病因不清，可能与吸烟、身高和小气道炎症等有关；也可过去并无肺或支气管病变，由于突然用力如剧咳、挤车、排便等过程中，因胸腔压力突然增高，肺泡及脏层胸膜破裂而产生的气胸。

（2）继发性气胸：可有各种原因，如肺结核、慢性阻塞性肺疾病、肺癌、肺尘埃沉着病、特发性肺间质纤维化、肺淋巴管肌瘤病等。大多是一些系统性疾病，其病变范围较广，随年龄增长而加重，一般不适于手术治疗，预后多不佳。婴幼儿气胸可为自发性、胎粪吸入、肺部感染、支气管异物等所致，且可伴有肺间质积气、纵隔积气、皮下积气、心包积气等，而称为婴幼儿肺气漏。

**2.人工气胸**

因胸部病变的诊断和治疗需要施行的气胸。此外，外伤等原因也能导致气胸。

### （二）临床表现

（1）闭合性气胸。

（2）开放性气胸。

（3）张力性气胸。

（4）局限性气胸。

外伤性者有严重的胸部外伤史、胸部开放性伤口、胸痛及呼吸困难等。自发性气胸则根据气体多少不同而症状不同，少量气体可无明显症状或仅有轻微胸闷或紧迫感。严重者则可有突然胸痛、呼吸困难及窒息感以及心悸、烦躁不安、出冷汗及刺激性咳嗽等。还可形成皮下气肿。

### （三）X线表现

**1.气胸**

发生气胸时，空气通常蓄积在胸膜腔的外围，而肺组织则向肺门处萎陷。气胸部位透亮度显著增高，且无肺纹理通过，患侧肺透亮度减低。在肺表面可见发丝状的胸膜线。诊断气胸时应注意以下几点。

（1）当疑少量气胸时，让患者呼气末摄片或透视观察可有帮助。

（2）气胸量非常大时，通常为开放性或张力性气胸。通常伴纵隔移位，横膈下降变平甚至向下弯曲并伴有矛盾运动。

（3）通常肺病变的区域（如肺结核）肺的退缩比正常区域退缩更显著。

（4）有些疾病倾向于使肺保持膨胀而阻碍肺的退缩，可见于阻塞性肺气肿、大疱性疾病、肺实变、肺广泛间质性浸润或肺硬变。这时即使存在少量气胸，胸腔内压力也升高，并使纵隔移位。

（5）注意有无胸膜粘连带，它可影响气体的分布和吸收。

（6）如果透视下看到心脏呈扑翼状飘动，即提示心脏边缘有气胸或局限性气胸存在，这是因为该处缺乏邻近肺组织对心脏的稳定作用。

（7）健侧肺可呈充血征象。

（8）纵隔疝通常发生在前上或后下纵隔。

（9）气胸时，肺底部的少量液体，可能为创伤所致的积血或胸膜撕裂所致的反应性渗液。

（10）气胸可由间质性肺气肿经纵隔发展而来，也可由气腹沿膈肌裂孔直接或间接进入胸膜腔。气胸可引起气腹。

（11）局限性气胸多有宽阔的基底与胸壁相连，不难与肺内气囊鉴别。此外，还应注意分析是否合并皮下气肿、纵隔气肿以及有否肺大疱、肺气肿等肺部疾病。

肺压缩程度的判断：气带宽度相当于患侧胸廓的 1/4 时，肺被压缩约 35%；气带宽为患侧胸廓的 1/3 时，肺被压缩约 50%；气带宽为患侧胸廓的 1/2 时，肺被压缩约 65%；气带宽度占患侧胸廓的 2/3 时，肺被压缩约 90%。总之，在判断肺被压迫的程度时，只要建立立体的空间概念，不难理解上述估计方法。

2.液气胸

液气胸可分布于游离胸膜腔或因胸膜粘连而呈局限性液气胸或粘连性多房性液气胸。液面呈水平状，液面上为透亮的气体影，内侧为受压萎缩的肺组织，液面的宽窄高低视空气量及液体的多少而异。局限性液气胸多见于胸腔外侧壁，也可包裹于叶间。多房性液气胸有多数高低不一的液平面。单从 X 线角度鉴别水气胸、脓气胸和血气胸是困难的，脓气胸多伴明显胸膜增厚和肋骨骨膜反应，而血气胸的血液可引起胸膜显著增厚，血块可导致液平面崎岖不平，有一定特征。

# 五、胸膜增厚、粘连和钙化

## （一）病因与病理

### 1.局限性胸膜增厚

胸膜增厚与粘连是由于纤维增生和纤维蛋白沉着引起。局限性增厚最常见的原因是胸膜炎，其次为胸膜下肺部病变。

### 2.弥漫性胸膜增厚

最常见的原因是大量血胸或脓胸所造成，其次为间皮瘤、转移瘤、淋巴瘤、石棉肺、纤维胸等。其病理基础为胸膜纤维组织增生、结核性肉芽组织增生及肿瘤细胞增生。增厚的胸膜易钙化，钙化常发生在脏层胸膜。

## （二）X 线表现

（1）肋膈角闭塞，沿胸壁呈条状或线状向上延伸，逐渐变细直至消失。

（2）肺尖胸膜增厚称为肺尖帽，表现为肺尖部弧形影。产生肺尖帽的原因为结核或炎症。明显的增厚诊断不难。肺尖胸膜增厚的征象之一是第 2 肋骨伴随阴影的增厚和变形。有学者认为第 2 肋骨伴随阴影正常为 1～2mm。有学者分析了 395 例健康体检者发现，第 2 肋骨伴随阴影 2～4mm 者占 55.1%；＞4mm，可视为异常。因此，肺尖胸膜增厚的 X 线诊断标准以＞5mm 较为可靠，同时注意两侧对比。

（3）膈面似蓬顶状向上呈三角形或细带状阴影，常延伸入斜裂。

（4）叶间胸膜厚度超过 2mm，提示有病理意义。

（5）广泛性胸膜增厚可达 2cm 以上，伴胸壁塌陷、纵隔移向患侧、横膈升高与固定等表现。

（6）广泛性胸膜增厚伴有钙化，形成不规则条状与斑块状，常位于脏层。

（7）石棉肺引起的胸膜增厚，常为双侧性，多在肺底或腋部，并多位于壁层，少有钙化。

### （三）CT 表现

其影像学恶性征象主要表现在胸膜增厚的特征上，胸膜病变性质不同可产生不同的 CT 征象。

#### 1.环状胸膜增厚

可见于胸膜转移瘤、恶性胸膜间皮瘤和胸膜淋巴瘤。文献报道，其恶性征象的特异性为100％，其胸膜增厚累及整个胸膜腔。而结核性通常不累及纵隔胸膜。

#### 2.壁层胸膜厚度＞10mm

其恶性征象的特异性约为 95％。当＞20mm 时，几乎都是恶性的。

#### 3.结节状胸膜增厚

其恶性征象的特异性约为 94％。国内报道，其中转移瘤结节 65％位于壁层胸膜面，且90％为多发结节，以中、下胸部多见；结核性单发多见。

#### 4.纵隔胸膜增厚

常为恶性，特异性约为 88％。

#### 5.半侧胸膜弥漫性增厚

胸膜转移瘤在上胸部病变显著，而结核性在下胸部病变显著。

#### 6.胸腔体积缩小

国外有学者认为常见于胸膜间皮瘤，但与胸膜转移瘤不能鉴别。国内有学者认为体积缩小在结核性和转移瘤患者中发病率基本接近，且体积缩小的程度无明显差异。

#### 7.胸膜钙化、线状增厚、均匀增厚多见于良性病变

胸膜钙化见于结核性胸膜炎、化脓性胸膜炎及外伤性血胸以及石棉肺、滑石肺等，但有报道 2％～13％的转移瘤可有钙化。钙化呈点状、线状、条状、片状、斑块状等。

#### 8.胸膜纤维素球

为纤维素沉着于胸膜形成的球形软组织肿块，一般＜4cm，是胸腔积液、脓胸或气胸吸收后的后遗表现。结合病史和 CT 表现可提示本病。

## 六、胸膜孤立性纤维瘤

胸膜孤立性纤维瘤（SFTP）是一种少见的间叶梭形肿瘤，可能由成纤维细胞衍生而来，由Wagner 于 1870 年报道，Klemperer 及 Rabin 于 1931 年报道其病理学特征并将其列为一种独立的病变。发病率低，在所有胸膜肿瘤中不足 5％。60％～90％为良性，10％～90％为恶性。

### （一）病理

常规染色常难以明确肿瘤来源。镜下肿瘤细胞呈梭形或卵圆形，胞质少，核染色质均匀，核仁不明显，可见核分裂象，瘤细胞的排列方式多种多样。约 10％的 SFTP 为非典型性或恶性，组织学表现包括细胞密度增加、核异型性明显、核分裂象易见（＞4/10HPE）、坏死和出血、

向周围组织内浸润生长。SFTP 中 CD34 阳性,上皮和间皮标记阴性;而间皮瘤中梭形细胞酪氨酸激酶(CK)、波形蛋白等常阳性,CD34 阴性有助于鉴别。

### (二)临床表现

男女的发病率几乎相等(女性稍高),各年龄组均可发病,但大部分患者为 45～65 岁,发病高峰在 50 岁以上。大多数的 SFTP 无症状,可在常规胸片检查时偶然发现。肿瘤较大的患者可出现咳嗽、胸痛、呼吸困难等症状。少数患者可出现典型的伴发临床表现,包括肥大性骨关节病、杵状指或低血糖的症状。该类患者通常症状不明显,生长缓慢,据报道可长达 20 年。

### (三)影像学表现

1.X 线表现

表现为与胸膜关系密切的肿块影。

2.CT 表现

(1)胸腔下部稍多见,没有明显的侧别优势。

(2)一般为孤立性,边界清楚,有时呈分叶状,软组织密度,以胸膜为基底,无胸壁侵犯。部分肿瘤可通过蒂附着于胸膜的表面,这样就能够活动,因此在吸气和呼气相或仰卧和俯卧位分别扫描 CT,其形态可以发生改变。CT 发现带蒂,则高度提示为良性 SFTP,预后良好。

(3)较小的病变与胸壁呈钝角,但较大的病变常与胸壁呈锐角。呈锐角时,可见肿物逐渐变细的边缘。较小的病变多为均匀密度,较大的病变由于坏死、囊变和出血,内部可有低密度。

(4)根据纤维瘤的血管化、大小和成分,常可形成均匀或不均匀的强化,强化的程度等于或大于其他正常的软组织。肿瘤出现坏死、出血、囊变,大小超过 10cm 时,提示恶性 SFTP 可能性大。少数 SFTP 可伴有胸腔积液,而这更常见于恶性病变。约 26% 的病例病灶内可见小的钙化(图 3-27);少数伴有胸腔积液。

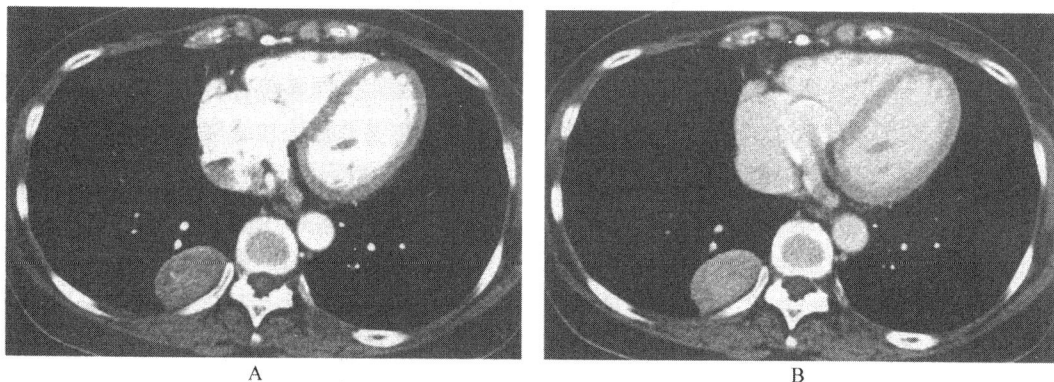

图 3-27 胸膜孤立性纤维瘤

注 A.右后胸壁可见类圆形软组织密度影,密度均匀,与胸膜宽基相连。B.增强扫描呈较明显强化,强化较均匀。

3.MRI 表现

来自胸膜的肿块,可显示孤立性肿物以广基底与胸膜相连,界限清晰;$T_1WI$ 呈稍低信号,

$T_2WI$ 根据肿块大小可呈稍低或低、稍高混杂信号,增强可见强化。磁共振能进一步评估胸壁有无受累及受累情况。

4.PET/CT 表现

可见 FDG 高摄取。

### (四)诊断

SFTP 是一种少见病,目前确诊主要依靠病理学检查及免疫组化。遇到一些具有特征性征象的病灶时,要想到本病的可能。这些特征性的征象包括:边界清楚,体积可较大,密度不均,与胸膜呈宽基底相连,邻近骨质无破坏;病灶呈轻到中度强化;MRI 上 $T_2WI$ 呈不均匀等低信号。

### (五)鉴别诊断

SFTP 需要与多种胸膜及胸壁肿瘤、边界清楚的周围型肺癌相鉴别。位于下胸部的肿瘤需要与膈膨出、膈疝、心包脂肪垫鉴别。若病变与纵隔关系贴近,还需要与纵隔内胸腺瘤、淋巴结病变相鉴别。

*1.胸膜间皮瘤*

孤立性纤维瘤与局限性胸膜间皮瘤鉴别困难,如果能发现肿瘤带蒂或具有一定的活动度,则对孤立性纤维瘤的诊断帮助很大。较大的病变与胸壁呈锐角的概率也较间皮瘤高。

*2.胸膜转移瘤*

胸膜转移瘤为恶性病变,边界往往不太光滑清楚,与胸壁呈宽基底相连,常伴有胸腔积液、附近胸壁受侵犯等伴随征象,增强多呈不均匀明显强化。仔细观察,不难鉴别。

## 七、胸膜转移瘤

本病是最常见的胸膜肿瘤,约占 95%。

### (一)病因与病理

肺、乳腺、胃、卵巢的腺癌是常见的原发癌,淋巴瘤和胸腺瘤也可侵及胸膜。经血液循环、淋巴管或肺肿瘤直接蔓延于胸膜表面。病理见胸膜表面有许多散在结节状病灶,少数广泛不规则增厚,并可伴胸腔积液。胸腔积液的产生除因肿瘤直接侵及胸膜外,也可能因肿瘤阻塞淋巴管所致。

### (二)临床表现

多有咳嗽、呼吸困难、胸部沉重感、胸痛、体重下降、不适等症状,少数无症状。

### (三)X 线表现

无特异性。

*1.胸腔积液型*

大量胸腔积液是最常见的表现。在成人发现大量胸腔积液时,特别是充满整个半边胸腔者,最常见于胸膜转移性肿瘤,而且在抽液后可见多发胸膜结节。纵隔如有转移而被固定,则虽有大量积液但无纵隔移位。

2.结节型

较少见,可见沿胸膜有多个结节状阴影生长。部分病例可见胸膜广泛不规则或结节状增厚,伴或不伴胸腔积液,与恶性间皮瘤表现相似。淋巴瘤(常见于非霍奇金淋巴瘤)可表现为胸膜斑或大的胸膜团块,伴或不伴胸腔积液,同时可见纵隔淋巴结增大。

其CT典型征象为:胸膜增厚>1cm,胸膜面多发结节,纵隔胸膜增厚明显,胸腔积液增长过快(1周左右胸腔积液可明显增多)。

(杨泽权)

# 第四章 循环系统

## 第一节 正常影像表现

### 一、心脏大血管的投影

心脏及大血管是构成纵隔的主要结构,借助含气肺组织的自然对比能够清晰地显示其轮廓,X线平片虽然不能显示心内结构及分界,但是对于观察心脏和大血管的解剖形态、肺血流量的改变以及测量心胸比值等方面是目前常用的影像评价指标。通过平片了解支气管与肺叶,肝与胃、脾等脏器的解剖位置及形态,将有助于复杂型先天性心脏病(先心病)的诊断。通常单一方向投照不能反映心脏、大血管的全貌,所以应该采取多角度投照来观察心脏各房室和大血管的轮廓投影。X线平片摄影常规取后前位(PA)和左侧位(LA)可获得需要的心脏及大血管影像学诊断信息,视诊断需要可以增加左前斜位(LAO)和右前斜位(RAO)观察。

**(一)胸部后前位**

右心缘分上、下两段。上段较为平直,成人为升主动脉,儿童主要为上腔静脉构成;下段为右心房呈向右凸出的弧形曲线。正常的上、下段之间有一切迹存在,在右心缘下段心膈角处有时可见下腔静脉影,表现为向外下方倾斜的三角形致密影。左心缘分3段。第一段为主动脉弓,由主动脉向左后方翻转形成的弓状投影,幼儿主动脉影常不明显,为横膈位置高。纵隔宽而短所掩饰。第二段为肺动脉段,又称"心腰",为肺动脉主干外侧壁投影在右心室流出道,无扩大时则不构成此段,小儿的肺动脉段常较平直或稍突出。在左心缘第二、三段间存在左心耳,由于和左心室成自然弧度不能区分,一旦左心房增大即可凸显。左心缘第三段最长,由左心室外侧壁组成,透视观察因肺动脉与左心室搏动明显,称为相反搏动点,易识别。心尖为左下心缘最低结构,其搏动明显。在后前位中右心室及左心房通常不构成心缘,两者都处于心脏轮廓之内(图4-1)。

**(二)胸部左侧位**

心脏投影分为前、后两缘。前缘从前下向后上倾斜,上段为升主动脉前壁,中段为肺动脉和右心室漏斗部,下段为右心室前壁。上、中段前缘与胸壁间透亮区称为胸骨后间隙。心影后缘的上、中段为左房后壁,下段为左心室构成,呈连续光滑的弧线,平片难以区分,在心膈角处可见到由下腔静脉形成的带状阴影。心影与脊柱间透亮区称为心后间隙(图4-2)。

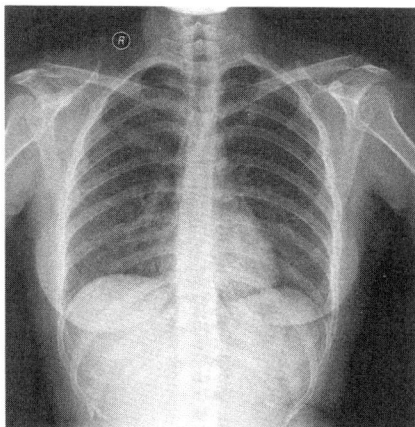

图 4-1　胸部后前位片

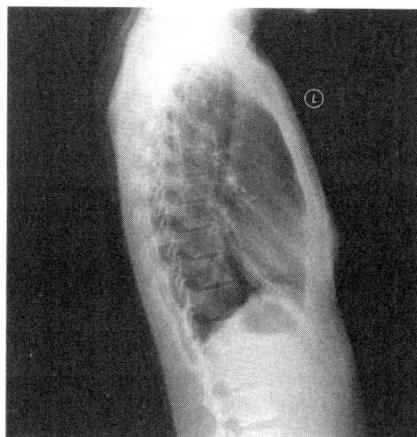

图 4-2　胸部左侧位片

## （三）胸部右前斜位

右前斜 45°可以将心脏、大血管转到脊柱左侧,两者间由含气的肺组织隔开。心脏前缘分为 3 段:第一段为升主动脉前缘;第二段是肺动脉主干及右心室漏斗部组成;第三段最长且前突明显,主要由右心室前外侧部分组成,在接近心尖部有左心室投影,左心室参与投影部分的多少与倾斜角度有关,倾斜角度小则左心室投影部分多。心脏后缘近横膈处为下腔静脉,向上依次为右心房和左心房,两者部分重叠;气管隆嵴上方为左主支气管,左肺动脉在其前上方呈圆形或椭圆形致密影,右肺动脉则呈水平向后行走,气管后缘与上腔静脉前壁部分重叠,降主动脉与脊柱平行或部分重叠。因此,在右前斜位升主动脉及主动脉弓与降主动脉相叠,彼此不可区分,心后缘与脊柱之间称为心后间隙。应用食管造影可见与其相邻的主动脉弓、左主支气管及左心房的压迹,右心房增大时可见投影于食管后方而不产生食管的压迫(图 4-3)。

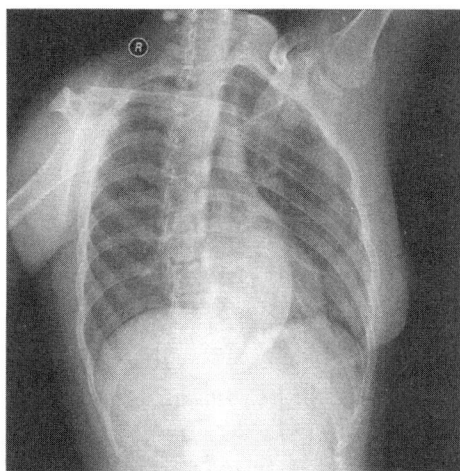

图 4-3　胸部右前斜位片

## （四）胸部左前斜位

左前斜 60°～70°位置上,心脏大血管位于脊柱右侧,心脏前缘为右心,后缘是左心。心脏前缘上半部分是右心房,下半部分为右心室。心后缘上、下部分分别由左心房及左心室组成,此体位通常称为左、右心房和心室的四腔位。在左前斜位上胸主动脉的升段、弓段及降段完全展开,使其显示最清楚(图 4-4)。

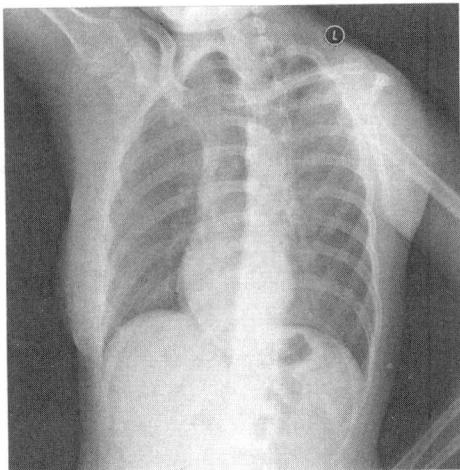

图 4-4　胸部左前斜位片

## 二、正常心血管造影表现

心血管造影、心脏超声和核素技术是心血管系统主要的诊断手段,借助该技术可以获得心脏解剖、功能及动力学资料,有利于诊断与治疗。

### (一)腔静脉和右心房

正位上腔静脉位于上纵隔右缘,垂直向下;侧位位于气管前方,与右心房相连通。下腔静脉位于右后心膈角处,在膈上立即进入右心房。右心房呈椭圆形,位于脊柱右缘,侧位位于心影中下方略偏后,右心耳凸向左前上方。右心房的左下缘与右心室之间见一个切迹,为三尖瓣环。

### (二)右心室和肺动脉

正位右心室呈三角形,其底居膈面,左缘以室间隔与左后方之左心室相隔,内部肌小梁粗大,右缘以三尖瓣与右心房相连,底部的左侧为右心室心尖,二者之间为右室流入道。右心室左缘以室间隔与左后方的室间隔相隔。自右心室心尖沿室间隔膈面向上至肺动脉瓣,为右心室流出道。该段上部近肺动脉瓣区略呈椎管形为右室漏斗部。主肺动脉位于升主动脉的左前方,在脊柱左缘分为左、右肺动脉。

### (三)肺静脉和左心房

肺静脉在近肺门部汇合成两支,在肺门下方进入左心房。左心房呈横椭圆形,正位居中偏左,在气管分叉部的下方,大部分位于心影内,仅左心耳向左心缘前上方凸出。

### (四)左心室和主动脉

左心室正位呈斜椭圆形,上与主动脉相连,前缘为室间隔,下缘为左心室膈面,后缘为二尖瓣前瓣。左心室内部肌小梁纤细,侧位略呈三角形。主动脉有 3 个窦,分别称左冠状窦、右冠状窦和无冠状窦。侧位或左前斜位可观察主动脉全貌,可见主动脉弓发出 3 支头臂动脉。

（裴红霞）

# 第二节　冠状动脉疾病

## 一、急性冠状动脉综合征

2018 年欧洲心脏病学会年会公布了第四次心肌梗死全球定义。新定义区分了心肌梗死与心肌损伤,是否存在缺血是关键。心肌肌钙蛋白(cTn)升高,超过了正常值就是心肌损伤。肌钙蛋白值升高和(或)下降过程为急性心肌损伤。若肌钙蛋白持续升高,就是慢性心肌损伤。

心肌梗死定义为急性心肌损伤且存在心肌缺血的临床证据,心肌缺血证据包括:心肌缺血症状,新发缺血性心电图改变,出现病理性 Q 波,新发存活心肌丢失或局部室壁运动异常的影像学证据与缺血性病因,通过血管造影或尸检确定冠状动脉血栓。新的心肌梗死定义仍然分为 5 型。1 型心肌梗死:斑块破裂或斑块侵蚀引起的急性血栓形成;2 型心肌梗死:心肌供氧和需求失衡所致,与急性动脉粥样硬化血栓形成无关;3 型心肌梗死:有心肌缺血症状,且有新出现的心电图缺血性改变或室颤,但尚未得到 cTn 检测结果前患者已死亡,是猝死性心肌梗死;4 型心肌梗死:4a 型为 PCI 术后再梗死,cTn 值升高>5 倍,4b 型由支架内血栓导致,4c 型为再狭窄所致;5 型心肌梗死:为冠状动脉手术相关心肌梗死,要求 cTn 值升高>10 倍。

急性 ST 段抬高型心肌梗死(STEMI)主要是指由斑块破裂或斑块侵蚀引起急性动脉粥样硬化血栓形成的 1 型心肌梗死,在急性心肌损伤的基础上有心肌缺血的证据,表现为心电图 ST 段抬高及 ST-T 动态演变。

STEMI 的病因主要为动脉粥样斑块破裂、溃疡、裂纹、糜烂或夹层导致一支或多支冠状动脉血栓形成,进一步诱发血栓性阻塞,导致心肌血流减少和坏死。因此,包括血小板和凝血过程激活在内的血栓栓塞机制是 STEMI 发生和进展的核心机制,抗栓治疗在 STEMI 的处置中发挥关键作用。

随着社会经济的发展,国民生活方式发生了深刻的变化。尤其是人口老龄化及城镇化进程的加速,中国心血管病危险因素流行趋势呈明显上升态势,导致了心血管病的发病人数持续增加。根据中国心血管病年报 2017 年发布的数据推算,全国心血管病现患病人数 2.9 亿,且患者群日趋年轻化,其中冠心病 1 100 万。心血管病病死率仍居首位,高于肿瘤及其他疾病。其中,急性心肌梗死病死率总体呈上升态势。自 2012 年开始,农村地区急性心肌梗死的病死率明显超过城市地区。STEMI 患者直接 PCI 的比例近年来明显提升,2016 年直接 PCI 共55 833 例,比例达 38.9%。因此,进一步提高冠心病一级和二级预防水平,及时诊治 STEMI 刻不容缓。

急性冠状动脉综合征的临床特点如下。

(1)病史采集应重点询问胸痛和相关症状。STEMI 的典型症状为胸骨后或心前区剧烈的压榨性疼痛(通常超过 10min),可向左上臂、下颌、颈部、背或肩部放射;常伴有恶心、呕吐、大汗和呼吸困难等;含硝酸甘油不能完全缓解。应注意不典型疼痛部位和表现及无痛性心肌梗死(特别是女性、老年、糖尿病及高血压患者)。既往史包括冠心病(心绞痛、心肌梗死、PCI 或

CABG)、高血压、糖尿病、外科手术或拔牙史,出血性疾病(包括消化性溃疡、脑血管意外、大出血、不明原因贫血或黑便)、脑血管(缺血性脑卒中、颅内出血或蛛网膜下隙出血)病史以及抗血小板、抗凝和溶栓药物应用史。

(2)体格检查方面,应密切关注生命体征。观察患者的一般状态,有无皮肤湿冷、面色苍白、烦躁不安、颈静脉怒张等;听诊有无肺部啰音、心律不齐、心脏杂音和奔马律;评估神经系统体征。对于 STEMI 患者建议采用 Killip 分级法评估心功能,见表 4-1。

表 4-1　Killip 心功能分级评估

| 分级 | 症状与体征 |
|---|---|
| Ⅰ级 | 无明显心力衰竭 |
| Ⅱ级 | 有左心衰竭,肺部啰音＜50％肺野,奔马律,窦性心动过速或其他心律失常,静脉压升高,有肺淤血的 X 线表现 |
| Ⅲ级 | 肺部啰音＞50％肺野,可出现急性肺水肿 |
| Ⅳ级 | 心源性休克,有不同阶段和程度的血流动力学障碍 |

(3)心电图表现:对疑似 STEMI 的胸痛患者,应在首次医疗接触(FMC)后 10min 内,记录 12 导联心电图[下壁和(或)正后壁心肌梗死时需加做 $V_{3R} \sim V_{5R}$ 和 $V_7 \sim V_9$ 导联]。典型的 STEMI 早期心电图表现为,ST 段弓背向上抬高(呈单向曲线)伴或不伴病理性 Q 波、R 波减低(正后壁心肌梗死时,ST 段变化可以不明显)。超急期心电图可表现为异常高大且两支不对称的 T 波。首次心电图不能明确诊断时,需在 10min 后复查。与既往心电图进行比较有助于诊断。左束支传导阻滞患者发生心肌梗死时,心电图诊断困难,需结合临床情况仔细判断。建议尽早开始心电监测,以发现恶性心律失常。

(4)实验室检查:cTn 是诊断心肌坏死最特异和敏感的首选心肌损伤标志物,通常在 STEMI 症状发生后 2～4h 开始升高,10～24h 达到峰值,并可持续升高 7～14d。肌酸激酶同工酶(CK-MB)对判断心肌坏死的临床特异性较高,STEMI 时其测值超过正常上限并有动态变化。溶栓治疗后梗死相关动脉开通时 CK-MB 峰值前移(14h 以内)。CK-MB 测定也适于诊断再发心肌梗死。肌红蛋白测定有助于 STEMI 早期诊断,但特异性较差。

需要强调的是,对于 STEMI 的诊断,实验室检查结果只能明确是否存在心肌损伤,急性心肌损伤的基础上又有心肌缺血的证据才能诊断 STEMI,实验室检查必须与心电图等其他评估方法相结合才能准确地诊断 STEMI。

**(一)影像学检查技术与优选应用**

1.影像学检查方法

(1)X 线床旁胸片有助于判断心肺循环状态,有无明显肺淤血或肺水肿,准确判断 Killip 分级和危险分层。

(2)CT 在胸痛三联症(急性心肌梗死、急性肺栓塞、急性主动脉夹层)的鉴别诊断中发挥至关重要的作用,在临床症状和心电图及实验室检查不能明确诊断 STEMI 或疑诊急性肺栓塞、主动脉夹层的情况下,及时行增强 CT 检查有助于快速诊断。

(3)心脏磁共振检查和核医学检查,不适合急诊患者的检查。但在评估心肌活性及心肌缺血方面有重要的价值。

2.影像检查流程优选原则

必须指出症状和心电图改变,如果能够明确诊断 STEMI 的患者,不需等待心肌损伤标志物和(或)影像学检查结果,而应尽早给予再灌注及其他相关治疗。床旁 X 线胸片和超声心动图,在条件允许下是急诊患者首选的影像学检查项目。临床诊断不能除外主动脉夹层或肺动脉栓塞的情况下,胸痛三联征 CTA 检查,可以通过一次扫描、一次造影剂注射,同时显示冠状动脉、肺动脉及主动脉 3 种血管的图像,为临床及时准确地诊断急性心肌梗死、急性肺栓塞和主动脉夹层提供依据,还为急诊胸痛患者争取抢救时间,降低病死率。

对于错过急诊 PCI 或 CABG 再灌注治疗时间窗的急性心肌梗死患者,心脏核医学检查可帮助判断残余存活心肌及缺血范围,为制订手术方案及风险评估提供依据。心脏磁共振检查技术可帮助判断心肌损伤的病因如炎症、缺血等,在心肌炎和心肌病的鉴别诊断中发挥重要作用,还可用于急性心肌梗死再灌注治疗后的患者,帮助评估治疗效果及判断预后。

### (二)影像学表现

1.X 线表现

胸片对 STEMI 并无特异性诊断价值,一般情况下都显示正常,但急诊床旁胸片有助于判断 STEMI 患者的心、肺循环情况,如有无肺淤血及肺水肿,有无心脏增大或充血性心力衰竭等,辅助鉴别诊断及风险评估。

2.CT 表现

临床明确的 ACS 患者不需要做 CT 相关检查。临床症状和心电图未能明确诊断 STEMI 的情况下,需要及时准确地鉴别诊断。不能除外急性肺栓塞或主动脉夹层时可进一步行心血管增强 CT 检查。随着近年来扫描技术和成像技术的进步,胸痛三联征 CTA 检查,实现了一次扫描和一次造影剂注射同时显示冠状动脉、肺动脉及主动脉 3 种血管的图像,为临床及时准确地诊断急性心肌梗死、急性肺栓塞和主动脉夹层提供依据,避免错误的临床治疗及延误时机(图 4-5)。

冠状动脉 CT 血管成像(CCTA)可以从两个方面进行冠状动脉病变的评价:一是斑块定量分析和斑块定性分析,二是判断管腔是否狭窄和狭窄程度。ACS 患者,可以发现肇事血管的闭塞,且 CT 值<30HU,提示为血栓组织。急性心肌梗死,在 CTA 图像上,可以发现心内膜的低密度影,并与肇事血管的血流灌注区域一致。近年来,基于 CCTA 图像后处理获得的血流储备分数(FFR),称为 CT-FFR 技术,实现了 CT 无创方法同时诊断血管腔狭窄和缺血的功能。

评价冠状动脉狭窄程度采用国际通用的目测直径法,以狭窄处管腔内径减少的百分比进行计算。2011 年国内《心脏冠状动脉多排 CT 临床应用专家共识》建议,将冠状动脉狭窄程度分 5 级:无狭窄或管腔不规则(0~25% 的狭窄)、轻度狭窄(<50% 的狭窄)、中度狭窄(50%~69% 的狭窄)、重度狭窄(70%~99% 的狭窄)和闭塞(100% 狭窄)。CCTA 评价冠状动脉有较高的敏感性和阴性排除价值,是目前诊断和排除冠心病强有力的影像学工具。

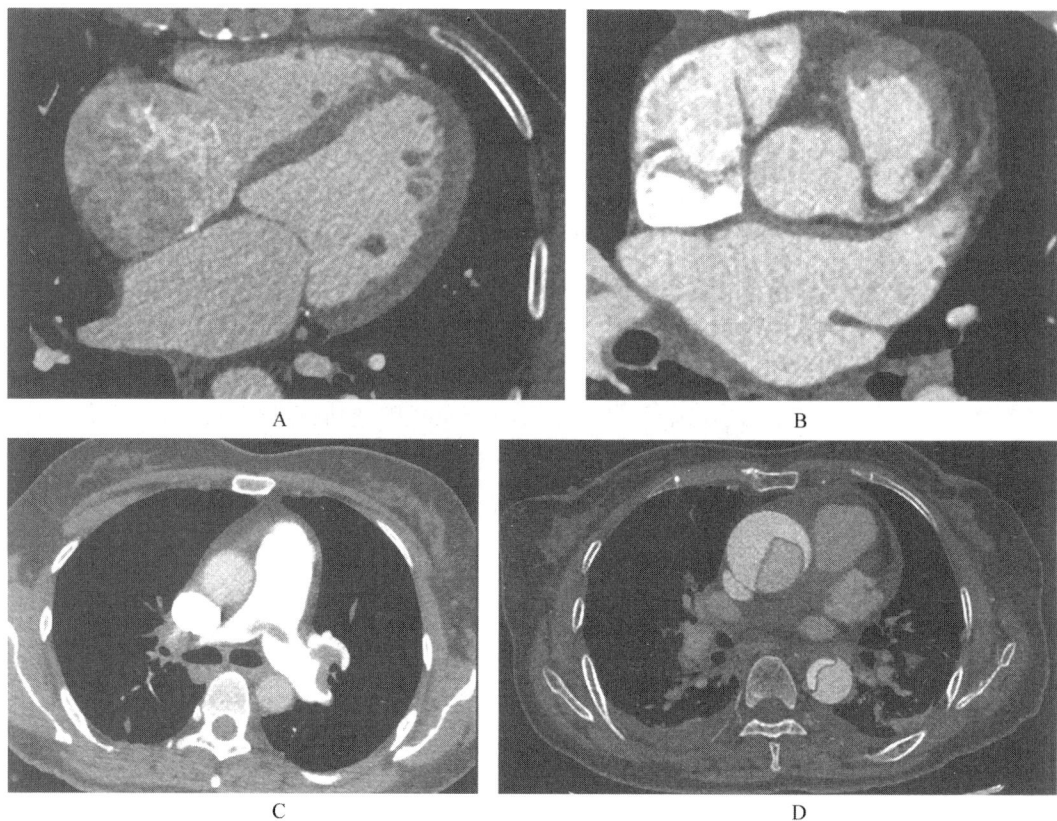

图 4-5　胸痛三联征 CT 检查

注　A.冠状动脉 CT 成像示左心室前壁和下壁心内膜下广泛密度偏低,心肌梗死改变。B.同一病例,前降支近中段非钙化为主混合斑块,近段管腔狭窄 70%～90%。C.肺动脉 CT 成像示肺动脉增宽,左右肺动脉融合部可见骑跨血栓,诊断为急性肺栓塞,继发肺动脉高压。D.全主动脉 CT 成像示主动脉呈双腔结构,诊断为 A 型主动脉夹层。

不同于冠状动脉造影的是,除了判断冠状动脉狭窄程度,CCTA 还可以进行斑块的定性和定量分析,为临床提供更多的信息。CCTA 显示的冠状动脉斑块定性可分为非钙化斑块、钙化斑块和混合斑块。近年来的临床研究结果显示,CCTA 对识别冠状动脉易损斑块有较好的应用价值。易损斑块的 CT 特征包括,低 CT 值斑块(30～60HU)、血管正性重构、点状钙化、餐巾环征(低密度斑块核心周围被较高 CT 值的斑块环绕)。定量分析可以量化斑块负荷,为冠心病患者提供预后信息,也可作为评价药物干预斑块进展的检测工具。

3.心脏 MRI 表现

(1)在 $T_2WI$ 像上,发现受累心肌的高信号,即使不用任何造影剂也可表现为高信号,但实际梗死面积小于信号增强区域。

(2)急性心肌梗死在梗死区表现为灌注缺损区域。

(3)延迟强化:在应用 MRI 延迟扫描时,呈现高信号强化。

目前比较一致的看法是,真正可逆性损害的心肌,在 MRI 延迟扫描上并不表现为持久性强化,但梗死区周围缺血损害的心肌,有时也会呈现一过性的强化,随着时间延长,这种现象会逐渐消失。

急性心肌梗死的延迟强化,基于其不同的病理生理学基础,通常表现为 4 种形式。①心内膜下延迟增强,通常心外膜未被累及。这种类型的心肌梗死临床表现为非 Q 波心肌梗死,预后良好。②透壁性延迟强化,通常见于范围广泛的再灌注性心肌梗死,血运重建后无法改善心肌收缩力。③类似于透壁性强化,但同时伴心内膜下低信号区,即通常所称的"无复流"现象。"无复流"现象是指在透壁性心肌梗死的基础上,无法全部恢复再灌注,其原因包括微循环障碍、心肌坏死或严重水肿压迫壁间血管所致,通常被认为是非良性左心室重构的预测因子。急性期心肌梗死有 20%～30%患者会出现"无复流"现象。磁共振心肌灌注扫描,无论是首过法还是延迟增强均可显示,但延迟 MRI 效果最佳,表现为无信号和低信号区。④外围强化而中央区无血流灌注呈现为低信号,通常在无再灌注的梗死心肌中可以见到,预后不良。

对于 STEMI 患者,心脏 MRI 检查技术可帮助鉴别心肌损伤的其他病因,如炎症等,在心肌炎和心肌病的鉴别诊断中发挥重要作用(图 4-6)。

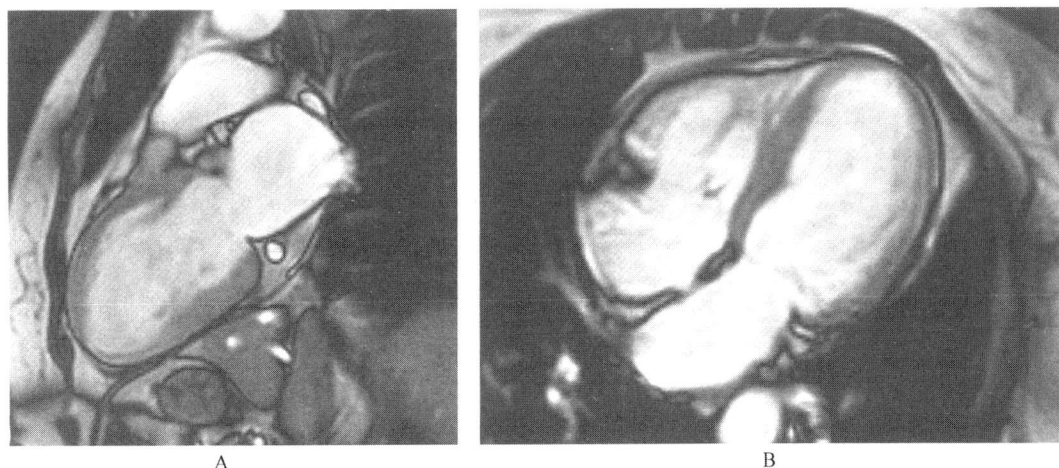

图 4-6　急性心肌梗死的心脏 MRI 表现

注　A、B.心脏 MRI 电影序列示左心室中远段收缩功能减退,尤其是在心尖部以及侧壁和下壁运动明显减弱,提示急性心肌梗死。

（三）诊断

急性冠状动脉综合征的诊断,需要密切结合临床表现,包括病史、症状、心电图改变、心肌酶学检查等,影像学表现为主要的辅助诊断依据。影像学证据主要包括:①肇事血管的确定,需要明确导致临床症状、心肌缺血/梗死病变的血管,以及其病变部分、范围和狭窄程度等;②肇事血管导致的心肌缺血/梗死的存在与否及其病变程度;③心肌和心脏的功能状态;④其他病变的排除。

（四）鉴别诊断

STEMI 应与主动脉夹层、急性肺动脉栓塞、急性心包炎、气胸和消化道疾病(如反流性食管炎)等引起的胸痛相鉴别。

向背部放射的严重撕裂样疼痛伴有呼吸困难或晕厥,但无典型的 STEMI 心电图变化者,应警惕主动脉夹层。

肺栓塞常表现为呼吸困难、血压降低、低氧血症。

气胸可以表现为急性呼吸困难、胸痛和患侧呼吸音减弱。胸痛三联征的鉴别诊断困难时可行心血管增强 CT 检查。

急性心包炎表现为发热,胸膜刺激性疼痛,向肩部放射,前倾坐位时减轻,部分患者可闻及心包摩擦音,心电图表现 PR 段压低、ST 段呈弓背向下型抬高,无镜像改变。

消化性溃疡可有胸部或上腹部疼痛,有时向后背放射,可伴晕厥、呕血或黑便。急性胆囊炎可有类似 STEMI 症状,但有右上腹触痛。这些疾病均不出现 STEMI 的心电图特点和演变过程。

## 二、不稳定型心绞痛和非 ST 段抬高型心肌梗死

不稳定型心绞痛(UA)的定义为在休息或轻微运动时发作的心脏缺血性不适,可以是进行性加重或新发严重的症状。如果出现这些症状的同时,伴有心肌酶的升高(反映心肌坏死的生化标志物),如肌酸激酶(CK)、肌酸激酶同工酶(CK-MB)或肌钙蛋白,则诊断为急性非 ST 段抬高型心肌梗死(NSTEMI)。

UA 和 NSTEMI 具有共同的病理生理基础,它们都是由于近期动脉粥样硬化斑块破裂引起的冠状动脉严重而不完全性的阻塞,大多出现冠状动脉腔内血栓形成。UA 和 NSTEMI 的血栓经常呈非阻塞性和动态变化。少见的原因包括栓塞、动脉夹层、血管炎、可卡因滥用和创伤。冠状动脉血栓最常见的原因是斑块破裂。斑块破裂是冠状动脉血栓形成最主要的原因,约占 75%。斑块破裂或溃疡引发血栓形成的幅度不同,常见情况是仅有一个附壁血栓就可威胁生命。血栓形成和纤溶与血管痉挛有关,常出现血流间歇性中断,而后数天形成分层血栓。血流流过易损斑块处时,斑块物质微粒和血栓被冲刷掉,导致远端栓塞。任何来源的血栓栓塞均可导致微循环阻塞影响心肌灌注。

除了斑块破裂是最容易理解的一个机制,斑块表面腐蚀也是急性冠状动脉血栓形成的发病基础,约占 20%。而围绕钙化结节的腐蚀,也可以引起少量的冠状动脉血栓。斑块内出血后范围迅速增大也参与 ACS 的发生。除了这些结构性的解剖学物质参与对斑块的破坏作用之外,功能上的改变也影响血栓的稳定性。促凝和抗凝因子、促纤溶和抗纤溶因子对血凝块的稳定性起着重要的作用。炎症是导致血栓形成的基础,而且,参与免疫反应的细胞和分子也参与 ACS 的多个发病过程。大量证据表明,很多途径能通过炎症参与 ACS 的病理生理过程。炎症介质对于调节促炎细胞因子发挥重要作用,T 淋巴细胞可以调节细胞因子影响动脉粥样硬化的生成。活化的 T 细胞集中到斑块破裂的区域,并在原位降低胶原的合成。T 细胞产生较多 CD40 配体和炎症介质 γ 干扰素,这些结果表明,继发性免疫反应在 ACS 的发病机制中起了很重要的作用。在动脉粥样硬化的生成过程中,刺激免疫应答的抗原,包括氧化修饰的脂质蛋白和在应激组织表达的热休克蛋白 60/65。将炎症与冠状动脉事件联系到一起,为冠状动脉危险分层和预测开辟了一个领域,同时为新的治疗措施寻找了一个新靶点。

UA 和 NSTEMI 患者大多有各种危险因素,如吸烟、高血压、糖尿病、高脂血症及肥胖,高同型半胱氨酸、高尿酸血症可能也是高危因素。UA 包括以下几种类型,典型症状分别如下。

①静息型心绞痛，心绞痛发作在休息时，并且持续时间通常在 20min 以上。②初发型心绞痛，1 个月内新发的心绞痛，可表现为自发性发作与劳力性并存，疼痛分级在Ⅲ级以上。③恶化劳力型心绞痛，既往有心绞痛病史，近 1 个月内心绞痛恶化加重，发作次数频繁、时间延长或痛阈降低（心绞痛分级至少增加 1 级或至少疼痛分级在Ⅲ级以上）。加拿大心血管病协会心绞痛分级定义：Ⅰ级，一般体力活动不引起心绞痛，如行走和上楼，但紧张、快速或持续用力可引起心绞痛发作；Ⅱ级，日常体力活动稍受限，快步行走或上楼、登高、饭后行走或上楼、寒冷或风中行走、情绪激动可发作心绞痛或仅在睡醒后数小时内发作，在正常情况下以一般速度平地步行 200m 以下或登一层以上楼梯受限；Ⅲ级，日常体力活动明显受限，在正常情况下以一般速度平地步行 100～200m 或登一层楼梯时可发作心绞痛；Ⅳ级，轻微活动或休息时即可出现心绞痛症状。

变异型心绞痛也是 UA 的一种，通常是自发性的。其特点是一过性 ST 段抬高，多数自行缓解，不演变为心肌梗死。动脉硬化斑块导致内皮功能紊乱和冠状动脉痉挛是其发病原因，硝酸甘油和钙拮抗剂可以使其缓解。

NSTEMI 的临床表现和 UA 相似，但是比 UA 更严重，持续时间更长。UA 可发展为 NSTEMI 或 ST 段抬高的心肌梗死。

大部分 UA 和 NSTEMI 可无明显体征。高危患者心肌缺血引起的心功能不全，可有新出现的肺部啰音或原有啰音增加，出现第三心音、心动过缓或心动过速以及新出现的二尖瓣关闭不全等体征。

静息心电图是诊断 UA、NSTEMI 的最重要的方法，并且可提供预后方面的信息。ST-T 动态变化是 UA、NSTEMI 最可靠的心电图表现，UA 时静息心电图可出现 2 个或更多的相邻导联 ST 段下移≥0.1mV。静息状态下症状发作时，记录到一过性 ST 段改变，症状缓解后 ST 段缺血改变改善或者发作时倒置 T 波呈伪性改善（假性正常化），发作后恢复原倒置状态更具有诊断价值，提示急性心肌缺血，并高度提示可能是严重冠状动脉疾病。发作时心电图显示，胸前导联对称的 T 波深倒置并呈动态改变，多提示左前降支严重狭窄。心肌缺血发作时偶有一过性束支阻滞。持续性 ST 段抬高是心肌梗死心电图特征性改变。变异型心绞痛 ST 段常呈一过性抬高。心电图正常并不能排除 ACS 的可能性。胸痛明显发作时心电图完全正常，应考虑到非心源性胸痛。

NSTEMI 的心电图 ST 段压低和 T 波倒置比 UA 更明显和持久，并有系列演变过程，如 T 波倒置逐渐加深，再逐渐变浅，部分还会出现异常 Q 波。两者鉴别除了心电图外，还要根据胸痛症状以及是否检测到血中心肌损伤标志物。高达 25% 的 NSTEMI 可演变为 Q 波心肌梗死，其余 75% 则为非 Q 波心肌梗死。ST-T 异常还可以由其他原因引起。ST 段持久抬高的患者，应考虑到左心室室壁瘤、心包炎、肥厚型心肌病、早期复极和预激综合征、中枢神经系统事件等。三环类抗抑郁药和吩噻嗪类药物也可以引起 T 波明显倒置。反复胸痛的患者需进行连续多导联心电图监测，才能发现 ST 段变化及无症状的心肌缺血。

心肌损伤标志物可以帮助诊断 NSTEMI，并且提供有价值的预后信息。心肌损伤标志物水平与预后密切相关。ACS 时常规采用的心肌损伤标志物及其检测时间见表 4-2。

表 4-2　心肌损伤标志物及其检测时间表

| 检测时间 | 肌红蛋白 | 肌钙蛋白 | 肌酸激酶同工酶 |
|---|---|---|---|
| 开始升高时间(h) | 1～2 | 2～4 | 6 |
| 峰值时间(h) | 4～8 | 10～24 | 18～24 |
| 持续时间(d) | 0.5～1.9 | 5～14 | 3～4 |

　　肌酸激酶同工酶(CK-MB)是评估 ACS 的主要血清心肌损伤标志物。心脏肌钙蛋白复合物包括 3 个亚单位,肌钙蛋白 T(cTnT)、肌钙蛋白 I(cTnI)、肌钙蛋白 C(cTnC)。目前已开发出单克隆抗体免疫检测方法,检测心脏特异的 cTnT 和 cTnI。由于心肌和平滑肌都有 cTnC 亚型,所以目前尚无用于临床的 cTnC。尽管 cTnT 和 cTnI 诊断心肌损伤有很高的特异性,但是在诊断 NSTEMI 时,还应结合临床症状、体征及心电图变化。如果症状发作后 6h 肌钙蛋白测定结果为阴性,应在症状发作后 8～12h 再测定肌钙蛋白。

　　cTnT 和 cTnI 升高评估预后的价值优于患者的临床体征、入院心电图表现及出院前运动试验。而在非 ST 段抬高和 CK-MB 正常的患者中,cTnT 和 cTnI 增高可以发现死亡危险增高的患者。cTnT 和 cTnI 与 ACS 患者死亡的危险性呈定量相关关系。但是不能将肌钙蛋白作为评估危险性的唯一指标。因为肌钙蛋白没有增高的患者,仍然有发生不良事件的风险。没有一种心肌损伤标志物是完全敏感和特异的。采用现有的方法测定 cTnT 和 cTnI,对于发现心肌损伤的敏感度和特异度是相当的。

　　肌红蛋白既存在于心肌中,同时也存在于骨骼中。肌红蛋白的分子量比较小,因而它从损伤心肌中释放的速度快于 CK-MB 或肌钙蛋白,在心肌坏死后 2h 即可从血液中检测。但是肌红蛋白诊断心肌梗死的价值,受到其增高持续时间短(<24h)和缺乏心脏特异性的限制。因此,胸痛发作 4～8h 内只有肌红蛋白增高而心电图不具有诊断性时,不能诊断为急性心肌梗死,需要有心脏特异的标志物 CK-MB、cTnT 或 cTnI 的支持。但是因为其敏感度高,所以症状发作后 4～8h 测定肌红蛋白阴性结果有助于排除心肌梗死。

　　几种心肌损伤标志物的比较:肌钙蛋白能发现少量心肌坏死的患者,诊断敏感度高,对于预后的评估比其他方法价值大。CK-MB 特异度和敏感度不如肌钙蛋白,但仍然是发现较大范围心肌梗死的一种非常有用的标志物。然而 CK-MB 正常不能除外局灶心肌损害,也不能除外心脏特异肌钙蛋白检测到的心肌梗死不良后果的危险性。肌红蛋白缺乏心脏特异度,因此不能作为单独使用的心肌损伤标志物,但有助于心肌梗死的早期诊断。

## (一)影像检查技术与优选应用

1.X 线胸片

X 线胸片是临床基本的影像学检查,有助于判断有无肺淤血、肺水肿。

2.CT 检查

CT 主要用于显示冠状动脉斑块和狭窄程度,目前已经成为常规的排查冠心病的主要无创影像学技术。

3.心脏磁共振检查

心脏磁共振检查可用于评估心肌梗死、心肌纤维化或心脏重构等。

4.冠状动脉造影

冠状动脉造影仍然是临床诊断冠心病及其严重程度的主要技术,特别是用于指导危险分层和治疗策略的确定。采用再血管化治疗前,必须行冠状动脉造影检查。

NSTE-ACS的诊断主要基于临床症状、心电图和心脏标志物。对于怀疑NSTE-ACS的患者,应在首次医疗接触后10min完成心电图检查并由具有资质的医生来解读。对于有体征或症状提示正在发生心肌缺血的患者,在最初的1h,应每15min或每30min重复进行心电图检查。所有怀疑为ACS的患者都应该进行高敏心肌肌钙蛋白(hs-cTn)检测,推荐hs-cTn检测的0h/3h快速诊断流程。如有必要,CK-MB可作为cTn检测的补充。可考虑负荷测试(运动试验、负荷超声心动图、负荷心肌灌注成像),这对低危且心脏生物标志物阴性的患者具有预后价值。对于无反复胸痛、心电图正常和肌钙蛋白(首选高敏肌钙蛋白)水平正常但是疑似ACS的患者,建议在决定有创治疗策略前进行无创药物或运动负荷试验以诱发缺血发作。行超声心动图检查评估左心室功能;当冠心病可能性为低或中危,且肌钙蛋白或心电图不能确定诊断时,可考虑冠状动脉CT血管成像以排除ACS。对于血流动力学不稳定、急性肺水肿、快速或缓慢性心律失常、难治性心绞痛伴动态心电图改变的患者,应考虑在24h内尽快进行冠状动脉造影。

### (二)影像学表现

1.X线胸片

X线胸片对诊断该病无特异性,大多患者胸片显示未见明确异常,但对于较严重的患者,有助于判断有无肺淤血、肺水肿,有无心脏增大或充血性心力衰竭等,对危险分层及评估有价值。

2.冠状动脉CT血管成像

临床症状和心电图未能明确诊断NSTE-ACS的情况下,可行CT检查,用以直接显示肇事血管的管腔狭窄程度和病变分布;同时用以排除急性心肌梗死、肺栓塞和主动脉夹层。

CT对识别冠状动脉易损斑块也有很好的评估价值。病理诊断易损斑块的主要标准包括:活动性炎症(单核细胞、巨噬细胞或T淋巴细胞浸润);大脂核,薄纤维帽;内皮脱落,表面血小板聚集;斑块裂隙;狭窄程度>90%。次要标准包括:表面钙化结节;斑块呈亮黄色;斑块内出血;内皮功能异常;血管正性重构。易损斑块的CT特征包括低密度斑块(CT值<60HU)、血管正性重构、点状钙化、餐巾环征(低密度斑块周围被较高密度环绕)。一项Meta分析结果表明,ACS患者冠状动脉斑块中的非钙化斑块总体积、低密度斑块、重构指数等指标,均较稳定型心绞痛患者高,且具有易损斑块的ACS患者,其不良心血管事件的发生率远高于具有稳定斑块的患者。

3.心脏MRI诊断

CMR能评估心脏整体和局部收缩与舒张功能,利用多种成像加权参数,分析心肌损伤。例如,识别急性心肌梗死后心肌水肿;$T_2$加权像、$T_1$-mapping、$T_2$-mapping、弥散加权成像(DWI),在评价心肌水肿中的应用获得很大进展。

CMR还能鉴别急性心肌梗死及慢性心肌梗死。$T_2$加权像通过心肌水肿的显示,鉴别急性和慢性心肌梗死已得到专家共识推荐。应用心肌的延迟强化,可以判断心肌瘢痕坏死组织。

CMR 对心肌炎和心肌病的鉴别诊断以及急性心肌梗死再灌注治疗后的疗效评估都有很重要的价值。

### (三)诊断

参考"急性冠状动脉综合征"。

### (四)鉴别诊断

1.急性心肌梗死

患者多有发作性持续胸痛,超过 30min 不能缓解,伴大汗及濒死感,舌下含化硝酸甘油不缓解,心电图有 ST 段弓背向上抬高,心肌酶有动态演变。

2.肺栓塞

患者多有胸闷、胸痛、呼吸困难、咯血,胸痛含化硝酸甘油无效,心电图有 S(Ⅰ)、Q(Ⅲ)、T(Ⅲ)的改变,可行核素肺通气灌注显像及肺动脉 CT 检查明确诊断。

3.主动脉夹层

起病急,多有长期高血压病史,且多为血压升高时发病,表现为腰痛、胸腹痛,且多为腰背痛在前,胸腹痛在后,疼痛即刻达峰值,夹层累及相关血管可出现脑、上肢、肾脏、脊髓等缺血性改变,心电图、心肌酶多正常,CT、MRI 及心脏超声等有助于检查。

4.肋间神经痛

患者胸痛多与呼吸运动及体位改变有关,沿肋间分布,心电图无明显缺血改变,胸痛含化硝酸甘油无效等。

5.胰腺炎

患者有发热、恶心、呕吐等,持续性疼痛,阵发性加重。

6.心包炎

患者无发热,查体未闻及心包摩擦音,故不支持。

## 三、心肌梗死机械并发症的评估

心脏机械性并发症是指心肌发生梗死后造成心脏的结构发生解剖性改变的并发症。这种并发症可造成严重的血流动力学的不稳定和心力衰竭。常见的心脏机械性并发症,根据其发生的时间可分为早期和晚期机械并发症。早期机械并发症多出现在心肌梗死后 1 周内,包括室间隔穿孔、乳头肌断裂或功能不全、心脏游离壁破裂;晚期机械并发症包括真性室壁瘤及假性室壁瘤形成。

### (一)室间隔穿孔

心肌梗死后室间隔穿孔是室间隔出现破裂引起的继发性室间隔缺损,可导致左向右分流,肺循环不稳定及双心室心力衰竭。室间隔穿孔通常与血管的完全闭塞有关,肇事血管多为前降支及后降支,间隔缺损位置与犯罪血管相关,心尖和前部的室间隔穿孔与前降支闭塞有关,后部室间隔穿孔与后降支闭塞有关。

室间隔穿孔常发生于急性心肌梗死后的 3~7d,在药物溶栓治疗时代发生率为 1%~2%,PCI 时代的发生率降至 0.2%。并发室间隔穿孔的危险因素包括高龄、女性、前壁心肌梗死等。

　　患者临床表现多样,恶化迅速,易出现猝死,因此早期识别对改善患者存活率非常重要。患者可出现反复发作或持续性的胸痛,突发的恶性心律失常及心源性休克,听诊闻及胸骨左缘第3～4肋间新出现的全收缩期杂音,对本病有较大的提示作用。本病保守治疗的存活率极低,循环辅助、手术治疗、封堵治疗是目前常用的治疗手段。对于经积极治疗无缓解的严重心力衰竭患者,应及早手术,延期手术可能造成室间隔穿孔扩大,加速病情恶化。积极药物治疗后症状缓解的患者,可考虑择期手术治疗。

　　本病外科手术风险较高,既往研究显示术后院内30d病死率43％,长期病死率高达65％～79％。随着封堵装置的发展,经皮封堵治疗成为手术治疗的替代方案,有研究显示,封堵治疗术后30d病死率可降至30％。指南推荐室间隔破口小于15mm,可首先选择封堵治疗。

　　1.影像检查技术与优选应用

　　(1)对于怀疑室间隔穿孔的患者,X线胸片(或床旁胸片)和超声心动图是首选的影像学检查方法。胸片可以显示肺血增多、心影增大,与先天性心脏病室间隔缺损相似。

　　(2)心脏CTA作为无创的检查方法,可以明确室间隔穿孔的整体形态和毗邻关系,还可以多角度明确冠状动脉病变、心肌情况及合并的解剖变异。对于采用封堵治疗的患者,术前的CT评估非常必要,可以弥补封堵术中无法全面观察解剖形态的不足,为术前选择封堵器型号提供依据。

　　2.影像学表现

　　(1)X线表现:室间隔穿孔的X线胸片多表现为左右心室增大、肺淤血及肺水肿表现,分流量较多情况下,可出现肺动脉段突出,肺血增多的表现(图4-7)。

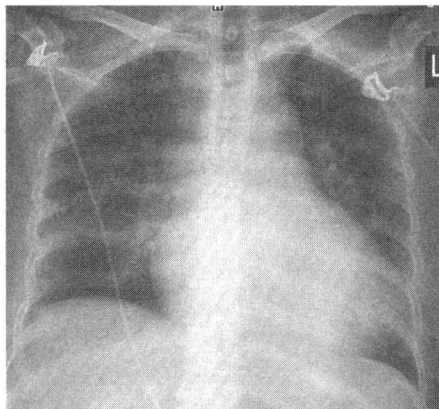

**图4-7　室间隔穿孔X线胸片表现**

　　(2)CT表现:室间隔中断造影剂在左右心室间相通。冠状动脉CTA可显示冠状动脉斑块和狭窄情况,梗死心肌可见心肌密度降低,部分可见心肌变薄,收缩期心肌增厚率下降。CT可清晰地显示其他合并的病变,如室壁瘤形成、心室内血栓形成等(图4-8)。

　　(3)心导管检查:造影剂在左右心室间的异常通路,心导管检查可以明确诊断,更主要的是同时进行封堵手术的指导。

　　3.诊断

　　当急性心肌梗死患者出现新发或加重的肺淤血,心影增大时,应考虑到心肌梗死后并发症的可能,尽快应用其他检查完成确诊。超声心动图发现室间隔水平的左向右分流病变可以确诊;还要评估心功能、肺动脉高压、左心室内血栓。

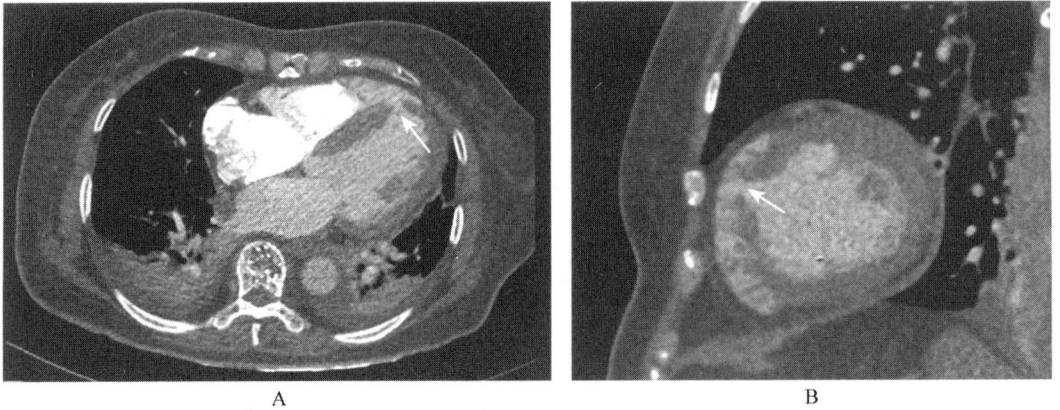

图 4-8 室间隔穿孔 CT 表现

### (二)乳头肌功能失调或断裂

急性心肌梗死累及乳头肌血供,导致的乳头肌功能障碍或乳头肌部分或完全断裂,导致急性二尖瓣反流和急性肺水肿。

乳头肌分为前外乳头肌和后内乳头肌,前外乳头肌由前降支和回旋支共同供血,较少发生断裂,后内乳头肌由右冠状动脉或回旋支供血,供血血管重度狭窄或闭塞时,容易出现功能异常甚至断裂。

左心室急性心肌梗死后,早期有 13%～26% 的患者合并二尖瓣反流,大多数为轻至中度反流,仅有 3.4% 的患者合并重度反流。常发生于急性心肌梗死后 1 周内,部分断裂可延迟至 3 个月内。

临床有急性二尖瓣关闭不全的表现,症状的严重程度和二尖瓣的反流程度成正比,患者出现顽固性心力衰竭、肺水肿是早期死亡的重要原因。此类患者常为单支病变,且常无心肌梗死史,但梗死后心绞痛的发生率显著高于无此并发症者;老年、心肌梗死后治疗不及时或继续体力活动者,可使其发生的危险性增高。心肌梗死患者听诊出现心尖部新发的收缩期杂音对本病具有重要的提示意义,应及时行影像学检查明确诊断。但随着心功能的恶化,心脏杂音可逐渐减弱甚至消失。乳头肌断裂合并急性重度的二尖瓣反流,是心肌梗死后少见但致命的并发症,如无外科手术治疗,乳头肌断裂的患者约 90% 在 1 周内死亡,2 个月内的病死率接近 100%。由于供应乳头肌的血管是冠状动脉的终末支,常易受到缺血的损害,其中后内乳头肌主要来源于右冠状动脉后降支一支供血,而前外乳头肌由前降支分支对角支供血,但常得到回旋支的边缘支的血供,因此虽然前壁心肌梗死较后壁心肌梗死常见,且面积大,但合并二尖瓣反流却经常发生在右冠状动脉闭塞所致的下、后壁心肌梗死后。

乳头肌完全断裂者往往短期内发生死亡,早期诊断并急诊行外科手术治疗是降低患者病死率和改善预后的关键。一般认为,在心功能恶化前和血流动力学尚平稳时手术有利于提高早期和晚期存活率。乳头肌断裂程度决定可否行外科手术,二尖瓣脱垂或连枷完全断裂者,更适合二尖瓣置换术,部分断裂患者可考虑二尖瓣修补术。血流动力学不稳定的极高危患者,可考虑经皮二尖瓣修复术(如二尖瓣夹)。外科换瓣或成形术时,同期行冠状动脉旁路移植术,有益于改善左心室功能,提高存活率及改善预后。研究显示,30d 内行手术治疗的患者,其 5 年、10 年生存率同未合并乳头肌断裂的心肌梗死患者一致。

1.影像检查技术与优选应用

CT 凭借它高分辨率、多角度多平面重建的优势,在二尖瓣夹术前评估中发挥重要的作用。有文献表明,CT 对二尖瓣的解剖评估同超声测量具有较高的一致性。

2.影像学表现

(1)X 线胸片表现:均为间接征象,表现为二尖瓣反流引起的心功能不全、急性肺水肿等表现,急性的二尖瓣反流,往往不会表现出明显的左心扩大,长期的乳头肌功能不全可表现为左心房左心室的明显扩大。

(2)CT 表现:收缩期可见二尖瓣叶部分脱垂至左心房(图 4-9),长期乳头肌功能不全可见左心房左心室内径增宽,肺动脉增宽。冠状动脉可观测到病变血管及其狭窄情况。

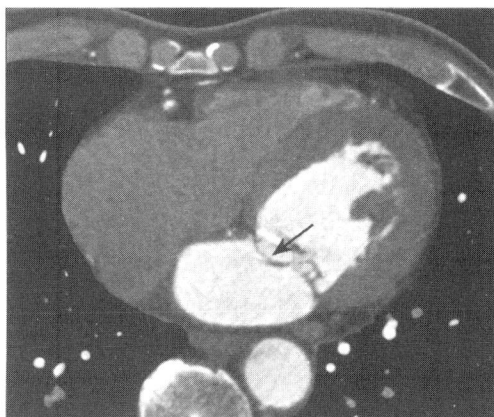

**图 4-9　二尖瓣叶部分脱垂 CT 表现**

3.诊断

(1)首先明确乳头肌断裂还是功能不全,是完全断裂还是部分断裂,这些主要依赖超声心动图的诊断。

(2)明确二尖瓣反流的严重程度。

(3)评估左心室心肌缺血的心肌节段性室壁运动异常的部位、程度。

(4)评价心脏的形态和功能改变。

(5)对准备行二尖瓣夹的患者提供更多的术前解剖细节。

### (三)心脏游离壁破裂

心脏破裂是急性心肌梗死后心肌坏死、变薄,在机械应力下心肌破裂导致猝死、心包压塞或假性室壁瘤的严重并发症,其中发病率最高的为左心室游离壁破裂。

传统的游离壁破裂危险因素包括年龄>60 岁、女性、首发侧壁或者前壁心肌梗死、严重的单支血管病变并缺少侧支循环、既往无心绞痛病史及心肌梗死后劳累活动。心肌梗死患者心脏破裂的发病率约为 1%,在梗死死亡中占 10%～15%。心脏破裂常发生于梗死后第 1 周,其余发生在梗死后的 2 周内,3 周后很少见,如果发生破裂可能是再次梗死的结果或真性室壁瘤及假性室壁瘤破裂。约 40％的游离壁破裂发生于心肌梗死后 24h 内,但因部分患者在到达医院前已经死亡,真实的比例可能要高于此。

在梗死后突然出现剧烈胸痛,并有窦性或结性心动过缓及低电压,提示心脏破裂。患者常在 AMI 后 1 周内突然发生严重胸痛、呼吸困难、休克或患者突然发生胸骨后重压感并意识迅速丧失乃至猝死,部分进展缓慢,可同时出现颈静脉怒张和发绀,有时闻及心包摩擦音或低调的舒张期杂音。闭式复苏不能产生周围脉搏。游离壁破裂的转归可有 3 种类型:猝死型、心包压塞型及假性室壁瘤型。猝死型表现为突然的意识丧失,呼吸停止,触不到脉搏,而心电图表现为心电—机械分离或心脏停搏;心包压塞型表现为突然出现发绀,颈静脉怒张、血压下降、心动过速、奇脉、心音低弱、面色苍白,此时右心房压、肺动脉舒张末期压、肺毛细血管楔嵌压的舒张压都增高。假性动脉瘤型破裂口小,大部分破裂未达到透壁,由于机化血栓和血肿与心包一起封闭了左心室的破裂口,破裂口关闭,形成假性室壁瘤。

1.影像检查技术与优选应用

心脏游离壁破裂是非常严重的并发症,及时作出准确的诊断并进行手术是治疗成功的关键,因此,超声心动图是检查首选方法。超声能够及时观测到新出现的心包积液以及心室结构、功能的变化。X 线胸片和 CT 对心包压塞型的游离壁破裂有诊断价值,对假性室壁瘤型诊断价值更高。

2.影像学表现

(1)X 线表现:胸片发现肺淤血等左心功能不全的异常改变,甚至心脏不规则增大,可以提示诊断。

(2)CT 表现:可以发现冠状动脉严重病变或者血管的阻塞;可以观察到左心室游离壁的破裂和假性室壁瘤。

3.诊断

评价心室节段性室壁运动异常,即心肌梗死的部位、程度;评价左心室游离壁的破裂部位、破口大小和血肿的大小;评价心肌和心室功能的情况;评价二尖瓣的功能情况等。

### (四)真性室壁瘤

心室室壁瘤是心肌梗死的常见并发症。局部心肌坏死后,病变部位的心肌组织,被瘢痕组织取代,心肌纤维消失或仅有少量残余,心室壁变薄,心室内压力过大而逐渐向外膨出,其病变常可累及心肌各层,而且大多情况下累及心尖。室壁瘤呈矛盾运动,同时可并发附壁血栓。心尖部和心室前壁由单支血管供血,且心尖部心肌组织薄弱,而左心室下壁和右心室较前壁易形成侧支循环,故 80％左右的室壁瘤发生在心尖部或左心室前壁,其他部位也可发生,如隔面、正后壁等,但发生率较低。

广泛透壁性心肌梗死是室壁瘤发生的主要原因。真性室壁瘤常在急性心肌梗死患者发病 1 年内出现。心肌梗死后被纤维组织取代的坏死心肌无收缩能力,其周围尚存活的心肌收缩功能,不仅没有降低反而代偿性加强,因此产生的反向相互作用,是梗死的心肌组织变薄而膨出的一个重要原因。室壁瘤形成后心腔内径增大,室壁应力增加,心肌氧耗增加,也是室壁瘤形成的重要原因。

室壁瘤与正常心肌邻近区域的岛状存活心肌,经常是折返激动的起源点和异位兴奋灶,是其发生室性心律失常的解剖和电生理基础。室壁瘤形成后瘤腔内血流呈涡流,局部流速减慢等因素,都为血栓形成创造了条件,部分患者心腔内可伴有附壁血栓形成。

室壁瘤较小时患者可无症状和体征,较大时可导致难治性心力衰竭、顽固性心绞痛、严重室性心律失常,血栓脱落可导致体循环栓塞等并发症。室壁瘤患者心肌梗死后病死率是无室壁瘤患者的7倍。治疗方式以手术治疗为主,通过降低心室壁的张力延缓甚至逆转心室扩张、心室重塑的过程,减少心力衰竭、恶性心律失常的发生,改善患者的预后。

1.影像检查技术与优选应用

(1)X线检查:胸片是常规的检查技术,可以显示左心功能不全的肺血改变以及室壁瘤时的左心室增大情况。

(2)CT检查:可以通过VR重建技术,直观描绘室壁瘤的大体形态及轮廓,且清晰地显示室壁瘤及相对冠状动脉分支的位置关系。

(3)MRI检查:具有较高的分辨率及独特的组织特异性,能显示特定的解剖结构,分辨心肌瘢痕及室壁瘤内的血栓,鉴别坏死心肌组织及正常心肌组织,应用重建技术在任意切面显示室壁瘤结构。延迟强化后,MRI能明确显示出梗死灶及可存活心肌组织。

(4)左心室造影:是既往诊断室壁瘤常用的方法,可直观地显示心脏形态的改变,但无法观察心肌、心包等情况,对区分是真性还是假性室壁瘤存在一定的困难。此外,造影作为一种有创检查,已经很少用于室壁瘤的首要诊断,而是在冠状动脉造影、支架植入的手术中一并操作观察。

2.影像学表现

(1)X线表现:室壁瘤形成会导致心脏结构的改变,X线胸片可出现左心室扩大,局部不规则膨出的表现,另外可能伴随心功能不全导致的肺淤血等表现。

(2)CT表现:左心室增大,局部心肌密度减低变薄,局部变薄心肌向外膨出形成瘤壁,收缩期心肌增厚率下降。心腔内可伴有血栓形成。冠状动脉CT还可以显示犯罪血管的狭窄、闭塞情况(图4-10)。

(3)CMR表现:CMR可显示心脏结构的改变,延迟增强技术可发现瘤区室壁的坏死心肌。真性室壁瘤瘤壁主要成分为纤维瘢痕组织,CMR检查时可见一圈完整的延迟强化带(图4-11)。

(4)左心室造影:显示瘤壁与正常室壁连续,囊状向外膨出,瘤壁薄、运动消失。冠状动脉造影多为左前降支的闭塞病变,侧支循环的缺乏和瘤壁表面有心外膜冠状动脉的分布,支持室壁瘤的诊断。

3.诊断

室壁瘤的相关诊断包括评估室壁瘤占全部左心室面积的大小、瘤腔内有无附壁血栓等,评估左心室的体积、标化体积、收缩和舒张功能,评估冠状动脉各支的病变部位及其狭窄程度以及远端血管的粗细大小和侧支循环等。

4.鉴别诊断

真性室壁瘤需要与假性室壁瘤鉴别。后者是由于心肌梗死后心肌破裂,血液包裹血栓和心包组织形成的囊腔,其顶端有一小口与左心室相通,一般瘤口小于瘤体,心肌梗死后5d内多见,且多数位于左心室。

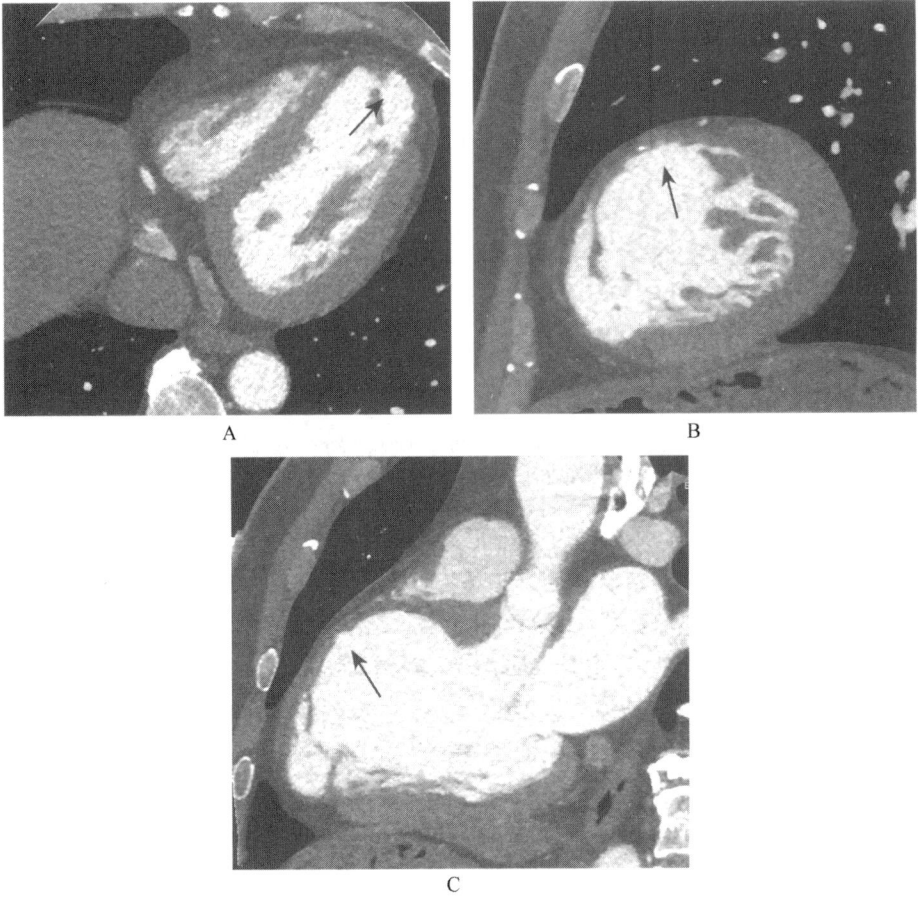

图 4-10 真性室壁瘤 CT 表现

注 A~C.左心室增大,局部心肌密度减低变薄,局部变薄心肌向外膨出形成瘤壁,收缩期心肌增厚率下降。

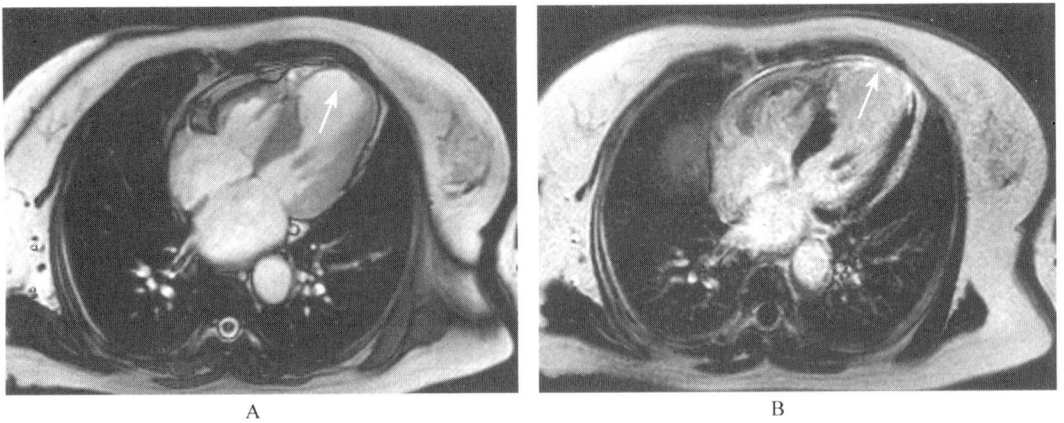

图 4-11 真性室壁瘤 CMR 表现

注 A、B.CMR 检查时可见一圈完整的延迟强化带,提示瘤区室壁的坏死心肌。

真性室壁瘤需要与心尖处心包囊肿鉴别。囊肿位于室壁外心包内，左心室形态、室壁结构和运动正常，且囊肿与左心室壁不相通。

较小的心尖部室壁瘤需要与先天性左心室憩室鉴别。左心室憩室是心肌壁外的局限性囊袋样膨出，瘤口远小于瘤深，膨出室壁的 3 层结构正常，可保留收缩舒张功能。

真性室壁瘤需要与心尖部的局部心包缺如鉴别。室壁瘤在舒张期膨出较明显，而心包缺如舒张期膨出不明显，且膨出的部位与邻近心肌呈同步运动，结合患者病史也可进行鉴别。

### （五）假性室壁瘤

左心室假性室壁瘤是左心室室壁破裂后被邻近心包或瘢痕组织包裹而形成的瘤样结构。与左心室真性室壁瘤有所不同，其瘤壁无心内膜和心肌组织。左心室室壁瘤破裂，通常破入心包腔内形成心包压塞并很快死亡，破裂被周围组织包裹而形成假性室壁瘤比较少见，约占全部心肌梗死的 0.1%。

约 55% 的假性室壁瘤形成于急性心肌梗死后，发生时间一般在急性心肌梗死 24h 内，这时左心室梗死心肌最为薄弱，另有部分假性室壁瘤形成和心脏外科手术相关，最常见手术是二尖瓣置换术；极少数的假性室壁瘤形成原因，是继发于心脏创伤和心脏瓣膜炎。

假性室壁瘤预后不良，在临床中较为罕见，易引起漏诊和误诊。有 10% 患者无临床症状，其余最常见的症状为心力衰竭的表现，通常为难治性心力衰竭；体征无特异性，较大的假性室壁瘤可闻及双期心脏杂音，是由于血流在收缩期和舒张期往返通过瘤颈时形成的杂音，但如果瘤体较小，通过瘤颈的血液较少时可无杂音。假性室壁瘤预后差，容易发生心脏破裂导致心包填塞、心源性休克而死亡，未手术者几乎全部死于心脏破裂、心律失常和心力衰竭。假性室壁瘤一旦确诊应积极手术治疗，因为如不治疗，30%～45% 的患者有发生心脏破裂的危险。但尽管经积极治疗，手术治疗的病死率仍为 23%。有 10%～20% 的慢性假性室壁瘤是偶然被发现的，这些患者经保守治疗可能效果不佳。有报道其 2 年病死率可达 50% 左右。但也有研究显示，这部分患者保守治疗效果好于手术患者。

1.影像检查技术与优选应用

假性室壁瘤是极为少见的心肌梗死后并发症，如果不是高度怀疑该诊断，往往易导致漏诊和误诊。慢性假性室壁瘤，可通过 CT 或 CMR 进行诊断，对室壁瘤的部位、形态解剖学特征可精确地描述。

2.影像学表现

(1)X 线表现：可以发现左心室功能不全所致的肺血改变；可以观察到左心室由于假性室壁瘤的存在，而表现出的左心室增大和外形的不规则。

(2)CT 表现：左心室连续性中断，不规则囊样膨出，瘤体同正常室壁连接呈锐角，瘤腔内可见血栓(图 4-12)。

(3)CMR 表现：除观测到心脏结构及收缩运动的变化外，CMR 还可明确室壁成分、瘤区心外膜无脂肪垫附着及心包延迟强化支持假性室壁瘤的诊断(图 4-13)。

(4)左心室造影：左心室呈囊袋样突出，内壁光滑无肌小梁，局部运动消失或呈矛盾运动，造影剂排空延迟。瘤颈及瘤口较小，瘤内可见大量血栓。

3.诊断

诊断包括假性室壁瘤本身的诊断和鉴别诊断以及对假性室壁瘤部位、大小和周围组织关系的量化指标,对冠状动脉各支血管病变的精细诊断,以及对左心室大小和功能的诊断、心脏瓣膜功能的诊断等。

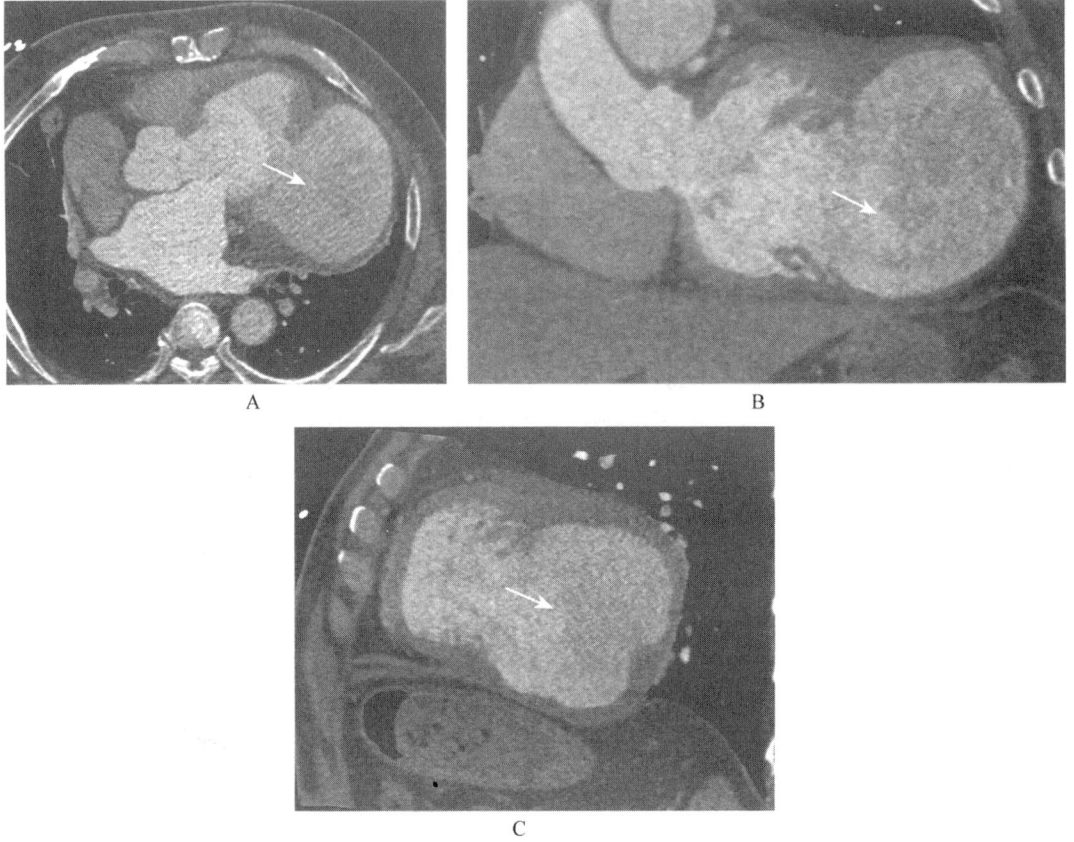

图 4-12　假性室壁瘤 CT 表现

注　A~C.左心室连续性中断,不规则囊样膨出,瘤体同正常室壁连接呈锐角,瘤腔内提示血栓。

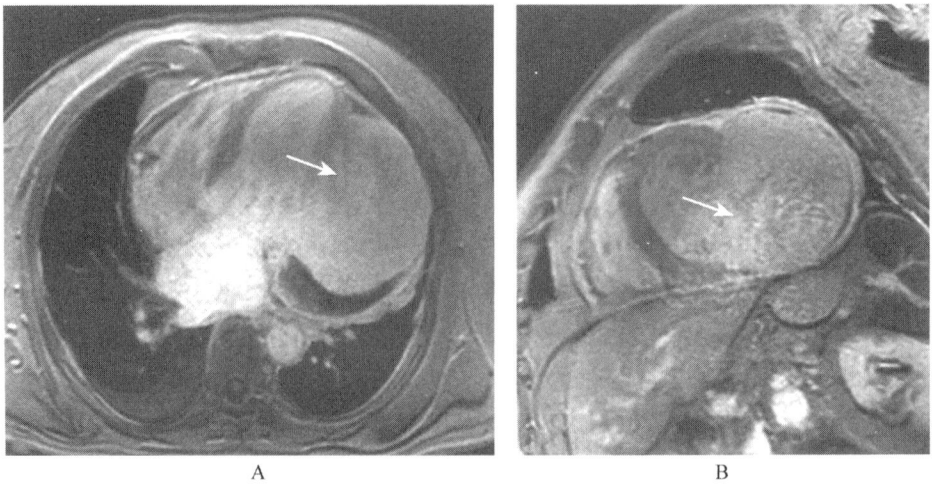

图 4-13　假性室壁瘤 CMR 表现

注　A、B.CMR 可明确室壁成分,瘤区心外膜无脂肪垫附着,以及心包延迟强化提示假性室壁瘤。

# 四、冠状动脉瘤

冠状动脉瘤(CAA)又称冠状动脉局限性扩张,是指冠状动脉壁的薄弱导致冠状动脉局限性管腔扩张或膨胀,扩张冠状动脉直径大于正常冠状动脉直径 1.5 倍以上者。如扩张血管段弥漫,称为冠状动脉扩张。CAA 在冠状动脉造影检查人群中的发病率为 0.44%~5.4%,以右冠状动脉最多见,其次为左前降支、左旋支、左主干。男性发病多于女性,约为 3∶1。

## (一)临床表现与病理

CAA 是一种非狭窄性冠状动脉缺血症,故无症状心肌缺血、稳定及不稳定型心绞痛、心肌梗死、心源性猝死等冠心病的临床表现,均可在 CAA 患者中出现。冠状动脉瘘合并冠状动脉瘤形成者可出现心脏杂音。冠状动脉瘤的病因较多,如冠状动脉粥样硬化、川崎病、先天性冠状动脉畸形、感染、创伤、医源性、系统性疾病等,上述疾患造成冠状动脉中膜结构及功能的损害导致冠状动脉瘤的发生。文献报道,冠状动脉粥样硬化是冠状动脉瘤的主要原因,发生率大约为 52%,川崎病和先天性冠状动脉畸形是冠状动脉瘤的另一主要病因。

川崎病于 1967 年由日本川崎富报道,主要临床表现为皮肤黏膜淋巴结综合征(MCLS)。而后在亚洲、欧洲、美洲陆续有所报道,逐渐被认为是一种独立疾病。本病原因不明,可能与病毒感染所致的变态反应有关。急性期表现为累及各脏器的血管炎和心肌炎,冠状动脉为好发部位,多数能够"自愈",少数可遗留冠状动脉瘤和(或)狭窄,后者是影响本病病程和预后的重要因素。此病诊断标准应在下述 6 条主要临床症状中至少满足 5 条才能确定:①不明原因的发热,持续 5d 或更久;②双侧结膜充血;③口腔及咽部黏膜弥漫充血,唇发红及干裂,并呈杨梅舌;④发病初期手足硬肿和掌跖发红以及恢复期指趾端出现蜕膜状脱皮;⑤躯干部多形红斑,但无水疱及结痂;⑥颈淋巴结的非化脓性肿胀,其直径≥1.5cm。如经影像确实存在冠状动脉瘤或扩张,则 4 条主要症状阳性即可确诊。本病经研究表明,最早于病程的第 12 天就可出现冠状动脉的瘤样扩张,常见于冠状动脉的开口和近心端。有学者指出,若遗留的动脉瘤无狭窄、阻塞性改变,可无临床症状。但遗留的冠状动脉瘤加上血流缓慢和血小板增多等因素并存有进展为瘤内血栓的危险,可导致心肌梗死或心源性猝死。

冠状动脉瘤易发生血栓形成和栓塞、冠状动脉瘤体破裂、血管痉挛。冠状动脉瘤并发症多,预后差,瘤体破裂往往导致患者猝死。所以,一经确诊,即应手术治疗。需要指出的是,川崎病和冠状动脉先天畸形导致的冠状动脉瘤的手术目的不完全相同,川崎病主要是解除冠状动脉狭窄、冠状动脉瘘导致的冠状动脉瘤往往因瘤体巨大,手术目的在于切除瘤体、修补瘘口,同时重建冠状动脉远端供血。

## (二)影像学表现

影像学检查的目的在于明确 CAA 的部位、数目、形状以及大小,有无血栓、心包积液等,从而为下一步临床诊疗提供依据。CAA 主要需与主动脉窦瘤、室壁瘤、主动脉根部瘤及心脏肿瘤鉴别。

### 1.X 线表现

X 线平片对本病的诊断敏感性差,筛查作用有限,仅当异常扩张的冠状动脉瘤位于心影轮廓外时,方可有阳性表现,偶可见扩张冠状动脉的管壁钙化斑。但X线平片对心影形态及肺血情况的全面观察仍具有相当意义(图4-14)。

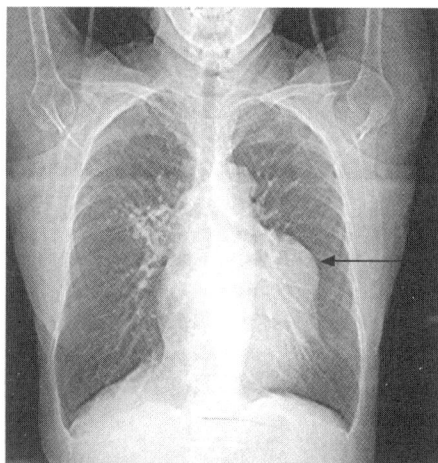

**图4-14 冠状动脉瘤平片(心影轮廓异常)**

注 一冠状动脉瘘患者显示左心缘局限膨突于心影轮廓之外(箭头)。

2.CT表现

MSCTA对诊断CAA的影像学特点及伴随征象明确而直接。以川崎病为例,MSCTA的主要征象为:冠状动脉主支的近段、近中段和中段的管腔弥漫性梭形或梭囊状扩张,间有囊状动脉瘤的形成(图4-15),在病变的血管段可有腔内的血栓形成甚至管壁的钙化。由于病变的破坏或血栓形成可造成冠状动脉主支和(或)管腔的狭窄和闭塞(图4-16、图4-17)。此外,如病变累及主动脉或头臂动脉,可见主动脉的管壁不规则,管腔的扩张和节段性的狭窄(图4-18)。需要强调的是,当长段扩张的冠状动脉中存在狭窄时,其狭窄程度易被高估。

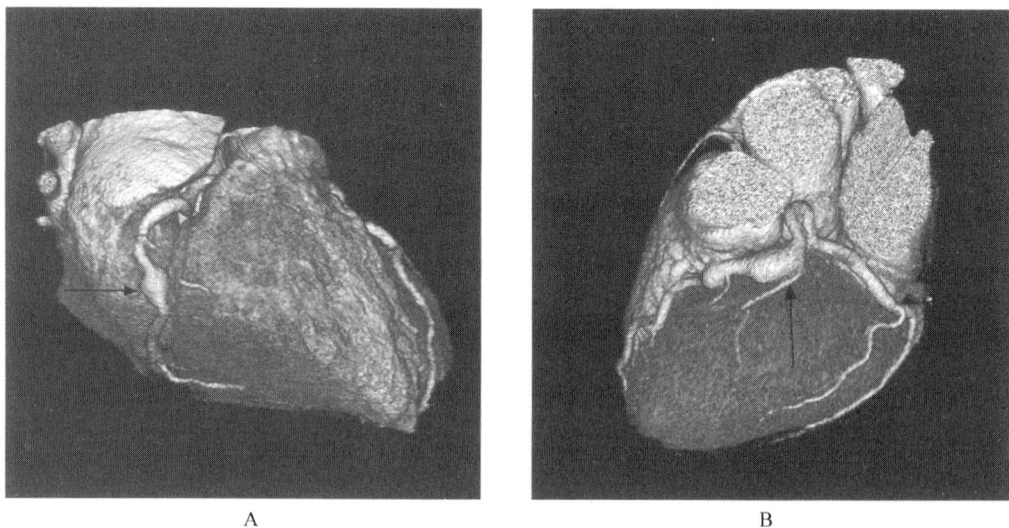

A                                                          B

**图4-15 冠状动脉瘤MSCTA的VR图像(川崎病)**

注 A.显示右冠状动脉主干管腔粗细不均,部分呈轻度扩张,中段可见一动脉瘤形成(箭头)。B.显示前降支近中段串珠状动脉瘤(箭头)形成,回旋支中段管腔略扩张。

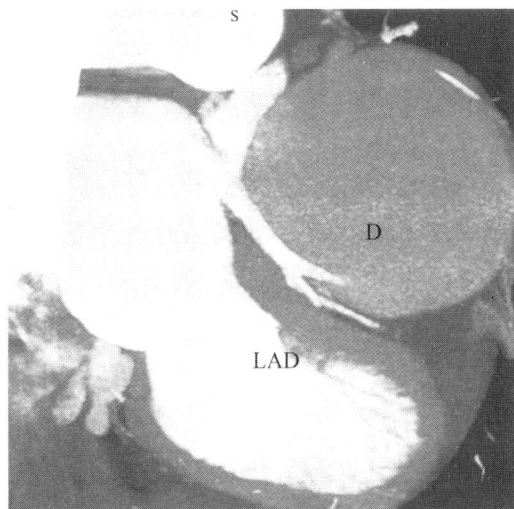

**图 4-16 冠状动脉瘤 MIP 图像（冠状动脉瘘）**

**注** 对角支（D）瘘至肺动脉，动脉瘤形成（直径约 7cm），并心包积液。巨大瘤体对前降支和左心室室壁造成压迫。

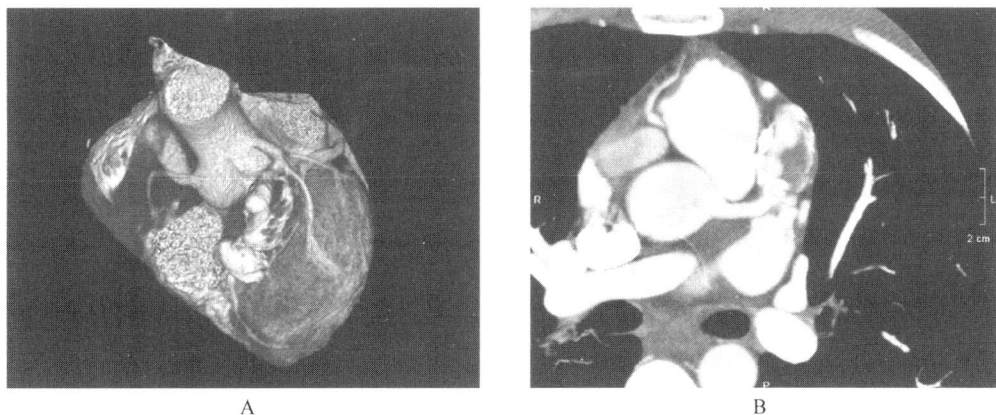

**图 4-17 冠状动脉瘤 CTA 图像（川崎病）**

**注** A.VR 图像示前降支近中段不规则动脉瘤形成。B.MIP 图像示前降支近中段不规则动脉瘤，伴管壁钙化及附壁血栓形成。

3.MRI 成像

心电门控结合呼吸导航技术为基础的冠状动脉亮血序列，多可以清楚地显示异常扩张的冠状动脉近中段，多角度重建能够显示冠状动脉的全貌。非对比增强的冠状动脉亮血序列，受血流相关伪影的影响，可能会出现假阳性和假阴性的情况，此类伪影在注入对比剂后可以避免。结合电影序列用于观察心功能、有无心包积液等，而心肌灌注及活性检查也可显示心肌缺血、梗死及附壁血栓。

4.心血管造影

对于婴幼儿患者，因冠状动脉细小或造影危险性高，多于升主动脉根部推注或高压团注对比剂。

以川崎病为例,造影表现为:①冠状动脉瘤多位于主支近心端,为梭囊状或囊状动脉瘤,可伴有不同程度的狭窄和阻塞,且有多支冠状动脉同时受累和多发性动脉瘤的特点;②连续动态观察,动脉瘤处的对比剂排空明显延迟;③随访观察动脉瘤可消退或缩小或动脉瘤消退后仍然遗留管壁不规则和(或)狭窄、阻塞性改变。

对于冠状动脉瘘患者,造影能够显示瘘支动脉、有无动脉瘤形成、明确瘘口大小和部位,并同时完成介入治疗。由于冠状动脉位于心肌表面,三主支分别位于房室沟和室间沟内,生理走行较为固定,选择性造影借助多角度二维影像,能够间接显示异常血管的空间走行及位置,但无法直接显示冠状动脉与各心腔的毗邻关系。此外,对于多发瘘管型患者,二维的影像重叠增加了操作及诊断难度。瘤体巨大者有时难以清晰地显示载瘤动脉及血管受压等继发改变。

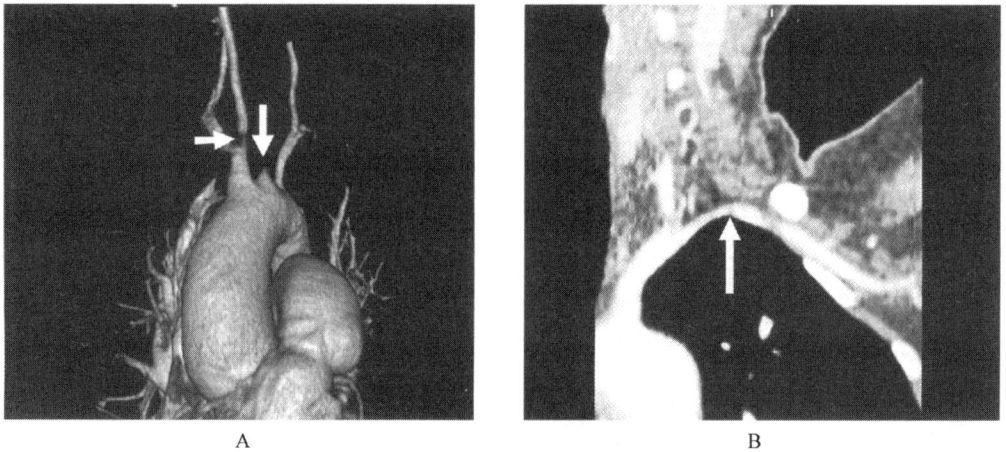

**图 4-18　川崎病颈动脉 CTA**

　　注　A.VR 图像示右颈总动脉开口处局限性重度狭窄(横箭头),左颈总动脉开口处完全闭塞(竖箭头)。B.CPR 图像显示左锁骨下动脉节段性重度狭窄(箭头)。

(裴红霞)

# 第三节　心脏瓣膜疾病

## 一、二尖瓣疾病

### (一)概述

二尖瓣病变主要包括二尖瓣狭窄和二尖瓣关闭不全。二尖瓣狭窄指瓣膜不同程度的增厚和瓣交界粘连,瓣膜开放受限造成瓣口狭窄。二尖瓣关闭不全指二尖瓣结构异常或功能失调,导致瓣叶关闭不全,收缩期左心室血流反流入左心房。正常成人二尖瓣瓣口面积为 $4\sim6cm^2$。当瓣口缩小到 $2cm^2$ 为轻度狭窄,此时跨瓣压力阶差虽然增高,但尚能推动血液从左心房顺利流向左心室;当瓣口面积缩小到 $1cm^2$ 以下时,则为重度狭窄。

1.病理生理

(1)二尖瓣狭窄:左心房室压力阶差需增高至 20mmHg,才能维持静息时的正常心排血量;增高的左心房压力引起肺静脉压和肺毛细血管压升高,最终导致劳力性呼吸困难。

(2)二尖瓣关闭不全:左心室收缩期部分血液经二尖瓣反流入左心房,使左心房出现收缩期舒张的表现,左心房负担加重,造成左心房壁增厚和心腔扩张;虽然左心房压力在收缩期明显增高,但血液可以在舒张期迅速流入左心室,从而解除左心房压力。左心房的代偿作用较二尖瓣狭窄患者持久,对肺血管压力的影响也不那么迅速,如左心房代偿不足,肺静脉压力将增高,出现肺淤血。

2.临床表现

(1)二尖瓣狭窄:症状的严重程度与二尖瓣狭窄程度及心脏代偿功能有关。二尖瓣狭窄的主要症状是劳力性呼吸困难,可伴有咳嗽和喘鸣。偶见声音嘶哑和吞咽困难,多由明显扩大的左心房和扩张的肺动脉压迫食管和左侧喉返神经所致。重度二尖瓣狭窄患者心排血量降低和外周血管收缩时出现典型的"二尖瓣面容",特点是面颊上有紫红色斑片;脉搏减弱。二尖瓣狭窄的听诊特点包括第一心音亢进,心尖部闻及隆隆样舒张期杂音,也可闻及开瓣音和肺动脉瓣第二心音亢进。

(2)二尖瓣关闭不全患者症状的性质和严重程度主要取决于二尖瓣关闭不全的严重程度、进展速度、肺动脉压水平以及是否伴随其他瓣膜、心肌和冠状动脉的病变。轻度二尖瓣关闭不全可以无症状。中度以上可以有疲倦、乏力、心悸和劳力性呼吸困难。急性肺水肿、咯血或肺动脉栓塞很少见。

3.影像学表现

(1)X线表现:左心房增大是最重要的征象(图 4-19)。吞钡侧位或右前斜位,示食管压迹增深或后移。正位右心房内后可见左心房影,心左缘主动脉结与肺动脉段间局部突出形成第三弓,气管分叉角可增大。右心室增大,表现为心尖圆钝上翘,心前间隙下部变窄。左心房和二尖瓣区可见钙化。肺静脉高压时,可见血流再分配与间质性肺水肿。间隔B线与双侧胸腔少量积液常可见。

(2)CT表现:风湿性心瓣膜病导致二尖瓣狭窄,常见二尖瓣叶增厚钙化。平扫可见二尖瓣瓣膜、腱索或心房血栓钙化(图 4-20)。电影成像显示舒张期瓣叶穹窿状,缺乏动度,二尖瓣口狭窄。部分可见左心房血栓,呈低密度、增强后无强化。左心耳因常规扫描时间过早,导致充盈不足的假阳性,必要时可延迟扫描明确诊断。

先天性瓣上狭窄环,表现为紧邻二尖瓣上方、起自左心房壁向房腔延伸的软组织隔膜。交界融合型狭窄也表现为瓣叶增厚。

左心房增大、肺静脉扩张、间质性肺水肿、双侧胸腔积液均常见。

(3)MRI表现:电影序列显示舒张期血流喷射进入左心室,是二尖瓣狭窄的主要征象。时相增强可以用于计算峰值收缩速率和跨瓣压力差。此外,左心房和右心室增大、心房血栓均可清晰显示。

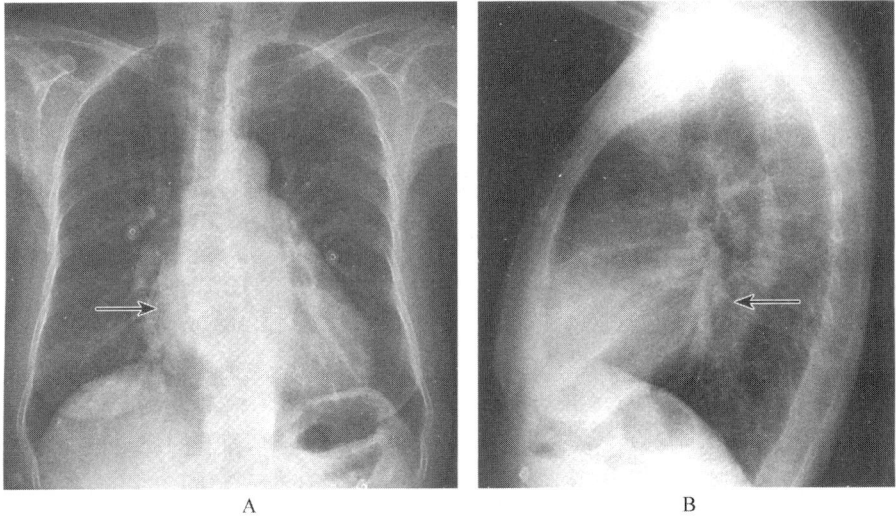

图 4-19　二尖瓣狭窄 X 线表现

　　注　A.X 线正位显示右心缘"双房影",左心缘形成"第三弓",气管分叉角度增大。B.侧位片显示心后缘上段(左心房处)向后上方膨隆。

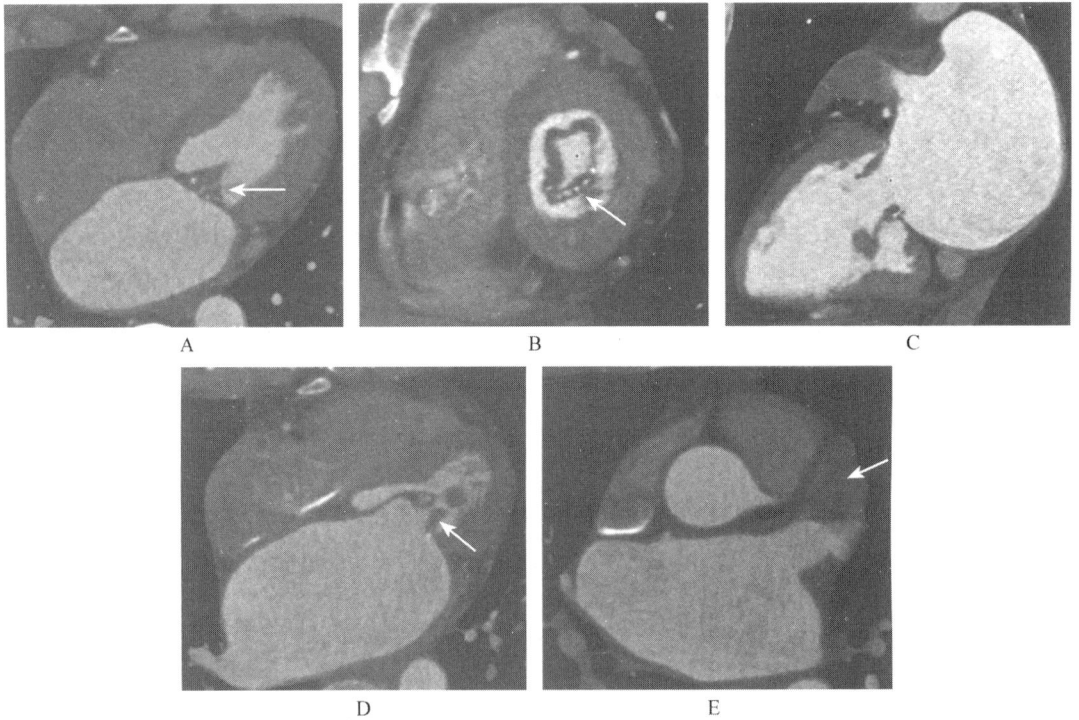

图 4-20　二尖瓣狭窄 CT 表现

　　注　A～C.分别为轴位、心室短轴位、垂直长轴位,可见二尖瓣增厚伴钙化。D.显示舒张期二尖瓣开放受限。E.可见左心耳内附壁血栓形成。

　　4.诊断

　　患者以呼吸困难就诊,心脏平片显示左心房、右心室显著增大并肺间质肺水肿,首先需考虑风湿性心脏病,二尖瓣狭窄。

心脏 CT 可直观显示二尖瓣的增厚、粘连、钙化。在少数情况下,如发现青少年患者瓣膜增厚及瓣上狭窄环,则需考虑先天性瓣膜及瓣上狭窄,并可同时观察是否合并主动脉缩窄或其他畸形。冠状动脉通畅程度、左心房是否存在血栓、肺间质水肿、胸腔积液也是观察重点。

5.鉴别诊断

(1)左心房黏液瘤:左心房腔的分叶状肿块,随心动周期摆动,当阻塞二尖瓣时,可以产生二尖瓣狭窄的血流动力学改变,需要与二尖瓣狭窄瓣膜病鉴别。

(2)感染性心内膜炎:有免疫抑制药物使用史的患者,以发热、白细胞增多、血细菌培养阳性就诊,发现二尖瓣与主动脉瓣不规则赘生物,主动脉瓣周脓肿出现,则需高度怀疑感染性心内膜炎。

(3)乳头状弹力纤维瘤:多无症状,就诊者常为中老年人。表现为二尖瓣心房侧或主动脉瓣主动脉侧直径小于 20mm 的类圆形结节,瓣膜可以没有狭窄等功能学意义。

### (二)二尖瓣关闭不全

二尖瓣关闭不全(MR)指二尖瓣瓣叶在收缩期不完全闭合,导致血液反流进入左心房。

二尖瓣装置包含瓣叶、腱索、乳头肌和二尖瓣瓣环,任何一个结构发生异常都会导致二尖瓣关闭不全。导致二尖瓣关闭的主要病因有二尖瓣脱垂、风湿性心脏瓣膜病、感染性心内膜炎、瓣膜钙化、心肌病和缺血性心肌病等。二尖瓣脱垂指在收缩期瓣膜进入左心房超过瓣环 2mm,包括翻腾瓣叶和连枷瓣叶两种。前者指瓣叶整个或部分穹窿状进入左心房超过 2mm;后者指腱索破裂、瓣叶反向延伸进入左心房。二尖瓣脱垂可具有遗传性,与结缔组织异常相关。少数其他原因包括胶原性血管病、外伤、嗜酸性粒细胞增多症、类癌综合征等也可导致二尖瓣关闭不全。

基于射流紧缩口宽度的大小(VC)、反流容积(RVol)、反流分数(RF)和有效反流口面积(ERO),二尖瓣关闭不全程度的分级如下。

轻度:VC 1～3mm,RVol<30mL,RF<30%,ERO<0.2cm。

中度:VC 4～6mm,RVol 30～59mL,RF 30%～49%,ERO 0.2～0.39cm$^2$。

重度:VC>7mm,RVol>60mL,RF>50%,ERO>0.4cm$^2$。

缺血性二尖瓣反流严重性的分级较为严格,严重的缺血性二尖瓣流:RVol>45mL,RF>40%,ERO>0.3cm$^2$。

针对不同致病机制,本病可分内科治疗与外科治疗两种方式。内科治疗包括使用抗生素防止瓣膜或瓣膜并发症、心房纤颤患者抗凝等。外科治疗包括瓣膜修补、成形术、置换术等。

本病在发展中国家多见于年轻人,多因风湿热所致;在西方发达国家则常见于老年人,多因二尖瓣脱垂所致,多与遗传因素相关。二尖瓣关闭不全以慢性二尖瓣反流最为常见,患者临床症状的性质和严重程度受多个因素相互作用的影响,包括二尖瓣关闭不全程度,左心房、肺静脉和肺动脉压力水平,是否存在房性快速心律失常,是否存在其他瓣膜病变、心肌病或冠心病。

风湿热所致二尖瓣关闭不全患者,自风湿热首次发作到出现症状的时间较长,通常超过 20 年,表现为长期虚弱和疲乏。发生右心衰竭时,可表现为肝大、水肿和腹水。体检可发现为心底和心尖部明显的收缩期杂音。

1.影像检查技术与优选应用

(1)X线胸片:可直观显示心脏大小、肺血情况,是为常规检查手段。

(2)心电门控心脏CT:可直观显示导致二尖瓣关闭不全的瓣叶脱垂的经典征象、因感染性心内膜炎所致的瓣膜周脓肿以及冠状动脉的通畅程度,成为常用的二线检查方法。

(3)心脏MRI:可精确定量反流量,与定量多普勒成像的相关性良好。心脏MRI是测量心室容积、左心室心肌质量最精确的无创技术。

2.影像学表现

(1)X线胸片表现:急性期,通常心脏大小正常,可有不对称肺水肿,以右肺上叶较严重。慢性期,以左心室扩张为特征。晚期,可有肺动脉高压和右心扩张,表现为残根状肺门、心尖圆钝上翘、胸骨后间隙闭塞。

(2)CT表现:直接征象可见二尖瓣逆行进入左心房、超过二尖瓣环平面2mm、呈连枷状或皮带扣状(图4-21)。间接征象,急性期可表现为肺泡性肺水肿,以右肺上叶为著。慢性期主要为左心房、室增大。晚期则表现为肺动脉及主要分支的显著扩张并右心房、右心室的增大。感染性心内膜炎的患者常见瓣膜增厚、钙化及瓣周脓肿形成。

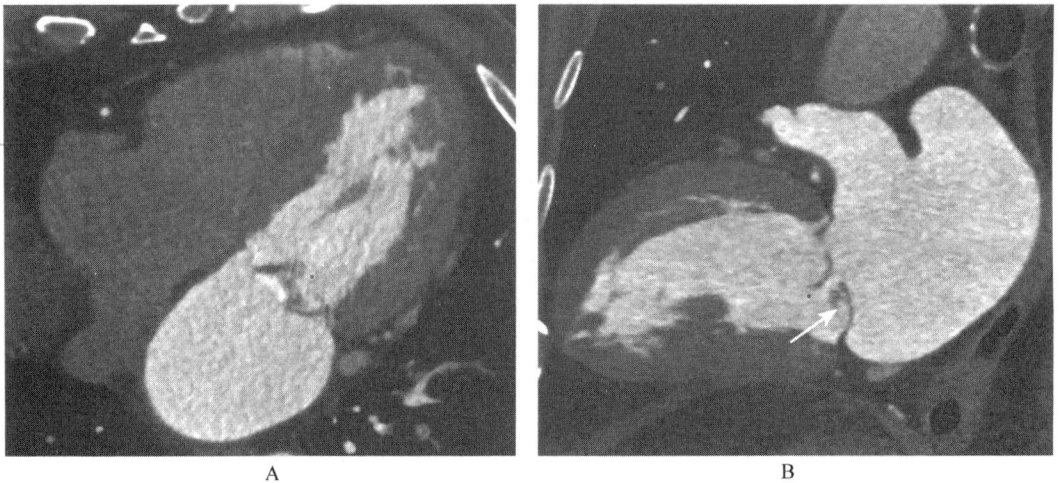

图4-21　二尖瓣脱垂CT表现

注　A、B.分别为轴位及心室长轴位,显示收缩期二尖瓣后叶突向左心房内。

(3)MRI表现:电影序列可直观显示收缩期血流喷射到左心房,MRI成为评估左心室射血分数、左心室容积、左心室心肌质量的常用技术。

3.诊断

超声心动图、心脏CT或MRI电影成像,显示心室收缩期血流自左心室反流至左心房,为二尖瓣关闭不全的主要征象。二尖瓣逆行进入左心房、超过二尖瓣环平面2mm、呈连枷状或皮带扣状,则考虑为二尖瓣脱垂。

左心房、左心室扩张为常见继发征象。在感染性心内膜炎病例中,常见二尖瓣瓣增厚、钙化及瓣周脓肿形成。

4.鉴别诊断

（1）退行性二尖瓣疾患：占二尖瓣关闭不全全部病例的 60%～70%，以中老年常见，常因腱索断裂，使二尖瓣脱垂或瓣叶连枷所致，70%病例为后叶受累。

（2）缺血性二尖瓣反流：占所有病例的 20%。发生于心肌梗死患者，为心室重构导致的功能性二尖瓣反流。二尖瓣瓣叶通常形态正常，但左心室重构和扩张、乳头肌移位，通过腱索牵拉二尖瓣造成不完全对合，有时有乳头肌断裂。本型少见，但可造成严重的急性二尖瓣关闭不全。

（3）感染性心内膜炎：占所有病例的 2%～5%。有免疫抑制药物使用史的患者，以发热、白细胞增多、血细菌培养阳性就诊，发现二尖瓣与主动脉瓣不规则赘生物，主动脉瓣瓣周脓肿出现，则需高度怀疑感染性心内膜炎。

（4）风湿性心脏病：风湿性心脏病导致单纯性二尖瓣关闭不全非常少见。最常见的是合并二尖瓣狭窄及主动脉瓣病变。瓣膜增厚、钙化，巨大的左心房，肺动脉及右心扩大，肺间质水肿及胸腔积液是常见征象。

## 二、主动脉瓣疾病

主动脉瓣病变主要包括主动脉瓣狭窄及关闭不全。主动脉瓣狭窄由于瓣膜钙化增厚、瓣叶交界处粘连、融合而形成。主动脉瓣关闭不全是指瓣膜增厚、变硬、短缩或畸形使左心室舒张时，部分血液从主动脉反流，从而导致血流动力学障碍的心脏疾病。

### （一）主动脉瓣狭窄

主动脉瓣狭窄（AS）是一种由多种病因引起主动脉瓣口狭窄的瓣膜性心脏病，该病起病隐匿，潜伏时间长，我国常见病因为风湿性主动脉瓣病变、老年性主动脉瓣钙化和先天性二叶式主动脉瓣合并钙化。西方人主动脉瓣狭窄在普通人群中发病率约为 0.4%，常见病因以先天性二叶式主动脉瓣合并钙化为主，比例约占 1/2，75 岁以上人群中重度主动脉瓣狭窄患病率为 3%～5%，大于 85 岁患者中患病率接近 8%，随着人口老龄化的到来，其患病率可能会进一步提升。

遗传因素的作用近年来也有报道，例如在一个基于 3 个种族人口的大型全基因组分析中，一种特异性脂蛋白 a 多态性，被证明与血清脂蛋白 a 水平升高、主动脉瓣钙化和主动脉瓣狭窄相关，但尚需更多的研究证实。

风湿热导致瓣叶交界融合、瓣口狭窄，血液湍流的长期冲击，引起瓣叶增厚与钙化，形成一个三角形收缩期瓣口，单纯的风湿性主动脉瓣狭窄少见，多合并主动脉瓣关闭不全和二尖瓣病变。老年性主动脉瓣钙化，主要由老年退行性病变引起，随着主动脉瓣胶原崩解逐渐增加，钙盐沉着后瓣膜发生变性、钙化。主动脉瓣畸形可分为单叶、二叶、三叶、四叶或四叶以上主动脉瓣畸形，以二叶主动脉瓣多见。瓣叶的数目、瓣叶融合的完全与否、瓣叶厚度、瓣叶柔顺性及瓣叶的钙化沉着，是影响瓣叶狭窄或反流的病理基础。

正常人的主动脉瓣口面积约为 $3.0cm^2$。一般瓣口面积≤$1.0cm^2$，左心室收缩压明显增加，当瓣口面积≤$0.75cm^2$ 时，可产生严重狭窄。由于主动脉瓣口狭窄，左心室排血受阻，左心室收缩力增强以增加左心室—主动脉间压力阶段差,以维持正常心排血量。主动脉瓣狭窄可逐渐出现左心室代偿性心肌肥厚,导致左心室舒张期顺应性下降,左心室舒张末期压力增加,早期可因左心房收缩代偿性增强,保证左心室舒张期充盈量。当出现严重主动脉瓣狭窄时,正常静息状态下心脏不能排出足够的血量,心脏缺氧的同时由于心肌代偿肥厚,心肌耗氧量增加,加重心肌缺血缺氧;心脏排出血量减少,脉压下降,脑组织出现缺血症状;左心室、左心房压力升高,左心房、肺静脉淤血,出现呼吸困难。

主动脉瓣狭窄的临床特点:典型的三联征包括呼吸困难、胸痛和晕厥。呼吸困难可能由不断增加的左心室舒张末压力引起。胸痛或心绞痛则可能是由于左心室肥厚需氧量增加和(或)同时合并有冠状动脉疾病所致,还有冠状动脉血流贮备减少。晕厥的机制较复杂,可能涉及以下相关原因:增加的左心室舒张末压力,刺激压力感受器而致心动过缓或低血压、传导组织钙化和传导阻滞以及主动脉瓣狭窄所致的心排血量减少。

患者的临床症状与瓣膜狭窄程度有关,轻度主动脉瓣狭窄没有症状;中度和重度狭窄患者,表现为乏力、劳力性呼吸困难、运动时晕厥、心绞痛,甚至猝死。主动脉瓣听诊区可闻及收缩期喷射性杂音,并向颈动脉及胸骨上切迹传导,常伴有收缩期震颤。重度狭窄者可出现血压偏低、脉压小和脉搏细弱。心电图可表现为电轴左偏、左心室肥大伴劳损,部分患者有束支传导阻滞、房室传导阻滞或心房颤动。

重度主动脉瓣狭窄症状的出现对治疗具有决断性,因为随着症状的出现预后会快速恶化。研究显示,所有重度主动脉瓣狭窄患者的中位生存时间为 23 个月,一旦出现有心力衰竭症状则降至 11 个月。还有研究表明,当出现胸痛、晕厥和呼吸困难症状时,其平均存活时间分别为5 年、3 年和 2 年。因此症状的出现对于重度主动脉瓣狭窄患者的临床评估意义重大。研究表明,把主动脉瓣狭窄病程阶段分 A~D 期,对治疗有指导价值,具体如表 4-3 所示。

表 4-3　主动脉瓣狭窄病程分期

A:风险暴露期

B:进展期

C1:无症状,重度主动脉瓣狭窄,具有正常左心室功能

C2:无症状,重度主动脉瓣狭窄,LVEF<50%

D1:有症状,重度,高压力梯度主动脉瓣狭窄

D2:有症状,重度,低压力梯度主动脉瓣狭窄,LVEF<50%

D3:有症状,重度,低流量,低压力梯度主动脉瓣狭窄,具有正常 LVEF

1.影像检查技术与优选应用

主动脉瓣狭窄的诊断主要依赖影像学检查,了解不同影像技术的特点,有助于明确主动脉瓣狭窄的病因、狭窄程度的定量以及心肌大血管的继发改变,对术前、术后随访评价提供重要参考依据,针对经导管主动脉瓣植入术(TAVI)术前评估要求,不同影像技术的应用价值总结如表 4-4 所示。

X 线胸片是基础检查,虽然简便易行,但仅能显示主动脉瓣狭窄的一些间接征象,如左心室增大、升主动脉增宽等,不能提供确定诊断的依据。

X线心血管造影虽然为有效的诊断方法,但其创伤性较大,费用较高,一般不用于本病的诊断性检查。

表 4-4　各种影像设备对主动脉瓣狭窄患者 TAVI 术前评估应用价值比较

| 项目 | TTE、TOE | MDCT | CMR | 造影 |
|------|---------|------|-----|------|
| 主动脉瓣狭窄严重程度 | ＋＋＋ | ＋ | ＋＋ | ＋ |
| 主动脉瓣口宽径 | ＋＋＋ | ＋＋＋ | ＋＋＋ | ＋＋ |
| 主动脉瓣解剖 | ＋＋ | ＋＋＋ | ＋＋ | － |
| 主动脉瓣钙化 | ＋＋ | ＋＋＋ | － | ＋＋ |
| 主动脉根部测量 | ＋＋ | ＋＋＋ | ＋＋＋ | ＋＋ |
| 主动脉瓣口—冠状动脉开口距离 | ± | ＋＋＋ | ＋＋＋ | ± |
| 伴随瓣膜病变 | ＋＋＋ | ＋ | ＋＋＋ | － |
| 左心室功能 | ＋＋＋ | ＋ | ＋＋ | － |
| 室间隔厚度 | ＋＋＋ | ＋＋ | ＋＋ | － |
| 心肌纤维化 | ＋ | ＋ | ＋＋＋ | － |
| 冠状动脉病变 | － | ＋＋ | ＋＋ | ＋＋＋ |
| 远端血管解剖 | | ＋＋＋ | ＋＋ | ＋＋ |
| 远端血管钙化 | － | ＋＋＋ | － | ＋ |

注　TTE:经胸超声心动图;TOE:经食管超声心动图;MDCT:多排探测器计算机断层扫描;CMR:心脏磁共振;＋＋＋:最常用;＋＋:不常使用;＋:最少使用;－:不适合。

CT 可以量化主动脉瓣钙化程度及瓣环等径线测量,补充超声心动图对狭窄严重程度的判定。CT 另一优势是对冠状动脉病变的诊断。

CMR 可提供心脏形态、结构、功能和心肌特性等信息,任意切面成像的特点可专门化针对主动脉瓣短轴位进行扫描,从而准确得到瓣膜结构、运动功能信息。

2.影像学表现

(1)X线胸片表现:主动脉瓣狭窄导致后负荷增加,心影改变与高血压性心脏病变类似。心影呈主动脉型,主动脉瓣钙化严重时主动脉瓣区可见钙化;升主动脉扩张,可使纵隔增宽,主动脉结突出。左心室肥厚,可使左心缘饱满、心尖圆钝,心脏进一步增大可使心界向左侧扩大;晚期左心室肥厚代偿泵血能力不足,压力往后传导到左心房,导致左心房扩大,右心缘可见双房影,肺部可见肺淤血表现。结合主动脉瓣听诊区有收缩期喷射性杂音,可以提示主动脉瓣狭窄的诊断(图 4-22)。

(2)心导管造影检查:通过介入性技术,测量左心室与主动脉收缩压差大于 20mmHg,即可诊断主动脉狭窄。压差与瓣膜狭窄程度成正比,压差 20～30mmHg 为轻度狭窄,压差 30～50mmHg 为中度狭窄,压差大于 50mmHg 为重度狭窄。主动脉或左心室造影显示,主动脉瓣增厚变形,收缩期可见瓣口喷射征,升主动脉呈梭形扩张,左心室肥厚或扩张。随着无创心血管疾病检查手段包括超声心动图、多排 CT 增强扫描及磁共振成像等的应用,采用心血管造影作为基础性诊断方法已经不再使用,但对于某些介入治疗技术,仍需行心血管造影检查,例如主动脉瓣狭窄患者的瓣膜球囊扩张术,术前需行升主动脉或左心室左前斜位造影,明确主动脉瓣狭窄程度、瓣环直径、有无合并主动脉瓣反流等,以选择适当直径的球囊导管。术后重复升主动脉造影,以观察有无主动脉瓣反流及其程度。

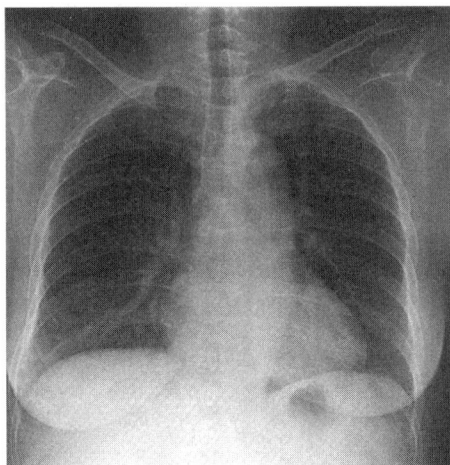

**图 4-22　主动脉瓣狭窄 X 线表现**

**注**　主动脉瓣狭窄患者胸片显示,升主动脉向右侧膨隆,提示升主动脉扩张;左心缘向左下移位,心尖圆钝,提示左心室扩大。

(3)CT 表现:CT 检查可了解主动脉瓣叶个数、形态及类型,判断狭窄程度,测量瓣环的大小、主动脉的宽度及心肌厚度,相对超声心动图,其优势在于可以量化主动脉瓣钙化程度及准确测量瓣环等径线。

瓣膜钙化随着年龄的增长而增加,年龄超过 70 岁,36% 的患者存在瓣膜钙化,年龄超过 80 岁,瓣膜钙化概率可达 75%。小于 40 岁如发现瓣膜钙化多具有临床意义。钙化性主动脉瓣狭窄的病理特点是瓣叶在增厚的基础上,存在大量的钙化结节,凸出于瓣叶的表面。大量钙化也是术后主动脉瓣反流、主动脉瓣环撕裂、冠状动脉堵塞的危险因素。相对于球囊扩张式瓣膜,自膨式支架受钙化影响术后产生瓣周漏的可能性更大。TAVI 手术不像传统外科手术,钙化的瓣叶无法取出,因此钙化的存在对于瓣膜假体能否良好锚定及避免移位非常重要。CT 扫描显示瓣膜的钙化比 X 线胸片和超声心动图敏感,连续扫描后通过 Agatston 评分系统,可以对钙化进行定位、定量分析。半定量评估严重程度可分为 4 级:1 级为无钙化,2 级为瓣周及瓣尖点状钙化,3 级为多发大点状钙化,4 级为连续线状钙化(图 4-23)。

64 排以上的螺旋 CT 问世后,因其具有较高的时间分辨率和空间分辨率、单次即可完成大范围覆盖扫描等优点,加上心电门控技术的应用,几乎消除了运动伪影的影响,应用回顾性心电门控多时相扫描,可观察瓣叶开放情况。TAVI 术前对主动脉窦径线测量要求十分严格,CT 因具有上述优势已被心血管 CT 学会(SCCT)推荐为进行 TAVI 术前评估及术后随访的有利工具。

CT 除了评估主动脉瓣钙化程度及测量瓣环等径线外,大范围覆盖扫描还在观察冠状动脉、大血管结构及钙化方面具有优势,如升主动脉及主动脉弓的钙化斑块脱落导致的异位栓塞,是术中卒中的重要原因,术前评估对规避风险十分重要。

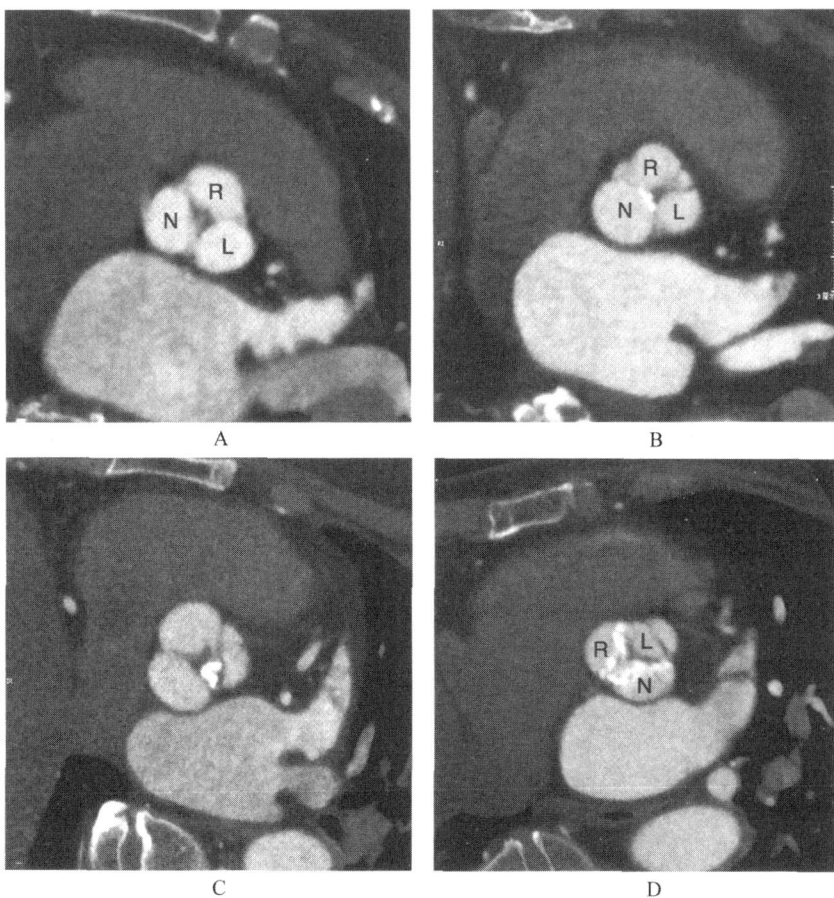

**图 4-23 CT 半定量评估主动脉钙化严重程度**

　　**注**　在心电门控 CTA 的双斜短轴位图像上观察主动脉瓣结构及钙化情况。A.主动脉瓣呈三叶结构,瓣叶增厚,无钙化,分为 1 级。B.主动脉瓣呈三叶结构,瓣叶增厚,伴无冠瓣尖点状钙化,瓣膜钙化程度为 2 级。C.左冠瓣和无冠瓣联合处增厚伴大点状钙化,瓣膜钙化程度为 3 级。D.主动脉瓣增厚,显示仅左冠瓣开放,右冠瓣及无冠瓣明显增厚伴瓣膜联合处连续钙化,瓣膜钙化程度为 4 级;右冠瓣及无冠瓣融合,与左冠瓣形成二瓣化主动脉瓣。超声结果也显示该病例为二叶式主动脉瓣,重度主动脉瓣狭窄(主动脉瓣血流峰值 4.37m/s,平均跨瓣压差 43mmHg),轻度主动脉瓣反流。

　　(4)PET/CT:正电子放射断层成像(PET)可以对主动脉瓣的炎症反应和钙化进行定位。研究表明,在主动脉瓣狭窄的 PET/CT 检查中,示踪剂[18]F-氟化钠的摄取量,可以区别主动脉瓣狭窄的钙化程度并可预测疾病进程,补充主动脉瓣 CT 钙化评分对疾病进展的评估,并监测新型抗瓣膜钙化治疗的效果。但是,这项检查较为昂贵,临床较少应用。

　　(5)心脏磁共振(CMR)表现:CMR 是评估心室体积、功能的良好技术,但是在主动脉瓣狭窄的临床应用中,更多的是选择超声心动图和 CT 检查。主动脉瓣狭窄 CMR 扫描方案特点,是增加主动脉根部短轴切面多序列成像(图 4-24),例如主动脉窦短轴多层电影序列,相位对比序列(PC),可对主动脉瓣形态观察,瓣环直径、经瓣速度、跨瓣压差或反流进行量化。主动脉瓣狭窄疾病后期应关注后负荷加重引起的心血管改变,例如左心室心肌肥厚、纤维化,左心房增大,升主动脉增宽等,CMR 在这些方面具有独特优势。CMR 白血及黑血序列均可显示左心室心肌厚度(图 4-24、图 4-25),钆造影剂延迟强化(LGE)的出现,提示局灶性心肌纤维化(图 4-25),是晚期心肌损伤的改变。心肌纤维化的出现是心肌损伤及心功能改变的重要标志之一,它可引起心室重构,使心脏的机械活动和电活动发生改变,甚至可导致患者心力衰竭,增加患者的死亡风险。

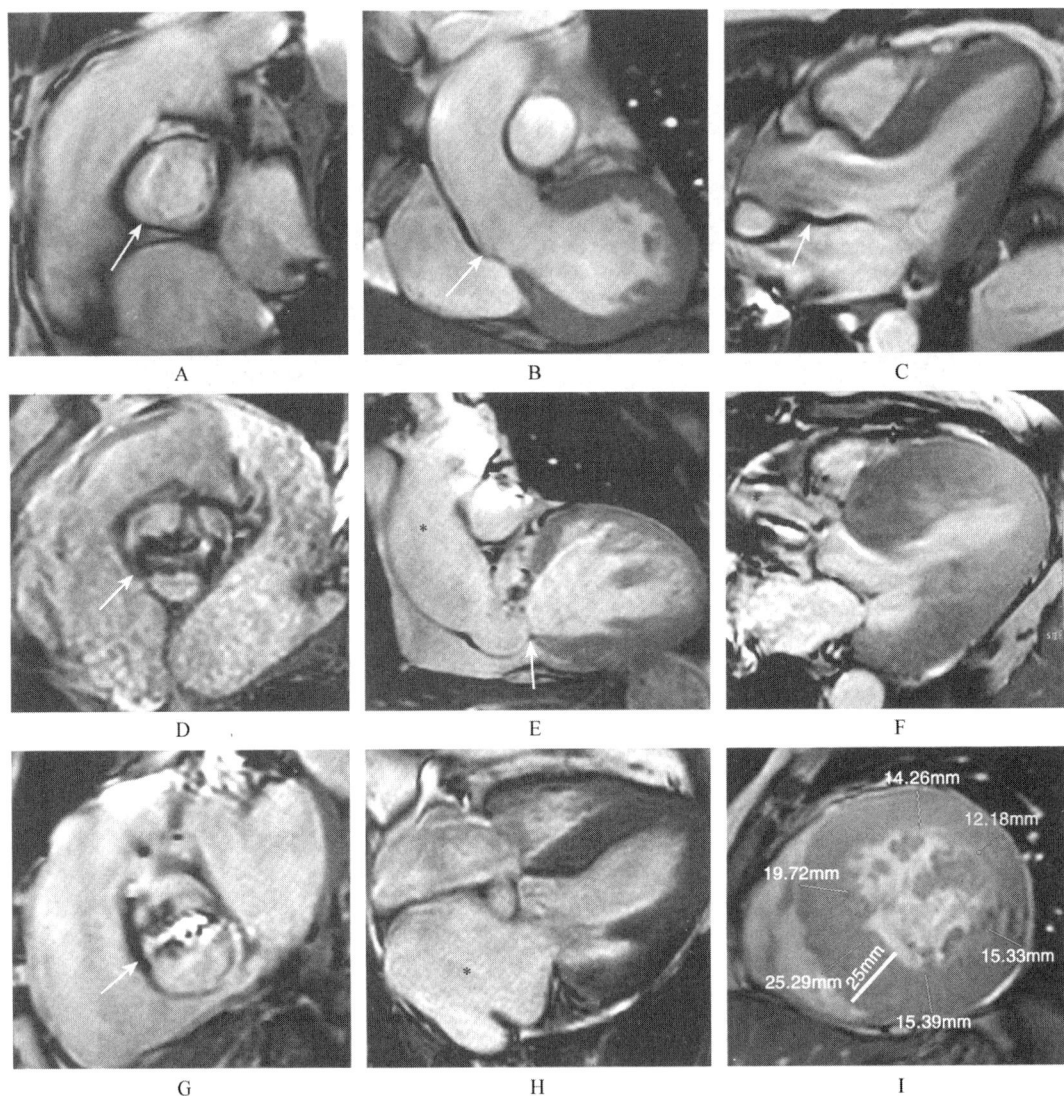

**图 4-24　常规心脏磁共振电影图像**

注　A~C.分别为正常人的主动脉窦短轴(A)、左心室流出道(B)及左心室三腔心(C)Cine 电影序列图像,三个切面可见正常主动脉瓣(箭头)呈线状或无显示。D~I.为重度主动脉瓣狭窄患者 Cine 电影序列图像。其中 D 图显示三叶主动脉瓣(箭头),瓣膜明显增厚,收缩期开放受限。G.显示主动脉瓣二叶瓣畸形(箭头),呈"鱼嘴"状,瓣膜呈轻度增厚,收缩期开放受限;E 图显示主动脉瓣增厚(箭头),主动脉窦部及升主动脉扩张(＊)。F.显示主动脉瓣增厚,收缩期通过瓣膜后血流加速形成混杂信号(＊)。H.显示重度主动脉瓣狭窄患者四腔心电影图像,提示左心房扩大(＊)。I.显示重度主动脉瓣狭窄患者左心室短轴电影图像,左心室心肌广泛增厚,下间壁厚达 25mm。

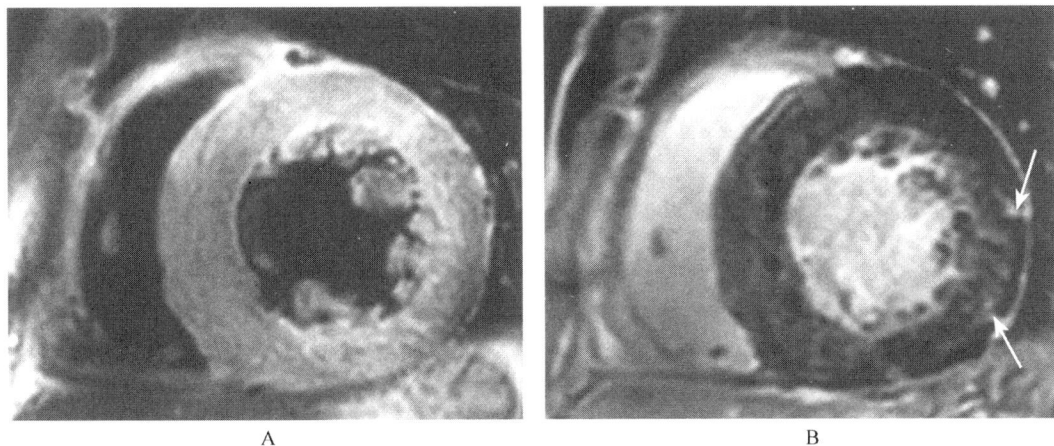

图 4-25　主动脉瓣狭窄患者常规磁共振图像

注　重度主动脉瓣狭窄患者心脏短轴图像，心肌明显增厚，伴局灶性心肌纤维化。A.心脏短轴脂肪抑制的黑血图像。B.延迟强化序列显示左心室心肌散在斑点及小斑片高信号区域（箭头），代表局灶性心肌纤维化。

4D-flow 技术是一种无创的可对心腔及大血管血流进行定性和定量分析的新技术，与传统的 2D-flow 相比，4D-flow 同时对 3 个相互垂直的维度进行速度编码并获得相位对比电影，不仅可以三维直观显示心脏及大血管血流特征，并经一次扫描即可获得扫描范围内任意位置血流的方向、速度、剪切力等血流动力学参数，尽管主动脉根部、升主动脉内径及血流速度仍处于正常范围，但升主动脉壁剪切力的分布及峰值已明显改变，提示血流动力学改变早于结构重构，甚至有可能是其促发机制。

3.诊断

主动脉瓣狭窄的影像学评估，应综合以下因素：瓣膜解剖学，血流动力学（Vmax、MPG），患者症状，左心室对压力负荷的反应如心肌有无重构、纤维化。

超声心动图仍将是主动脉瓣狭窄初始评估的主要依据。

（1）主动脉瓣增厚，瓣口开放幅度减小，左心室壁增厚。

（2）定性诊断，彩色多普勒显示主动脉瓣口出现收缩期多色镶嵌的射流束，进入升主动脉后明显增宽。脉冲多普勒和连续波多普勒显示主动脉瓣口的高速射流频谱。

（3）定量诊断，主要包括主动脉瓣跨瓣压差和瓣膜口面积的估测。

通过 CT 进行主动脉瓣钙化评分，是评估主动脉瓣狭窄严重程度的一种方法，特别是对于超声心动图上钙化与狭窄程度不一致的患者。在后期阶段，应关注心肌的病变，使用 CMR 识别心肌纤维化患者，以帮助指导主动脉瓣置换（AVR）的时机。

4.鉴别诊断

主动脉瓣狭窄为一种左心室排血受阻性疾病，主要与先天性主动脉瓣下狭窄、主动脉瓣上狭窄鉴别。这 3 种疾病导致的血流动力学相似，只是狭窄的位置不同。均可引起左心室排血受阻，增加左心室的后负荷，导致左心室心肌代偿性肥厚，心肌细胞肥大，晚期引起心力衰竭、左心室扩大。但后两者是先天性心脏病，发病年龄早，通过超声心动图、CT 及 MR 扫描可进行狭窄位置的鉴别。

（1）主动脉瓣下狭窄：约占所有先天性心脏病的 1.2％，为先天性左心室流出道梗阻的一种类型。由于主动脉干与圆锥部交界处的心球吸收不全或二尖瓣前叶的发育异常所致。超声心动图或心电门控的 CT 扫描，可以直接显示主动脉瓣下方宽窄不等的肌性或纤维性隔瓣样结构，致该处左室流出道不同程度狭窄。

（2）主动脉瓣上狭窄：占所有先天性心脏病的 0.2％～0.5％，与远端圆锥动脉间隔及主动脉囊发育不良有关。当主动脉瓣上狭窄合并肺动脉分支狭窄、智力障碍、高钙血症及特殊怪异面容（"小精灵"面容）时称为 Williams 综合征；主动脉瓣上狭窄约有 4.4％合并马方氏综合征。按受累的部位、狭窄程度、形态及范围，主动脉瓣上狭窄分为 3 种类型：漏斗型、发育不良型及隔膜型。

### （二）主动脉瓣关闭不全

主动脉瓣关闭不全（AI）可由主动脉瓣、主动脉瓣环和升主动脉病变造成。根据起病缓急分为急性和慢性主动脉瓣关闭不全，临床上以慢性主动脉瓣关闭不全多见。

急性主动脉瓣关闭不全的病因：急性感染性心内膜炎导致主动脉瓣穿孔、脱垂；创伤导致升主动脉根部、瓣叶破损或瓣叶支持结构改变；主动脉夹层血肿使主动脉瓣环扩大，瓣环或瓣叶被夹层血肿撕裂；人工瓣膜破裂等。如果急性主动脉瓣关闭不全严重，导致左心室急性扩张，因适应容量过度负荷的能力有限，左心室舒张压急速上升，继而左心房压力升高，导致肺淤血、肺水肿。

慢性主动脉瓣关闭不全可由主动脉瓣疾病和升主动脉疾病引起。主动脉瓣病变分为后天性病变及先天性病变。后天性病变约 2/3 是风湿热，单纯主动脉瓣关闭不全少见，多为双重损害，主动脉瓣狭窄并发主动脉瓣关闭不全或合并二尖瓣损害；感染性心内膜炎致瓣叶破损或穿孔，瓣叶因支持结构受损而脱垂或赘生物介于叶间导致主动脉瓣关闭不全，即使感染被控制，瓣叶纤维化和挛缩也会导致主动脉瓣关闭不全。

主动脉瓣先天性病变包括单叶、二叶、三叶及四叶瓣畸形，甚至更多瓣叶畸形，临床上以二叶主动脉瓣多见，一叶边缘有缺口、大而冗长的一叶脱入左心室导致主动脉瓣关闭不全；四叶瓣畸形，瓣膜关闭时瓣叶中心呈四方形无闭合区导致主动脉瓣关闭不全。室间隔缺损并发一叶脱垂，也可导致主动脉瓣关闭不全。主动脉瓣黏液样变性也可使瓣叶因支持结构受损而脱垂。主动脉疾病导致主动脉管壁中层变性，主动脉瓣环扩张导致主动脉瓣关闭不全，常见的主动脉疾病有梅毒性主动脉炎、马方综合征、强直性脊柱炎、特发性升主动脉扩张、严重高血压或动脉粥样硬化。

慢性主动脉瓣关闭不全主要病理生理改变为舒张期主动脉血液经主动脉瓣反流至左心室，引起左心室容量负荷渐进性增高，左心室舒张期充盈压渐进性升高，进而导致左心室扩大与肥厚。在心脏功能代偿期，左心室舒张末期容量负荷增加使左心室排血量高于正常，维持升主动脉前向血流，功能失代偿后可出现左心衰竭主动脉瓣关闭不全引起动脉舒张压显著下降，影响冠状动脉与脑动脉血流，出现心肌与脑供血不足。

主动脉瓣关闭不全的临床特点：心脏功能代偿好的轻度关闭不全患者，可无明显症状，发生症状多与左心室明显扩大和左心室收缩力降低有关，表现为乏力、心悸、眩晕、晕厥、颈部和头部动脉强烈搏动感,部分患者可发生心绞痛,晚期出现左心衰竭表现。体格检查发现心界向左下方扩大,心尖抬举性搏动。胸骨左缘第3、4肋间或主动脉瓣听诊区有舒张早中期叹息样杂音,向心尖传导。关闭不全明显者出现周围血管征,包括动脉收缩压增高、舒张压降低、脉压增宽,颈动脉搏动明显,水冲脉,口唇、甲床毛细血管搏动和股动脉枪击音。心电图可表现为电轴左偏、左心室肥大伴劳损。

1.影像检查技术与优选应用

主动脉瓣关闭不全诊断主要依靠临床表现及影像学检查。影像学检查可观察瓣膜结构,并评估反流程度及血流动力学改变继发心血管病变。

(1)X线胸片:是基础检查,虽然简便易行,但仅能显示该病的一些间接征象(如左心室增大、升主动脉增宽等),不能提供确定诊断的依据。

(2)CT检查:对瓣膜钙化较敏感,心电门控下行CTA可清晰地显示主动脉窦部及心脏结构,对主动脉瓣置换术前径线测量具有重要应用价值。

(3)MRI检查:视野大,空间分辨力较好,可以显示主动脉瓣形态及测量跨瓣反流血流量,尤其在显示心肌重构及心肌损伤方面,能补充超声心动图及CT的不足。

2.影像学表现

(1)X线表现:心脏呈主动脉型,主动脉瓣区或可见钙化,升主动脉普遍扩张,左心室增大。

(2)心导管和造影检查:虽然可以诊断主动脉瓣关闭不全,但是作为有创检查,已经被无创检查取代。左心室和升主动脉的收缩压升高,主动脉舒张压降低,压差增大。左心室舒张末压增高,其增高的程度与反流量和左心室功能相关。升主动脉造影显示造影剂在舒张期从主动脉反流至左心室,左心室扩大。根据反流量的大小可评估关闭不全的程度:Ⅰ度,造影剂反流仅限于主动脉瓣口附近,一次收缩即可将反流的造影剂排出左心室;Ⅱ度,造影剂反流至左心室中部,一次收缩也可将其排出;Ⅲ度,造影剂反流至左心室心尖部,一次收缩不能将其全部排出。

(3)CT表现:CT平扫可显示主动脉瓣区的钙化,增强扫描可见瓣膜增厚和赘生物。在二维多平面重建(MPR)和三维容积再现(VR)图像上可显示主动脉和左心室继发改变。在主动脉病变中,如主动脉根部扩张(图4-26),冠状位MPR显示升主动脉呈瘤样扩张,左心室扩大。覆盖整个心动周期的电影图像可观察瓣膜运动,以经主动脉根部的图像显示最佳。舒张期观察主动脉瓣脱垂的效果最好。MDCT应用心功能专用软件可评价心功能(如射血分数、心室容积等),观察室壁运动情况,从而间接评价主动脉瓣关闭不全的程度。但是无论哪种CT,对血流改变都不敏感。

(4)MRI表现:MRI常规电影序列可以观察主动脉瓣反流征象,表现为舒张期左心室内起自主动脉瓣向心尖方向走行的低信号束(图4-27),可在左心室流出道、左心室流入流出道切面进行观察。根据信号缺失的大小、持续的时间和方位,可粗略作出瓣膜病变程度的判断,但准确度受扫描切面的影响。因此,需要定量的检查方法,目前可采用两种方法进行定量分析,一种是求积法,另一种是时相标测法。进行MRI定量分析需要容积数据,根据覆盖心脏多层面多时相的心脏短轴图像,可以计算出心室收缩末期、舒张末期的容积及心功能。正常人左、右心室的搏出量是相等的,所以有瓣膜反流心室与正常心室搏出量的差值就是反流量。应用求积法评价瓣膜反流的效果,优于评价瓣膜狭窄。时相标测法可测量反流血流,区分顺向和逆向血流,在平行于主动脉瓣环层面的图像上,可测量反流血流的速度曲线。正常人在舒张期主动脉瓣无逆向血流,而主动脉瓣反流者出现逆向血流,时间—逆向血流曲线下面积即代表反流量。有研究表明,MRI测得的反流量与X线造影结果一致(图4-27)。

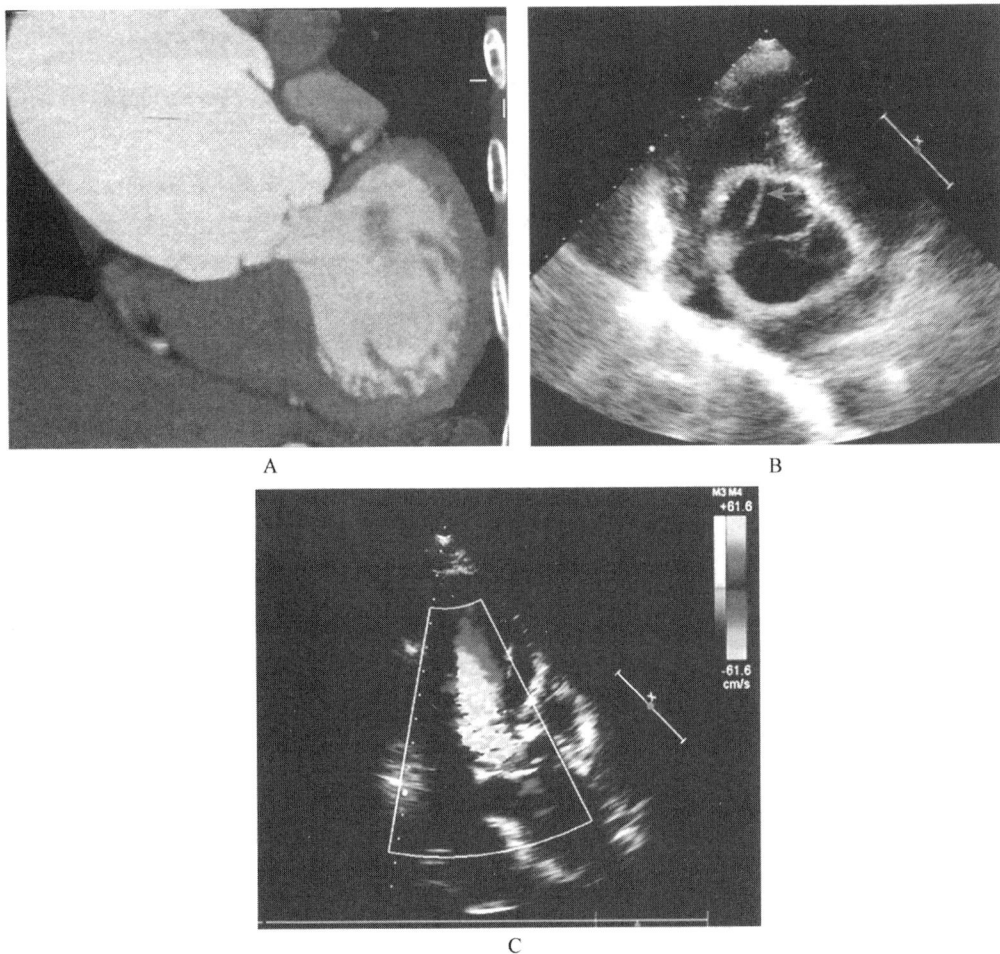

**图4-26 升主动脉瘤合并主动脉瓣重度反流病例**

**注** A.CTA左心室流出道切面显示升主动脉瘤样扩张,伴内膜片撕裂。B.主动脉瓣短轴超声切面可见内膜片累及右冠窦(箭头)。C.彩色多普勒显示主动脉瓣大量反流血流。

3.诊断

(1)主动脉瓣数目异常,瓣膜增厚或钙化,关闭可见缝隙。

(2)左心室增大,左心室流出道增宽,室壁活动幅度增大。

(3)彩色多普勒超声或心脏磁共振检查,在左心室流出道内观察起自主动脉瓣的舒张期反流束,均可定量反流量。CT平扫可显示主动脉瓣区的钙化,增强扫描可见瓣膜增厚和赘生物等,用于病因的诊断。CT大视野扫描可观察升主动脉及心脏,对明确病因有帮助。

4.鉴别诊断

(1)主动脉瓣关闭不全常合并主动脉瓣狭窄或联合瓣膜病变,应注意仔细分析,避免漏诊及误诊。

（2）生理性主动脉瓣反流的心脏、瓣膜及大动脉形态正常,反流面积局限<1.5cm²,最大反流速度<1.5m/s。

（3）二尖瓣狭窄时,在左心室内可探及舒张期射流,射流方向与主动脉瓣反流束方向基本相似,但射流束的起源不同。

（4）主动脉瓣关闭不全时,反流束冲击二尖瓣前叶,二尖瓣出现扑动、开放幅度减小,应与二尖瓣狭窄相区别,注意观察二尖瓣有无器质性改变。

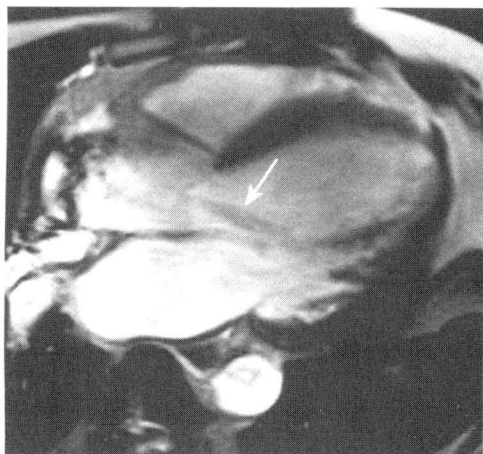

图 4-27 心脏磁共振电影序列

注 三腔心切面白血电影显示主动脉瓣下方低信号血流束,方向朝向二尖瓣前叶（箭头）,提示主动脉瓣反流。

## 三、三尖瓣疾病

三尖瓣相对于主动脉瓣、二尖瓣而言,在心脏结构及功能中发挥的作用相对较小。然而,三尖瓣疾病,尤其是三尖瓣关闭不全(TR),对预测心脏疾病进展及再次心脏手术风险有重要作用。研究表明,中度以上三尖瓣关闭不全,是除左心室射血分数(LVEF)和肺动脉压力(PAP)以外,引起心脏瓣膜病患者病死率升高的独立危险因素,也是左心室收缩功能不全患者病死率升高的独立危险因素。研究三尖瓣病变的病因和发病机制,及时诊断,并采取有效治疗措施,有助于改善患者预后。

### （一）三尖瓣关闭不全

三尖瓣关闭不全是由于各种原因导致三尖瓣复合体功能和(或)结构异常导致的瓣口不能完全闭拢,心脏收缩期血流从右心室反流入右心房。可分为器质性和功能性关于不全,以功能性关闭不全多见。三尖瓣复合体由3个瓣叶(前瓣、后瓣和隔瓣)、腱索、乳头肌、纤维性三尖瓣环、右心房和右心室肌组成,正常瓣膜功能有赖于这些结构成分的完整和协调。

器质性三尖瓣关闭不全的主要病因:①风湿热,瓣叶增厚、挛缩、腱索粘连、缩短致使瓣叶闭合不良。②非风湿性因素,包括感染性心内膜炎、三尖瓣下移畸形、心内膜心肌纤维化、外伤、医源性(如起搏或除颤电极导线、右心活检)、冠心病所致乳头肌缺血等。功能性三尖瓣关闭不全多见于左心系统疾病引起肺动脉高压,导致右心室扩大及右心功能不全,引起三尖瓣环扩大,瓣膜牵拉,进而加重三尖瓣关闭不全;以及其他原因(慢性肺部疾病、肺栓塞、房间隔缺损和肺静脉异位引流等)导致的肺动脉高压、任何原因的右心功能不全(心肌疾病、右心室缺血或梗死)、特发性三尖瓣环扩张等。

功能性三尖瓣关闭不全的病理生理机制,包括瓣环扩大、瓣环功能不全、右心室重构、三尖瓣瓣叶牵拉、肺动脉高压及心房颤动等。瓣环扩大和(或)瓣叶牵拉,是形成三尖瓣关闭不全并加重的主要原因,同时也会导致肺动脉高压。病理生理过程可分为3个阶段:第1阶段,右心室扩大导致三尖瓣环扩大,此时三尖瓣关闭不全的程度,取决于瓣环扩大的程度;第2阶段,右心室和瓣环的进行性扩大导致三尖瓣瓣叶对合障碍,引起明显的三尖瓣反流;第3阶段,右心室重构牵拉乳头肌,导致瓣叶对合不良。

三尖瓣关闭不全导致患者的临床症状,经常是非特异性的,因为机体可以很好耐受重度三尖瓣关闭不全,在很长时间内没有明显症状。由于右心房增大,心房颤动常见。35%~75%的重度三尖瓣关闭不全患者颈静脉扩张,并可见收缩期 V 波。肝大可见于90%的患者,但收缩期肝脏扩张性搏动不一定出现。在胸骨左下缘可闻及全收缩期杂音,并随吸气增强。血流动力学改变(右心房压升高、心排血量减低等)取决于三尖瓣关闭不全持续的时间和严重程度。右心房压升高可引起外周水肿、肝淤血、腹胀和食欲缺乏等。

重度三尖瓣关闭不全对临床结局和生存有重要影响。有重度三尖瓣关闭不全的二尖瓣狭窄患者二尖瓣和肺血管病变较重,经皮二尖瓣球囊扩张术后,即刻和远期效果差。不管左心室射血分数或肺动脉压如何,随着三尖瓣关闭不全加重,生存率降低;校正年龄、左或右心收缩功能和右心室内径后,重度三尖瓣关闭不全者预后差。三尖瓣关闭不全的这种独立作用也见于主要由外伤、黏液样变或心内膜炎等引起的连枷样三尖瓣,这些患者心房颤动、心力衰竭、手术和死亡的危险增加。孤立性重度三尖瓣关闭不全患者由于心排血量降低,可出现疲劳和运动耐量减低。长期存在重度三尖瓣关闭不全可致右心衰竭、腹水和全身性水肿。利尿剂可减轻右心衰竭和容量超负荷症状,但会降低心排血量,而加重疲劳和呼吸困难。手术治疗是唯一证明有效的治疗方法。如果不治疗,随时间进展三尖瓣关闭不全可恶化,导致严重症状、全心衰竭和死亡。

1.影像检查技术与优选应用

(1)X线胸片:简便易行,但仅能显示如右心房右心室增大、下腔静脉增宽等间接征象,不能提供确定诊断的依据。

(2)CT:可以量化瓣环等径线测量,诊断价值有限。

(3)CMR:可显示心脏形态、结构、功能和心肌特性等信息,准确提供右心室体积及功能变化、三尖瓣反流的严重程度等重要信息,指导制订相应的临床策略和干预时机的选择。

2.影像学表现

(1)X线表现:显示心影增大,心影右缘凸出,主要为右心房、右心室增大,下腔静脉增宽。常同时伴有其他瓣膜病变造成的改变。

(2)心导管和造影检查:心导管检查表现为右心房压力波形的 V 波突出,降支变陡,在吸气时更为明显。右心房压力波形与右心室压力波形相似,仅振幅较小,称为右心室化的右心房压,是重度三尖瓣反流的表现。右心室造影、右前斜位电影摄影可显示三尖瓣反流及其程度。但由于心导管跨过三尖瓣,有潜在性假阳性。

(3)CT表现:具有较高的时间分辨率和空间分辨率,应用回顾性心电门控技术结合二维多平面重组(MPR)和三维容积再现(VR)等重组方法,可观察整个心动周期瓣叶舒张收缩情况、瓣环形态及变化情况,并准确测量瓣环大小。相对超声心动图,其对血流改变不敏感,优势在于具有可重复性及准确测量瓣环等径线。三尖瓣下移畸形中,CT可明确是否合并心内外畸形,尤其对心外大血管畸形,具有重要的临床诊断价值,是一种重要补充检查方法。

(4)MRI表现:MRI常规电影序列可以观察三尖瓣关闭不全的直接征象,表现为收缩期右心房内源于三尖瓣向心底方向的低信号。可以通过测量右心室搏出量以及相位对比法获取肺动脉前向血流量,两者差值便可准确地定量三尖瓣反流,并评估严重程度。一般反流的体积比率超过40%认为是重度反流(图4-28、图4-29)。

CMR是评估右心室体积和功能的准确方法,但其需要通过手动描绘舒张末期和收缩末期右心室心内膜边界进行计算、测量,比较烦琐、费时。越来越多采用获取相对简便、快捷的三尖瓣环收缩期位移(TAPSE)来半定量评估右心室的收缩功能,研究表明,对于功能正常或异常的右心室,TAPSE与RVEF均具有高度相关性,一般认为RVEF值是TAPSE值的2.5倍,CMR的TAPSE值小于20mm提示右心室收缩功能异常。

对于三尖瓣下移畸形患者,CMR可以显示瓣叶的位置、形态以及心外大血管畸形,评价瓣叶的活动情况,可以定量房化右心室(aRV)与功能右心室(fRV),且可重复性高,在评估三尖瓣下移畸形临床严重程度时具有较高的应用价值。

3.诊断

(1)三尖瓣形态、位置异常,瓣膜增厚或断裂;收缩期关闭不扰,可见缝隙;右心房、右心室增大。

(2)轻度三尖瓣关闭不全中,约一半为功能性,临床无症状,超声首次诊断,如二维超声三尖瓣结构无异常改变,可定期随访反流程度变化;对于中重度三尖瓣关闭不全,在确诊同时需明确反流的原因。

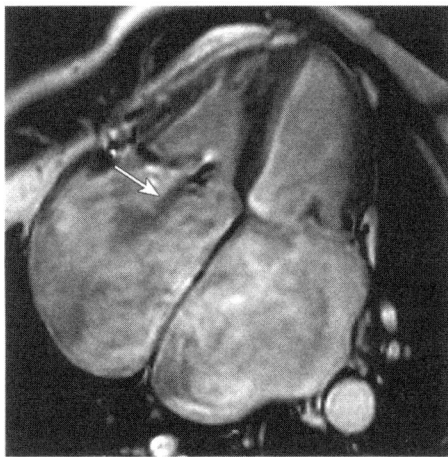

**图4-28 三尖瓣关闭不全MRI表现**

**注** 四腔心切面电影序列显示收缩期右心房内源于三尖瓣向心底方向的低信号束(箭头),并可见右心房增大。

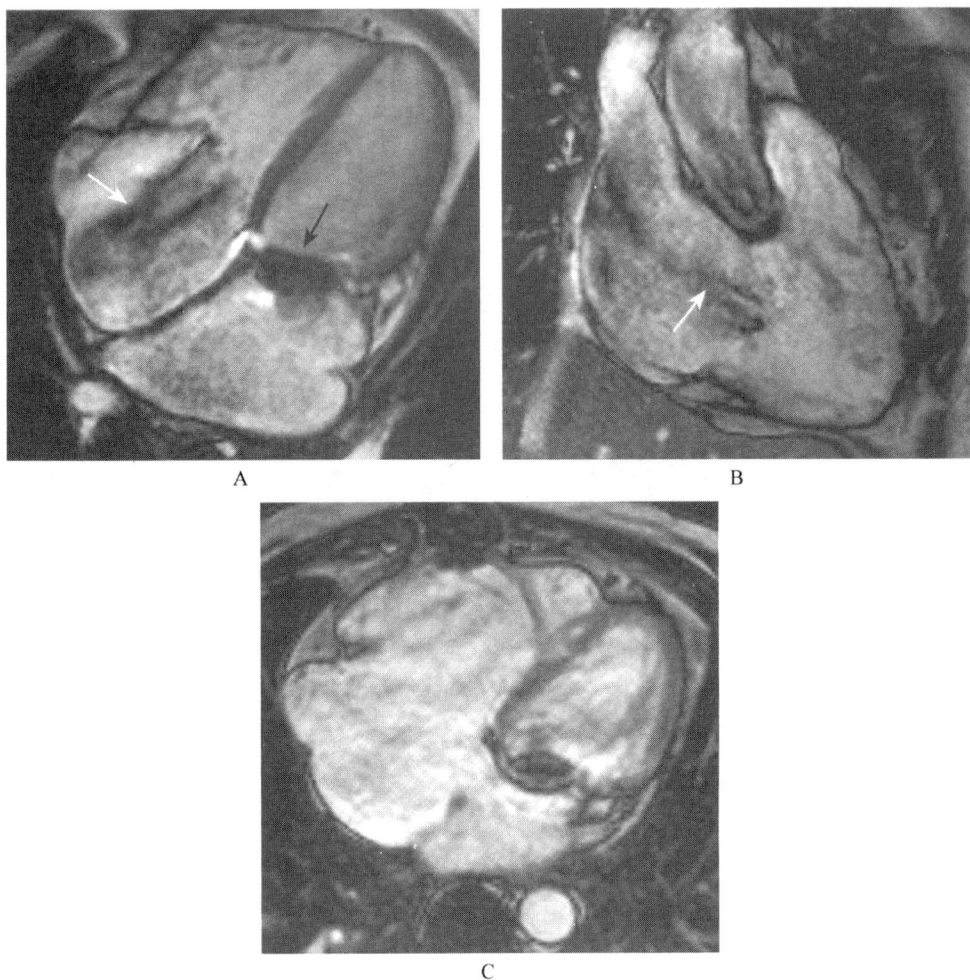

图 4-29　三尖瓣关闭不全 MRI 表现

注　四腔心切面(A)及右心室三腔心切面(B)电影序列显示收缩期右心房内源于三尖瓣向心底方向的低信号束(白箭头),二尖瓣呈置换术后改变(黑箭头),并可见左心房、右心房均增大。C.四腔心切面电影序列舒张期显示三尖瓣环明显扩大。

4.鉴别诊断

三尖瓣关闭不全多为继发于二尖瓣病变、肺动脉高压、右心室扩大、三尖瓣环扩张所致的功能性关闭不全,而器质性三尖瓣关闭不全相对少见。诊断过程中应注意详细分析,避免漏诊及误诊。

### (二)三尖瓣狭窄

三尖瓣狭窄(TS)是指右心室舒张期血流通过三尖瓣口受阻,导致右心房压增高、三尖瓣口血流增快的三尖瓣病变。其最常见病因为风湿性心脏病,但单纯的风湿性三尖瓣狭窄非常少见,通常与关闭不全及左心瓣膜病变同时存在。其他少见病因包括先天性三尖瓣狭窄/闭锁、心房肿瘤、系统性红斑狼疮、类癌性心脏病、感染性心内膜炎、心内膜弹力纤维增生症等。器质性三尖瓣病变主要发生在后瓣,其次为前瓣,隔瓣受侵者较少。

三尖瓣狭窄的主要症状为体循环淤血所致的症状,如肝区不适、食欲缺乏、消化不良等,可伴四肢水肿。单纯性三尖瓣狭窄,肺淤血的症状不明显,而伴有二尖瓣狭窄的患者,因右心室血流量减少,心肺症状较单纯性二尖瓣狭窄者轻。而体循环淤血的体征可有发绀、黄疸、颈静脉怒张、肝大,可有触痛。心脏检查示心浊音界向右侧扩大,三尖瓣区第一心音亢进,第二心音后可有开放拍击音,胸骨左缘第4肋间可闻收缩期前或舒张期滚筒样杂音。

1.影像检查技术与优选应用

(1)X线胸片:简便易行,但仅能显示如右心房增大、上腔静脉及下腔静脉增宽等间接征象,不能提供确定诊断的依据。

(2)CMR检查:可提供心脏形态、结构、功能和心肌特性等信息,任意切面成像的特点可专门化针对三尖瓣进行扫描,从而准确得到瓣膜结构、运动功能信息。

2.影像学表现

(1)X线表现:后前位胸部X线胸片显示右心缘下部向右扩大,上腔静脉、下腔静脉影增宽。在单纯性三尖瓣狭窄的患者,肺野清晰,且无肺动脉增宽或肺淤血改变。

(2)心导管和造影检查:右心导管检查显示右心房压力明显增高,右心房和右心室有显著的收缩期前或舒张期压力阶差;若三尖瓣平均跨瓣舒张压差在0.27kPa(2mmHg)以上,即可诊断为三尖瓣狭窄。

右前斜位右心房造影可显示三尖瓣瓣叶增厚,活动减弱,造影剂于舒张期经狭窄瓣孔流入右心室,且右心房造影剂排空时间延长。

(3)CT表现:CT具有较高的时间分辨率和空间分辨率,应用回顾性心电门控技术结合二维多平面重组(MPR)和三维容积再现(VR)等重组方法,可观察整个心动周期瓣叶舒张收缩情况、瓣环形态及变化情况并准确测量瓣环大小。相对超声心动图,其对血流改变不敏感,优势在于具有可重复性及准确测量瓣环等径线。此外,CT更容易发现瓣叶及瓣环上存在的钙化,而超声及MRI对钙化均不敏感。三尖瓣狭窄的患者,CT上可显示三尖瓣增厚、瓣叶融合,瓣环缩小,可伴钙化,并右心房增大($>20cm^2$)。对于先天性三尖瓣狭窄的患者,CT可明确合并的心内外畸形,尤其对心外大血管畸形,具有重要的临床诊断价值,是一种重要的补充检查方法。

(4)MRI表现:MRI电影序列可见三尖瓣瓣叶增厚,开放幅度减小,并且舒张期呈穹窿样凸向右心室。因瓣膜狭窄所致的湍流和(或)异常高流速血流则表现为舒张期由右心房进入右心室的信号缺失区。MRI还可以准确测量瓣口面积及其变化情况。通过在瓣尖平面进行短轴位扫描可以观察瓣口大小,在舒张期可以测量瓣口面积,瓣口面积$<1cm^2$则为三尖瓣重度狭窄。

而使用相位对比成像不但可以直观、动态地观察瓣膜活动及血流状态,还可以对血流定量测量、评估,可以准确测量感兴趣平面1个心动周期内通过的血流量、峰值流速、时间面积曲线、时间速度曲线等血流动力学参数。采用Bernoulli公式$\Delta P = 4V^2$($\Delta P$为压力阶差,$V$为峰值流速)可以计算三尖瓣狭窄时的跨瓣压力阶差。

此外,MRI还可以观察到右心房增大、下腔静脉增宽等间接征象。

3.诊断

(1)三尖瓣瓣膜增厚或钙化,瓣口开放幅度减小。

(2)三尖瓣口面积缩小,峰值流速>1m/s,三尖瓣口压差>2mmHg。

(3)右心房增大,下腔静脉增宽。

4.鉴别诊断

风湿性三尖瓣狭窄多与关闭不全、二尖瓣及主动脉瓣病变同时存在,极易被漏诊,在诊断联合瓣膜病变时,应注意详细分析,避免漏诊。

对于单纯性三尖瓣狭窄者,需注意排除三尖瓣狭窄的其他少见病因,结合临床病史及其他检查,避免漏诊、误诊。

## 四、肺动脉瓣疾病

### (一)肺动脉瓣狭窄

根据发生位置,肺动脉瓣狭窄(PS)可分为瓣上狭窄、瓣膜狭窄、瓣下狭窄和混合狭窄4种。

肺动脉瓣狭窄按原因可分为先天性和获得性狭窄两类。先天性狭窄最常见,可能与基因异常有关。瓣膜狭窄可见于 Noonan 综合征,瓣上狭窄则见于先天性风疹综合征及 Williams综合征。肺动脉瓣狭窄80%单独发生,20%合并房间隔缺损、室间隔缺损、法洛四联症等先天性心脏病。本病的大体病理特征包括瓣叶增厚、部分连接部融合,呈穹窿状或圆锥状,中央口部狭窄,可能出现钙化。镜下可见增厚、发育不良的瓣叶由黏液瘤样组织构成。

获得性狭窄最常见于风湿性心脏病,与二尖瓣和主动脉瓣疾病相关,瓣叶增厚、缩短、卷曲,镜下示瓣膜机化、纤维化或钙化。感染性心内膜炎瓣膜可见多个大小不等赘生物,镜下见瓣膜溃烂,赘生物巨大松软含致病微生物,但极少见。

根据跨肺动脉瓣压力阶差对肺动脉瓣狭窄的严重程度进行分类。轻微狭窄:压力阶差<25mmHg;轻度狭窄:压力阶差为25~50mmHg;中度狭窄:压力阶差为50~80mmHg;严重狭窄:压力阶差>80mmHg。依照肺动脉瓣口面积进行肺动脉瓣狭窄分类。正常肺动脉瓣:2.5~4.0cm²;轻度肺动脉狭窄<1cm²;中度肺动脉狭窄为0.5~1cm²;重度狭窄<0.5cm²。轻微和轻度肺动脉瓣狭窄需动态观察。中度到重度肺动脉狭窄,可行球囊成形术或外科切开。在瓣膜成形术后,可以发生轻度肺动脉反流和右心室扩张。

先天性肺动脉瓣狭窄占所有先天性心脏病的10%,单纯肺动脉瓣狭窄是最常见的先天性心脏病之一。本病男女发病率相等。轻度二尖瓣狭窄常无症状。中到重度狭窄可有劳累后心悸气促,少数可咯血。查体胸骨左缘第2~3肋间可触及收缩期震颤,闻及粗糙收缩期杂音。部分患者可有发绀和杵状指。

1.影像检查技术与优选应用

(1)X线胸片:可显示肺血减少,方便简单判断心脏大小,故在临床工作中作为常规检查仍予以保留。

(2)心电门控心脏CT包括其电影成像:可展示瓣膜的开放受限、瓣叶形态、瓣膜下或漏斗部纤维肌性狭窄,发现右心房室增大。在超声诊断有疑问或需除外或明确其他并发连接异常、血管异常时,常被应用。

(3)心脏 MRI 检查:可较精确地评估瓣膜的狭窄程度和右心室功能。因无创和任意平面成像,其应用将越来越受到重视。

2.影像学表现

(1)X 线表现:肺血少,心脏呈二尖瓣型,肺动脉段突出,两侧肺门不对称,左肺门大于右肺门,为肺动脉瓣狭窄的经典征象(图 4-30)。

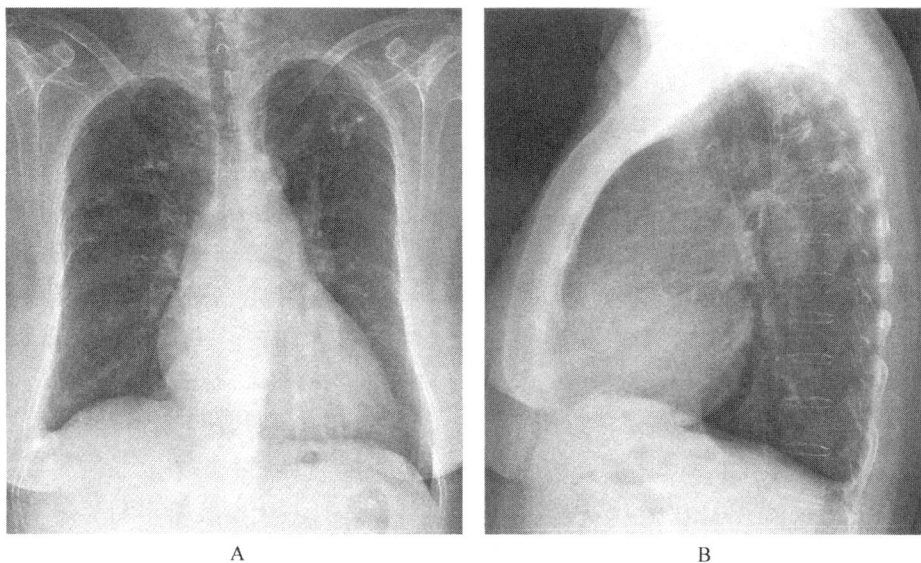

A　　　　　　　　　　　　　　B

**图 4-30　肺动脉瓣狭窄 X 线表现**

注　A.正位显示肺动脉段轻度凸出,右心缘圆隆。B.侧位片显示心前间隙减小,右心房、右心室增大。

(2)CT 表现:肺动脉瓣膜狭窄,瓣膜增厚呈结节状,电影成像显示瓣膜开放受限,主肺动脉狭窄后扩张。瓣叶可呈不规则的二瓣状或花蕾状。瓣膜下或漏斗部纤维肌性狭窄,可见流出道肌壁肥厚伴相应部位管腔狭窄。可有第三心室形成。瓣膜下隔膜型狭窄,呈肺动脉瓣下带状透明区。右心房、右心室可见增大(图 4-31)。

(3)MRI 表现:可显示扩张的肺动脉干及左肺动脉。MRI 电影可显示增厚融合的瓣叶、狭窄的瓣口。增强成像可明确跨肺动脉瓣容积血流比率。

3.诊断

青少年劳累后心悸气促就诊,X 线胸片提示肺血减少、左侧肺门大于右侧肺门,超声心动图或 CT 提示肺动脉瓣膜增厚开放受限或二瓣化,伴或不伴瓣下狭窄,首先需考虑肺动脉瓣狭窄。

4.鉴别诊断

(1)肺动脉高压:肺动脉主干及左、右肺动脉扩张。先天性左向右分流心脏病可见心内间隔缺损。肺气肿、纤维化、蜂窝肺可见肺内严重弥漫的病变。风湿性心脏病二尖瓣狭窄可见二尖瓣叶增厚、钙化,并明显左心房增大。

(2)特发性肺动脉干扩张:表现为肺动脉干扩张,左、右肺动脉均可受累。但肺动脉瓣未见增厚和二瓣化,肺和心脏未见明确异常。

(3)单侧肺动脉缺如:右或左肺动脉主干离断或闭锁,离断与闭锁段远侧的肺动脉通常由体肺侧支动脉或由动脉导管供血。胸片显示患侧肺门缺如,肺体积小,纵隔向患侧移位。患侧胸膜增厚可在部分病例发现肋骨下切迹。CT 发现缺如侧肺动脉起始部或近端呈光滑盲端,患侧肺门动脉缺如或细小,患侧肺因血氧浓度较低、血管收缩而呈马赛克征。

(4)肺动脉吊带:属于先天性异常,左肺动脉起自右肺动脉后缘,经过气管和食管间到达左肺门,状似一条吊带围绕气管远段与右主支气管近段。CT 和 MRI 有明确诊断价值。

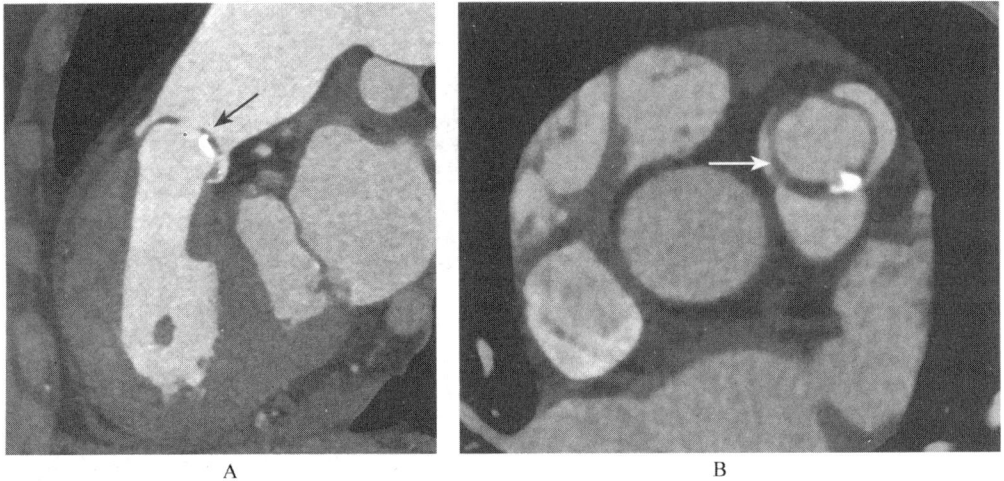

图 4-31　肺动脉瓣狭窄 CT 表现

注　A.右心室流出道及主肺动脉近段,可见肺动脉瓣开放受限,呈圆顶状。B.肺动脉短轴位图像可见肺动脉瓣增厚伴钙化。

## (二)肺动脉瓣关闭不全

肺动脉瓣关闭不全指肺动脉内血流在心室舒张期,通过有缺陷或缺如的肺动脉瓣反流进入右心室。本病以获得性原因常见,主要包括肺动脉高压、感染性心内膜炎、肺动脉瓣狭窄球囊成形术后及法洛四联症修补后并发症。先天性肺动脉瓣关闭不全较为少见,原因为肺动脉瓣缺如。

轻度肺动脉瓣关闭不全没有临床意义,不需要治疗。严重的肺动脉瓣关闭不全可导致右心室肥厚和主肺动脉扩张甚至右心衰竭。对进行性右心室功能损害患者,可行瓣环修补或人工瓣膜置换,并治疗导致继发性肺动脉瓣关闭不全的病因如肺动脉高压或慢性心内分流。

轻度肺动脉关闭不全通常没有症状。长期或严重的肺动脉瓣关闭不全可以导致右心衰竭。感染性心内膜炎患者可有发热、血培养细菌阳性。先天性肺动脉缺如患者,多数可在婴儿期因心脏杂音、发绀、心力衰竭和呼吸困难就诊。体检于心前区胸骨下缘可触及抬举感、胸骨左缘第 3 肋间可闻及典型的收缩—舒张双期杂音。

1.影像检查技术与优选应用

(1)高端 CT 检查:除能够展示瓣膜形态与开放动态外,在显示重要并发异常,如肺动脉血栓、瓣周脓肿、肺部阻塞性疾病方面也有明显优势。先天性肺动脉瓣关闭不全多因肺动脉瓣缺如造成,后者最常并发于法洛四联症。CT 提示与手术密切相关的室间隔缺损部位、主动脉骑跨程度、冠状动脉有无畸形等情况,对治疗具有重要作用,成为常用的补充手段。

（2）MRI 检查:MRI 短轴或长轴电影叠加可以直接测量前向血流、反流量和反流分数,可选择使用。

2.影像学表现

（1）X 线表现:获得性肺动脉瓣关闭不全最常见于肺动脉高压,平片可见双侧肺门增大、心左缘肺动脉段突出、右心室增大所致心尖圆钝上翘。肺纹理可稀疏,透过度可增高。先天性肺动脉瓣关闭不全常因肺动脉瓣缺如所致,常并发于法洛四联症,以右心室增大、肺动脉扩张为特征。

（2）CT 表现:肺动脉高压时常见肺动脉主干及分支扩张。分叉水平肺动脉主干直径大于同层面升主动脉直径。肺动脉血栓病例可见肺动脉内无强化、偏心性充盈缺损。右心室增大。因病因不同,肺部可见肺气肿、纤维化、马赛克灌注、胸腔积液等征象。术后病例可显示既往手术改变。

感染性心内膜炎则常见主动脉瓣、二尖瓣同时受累,瓣膜见不规则赘生物、瓣周脓肿为经典征象。

肺动脉瓣缺如病例显示右心室流出道与肺动脉主干间未见瓣叶或仅有部分瓣叶遗留。肺动脉主干与右心室显著增大,左、右肺动脉近段扩张。扩张的肺动脉压迫左、右肺上叶支气管及右侧中间段支气管,可见并发法洛四联症、房间隔缺损或三尖瓣下移。

（3）MRI 表现:可显示扩大的主肺动脉及右心室。稳态自由序列（SSFP）或梯度回波（GRE）电影显示舒张期反流性血流信号缺失喷射进入右心室。电影图像也提供右心室容积、功能评估。右心室功能是决定是否需要修补的关键。速率编码时相增强血流研究可以测量反流容积。

3.鉴别诊断

（1）肺动脉高压:长期慢性阻塞性肺疾病或长期卧床的中老年患者,CT 提示肺部严重气肿、纤维化或肺动脉内无强化充盈缺损时,则考虑本病继发于肺动脉高压。

（2）先天性心脏病:多见于儿童或青少年,因心脏杂音、发绀就诊,CT 提示右心室流出道与肺动脉主干间未见瓣膜或仅有部分瓣膜遗留,肺动脉主干与右心室增大,则考虑先天性肺动脉瓣缺如,此时需注意有无合并法洛四联症、房间隔缺损或三尖瓣下移等畸形。

（3）感染性心内膜炎:年轻人发热、有或无免疫功能不全,血培养致病微生物阳性,多个瓣膜可见赘生物及瓣周脓肿,则考虑感染性心内膜炎。

（4）外科并发症:见于 35% 的法洛四联症术后患者,为重要的常见并发症。可见右心室流出道扩大,肺动脉瓣缺如或发育不良。还有部分患者为先天性肺动脉瓣狭窄球囊瓣膜成形术接受者。

# 五、联合瓣膜疾病

两个或两个以上瓣膜同时受累称为联合瓣膜病,包括以下情况。①同一病因累及两个或两个以上瓣膜,最常见的为风湿性心脏瓣膜病,引起二尖瓣和主动脉瓣或其他瓣膜病变;其次为感染性心内膜炎,可同时侵犯二尖瓣、主动脉瓣或三尖瓣、肺动脉瓣。②病变源于一个瓣膜,随病情发展致心脏容量或压力负荷过度,引起近端瓣膜功能受累,导致相对性狭窄或关闭不全,如风湿性二尖瓣狭窄,可引起肺动脉高压,肺动脉高压使右室压力负荷过重,引起右室肥大扩张而致三尖瓣关闭不全。③两种或两种以上病因累及不同瓣膜,如风湿性二尖瓣病变并发感染性主动脉瓣炎。

联合瓣膜病的病因:风湿性心脏病最常见,其次是马方综合征、老年性退行性变、感染性心内膜炎,其他病因如结缔组织疾病、外伤、继发性高甲状旁腺素症、放射性损伤、Werner 综合征以及厌食性减肥药物等,在临床上非常少见。

常见的联合瓣膜病:二尖瓣狭窄合并主动脉瓣关闭不全最常见,约 10% 二尖瓣狭窄患者伴有严重风湿性主动脉瓣关闭不全。另外还有三尖瓣或二尖瓣狭窄并二尖瓣关闭不全,二尖瓣狭窄合并主动脉瓣狭窄,二尖瓣关闭不全合并主动脉瓣关闭不全,二尖瓣关闭不全合并主动脉瓣狭窄。风湿性二尖瓣狭窄合并二尖瓣关闭不全发生率较单纯二尖瓣狭窄或二尖瓣关闭不全的发生率高。

### (一)血流动力学与临床表现

血流动力学特征和临床表现取决于瓣膜的组合形式和各瓣膜受损的相对严重程度。各瓣膜损害程度大致相等时,近端(上游)瓣膜对血流动力学和临床表现的影响较远端瓣膜大。例如,二尖瓣和主动脉瓣的联合病变时,二尖瓣对血流动力学和临床表现的影响更大。

1.血流动力学

二尖瓣狭窄合并主动脉瓣关闭不全时,二尖瓣狭窄使左室充盈不足,心排血量减少,使主动脉瓣反流造成的左室肥厚减轻,掩盖主动脉瓣关闭不全的症状,容易错误地低估主动脉瓣病变程度。而二尖瓣狭窄合并主动脉瓣狭窄时,二尖瓣狭窄使左心室充盈受限和左心室收缩压降低,而延缓左心室肥厚和减少心肌耗氧,心绞痛不明显。由于心排血量明显减少,跨主动脉瓣压差降低,可能低估主动脉瓣狭窄的程度。主动脉瓣狭窄伴二尖瓣关闭不全为危险的多瓣膜病,相对少见。前者增加左心室后负荷,加重二尖瓣反流,心搏量减少较两者单独存在时明显,肺淤血加重。主动脉瓣关闭不全伴二尖瓣关闭不全时,左心室承受双重容量过度负荷,左心房和左心室扩大明显,可进一步加重二尖瓣反流。

2.临床表现

联合病变同单瓣膜病变相比,症状出现较早,心脏负荷较重,心脏通常较大,联合瓣膜病可出现:劳力性心悸、气促、心绞痛、呼吸困难,二尖瓣听诊区可闻及舒张期隆隆样杂音或收缩期吹风样杂音,主动脉听诊区可闻及收缩期或舒张期杂音,肝大、肝颈静脉回流征阳性、腹水等。联合瓣膜病的临床表现不是各瓣膜病体征的简易相加,常因相互影响,加重病情,往往取决于某一瓣膜的病变程度及心腔的代偿能力。二尖瓣关闭不全合并主动脉瓣关闭不全时,往往以主动脉瓣反流的临床表现为主;二尖瓣狭窄合并主动脉瓣狭窄时,二尖瓣狭窄掩盖主动脉瓣狭窄的临床症状,但二尖瓣狭窄造成的临床表现,如肺淤血、咯血、房颤和全身栓塞等远较单纯主动脉瓣狭窄多见;如果只解除二尖瓣狭窄,而不重视主动脉瓣狭窄的矫正,则使血流动力学障碍加重,术后左心负担突然加重,导致急性肺水肿、心力衰竭。而二尖瓣关闭不全合并主动瓣狭窄时,情况危险,一方面可使左房失代偿及肺淤血提早发生,另一方面可产生脏器供血不足的症状。

### (二)影像学表现

**1.X 线表现**

一般来说,二尖瓣和主动脉瓣双病变的 X 线平片表现以两个瓣膜中病变较重者为主。可见心脏增大及肺淤血,兼有二尖瓣及主动脉瓣膜病的征象。以主动脉瓣关闭不全为主,则以左室扩大明显,主动脉搏动增强,左房轻度增大,肺动脉段平直或轻凸,肺淤血较轻。以二尖瓣狭窄和主动脉瓣狭窄为主(图 4-32),则左房扩大和肺循环高压表现明显,而左室扩大可不明显。以二尖瓣狭窄为主(图 4-33),则显示肺动脉段隆凸及双心房征,斜位片显示食管受压、移位。肺淤血明显或具有肺循环高压。

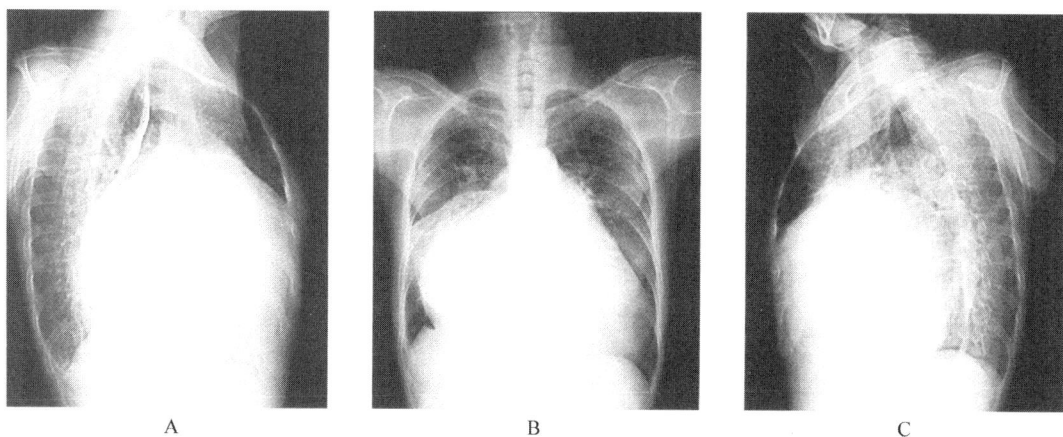

| A | B | C |

**图 4-32 二尖瓣重度狭窄伴主动脉瓣重度狭窄、中度肺动脉高压 X 线平片**

注 肺淤血,心影呈普大二尖瓣型,主动脉结不大,肺动脉段突出,巨大左心房,左心室不大,右心房、右心室增大。

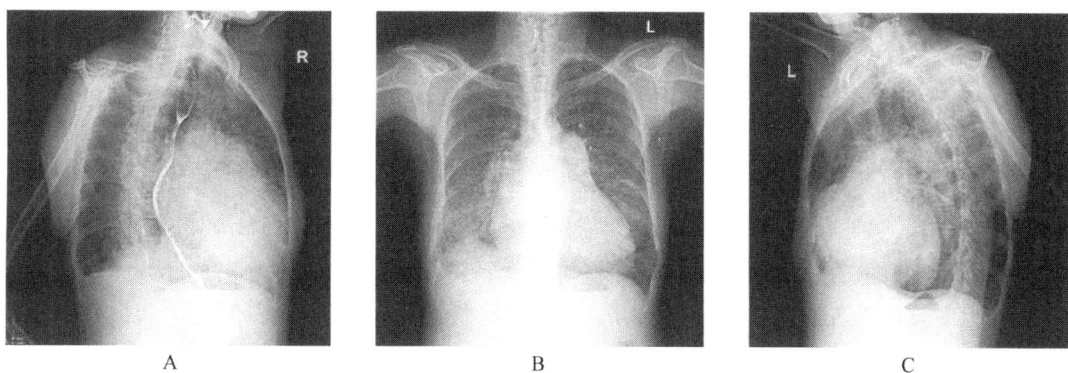

| A | B | C |

**图 4-33 风湿性心脏病,二尖瓣狭窄合并三尖瓣关闭不全 X 线平片**

注 肺淤血,间质性肺水肿,右侧肋膈角可见 Kerley B 线,心影呈二尖瓣型,主动脉略迂曲,肺动脉段突出,右心室、右心房增大,左心房Ⅲ度增大。右肋膈角钝,提示少量胸腔积液。

**2.MRI、MSCT 表现**

为各个瓣膜病变的综合 MSCT、MRI 表现,以哪一种瓣膜病变为主,则表现为此种瓣膜病的 MSCT、MRI 特点,同时合并其他瓣膜病的 MSCT、MRI 表现。例如,二尖瓣关闭不全合并主动脉瓣关闭不全,如以主动脉瓣关闭不全为主,则主要表现为主动脉瓣关闭不全的 MSCT、MRI 征象,同时伴有二尖瓣关闭不全的征象。但无法准确估测某单一瓣膜关闭不全的反流量,利用 MRI 容积测量法及血流测量法可评估全部的反流量。

**3.心血管造影表现**

一般行左心导管检查和造影。左心导管检查可测定左房、左室及主动脉压,二尖瓣和主动脉瓣的跨瓣压差,定性了解二尖瓣和主动脉瓣的病变类型。左室或逆行主动脉造影可定量研究主动脉瓣狭窄或关闭不全以及二尖瓣关闭不全的程度及二尖瓣反流的特点。但存在明显二尖瓣狭窄的情况下,由于心排血量相对减少,心导管测压和造影往往低估主动脉瓣狭窄或关闭不全的严重程度。

(裴红霞)

# 第四节　心肌疾病

## 一、肥厚型心肌病

肥厚型心肌病(HCM)指存在明确左室壁肥厚,同时排除其他引起室壁肥厚的心血管疾病(高血压、主动脉瓣狭窄等)的原发性心肌病。病变可累及心室任意部分,室间隔最易受累。HCM 为一种多基因遗传性疾病,由编码肌节蛋白和相关结构肌丝蛋白的不同基因突变引起,近 60% 的 HCM 是由编码心肌肌节蛋白的基因突变所致。多数情况下,HCM 为常染色体显性遗传,但其外显率和基因表达程度不同,在临床上可见患者及其家庭成员之间的表现多样性。

### (一)病理生理

HCM 最根本的表现为心肌肥厚,可表现为左室和(或)右室心肌整体或局部的肥厚,可累及左室任何节段,不对称性室间隔肥厚最为常见,也可见心肌向心性肥厚、心室中部及心尖肥厚,约 18% 患者右心室受累。左室肥厚可导致左室流出道及左室中部梗阻,目前认为压力阶差 ≥20mmHg(左心导管)或 ≥30mmHg(超声心动图/MR)为有临床意义的血流动力学改变,称为梗阻性肥厚型心肌病。HCM 的功能障碍主要表现为心脏舒张功能障碍,晚期可出现舒张性心力衰竭,舒张功能受损同心肌纤维化,心肌细胞肥厚,排列异常以及细胞内钙离子调节异常有关;可导致心房主动收缩增强,心房功能异常,最终导致房颤形成。此外,微循环障碍及伴随的心肌缺血可能是肥厚型心肌病患者出现心室重构、心功能下降及病情进展的主要原因之一。

### (二)临床表现

肥厚型心肌病是以心肌非对称性肥厚、心室腔变小为特征,以左心室血液充盈受阻,舒张期顺应性下降为基本病理改变的心肌病。舒张功能减低、心肌缺血、流出道梗阻、心律失常和自主神经功能异常是肥厚型心肌病的基本病理生理过程,由此而导致的相应的临床症状和体征如下。

**1.气短、呼吸困难**

乏力和气短导致活动能力下降。心脏舒张功能异常是肥厚型心肌病患者共有的病理过程。原因在于过度肥厚的心肌弛张期延长和顺应性下降,心肌缺血、室壁张力增加和心律失常也是加重或诱发舒张功能不全的重要因素。

**2.胸痛**

经常是劳累诱发,休息缓解,但疼痛可发生在休息、睡眠时,也可呈持续性。产生疼痛的原因与心肌缺血有关。合并冠状动脉狭窄,心排血量减少,室壁张力增加,氧耗量随之增加等也是重要的原因。

**3.心悸**

心律不齐较常见,但出现心率过快或过慢伴头晕、出汗时应引起重视。

**4.晕厥**

出现眩晕、严重的短暂意识丧失。

### (三)影像学表现

1.MRI表现(图4-34)

(1)形态表现:常采用心脏电影成像判断心脏形态、功能及心肌厚度,HCM的通用诊断标准为成人舒张末期左心室室壁厚度≥15mm(或有明确家族史患者室壁厚度≥13mm)。据报道,HCM左室心腔可正常或缩小,晚期患者可出现心腔扩大,患者常伴有左心房增大。

(2)功能表现:舒张功能受损在HCM患者中更常见,MRI可通过相位对比技术评价二尖瓣血流评价舒张功能,心肌的特征追踪技术可通过对于心肌形变和应变率分析反映心肌的舒张功能改变。肥厚型心肌病早期出现左室收缩功能增强,左室射血分数(LVEF)可高于正常,但是在疾病后期同样可能出现左室收缩功能减退,心腔扩大。右心室功能在肥厚型心肌病患者中可能出现受损,同疾病严重度有一定关系。

(3)心肌灌注:肥厚型心肌病患者在磁共振首过灌注中可出现心肌内灌注缺损,这反映了心肌局部纤维化替代形成,同时心肌负荷灌注显像可显示心肌灌注缺损存在,反映了微循环障碍合并心肌缺血。

(4)组织学定性:部分肥厚型心肌病可在肥厚心肌部位出现$T_2$加权高信号,机制不明,可能同肥厚心肌内缺血损伤有关。延迟强化成像可显示肥厚心肌内出现异质性强化,表现为不均匀、斑片状,常累及肥厚最重心肌节段,多见于室间隔与右室游离壁连接处(插入部)。延迟强化提示心肌内纤维化瘢痕或坏死。

(5)瓣膜:肥厚型心肌病常合并二尖瓣异常,表现为乳头肌增粗及位置异常,二尖瓣瓣叶延长,部分病例中乳头肌可直接连接至二尖瓣瓣叶末端,在合并左室流出道梗阻的情况下可见到二尖瓣收缩期前向运动(SAM)现象。

(6)血流改变:肥厚型心肌病合并左室流出道梗阻,磁共振相位编码成像可对于梗阻部位的流速进行测量,估计流出道压力阶差。

2.CT表现

其高空间分辨率特性可对左室壁肥厚进行准确评价,可清晰地显示冠状动脉除外冠心病,但检查存在电离辐射,适用于心脏超声不明确及 MR 禁忌证的情况。

3.X 线表现

心脏轮廓正常或增大,无特异影像表现。

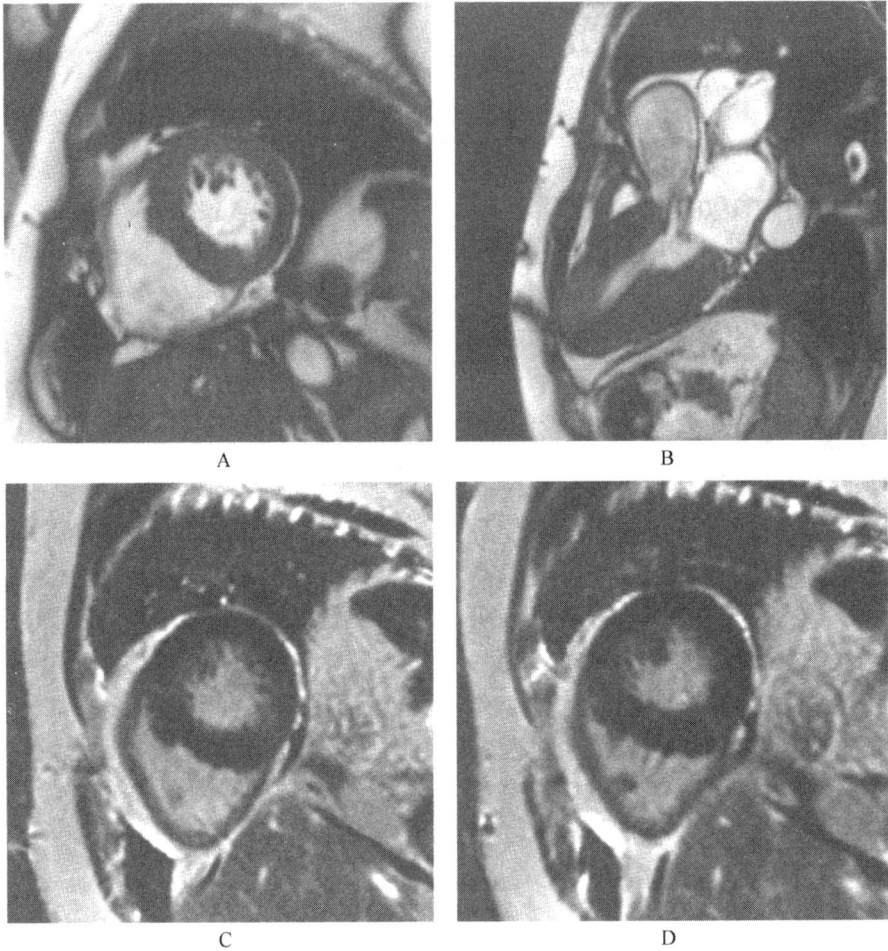

图 4-34 肥厚型心肌病心脏 MRI 表现

注 患者,女,69 岁,梗阻性肥厚型心肌病,心脏 MRI 电影序列见左室心肌不均匀增厚,左室前壁及室间隔为著,舒张末期 15～19mm(A.两腔心短轴,舒张末期),左室流出道狭窄(B.三腔心层面,收缩末期),二尖瓣收缩期前向运动,流出道湍流形成,心肌延迟强化(C、D.两腔心短轴基底段、中段层面)示室间隔两端插入部心肌中层小片状延迟强化。

（四）诊断

肥厚型心肌病的临床诊断标准为影像技术(超声、磁共振或 CT)测定的左心室舒张末期室壁厚度超过 15mm 或在有明确肥厚型心肌病家族史患者中室壁厚度大于 13mm,同时需排除可导致相应心肌肥厚的病因如主动脉瓣狭窄、持续性高血压等。需注意特殊亚型如心尖型和左室中段梗阻性心肌病的诊断。

（五）鉴别诊断

1.运动员心脏

室壁厚度一般男性小于 16mm,女性小于 14mm,停止训练后心肌肥厚可复原,同时伴随左心室舒张末期内径增加,收缩功能正常,磁共振延迟强化显像阴性。

2.高血压左室肥厚

表现为左室向心性肥厚,通常室壁厚度小于18mm,心肌延迟强化罕见。

3.主动脉瓣狭窄

超声可见主动脉瓣瓣叶的钙化和狭窄,主动脉瓣血流速度加快,左心室肥厚多为对称性,可存在有磁共振心肌延迟强化。

4.浸润性心肌病

异常代谢产物堆积导致心脏室壁增厚(如Fabry病、淀粉样变性、血色素沉着症、糖原贮积症等),多为系统性疾病,左心室肥厚多为对称性,根据各自临床及影像特征表现鉴别。

### (六)治疗

限制高强度体力活动以降低心源性猝死风险;钙拮抗剂及β受体阻滞剂降低心律失常风险,改善左室流出道梗阻相关症状;可行室间隔心肌部分切除术或微创室间隔酒精消融术缓解左室流出道梗阻;对猝死高危患者,可植入心脏自动复律除颤器(ICD)。

## 二、致心律失常性右室心肌病

致心律失常性右室心肌病/发育不良(ARVC/D)是一种由于桥粒蛋白质编码基因突变引起的遗传性心肌病,已发现多突变位点,主要为常染色体显性遗传但外显率可变。该病以右心室心肌被脂肪纤维替代为特征,右心室形态与功能异常、室性心律失常为主要表现。目前,ARVC/D的诊断主要参照2010 ARVC/D工作组标准,结合临床、病理、电生理和影像学等不同分类信息综合判断。

### (一)病理生理

ARVC/D主要病理改变为心肌细胞凋亡、脂肪组织替代,通常认为其病变部位主要集中于右室流入道、流出道、心尖部,称为"发育不良三角"或"危险三角",15%以上的患者合并左室受累。心肌脂肪浸润通常始于心外膜,向心肌层逐渐发展,严重者可全层替代,导致心肌变薄,呈"羊皮纸"样改变。

### (二)临床表现

ARVC/D各年龄均可发病,主要集中于中青年。ARVC/D的自然病程可分为4期。

1.隐匿期

患者无临床症状,右室结构及形态基本无改变,经常以猝死为首发表现。

2.发作期

临床表现以心悸、晕厥及右室起源性的室性心律为主要特征,可伴明显的右室形态和功能学改变。

3.进展期

表现为右室心肌进行性脂肪替代导致右室整体收缩功能不全和显著扩张,出现右心功能衰竭症状,伴或不伴左室功能受损。

4.终末期

双心室受累,全心功能衰竭,类似扩张型心肌病改变。

### （三）影像学表现（图 4-35）

1.MRI 表现（图 4-35B～F）

（1）心脏结构及功能异常：右心室常明显扩张，收缩功能减低，在"心肌发育不良三角区"显示区域室壁运动异常，右心室可见微小室壁瘤及增厚的肌小梁，当区域室壁运动异常或右心室收缩不同步，并有严重（主要标准）或中等程度的（次要标准）右室（RV）扩张及 RV 射血分数（RVEF）下降时，MR 征象符合一个 2010A RVC/D 工作组诊断标准。

主要标准：RV≥110mL/m²（男性），RV≥100mL/m²（女性），RVEF≤40%。

次要标准：RV 为 100～110mL/m²（男性），RV 90～100mL/m²（女性），RVEF 为 40%～45%。

（2）心肌内脂肪浸润：脂肪组织在 $T_1$ 加权和 $T_2$ 加权成像上表现为高信号，信号强度可被脂肪抑制序列抑制，且在心肌延迟扫描序列上也呈高信号，ARVC/D 脂肪浸润常以右心室游离壁及右心室流出道明显。

（3）心肌纤维化：在 ARVC/D 中约 88% 患者可出现右室心肌的延迟强化，约 61% 患者可出现左室心肌延迟强化。目前认为心脏核磁所显示的延迟强化与右室功能不全及室性心律失常发生相关。

2.CT 表现

可见右心室增大，右室室壁可见瘤样突出，尤其对心肌内脂肪浸润显示敏感，但无法全面评估心脏的功能变化，在 ARVC/D 中的诊断价值有限（图 4-35A）。

3.X 线表现

胸部平片可见心影增大，以右心房、室增大为主，也可能心影正常。

### （四）诊断

影像学检查在 ARVC/D 诊断中具有十分重要的价值，但是不能单纯依赖影像学表现直接诊断 ARVC/D。

### （五）鉴别诊断

1.心脏结节影

可类似 ARVC，出现右心室扩张、功能异常及延迟强化，但患者常有心外结节病表现，室间隔及左室受累更常见。

2.三尖瓣病变

三尖瓣重度反流或三尖瓣下移畸形可出现明显右心房增大。通常在磁共振电影序列上可见到大量三尖瓣反流，右心室增大一般不会合并局部运动异常。如果发现三尖瓣隔瓣或后瓣明显下移，支持先天性三尖瓣下移畸形诊断。

### （六）治疗

避免剧烈运动，未发展为严重心律失常时可选用 β 受体阻滞剂治疗，植入 ICD，终末期进行心脏移植。

## 三、扩张型心肌病

扩张型心肌病（DCM）是一类混合型心肌病，无引起整体收缩功能障碍的异常负荷因素

（高血压、瓣膜病）或冠状动脉疾病，发生左室扩大合并左室收缩功能障碍，伴或不伴右室扩张/功能障碍。DCM 可分为 3 种类型，即特发性 DCM、家族遗传性 DCM 和继发性 DCM。特发性 DCM 是最常见的类型（约占 50%），病因不明确，是一种排他性诊断；家族遗传性 DCM 存在基因突变和家族遗传背景，遗传方式多样；继发于其他疾病、免疫或环境的 DCM 称为继发性 DCM，常见病因有缺血性心肌病、感染/免疫性心肌病、中毒性心肌病、围生期心肌病、酒精性心肌病等。

### （一）病理生理

DCM 特征性改变为左心室增大和心室重构导致左心室呈球形改变，心肌收缩力减弱，心脏泵血功能障碍。早期通过加快心率维持足够的心排血量，后期左心室排空受限，心室舒张末期和收缩末期容量增多，射血分数减低，产生相对性二尖瓣与三尖瓣关闭不全，导致充血性心力衰竭。DCM 的典型病理特征包括心肌细胞肥大、变性、纤维化，周围存在少量的淋巴细胞。心肌纤维化导致室壁硬度增加，心室收缩、舒张功能减退；同时也会引起致命性室性心律失常。

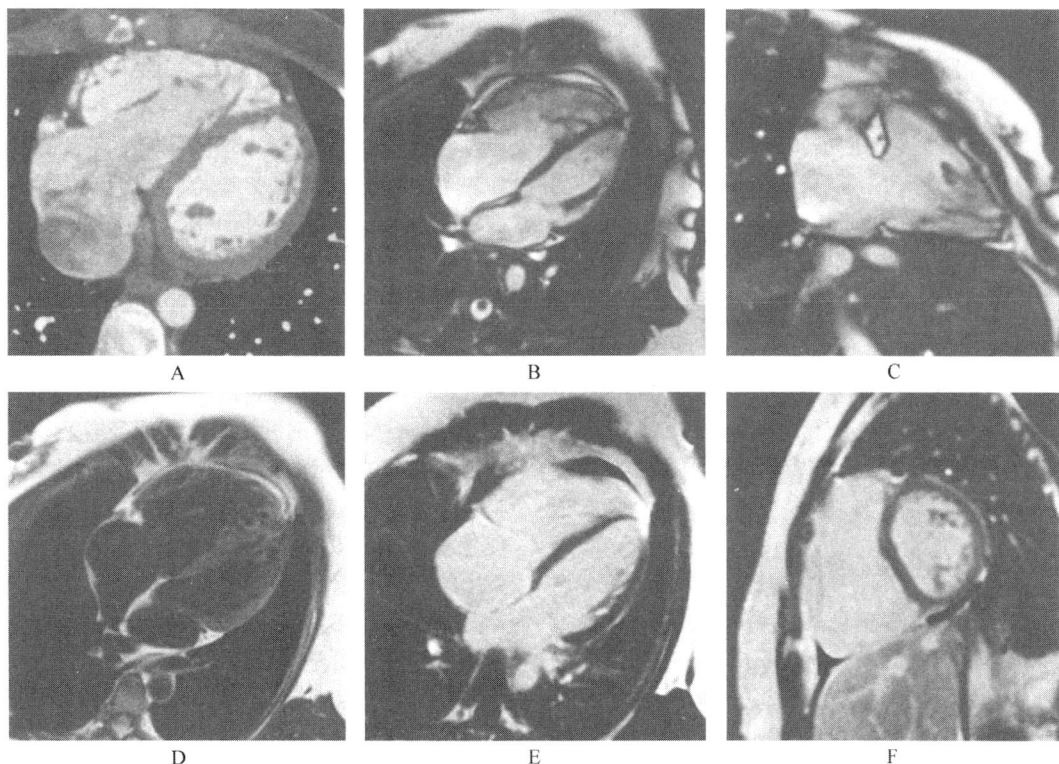

**图 4-35　致心律失常性右心室心肌病**

**注**　患者，女，36 岁，明确诊断 ARVC。A.心脏增强 CT 可见右心房、右心室增大，右室肌小梁增多，游离壁欠平滑。B~F.心脏 MRI 电影序列（B.四腔心层面，C.右室长轴两腔心层面）及 $T_2WI$ 心肌黑血序列（D.四腔心层面）示右心房、右心室明显增大，右室内肌小梁疏松增多，右室游离壁微小室壁瘤形成，延迟强化图像（E.四腔心层面，F.两腔心短轴层面）示右室游离壁菲薄，室间隔心肌中层线样延迟强化；右心室舒张末期容积=127.6mL/m²，RVEF=41.9%，LVEF=46.3%。

### （二）临床表现

DCM 主要以左心室或双心室扩大、心功能障碍、室性和室上性心律失常、传导心律异常、血栓栓塞和猝死为特征。DCM多起病缓慢,早期无症状,晚期出现充血性心力衰竭的症状和体征,由于心肌纤维化和心功能减退,在DCM的任何阶段患者都可能出现晕厥、栓塞、猝死等严重的不良事件。DCM心电图表现以心脏肥大、心肌损害和心律失常为主,房室传导阻滞或ST段下移,QRS间期延长。

### (三)影像学表现

1.心脏MRI表现(图4-36)

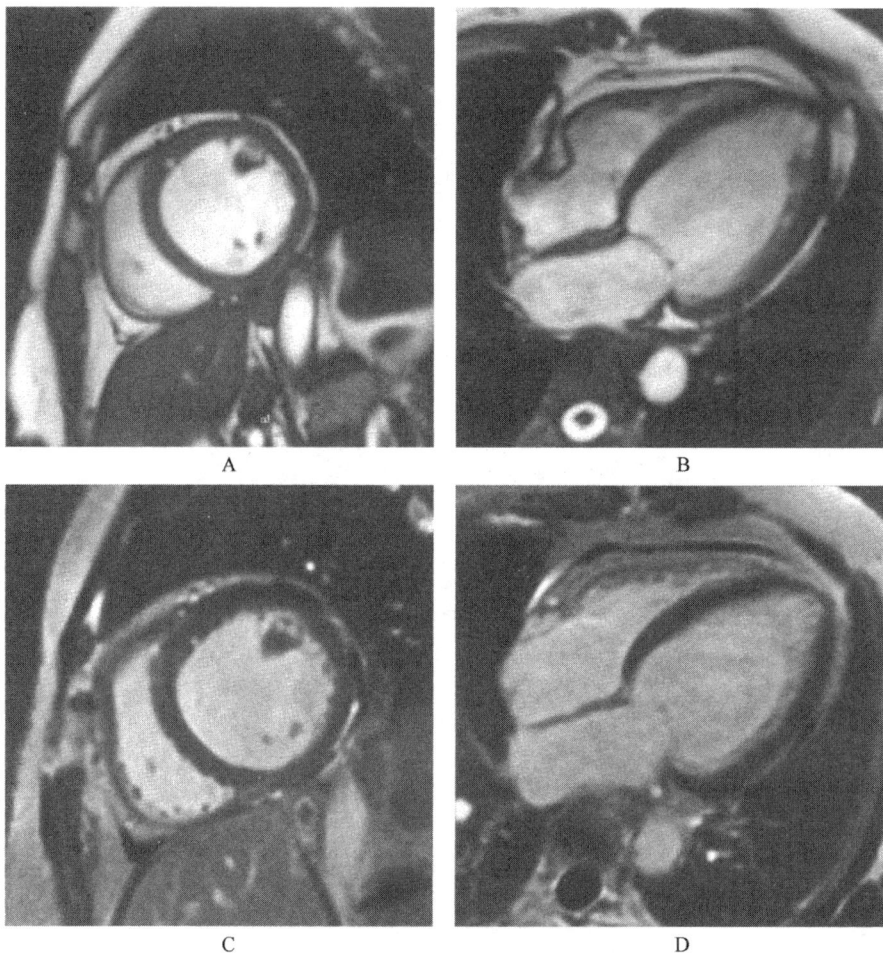

**图4-36 扩张型心肌病心脏MRI表现**

**注** 患者,女,62岁,反复胸闷、憋喘8年,冠脉造影阴性,诊断扩张型心肌病。心脏MRI电影序列(A.两腔心短轴层面,B.四腔心层面)示左心房、左心室增大,左心室舒张末期短径5.7cm,LVEF=29.8%,延迟强化序列(C.两腔心短轴层面,D.四腔心层面)示室间隔心肌中层线样延迟强化。

(1)左心室或右心室、双心室扩大,当左心室增大时,室间隔呈弧形凸向右心室。

(2)心室壁早期可轻度增厚,晚期室壁变薄或薄厚不均,左心室肌小梁增粗。

(3)心脏电影能够显示弥漫性室壁运动功能异常,左心室或双心室收缩功能下降,收缩期室壁增厚率明显减低,射血分数大多<50%。

(4)$T_1WI$、$T_2WI$心肌表现为较均匀等信号,延迟增强可见心肌中层条状、斑片状延迟强化(心肌纤维化),以室间隔常见,与冠状动脉供血范围不一致。

**2.CT 表现**

一般需要增强 CT 检查,表现为左心室或右心室、双心室扩大,常伴心房扩大,室壁变薄,心功能不全较重时合并心包积液、胸腔积液、间质性肺水肿等征象;可除外狭窄性冠状动脉疾病。

**3.X 线表现**

常见心影增大,晚期常有充血性心力衰竭表现(肺淤血、肺间质水肿等)。

### (四)诊断

根据 DCM 临床诊断依据和影像学表现,左心室或双心室扩大,心功能减退,应该考虑到 DCM,诊断特发性 DCM 前应首先除外缺血性心肌病,并寻找、除外其他可能存在的病因。

### (五)鉴别诊断

**1.左心室心肌致密化不全**

该病是一种先天性心室肌发育不全性心肌病,按病因属于遗传性心肌病,多呈家族性发病,病理特征为心室内存在异常粗大突起的肌小梁及交错的深陷隐窝。影像学表现为左心室增大,非致密心肌和致密心肌厚度比值>2.3(MRI:舒张末期),病变常累及心尖,DCM 患者也可出现左室心肌疏松层增厚,但累及心尖少。

**2.肥厚型心肌病**

终末期肥厚型心肌病表现为室壁增厚并左心室扩大、心功能障碍,关注病史,延迟增强其强化形态与扩张型心肌病不同,可资鉴别。

### (六)治疗

DCM 最有效的治疗措施是早期诊断,并给予长期、持续、个性化的治疗方案。DCM 的治疗主要是阻止基础病因介导的心肌损害,有效控制心力衰竭和心律失常,预防猝死和栓塞,提高患者的生活质量和生存率。

## 四、限制型心肌病

限制型心肌病(RCM)是一种以心室舒张功能受损为主要特征的心肌病,其心室腔大小正常且收缩功能相对正常,大部分为非遗传性,少部分为家族遗传性。特发性 RCM 在临床较为少见,可能与遗传及基因突变有关;继发性 RCM 的常见病因有浸润性疾病(淀粉样变、结节病、血色素沉着症、糖原贮积症),非浸润性疾病(硬皮病、糖尿病、肥厚型心肌病)及其他心肌疾病(嗜酸性粒细胞增多性心内膜纤维化、类癌性心脏病、化疗及放疗介导心肌损害等);心肌淀粉样变性是成人最常见的继发性 RCM。

### (一)病理生理

RCM 主要为心内膜及心肌纤维化使心室舒张发生障碍所致,可伴有不同程度的收缩功能障碍。心室腔缩小,使心室的充盈受限,心室顺应性降低,静脉血回流障碍,心排血量也减小,造成类似缩窄性心包炎的病理生理变化。房室瓣受累时可出现二尖瓣或三尖瓣关闭不全。

### (二)临床表现

RCM 早期临床表现不明显,诊断较困难,临床症状往往与缩窄性心包炎或心包积液相似。

主要表现为心脏舒张功能不全症状:病变以左室为主者有左心衰竭和肺淤血表现,如呼吸困难、咳嗽、咯血、肺部湿啰音等;病变以右室为主者有右心功能不全的表现,如颈静脉怒张、肝大、下肢水肿、腹水等。心电图最具特征性的表现是电压普遍降低。

### (三)影像学表现

1.MRI 表现

原发性 RCM 心室大小、室壁厚度一般正常,心房明显增大,电影序列见心肌舒张运动减弱,继发性 RCM 可见相应的特征影像征象,如心肌淀粉样变见左右心房、心室壁不同程度增厚,伴心内膜下环形和(或)广泛心肌强化;嗜酸性粒细胞增多性心内膜炎可表现为右心室流入道变短,心尖部心肌壁增厚,心腔闭塞,心肌心内膜下环形延迟强化及心室附壁血栓(图 4-37)。

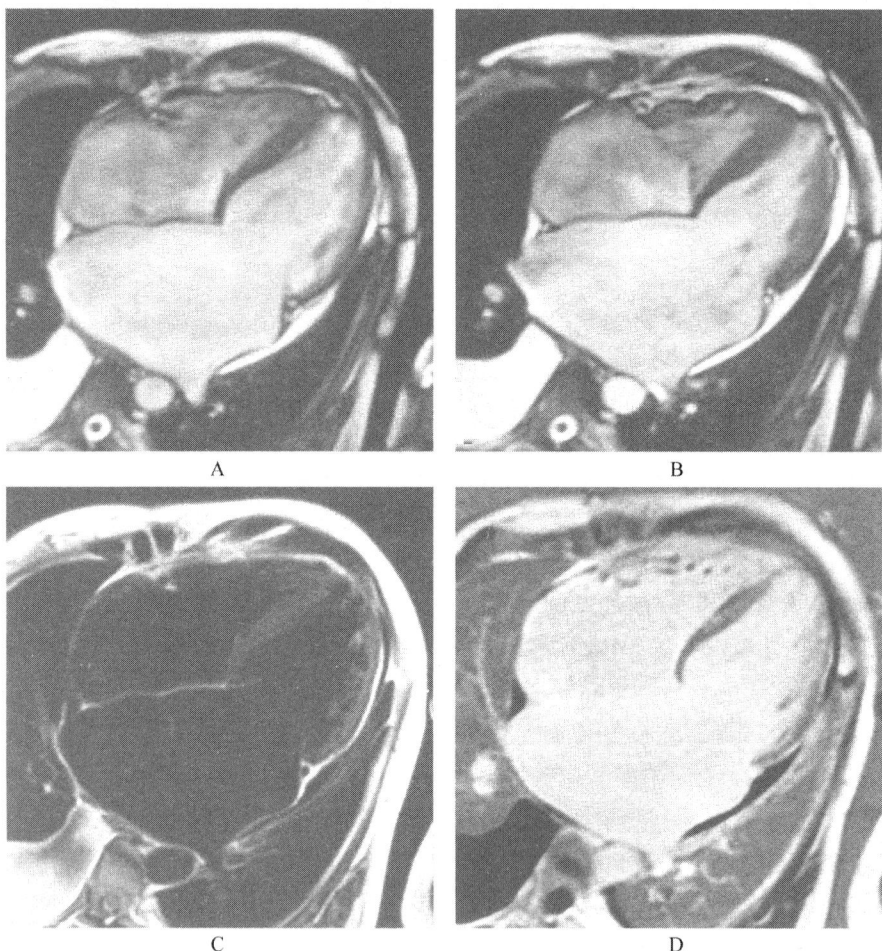

**图 4-37 限制型心肌病心脏 MRI 表现**

注 患者,女,50 岁,家族性限制型心肌病,心脏 MRI 电影序列(A.四腔心层面,舒张末期;B.四腔心层面,收缩末期)及心肌黑血 $T_2W$(C.四腔心层面)序列示左、右心房显著增大,左右室舒张运动明显受限,收缩运动轻度降低(LVEF=44.1%,RVEF=42.4%),二尖瓣、三尖瓣关闭不全,延迟强化序列(D.四腔心层面)见室间隔心肌中层斑片状延迟强化。

2.CT 表现

心脏 CTA 可准确显示和量化评价心腔大小及室壁厚度,有助于评估伴发的冠状动脉病变,除外缩窄性心包炎。

3.X 线表现

心影增大,常以右心房增大为主,也可以双心房增大;可出现充血性心力衰竭表现,但心脏扩大不明显。

### (四)诊断

影像学检查显示心室没有明显扩大,室壁厚度基本正常,而心房扩大明显,心室舒张运动受限是原发性 RCM 特点。心尖壁增厚或闭塞伴右心房扩大高度提示心肌心内膜炎。

### (五)鉴别诊断

限制性心肌病主要应与缩窄性心包炎进行鉴别,两者在症状上很相似,鉴别要点是结合病史,明确心包膜有无增厚、粘连及钙化,另外超声在缩窄性心包炎患者中可有室间隔摆动征象及显著的呼吸相关变化。继发性 RCM 尽量行 MR 延迟增强,不同的强化部位、方式有利于诊断不同病因的 RCM。

### (六)治疗

RCM 预后较差,缺乏有效的药物治疗手段。约 50% RCM 由特殊的临床疾病所致,其余为特发过程。对于继发性 RCM 患者,首先应积极治疗其原发病;对于 RCM 本身,主要针对舒张性心力衰竭进行药物治疗;对严重心律失常患者,可植入心脏起搏器或植入型心律转复除颤器(ICD);对顽固、难治性病例,可进行心脏移植。

## 五、围产期心肌病

围产期心肌病(PPCM)是一种发生在妇女分娩前、后,病因不明,以心肌病变为基本特征和以充血性心力衰竭为主要表现的心脏病变。高龄、多产、多胎及有妊娠中毒史的产妇发病率较高。

### (一)病理生理

发病机制尚不明确。主要变化是心肌收缩功能损害,左心室射血前期时间延长,射血时间缩短,射血分数减低,伴随心腔的扩大,左心室舒张末压升高。

### (二)临床表现

产前 3 个月至产后 6 个月内出现症状,妊娠 36 周之前较少出现。起病缓急不一,主要症状为左心功能不全,表现为进行性加重的劳力性呼吸困难和体循环淤血体征,病程较长者有右心功能不全的症状。

### (三)影像学表现

1.X 线表现

心影呈普大心,以左心室增大为主,肺静脉充血伴或不伴有间质水肿,可出现胸腔积液。

2.CT 表现

心腔增大,以左心室增大为主,可伴有左心房扩大,少量心包积液、胸腔积液。

3.MRI 表现

(1)左心室或双心室扩大。

(2)心室壁早期可轻度增厚,晚期室壁变薄或薄厚不均,左心室肌小梁增粗。

(3)弥漫性室壁运动异常,左心室或双心室收缩功能下降,射血分数降低。

(4)延迟增强可见心肌中层条、片状强化(心肌纤维化)(图 4-38)。

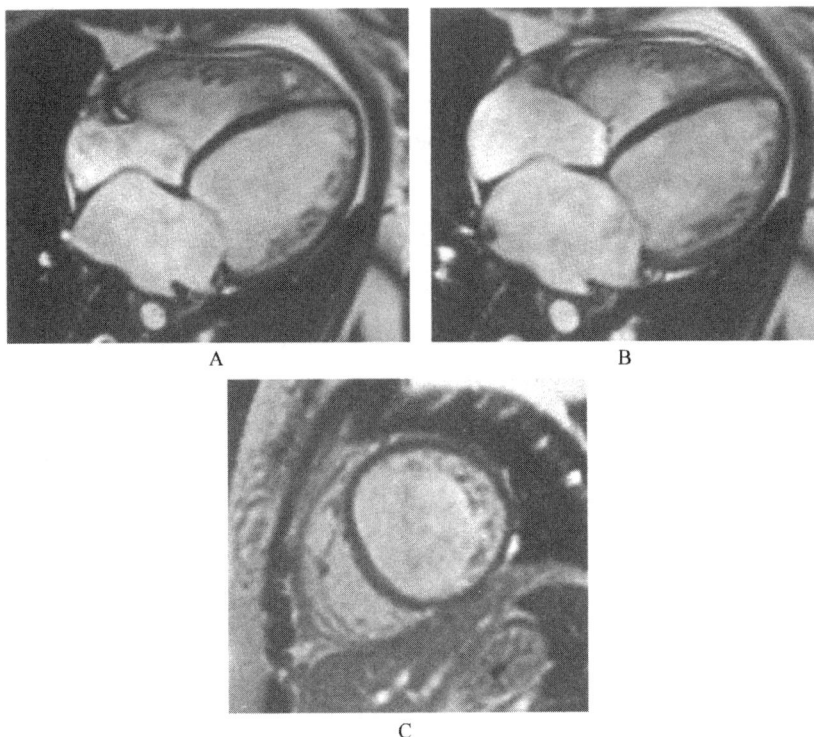

图 4-38　围产期心肌病心脏 MRI 表现

**注**　患者,女,31 岁,产后 2 个月。心脏 MRI 电影序列(A.四腔心,舒张末期;B.四腔心,收缩末期)见全心增大,左室壁变薄,左室心肌致密化不全表现,左、右室壁运动弥漫减低,LVEF＝22.8％,RVEF＝25.3％;延迟强化(C.短轴)见室间隔心肌中层少量线状延迟强化。

## (四)诊断

PPCM 的诊断必须结合病史,符合疾病定义,影像学表现类似扩张型心肌病。欧洲心脏协会(ESC)指出 PPCM 应具有如下特征:在妊娠晚期或产后最初几个月内出现心力衰竭症状;没有其他导致心力衰竭的原因;左室射血分数低于 45％,有或无左心室扩张。心脏既存的心肌或瓣膜疾病或者肺部病变,由于妊娠期间血流动力学改变,可能表现出类似 PPCM 的症状,诊断时需加以排除。

## (五)鉴别诊断

1.贫血性心脏病

全心扩大,以左心室增大为主,射血分数代偿性增高,有长期中、重度贫血病史。PPCM一般无或轻度贫血,射血分数多降低。

2.甲状腺功能亢进性心脏病

心脏形态与功能改变类似贫血性心脏病,重点是病史,有甲状腺功能亢进。

## (六)治疗

PPCM与DCM治疗方法类似。产前1个月内发生心力衰竭,心功能Ⅱ级以上或估计不能胜任产程应尽早行剖宫术。PPCM患者预后与左心室大小、心功能恢复程度相关。约50%PPCM患者心脏功能在产后6个月内基本恢复正常,而持续心力衰竭患者5年病死率达85%。再次妊娠复发危险性高。

# 六、应激性心肌病

应激性心肌病,又称Tako-Tsubo心肌病、心尖部气球样变综合征(ABS),其主要临床特征类似急性心肌梗死,左心室造影、超声心动图可见左心室心尖部室壁运动障碍,收缩末期呈气球样变,而冠状动脉造影未见明显狭窄。

## (一)病理生理

具体发病机制不清楚,可能与冠状动脉痉挛、微血管病变、心肌炎以及精神因素和应激有关。

## (二)临床表现

好发于女性,大多数有应激因素,其临床表现类似于急性心肌梗死,受损心肌的功能迅速恢复是本病特征之一。

## (三)影像学表现

1.CT表现

增强CT可见左心室心尖呈球样扩张,冠状动脉CTA未见有明确血流动力学意义的狭窄。

2.MRI表现

左心室心尖和中间部心腔扩大,心底部正常,心肌节段运动功能障碍;受累心肌水肿明显时在$T_2WI$上可以呈高信号;首过灌注心肌无缺血改变,LGE显示受累节段无延迟强化,从而与心肌梗死鉴别。

## (四)诊断

左心室心尖部与中间心腔扩大伴功能下降,心肌水肿,但心肌灌注与延迟增强未见明显异常,结合临床表现可以诊断本病。

## (五)鉴别诊断

1.急性心肌梗死

急性心肌梗死病变部位与冠状动脉分布一致,首过灌注有心肌低灌注区,延迟增强可见心内膜下或透壁心肌强化。

2.心肌炎

心肌炎也可以出现类似应激性心肌病的表现,如局部室壁运动异常和肌钙蛋白升高等,但是缺乏典型的心尖部室壁运动异常,而且心脏异常表现恢复较慢。

## （六）治疗

目前尚无标准的治疗方案。急性期应积极去除诱发因素,治疗原发疾病,多数均能在数周到数月内恢复,预后良好。

# 七、心脏淀粉样变性

心脏淀粉样变性(CA)是淀粉样蛋白在心脏组织沉积所致,心房、心室、心瓣膜和心脏传导系统均可受累,以轻链型淀粉样变性最为常见。

## （一）病理生理

心房壁、心室壁肥厚,类淀粉物质弥漫性沉积造成心脏组织细胞发生营养障碍、萎缩或完全被类淀粉样物取代。

## （二）临床表现

中老年多见,主要表现为无力、发热、消瘦、紫癜、巨舌、淋巴结肿大、肝脾大、腹痛、腹泻、心悸、气急、心脏增大、充血性心力衰竭以及肾病和周围神经病变。

## （三）影像学表现

1.X 线及 CT 表现

X 线与 CT 的诊断价值有限。

2.MRI 表现

左室受累为主,但双房、右室也可受累,心室壁较广泛或弥漫性增厚,顺应性降低,收缩和舒张功能下降,但以舒张功能障碍为著。心内膜下环形强化是心肌淀粉样变性最典型的延迟强化表现,严重者呈弥漫性强化。此外,右室壁、心房壁及房间隔,甚至房室瓣膜也呈现不同程度的强化,$T_1$ Mapping 初始 $T_1$ 值、ECV 值明显增高,较其他病明显(图 4-39)。

## （四）诊断

密切结合病史,左室壁弥漫性增厚、舒张功能受限伴心内膜下显著延迟强化时应考虑本病的可能性,当双房、右室也受累时更为支持。但确诊仍需组织活检,活检结果显示刚果红染色阳性且偏光显微镜下呈苹果绿双折射为 CA 诊断的"金标准"。

## （五）鉴别诊断

1.肥厚型心肌病

HCM 多为不均匀增厚,多见于左室流出道室间隔前部与左室前壁,早期射血分数一般增加,心房扩大少见,延迟增强心肌中层斑片状强化,无心内膜下环形强化,初始 $T_1$ 值较心肌淀粉样变性低。

2.Fabry 病

该病也是导致心肌肥厚的病因之一,初始 $T_1$ 值减低,与 HCM 和心肌淀粉样变性相反,具有重要鉴别诊断价值。

## （六）治疗

以积极治疗基础疾病为主,对症治疗效果欠佳。

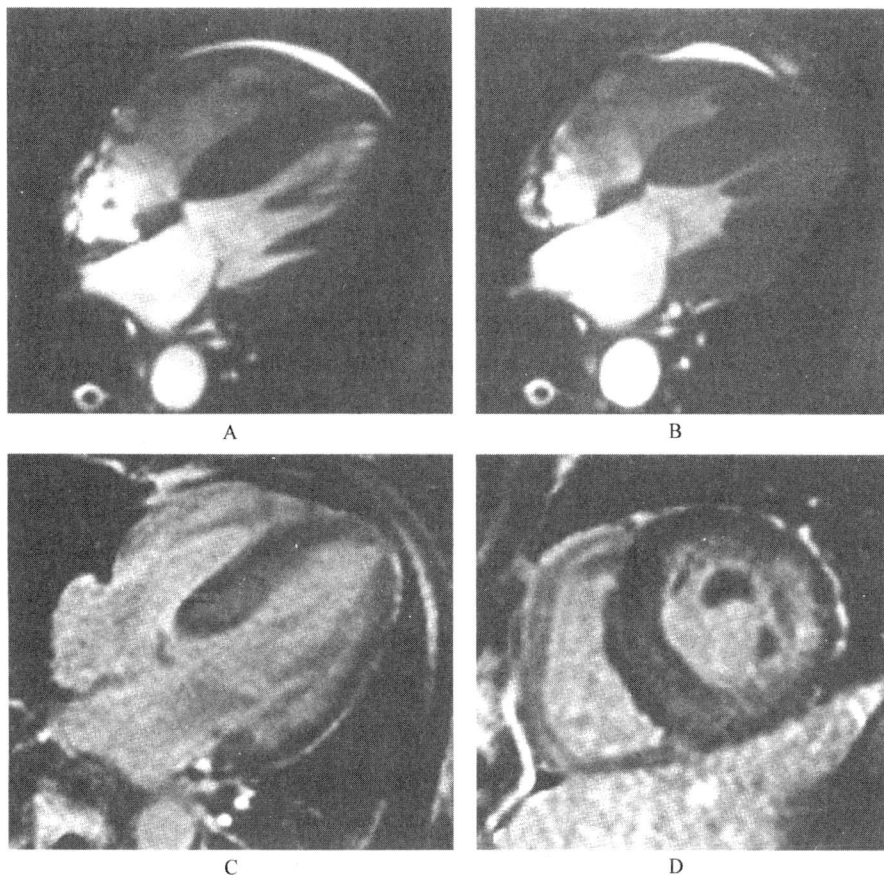

**图 4-39 心脏淀粉样变性 MRI 表现**

注 患者,男,57 岁,肝脏活检符合淀粉样变性。心脏 MRI 电影序列(A.四腔心,舒张末期;B.四腔心,收缩末期)见左、右室壁增厚、舒张受限,射血分数正常低限。延迟强化(C.四腔心;D.短轴)见左、右室壁心内膜下为主的弥漫性延迟强化。

## 八、系统性红斑狼疮心肌病

系统性红斑狼疮(SLE)是一种常见慢性系统性自身免疫性疾病,以全身多器官损害为临床表现。心血管系统是 SLE 主要受累的靶器官之一,可影响心脏的各部分结构,包括心包、心肌、心内膜、传导系统及冠状动脉病变等。

### (一)病理生理

狼疮性心肌损害病理改变为非特异性间质性炎症反应,心肌间质水肿,可出现广泛纤维性和胶原性心肌变性,邻近心肌细胞变性坏死可释放各种心肌酶及肌钙蛋白等内容物。

### (二)临床表现

可见心动过速,奔马律,心脏扩大,心前区收缩期杂音,严重者可发生心力衰竭。心电图提示心动过速、束支传导阻滞、T 波低平或倒置、房颤;实验室检查血清 TnI、TnT 增高,提示心肌损伤。

## （三）影像学表现

### 1.X 线和 CT 表现

X 线和 CT 检查的诊断价值有限。

### 2.MRI 表现

心房和心室改变一般不明显，如果病变部位较广泛，可见心室扩大，以左心室为主，可伴左心收缩运动异常，左室射血分数降低，$T_2WI$ 高信号提示心肌炎性改变，延迟增强可见非节段性心内膜下、心肌中层条状、斑片状甚至弥漫性强化灶（图4-40）。

## （四）诊断

该病的影像诊断无明显特异性，经常需要结合临床，如果临床确诊 SLE 的患者，CMR 发现心肌水肿或纤维化，除外其他原因导致的心脏病变，可考虑诊断为狼疮性心肌病。

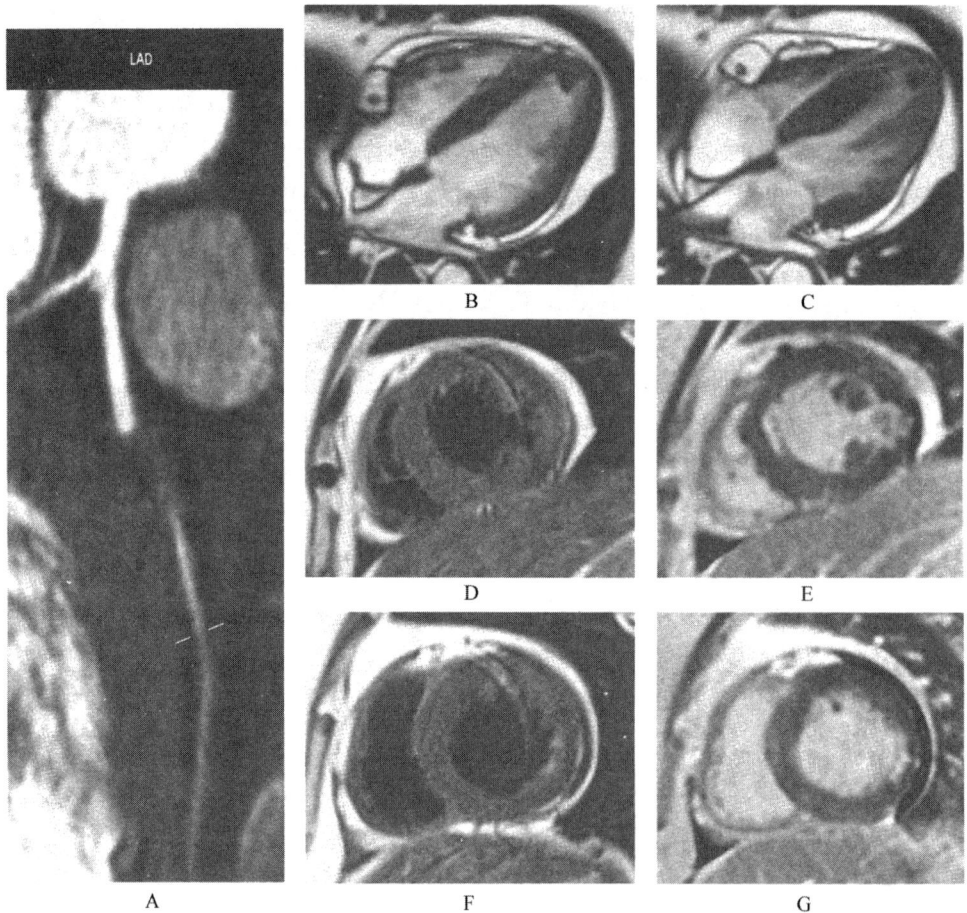

图 4-40　系统性红斑狼疮心肌病 MRI 表现

注　患者，女，32 岁，符合 SLE 临床分类标准。冠脉 CTA（A）见前降支中段闭塞。心脏 MRI 电影序列（B.四腔心，舒张末期；C.四腔心，收缩末期）见左室运动减弱，LVEF＝43.6％。黑血 $T_2$（D、F.短轴）、延迟强化（E、G.短轴）见室间隔、左室壁多发心内膜下、心肌中层延迟强化，侧壁局部呈透壁样伴炎性水肿。另见左室心腔内血栓形成。

### （五）鉴别诊断

本病的鉴别诊断主要是心肌炎、肌炎或皮肌炎累及心脏以及结节病累及心脏等。影像学鉴别较困难,最有意义的鉴别要点是临床诊断。心肌炎与结节病常累及心外膜下。

### （六）治疗

狼疮性心肌病预后不良,经常是 SLE 死亡的主要原因之一,需要早期诊断并积极治疗,少数患者诊断较早,经糖皮质激素和免疫抑制剂积极治疗,扩大的心室可能恢复至正常大小,大部分患者预后不良。

## 九、心肌炎

心肌炎是指各种原因引起的心肌组织的炎症性疾病。根据病因的不同,心肌炎可分为感染性、药物性、自身免疫性及特异性。在临床上,感染性心肌炎最多见,其中病毒性心肌炎是人类心肌炎最主要的病因,引起病毒性心肌炎的常见病毒是柯萨奇 B 组病毒、埃可病毒和流感病毒。据国外尸检研究报道,心肌炎的发病率为 $1\% \sim 10\%$,青壮年中约 $12\%$ 的心脏猝死为心肌炎造成的。心肌炎也是其他心肌病如扩张型心肌病、致心律失常性右室心肌病一个重要的潜在病因。

### （一）病理生理

心肌炎的病理特征可分为急性期及慢性期。急性期局部和全身免疫反应激活细胞因子和免疫 B 淋巴细胞,白细胞损伤及抗体生成,导致心肌细胞水肿、坏死及淋巴细胞浸润。慢性期心肌炎则以心肌瘢痕组织形成为主要组织学特征,造成心肌不可逆性改变,导致慢性心肌炎或扩张性心肌病。虽然不同病因在发生病理生理过程中激活的细胞及分子不同,但炎症细胞浸润、心肌细胞水肿、坏死和纤维瘢痕形成是心肌炎的共同病理特点。

### （二）临床表现

心肌炎的临床表现通常缺乏特异性的症状和体征,轻度心肌炎患者常无临床症状或表现为发热、咳嗽等非特异性症状。重症心肌炎患者可表现为心律失常、心力衰竭等。心肌炎患者的心电图可表现为 ST-T 改变、异常 Q 波、房室传导阻滞等。另外,心肌炎患者心肌酶可出现不同程度的升高,如肌钙蛋白 I、肌钙蛋白 T 及肌酸激酶,并可以提示心肌炎的严重程度。心内膜心肌活检(EMB)是目前心肌炎诊断的"金标准",然而由于心肌炎性病变分布较分散导致心肌活检的灵敏度较低,且心肌活检的并发症较多,因此,对于许多心肌炎患者尤其是病情较轻的患者并不适用。

### （三）影像学表现

1.X 线表现

(1)心脏大小和形态:心脏的大小从正常到重度增大。心腔扩大,心影呈普遍性增大。心肌张力减低,心脏与横膈交界面延长。心脏呈三角形居于膈上。

(2)心脏搏动:心脏与主动脉搏动普遍减弱,增速或缓慢或心律失常,但不完全消失。

(3)血管改变:肺血可正常或有淤血。如右心衰竭时,可出现上、下腔静脉增宽。

(4)合并心包炎时,心影增大或缩小变化较快,可见心包积液征象。

2.CT 表现

CT 诊断心肌炎的价值非常有限,仅在注射对比剂后可显示心肌的延迟强化,但由于存在电离辐射等因素目前在临床工作中较少使用。

3.MRI 表现

2009 年,*Journal of the American College of Cardiology*(美国心脏病学会杂志)发布了《心肌炎 CMR 诊断标准建议》,即路易斯湖标准(Lake Louise Criteria),此标准将反映心肌水肿的 $T_2$ 加权像、早期钆增强(EGE)、延迟钆增强(LGE)纳入诊断标准。

(1)对临床疑似的心肌炎病例,如满足以下 3 条标准中至少 2 条,即可诊断为心肌炎:①$T_2$ 加权像中局灶性或弥散性心肌信号增高,心肌与骨骼肌信号强度(SI)比值≥2.0;②钆增强的 $T_1$ 加权像中,心肌整体 EGE 率比值增加,心肌与骨骼肌整体 SI 增强率比值≥4.0 或心肌增强绝对值≥45%(图 4-41);③在非缺血区域,钆增强的 $T_1$ 加权像中至少有一处局灶 LGE。

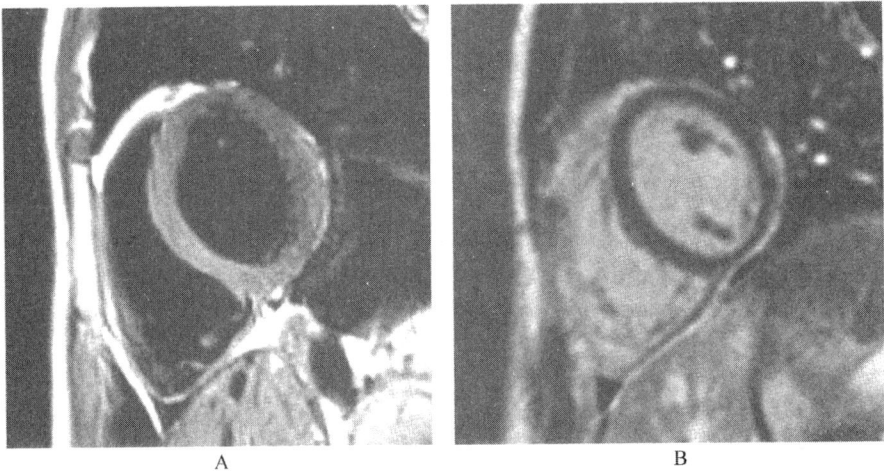

图 4-41　心肌炎 MRI 表现

**注**　患者,男,17 岁,发热伴胸痛 1 周,入院后心脏磁共振图像。A.$T_2$ 加权像左室短轴两腔心层面示左室侧壁心外膜下局部条片状长 $T_2$ 信号。B.同层面心肌延迟强化图像示左室侧壁心外膜下条片状延迟强化。

(2)如存在 LGE,提示存在由心肌炎症引起的心肌损伤和(或)心肌瘢痕。

(3)出现以下情况建议在首次 CMR 检查后 1~2 周再次复查:以上标准均不符合,但检查时处于发病早期,而且临床证据强烈提示心肌炎症;仅符合以上 1 项标准。

(4)出现其他支持心肌炎的证据,如左心室功能不全或心包积液。路易斯湖标准的建立有助于心脏磁共振对于心肌炎诊断标准的统一,使心脏磁共振在心肌炎的诊断中受到临床越来越多的关注。

**(四)诊断**

心脏磁共振已成为国际上评估疑诊心肌炎患者心肌炎症的主要无创性检查方法。其可以识别心肌炎患者的心脏功能和形态异常,而且可以通过 $T_2$ 加权像直接观察心肌水肿,通过 EGE 评估心肌缺血及炎症导致的毛细血管渗漏,通过 LGE 评估心肌纤维化瘢痕形成。并结合患者病史、临床检查、ECG、血清学指标等可以进一步提高对心肌炎诊断的准确性。

## （五）鉴别诊断

临床上典型心肌炎主要需要与心肌梗死进行鉴别。心肌炎没有首过灌注缺损,而大部分心肌梗死有节段性灌注缺损。心肌炎的延迟强化多位于心外膜下,最常出现的是侧壁和下壁。而心肌梗死延迟强化多位于心内膜下,严重者可呈透壁样。

（裴红霞）

# 第五节　先天性心脏病

# 一、分类

先天性心脏病是心脏和大血管在胚胎期发育不正常形成的畸形,简称先心病。造成畸形的确切原因,尚不完全清楚。但妊娠期间获得病毒感染及使用某些药物,与畸形的形成有一定关系。先心病的发病率在 $0.16\%\sim2.0\%$ ,如果包括轻微的畸形,则发病率可达 $8.0\%$ 。约 $25\%$ 患者可存活到成年。畸形不严重者约 $10\%$ 可活至 50 岁以上。

大体分类包括:①根据血流动力学情况,从病理生理学角度可将先心病分为左向右分流、右向左分流和无分流 3 类;②根据临床表现分为无发绀及有发绀两类;③在 X 线平片上则出现血管纹理增加、肺血管纹理减少及肺血管纹理变化不明显 3 类。在观察 X 线平片时,先观察其肺血管纹理的变化,再根据临床上有无发绀,进一步考虑先心病的类型,可缩小诊断思考范围。

## （一）右心方面的梗阻性畸形

（1）肺动脉瓣狭窄（PS）。

（2）漏斗部狭窄。

（3）肺动脉总干及分支狭窄。

（4）双腔右心室（右心室异常肌束）。

（5）三尖瓣下移（Ebstein 畸形）。

（6）右心室心肌发育不全。

## （二）左心方面的梗阻性畸形

（1）主动脉缩窄。

（2）主动脉弓断离和闭锁。

（3）主动脉瓣狭窄。

（4）主动脉瓣上狭窄。

（5）主动脉瓣下狭窄。

（6）两叶主动脉瓣畸形。

（7）主动脉—左心室隧道。

（8）左心发育不全综合征。

（9）先天性二尖瓣狭窄。

（10）先天性二尖瓣关闭不全。

(11)左侧三房心。

(12)先天性肺静脉狭窄。

### （三）左向右为主的分流性畸形

(1)房间隔缺损（ASD）。

(2)房间隔缺损合并二尖瓣狭窄。

(3)部分性肺静脉异位分流。

(4)室间隔缺损（VSD）。

(5)室间隔缺损合并主动脉瓣关闭不全。

(6)室间隔缺损合并动脉导管未闭。

(7)心内膜垫缺损。

(8)左室—右房交通。

(9)佛氏窦动脉瘤破裂入右心。

(10)主—肺动脉间隔缺损。

(11)动脉导管未闭（PDA）。

(12)冠状动脉瘘或冠状动静脉瘘。

(13)冠状动脉异位开口于肺动脉。

### （四）双向或右向左为主的分流性畸形

(1)艾森门格综合征。

(2)肺动脉狭窄伴房间隔缺损。

(3)肺动脉狭窄伴室间隔缺损。

(4)三尖瓣下移伴房间隔缺损。

(5)单心房。

(6)单发右室发育不良。

### （五）存在分流或梗阻的大血管与心腔关系有异常的畸形

(1)法洛四联症（TOF）。

(2)肺动脉闭锁。

(3)完全性大动脉转位。

(4)右心室双出口。

(5)左心室双出口。

(6)三尖瓣闭锁。

(7)共同动脉干。

(8)完全性肺静脉异位引流。

(9)单心室。

## 二、心脏大血管的胚胎发育

### （一）在胚胎发育期4个形态、结构、位置和功能不同的曲段

心脏的发育起自胚胎第2周,约至第4周原始心脏即有循环作用,至第8周心脏发育已基

本完成。胚胎第 3 周初,心脏还是一纵形管道。由于心管的生长速度远比心包腔快,因此,心管即变弯曲,并形成 4 个形态、结构、位置和功能各不相同的曲段,从头端至尾端分别为动脉干、心室、心房、静脉窦。于第 5 周时,原始心管迅速生长变长。因两端被固定,故在心管向外扩张的同时,发生"S"形弯曲和旋转,使原始心房与静脉窦转至原始心室的后上方。约到第 8 周时,原始心脏才具备四腔心的雏形。

### (二)静脉窦

静脉窦是两侧原始静脉进入原始心脏的融合部位。静脉窦在形成后,即从中线位置移至心房右侧。随着心房的发育扩大,静脉窦的一部分并入右心房。剩下的部分则成为冠状窦。

### (三)房室管、心内膜垫

心房与心室之间的狭窄部位即房室管。胚胎发育至第 4 周末,在房室管的背侧壁和腹侧壁的正中线上,心内膜增厚,形成背侧、腹侧两个心内膜垫。第 6 周时,两个心内膜垫在中线愈合,于是房室管被分隔成两个管道,即左、右房室管。左、右房室管壁上的心内膜增生分别形成二尖瓣和三尖瓣。

### (四)第一、第二房间隔,第一、第二房间孔和卵圆孔

在心内膜垫发生的同时,自心房的背侧中线处长出一隔膜,逐渐将单一的房腔分成了左、右两部分,称为第一房间隔。其游离缘呈新月形。其两脚和心内膜垫融合后,中间仍留有一孔,称为第一房间孔(又称原发孔),以此维持左、右心房间的交通。

由于心内膜垫的生长,第一房间孔也逐渐封闭。在第一房间孔关闭之前,在第一房间隔的头侧,组织自行吸收而形成一个新的孔道,称为第二房间孔。它使左、右心房间仍能相通。与此同时,第一房间隔的右侧又长出一新的隔膜,称为第二房间隔。第二房间隔覆盖着第一房间孔。该隔膜下方有一卵圆形缺损,称为卵圆孔。它与第二房间孔口相错开。血液由卵圆孔斜向上方经第二房间孔入左心房。

在房间隔的发育过程中,第一、第二房间隔的组织相互融合。但在卵圆孔的左侧覆盖此孔的那一部分第一房间隔组织将形成卵圆孔的瓣膜。该瓣使血液只能自右向左单向流通。胎儿出生后肺循环建立,左房压力高于右房。此时卵圆孔瓣便与卵圆孔周边粘连,将卵圆孔封闭。在房间隔的右侧留下一卵圆形的凹陷痕迹,即卵圆窝。

胎儿出生后,卵圆孔一般在第一年内完全闭合。如果卵圆孔瓣与房间隔粘连不完全,留下一大小不一的永久性裂隙,则成为卵圆孔未闭。在正常情况下,左房压力高于右房,裂隙被卵圆孔瓣膜关闭,不致发生左往右的分流,故无病理意义。只有在病理情况下,右房压力高于左房时,才会出现自右向左的分流。

### (五)室间隔的肌性部、室间孔、室间隔膜部

在胚胎第 4 周末,于心室底部心尖处发生一新月形的肌性隔膜,从心室底部向房室管方向生长,最后与心内膜垫相遇而融合,形成室间隔的肌性部。半月形隔膜的凹陷处与心内膜垫之间留有一孔,使左、右心室仍然相通,称为室间孔。胚胎发育到第 2 个月,肌性室间隔凹缘处的结缔组织增生、心内膜垫结缔组织的增生以及分隔动脉球之球嵴的延伸,共同形成一个薄膜,将室间孔封闭,称为室间隔的膜部。

在肌性部发生初期,粗大的肌束相互交织成疏网状,后来才形成致密的肌性隔。如果有的

部分保持疏网状,将会有许多小孔,使左、右心室相通。但当左心室收缩时,小孔变得极小,故一般无临床意义。

### (六)动脉球、球嵴及弓动脉的衍变

原始管状心的最头侧部分称为动脉干。它与腹主动脉相连。当6对弓动脉先后从动脉干发出后,动脉干膨大成球状,称为动脉球。随着心脏的发育,动脉球大部分衍化为主动脉干和肺动脉干。只有与心脏相连的部分形成右心室的漏斗部,即肺动脉圆锥。

在胚胎第4周末,动脉球的内膜局部增厚,形成两个螺旋形的嵴,称为球嵴。由于球嵴呈螺旋形走行,因此分隔成的主动脉干和肺动脉干相互盘旋缠绕。如果动脉球演变过程中发生紊乱,会形成多种畸形,如永存动脉干、大血管转位、主动脉或肺动脉狭窄、法洛四联症等。

6对弓动脉从动脉干相继发出,但并非同时出现。

(1)第1、第2对动脉弓全部萎缩。

(2)第3对动脉弓的背侧成为颈内动脉。内腹侧部分成为颈总动脉和颈外动脉。

(3)第4对弓动脉右侧成为无名动脉和右锁骨下动脉的基部。左侧第4弓动脉成为颈总及左锁骨下动脉间的主动脉弓部,并下延连接降主动脉。

(4)第5对弓动脉连接第4弓与第6弓。以后第5弓完全消失。

(5)第6对弓动脉左、右2动脉弓内侧部分成为肺动脉支,其中左侧背支成为动脉导管,右侧背支退化。

## 三、房间隔缺损

房间隔缺损简称房缺,是先心病中常见的一种,占先心病发病总数的5%～10%。在成人中发病率位于首位,在儿童中占第2位。女性多于男性。

### (一)分类

#### 1.第二孔型缺损

该型最常见。缺损是由于第二间隔发育不良或第一间隔形成第二房间孔时吸收过多所致。它可分为以下4型。

(1)中央型缺损(卵圆窝型):缺损位于卵圆窝,占第二孔型的67%～83.5%。

(2)下腔型缺损(低位缺损):占第二孔型的9%～12%。

(3)上腔型缺损(高位缺损、静脉窦缺损):较少见,占1.5%～5.3%。

(4)混合型缺损:更少见,占0.6%～3%。

#### 2.心内膜垫缺损

心内膜垫缺损可分为以下3型。

(1)第一孔型缺损。

(2)部分性房室共道。

(3)完全性房室共道。

#### 3.单心房

单心房又称共心房、二室三腔心。第一、第二房间隔完全未发育。X线平片不能和第二孔

型房缺或心内膜垫缺损区别。

### （二）病理生理

第二孔型房缺大多数单发，少数在1岁内自发闭合。由于左房压力（1.07～1.33kPa）高于右房压力（0.53～1.07kPa），左心房血流可流入右心房，其分流量与缺损大小及两侧心房间的压力差成正比。右心房因血容量增加而增大。右心室、肺动脉血流量相应增加，可使右室肥厚、扩大。肺血管充血。肺循环血量高达正常的2～4倍。由于左房同时经间隔缺损和二尖瓣排血，负担无明显增加，因此不见增大。早期肺动脉压力正常或稍高。部分患者由于肺循环血量持续增加而发生肺小动脉功能性或最终致器质性狭窄并引起阻塞性肺动脉高压。直至产生双相或右往左分流，但相对少见。

房缺合并肺动脉高压不如室缺多，这是由于房缺引起的肺毛细血管高压属于三尖瓣前分流。三尖瓣前分流取决于左、右心室舒张期容积差。胎儿出生后，左、右心室容积并不出现巨大差别，而是逐步缓慢增大，所以分流量也是逐渐增加。这样肺血管床就有足够时间由胎儿型发育为成人型，能较好地耐受高流量状态，而不致早期出现肺动脉高压。

### （三）临床表现

第二孔型房缺，缺损小、分流量少者症状不明显，多于青少年期发现。常见症状有劳累后心悸、气短、乏力等。缺损大、分流量大者可影响发育，后期发生肺动脉高压及心力衰竭时可有发绀。胸骨左缘第2～3肋间可听到收缩期吹风样杂音。

### （四）影像学表现

1.X线表现

第二孔型房缺，缺损小且分流量少者，心肺可无明显异常。

（1）心脏呈二尖瓣型，多中度增大，以右心房和右心室增大为主，而以右心房最突出（图4-42）。

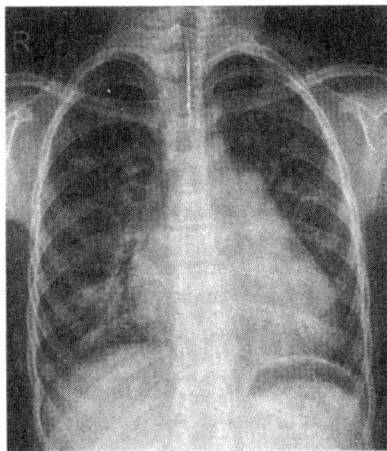

**图4-42 房间隔缺损**

**注** 右房、右室增大，右心缘右房段增高，心尖圆隆上翘，肺动脉段隆突，主动脉结变小；肺呈充血表现。

（2）左心房及左心室不大，心尖圆钝，位置较高。

（3）肺动脉段隆凸，肺门血管粗大，搏动强烈，肺野内血管明显扩张，呈肺充血表现。

（4）主动脉影相对细小而不明显，由于流向主动脉血流量减少和心脏左旋所致。

总之,主动脉弓变小、肺动脉段隆凸、肺门搏动增强,就其发生率及改变程度,在左向右分流的先心病中以本病多见且较显著。

2.CT 表现

不作为诊断单纯房间隔缺损的常规检查方法,部分病例在行心脏冠状动脉 CTA 检查时偶然发现;但当 ASD 合并肺静脉异位引流时,CT 是最佳检查方法之一。直接征象:房间隔不连续,多个层面连续观察左、右心房间可见有对比剂相通。间接征象:右心室扩大、室壁肥厚,右心房扩大,肺动脉高压改变,即表现为主肺动脉横径超过同水平升主动脉横径。

3.MRI 表现

横轴位和短轴位自旋回波序列上,可见房间隔连续性中断,电影序列可见穿隔血流,由于房间隔较薄,因此信号强度较弱,尤其是对小的缺损观察受限。

### (五)合并症

1.合并部分性肺静脉回流畸形

合并部分性肺静脉回流畸形并不少见。功能性异常是肺静脉仍进入左心房,但与房缺部位很近,回流的血液就有一部分直接进入右心房内。解剖上的回流异常为一支或几支肺静脉直接进入右心房或某一支体静脉内,称为肺静脉连接异常。以右侧肺静脉最多见。X 线平片与一般房缺相似,并无特征,可见到肺上野内带有横条状静脉阴影。如果右肺静脉并成一支完全异常联接到下腔静脉,在右肺野下部可见弯曲弧状"土耳其军刀征"。

2.合并二尖瓣狭窄

合并二尖瓣狭窄又称鲁屯巴赫综合征。比较少见。二尖瓣狭窄可以是先天性的,但大多继发于风湿性病变。房缺都为第二孔型。如果房缺较大,血液易通过缺损分流,左心房负荷不大,增大也不明显;如果房缺较小,而且二尖瓣狭窄较显著,左心房增大也较显著。X 线表现:①心脏中等至重度增大,心影呈"二尖瓣型";②中度至重度肺充血,肺门血管影增粗;③不同程度的左心房增大。造影检查可确诊。

3.合并肺动脉狭窄

合并肺动脉狭窄如以房缺为主,肺动脉狭窄轻,仍以左向右分流为特征。

## 四、心内膜垫缺损

### (一)单纯第一孔型房间隔缺损

缺损比较大,位于房间隔下部。血流动力学改变与第二孔型房缺相同。临床表现相似。

X 线表现:平片与第二孔型房缺相仿。心脏增大较显著,右心房、右心室增大,左心房及左心室并不增大。

### (二)部分性房室共道

包括第一孔型缺损、二尖瓣裂隙、三尖瓣裂隙。二尖瓣裂隙与三尖瓣裂隙常可贯通。部分性房室共道有心房间左向右分流或左心室至右心房间分流,特别显著的是房室瓣之间的反流。临床症状多较第二孔型房缺严重。婴幼儿时即有呼吸急促,易疲劳及上呼吸道感染。早期出现心力衰竭。

X 线表现:平片与二孔型房缺相似,但心脏增大较为显著,多为中度以上增大,右心房、右心室增大为主,左心室也大,但很少出现左心房增大。肺动脉段突出,主动脉结小。

### (三)完全性房室共道

由于心内膜垫发育不良,房室管之间呈一巨大缺损,包括房缺、室缺、二尖瓣裂隙及三尖瓣裂隙。临床症状多较第二孔型房缺严重。易发生肺部感染及心力衰竭。

X 线表现:平片与第一孔型房缺相似。左心室造影时造影剂由左心室进入左房、右房,左心室流出道狭长及向左上方移位,呈鹅颈状,称为"鹅颈征"。

## 五、室间隔缺损

室间隔缺损简称室缺,在小儿先心病中约占 50%,在成人中仅次于房缺。女性略多于男性。

### (一)病理生理

因为参与膜部形成的组织来源有 3 部分且其发育过程较复杂,所以膜部缺损较多见,且缺损较大,多为 1~3cm,称为高位室间隔缺损。发生于肌部的缺损较少且较小(约 0.5cm),称为低位室间隔缺损。

通常左室压力高于右室。当存在室间隔缺损时,血液自左室分流至右室。肌部的小损缺由于心脏收缩时室间隔也随之收缩,因缺损变小,分流之血量更少,其血流动力改变轻微。发生于膜部较大的缺损,血液量自左心室分流入右心室,因而右心室、循环、左心房、左心室均增加,两心室容量与负荷也同时增加,遂发生肥大与扩张,心房因容量增加可轻度增大。肺血管充血张,进而产生高流量性肺动脉高压,最终发展为阻塞性肺动脉高压,直至产生双相右向左分流。

### (二)临床表现

室缺的临床表现取决于缺损大小和分流量的多少。分流量少者,缺损径<5mm,无心功能紊乱,心脏各房室无变,仅于胸骨左缘第 3~4 肋间听到响亮而粗糙的吹风样收缩期杂音并可扪及震颤,此所谓的罗杰(Roger)病。缺损较大者有劳累后心悸、气短、乏力,易患呼吸道感染,可影响发育。有肺动脉高压可出现发绀。

### (三)X 线表现

1.缺损小而分流量少者

(1)心肺无明显异常或仅肺血管纹理增多。

(2)有时肺动脉段平直或隆凸。心脏大小多正常或仅左室轻度增大。诊断主要依靠临床体征及彩色多普勒 B 超检查。

2.缺损在 1cm 以上者

(1)心脏呈二尖瓣型。多中度增大,以左、右室为显著,可有左房增大(图 4-43)。

(2)肺动脉段隆凸及肺血增多显著。

(3)主动脉弓多无明显改变。

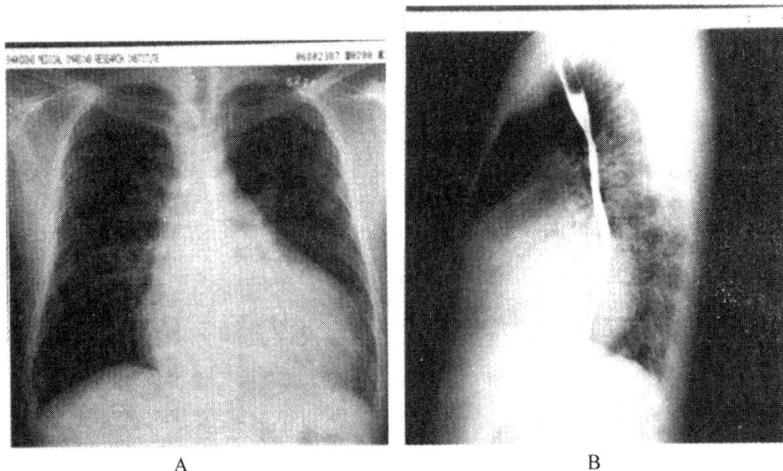

图 4-43　室间隔缺损

注　左、右室增大为主,心尖左移,肺动脉段隆凸;肺血增多。

3.在上述基础上合并肺动脉高压者

(1)肺周围血管纹理扭曲变细,肺动脉段与大分支扩张显著,严重者右下肺动脉呈截断征。

(2)右心室增大显著,左心室增大反而不明显。心脏增大程度较未发生肺动脉高压前趋于缩小。

(3)主动脉弓显示正常或缩小。

### (四)合并症

1.合并主动脉瓣脱垂(主动脉瓣关闭不全)

脱垂瓣叶以右冠瓣最多见。听诊除全收缩期杂音外,还有早期吹风样舒张期杂音。其X线表现:①心影呈主动脉型,左心室增大显著,右心室也大,但不明显,可有右心房增大;②肺动脉段平直,肺充血,肺血增多与增大的心影不相称;③主动脉增宽、延展、搏动强。造影可确诊。

2.合并动脉导管未闭

多以室缺为主。症状和室缺相似。胸骨左缘可闻及收缩期杂音,常伴有不同程度的舒张期杂音,典型的连续性杂音少见。其X线表现为:①心脏中度增大,左、右室都大,而以左心室为主;②肺动脉段突出及肺充血明显;③主动脉结大小不一定,无伸展延长;④有时可见漏斗征;⑤鉴别可结合临床杂音或主动脉造影。

3.合并心房间隔缺损

不同于房室共道的联合缺损。临床表现及X线表现取决于缺损的大小。房间隔缺损大而室间隔缺损小,表现为心房间隔缺损;反之亦然。X线检查很难区别。造影需分别做右心房及左心室造影。

## 六、动脉导管未闭

本病较常见,约占先心病发病总数的15%。在成人占第3位。动脉导管于出生后10个月应全部闭塞。如在1岁以后动脉导管仍未闭塞,则为病理状态。

（一）病理生理

未闭导管根据其形态可分为 4 型：①管型；②漏斗型；③缺损型（导管极短）；④动脉瘤样，内可有血栓形成。以管型最多见，约占 80%。

由于主动脉压力高于肺动脉，血液连续地从主动脉经未闭的动脉导管进入肺动脉，出现左向右分流，肺循环及回流到左心房、左心室的血流量增加，引起肺充血及左心房、左心室增大。一般病例动脉导管口径不粗，分流量不大，因此肺充血及左心房、左心室增大都不显著。肺循环血量增加可导致肺小动脉功能性和（或）器质性损害形成肺动脉高压，引起右心室增大，直至发生双向或右向左分流。

（二）临床表现

取决于导管粗细及分流量大小。导管细小、分流量少者可无症状。直径较大者出现反复呼吸道感染、发育障碍、心力衰竭，继发肺动脉高压右向左分流，则出现下半身发绀。胸骨左缘第 1～2 肋间收缩期震颤，粗糙的连续性机器样杂音。发生双向或右向左分流时，听诊杂音减轻或单一的收缩期杂音。

（三）X 线表现

心脏及肺血管的表现，与导管粗细及分流量大小有密切关系。其 X 线表现如下。

1.心脏大小及形态

(1)导管小时，心脏变化不显著，大小可以正常或仅见轻微左心室增大。

(2)导管中等大时，心脏呈梨形，轻到中度增大。增大以左心室为主，左心房也可以增大，但常不显著。右心房、右心室不大。

(3)巨大导管时，心脏增大显著，以左心室为主，可伴有右心室增大，左心房增大也较显著。有逆向分流时，右心房也可增大。总之，一般认为导管直径在 10mm 以上者，心脏都有明显增大。

2.肺动脉和肺血管

肺动脉段隆凸及肺充血程度与导管粗细有关。肺门舞蹈征较房缺、室缺少见。

3.主动脉改变

一般认为自导管附着处以前都有增宽现象，并认为这是诊断的一个重要点。X 线片上能明确有增宽者仅占 1/3，有 1/3 大小正常，还有 1/3 小于正常。心血管造影证实并非所有病例主动脉宽于正常。有一部分虽然宽于正常，平片不能察觉，这与肺动脉膨出而上移，掩盖了部分主动脉有关。主动脉在导管附着处局限性膨出，形如漏斗，称为"漏斗征"（图 4-44）。但正常人由于动脉韧带的牵拉，也可出现类似表现。

（四）鉴别诊断

动脉导管未闭主要应注意与房间隔缺损、室间隔缺损相鉴别。三者是最常见的先天性心脏病，其异同点如下。

1.心脏形态

三者均可呈二尖瓣型增大，均可有右室增大，而右房增大仅见于房缺，左房、左室增大见于室缺和动脉导管未闭。

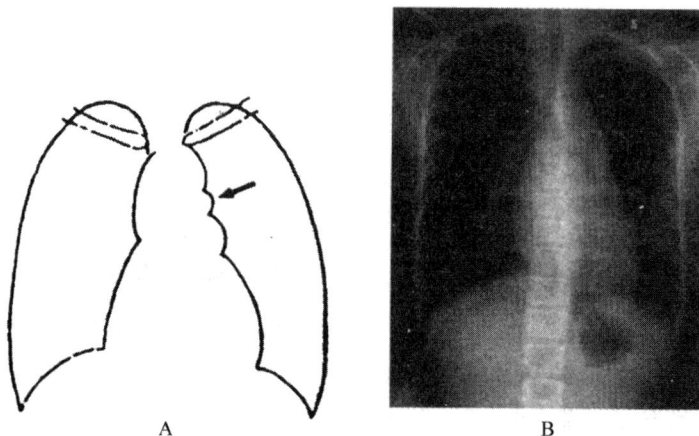

图 4-44 动脉导管未闭箭头所示为"漏斗征"

**2.肺动脉段隆凸**

以房缺最著,其次为动脉导管未闭,再次为室缺。肺动脉高压则以室缺最常见,其次为动脉导管未闭,再次为房缺。

**3.主动脉改变**

从理论上讲,房缺时主动脉结缩小;室缺时主动脉弓多无改变,但并肺动脉高压时缩小;动脉导管未闭则增宽,并可见"漏斗征",但也可较小。

实际工作中,三者的鉴别仅凭 X 线影像有一定困难,可以相互混淆,结合临床听诊为重要。随着心脏 B 超的广泛开展,确定何种先心病已不是放射医师的主要任务。放射医师的主要任务在于观察心脏形态改变及程度、肺血改变的程度、有无阻塞性肺动脉高压,为临床治疗提供更多而直观的依据。

## 七、主—肺动脉隔缺损

主—肺动脉隔缺损是主动脉、肺动脉间隔发育不全的结果。在升主动脉与肺动脉主干之间存在窗形缺损,引起主动脉与肺动脉之间的左向右分流,又称主—肺动脉瘘或主—肺动脉窗。因为主动脉和肺动脉分别与心室相连,所以不能认为是永存动脉干的一个类型。

缺损呈圆形或卵圆形,常位于主动脉上方不远处。其血流动力学改变与粗大动脉导管未闭相似。

**(一)临床表现**

临床体征及症状与动脉导管未闭相同。容易出现肺动脉高压,如有右向左分流出现全身性发绀。

**(二)X 线表现**

与粗大的动脉导管未闭或室间隔缺损相似。心脏增大较著,左、右心室均有较明显增大,左心房也增大,但以左心室增大为主。肺动脉段膨隆显著、搏动显著增强。两肺显著充血。主动脉大小改变不定。主动脉造影可证实缺损存在。

## 八、艾森门格综合征

1897 年艾森门格在一名死于咯血和心力衰竭的有发绀的成人尸检中发现,心脏有巨大室间隔缺损、主动脉骑跨、右心室肥厚,肺动脉瓣及右心室流出道并无异常,但具有肺动脉高压征象。此后,将其称为艾森门格综合征,这是狭义的概念。近些年,通过对先心病血流动力学的研究认为,凡属左向右分流的先天性心脏病如房缺、室缺、动脉导管未闭、心内膜垫缺损等,伴有肺动脉高压,引起双向或右向左分流,临床上出现发绀者均称为艾森门格综合征,这是广义的概念。

### (一)临床表现

患者有呼吸困难、反复呼吸道感染,逐渐出现中央性发绀,心功能减退等症状。常伴有气急、乏力、头晕等症状,以后可出现右心衰竭的相关症状。胸骨左缘第 2 肋间喷射性收缩期杂音,肺动脉瓣区第二心音显著亢进。心电图提示右房、右室增大。

### (二)X 线表现

(1)在原有肺充血基础上,肺外周血管逐渐变细,肺野变清晰,肺门血管逐渐增宽,分支远端急剧变细,如鼠尾。

(2)心影可在原基础上略有缩小,但右心室增大征象较突出。

(3)肺动脉段显著凸出或呈瘤样扩张,搏动增强。

(4)房缺及室缺主动脉都缩小,但以房缺为显著,一旦右向左分流成立,主动脉内血流增多,主动脉直径可较原先增大。动脉导管未闭时变化不显著。此外,右心室造影或心脏彩色 B 超检查可显示血液自右心向左心分流的表现。

## 九、主动脉窦动脉瘤破裂

本病少见,占先心病的 1.2%～1.8%。如不及时处理常危及生命。

### (一)病理

由梅毒、细菌和真菌感染等后天性因素所致的主动脉窦动脉瘤已十分罕见,基本为先天性发育异常所致。84.5%起源于右冠状窦,13.6%起源于无冠窦,1.9%起源于左冠状窦。起源于右冠状窦者 80%以上破入右心房,起源于无冠窦者 92%破入右心室。有 1/4～1/3 的病例合并其他畸形如室缺、主动脉瓣关闭不全、动脉导管未闭、房缺等。

### (二)临床表现

主动脉窦瘤未破裂者一般无自觉症状。破裂后,绝大多数突然发生胸痛、胸闷、心悸、气急和呼吸困难等左心功能不全症状,随后逐渐出现右心衰竭的表现。脉压增大。胸骨左缘第 3～4 肋间出现响亮的连续性机器样杂音,常可触及震颤。

### (三)X 线表现

(1)动脉瘤一旦破裂,心脏迅速出现增大,并呈进行性改变,多呈普大型或主动脉型、中至重度增大居多,左、右心室增大较显著,左、右心房也可增大。

(2)右心房明显增大,提示穿破方向可能为右房。

（3）两肺充血,但充血程度不及心脏增大显著;因不能适应突然增加的工作负荷常出现心力衰竭,故肺充血和淤血可同时存在,甚至淤血将充血掩盖。故有学者认为肺血改变与扩大的心脏不成比例是该病的特点。

（4）可有胸腔积液。

（5）疑诊本病均需做逆行升主动脉造影确诊,并与其他先心病鉴别。

## 十、先天性冠状动脉瘘

先天性冠状动脉瘘指冠状动脉或主要分支与心腔或大血管之间的先天性异常交通或瘘道,统称为冠状动脉瘘或冠状动静脉瘘。本病极少见,占先心病的 0.2%～0.4%。

### （一）病理

可起自左、右或双侧冠状动脉及其分支,以右冠状动脉多见（约占 60%）。约 90% 与右心尤其是右心室相通,约 10% 与左心相通。按发病机会可与右心室、右心房、肺动脉主干、冠状静脉窦、左心房、上腔静脉、左心室、肺静脉形成瘘管。瘘道可单支或多支,也可为交通支。与右心交通的冠状动静脉瘘,为左向右分流;与左心交通的瘘道,称为冠状动脉瘘。瘘道和分流可引起心肌缺血和心肌梗死。本病还可并发动脉导管未闭或室间隔缺损等。

### （二）临床表现

分流量小者可无症状,分流量大者可出现心绞痛、休克、心力衰竭等。脉压增大。胸骨左缘或右缘第2～3肋间或第3～4肋间听到浅表的柔和的连续性杂音,舒张期增强。心电图可显示左心室或右心室肥大、心肌缺血或心肌梗死。

### （三）X 线表现

分流量小者平片可正常。分流量大者 X 线表现如下。

（1）肺野轻至中度充血,左心室、左心房、右心室轻至中度增大,符合一般左向右分流病变的征象。

（2）心影右缘有时可看到异常膨出或瘤样影,为扭曲扩张的右冠状动脉造成。

（3）如为冠状动脉左心室瘘,心影可呈主动脉型,左心室增大,肺血正常。

（4）必要时,主动脉造影或冠状动脉造影确诊。

## 十一、冠状动脉异位开口于肺动脉

### （一）左冠状动脉异位开口于肺动脉

此为冠状动脉起源异常中较常见的一种。本病少见,约占先心病的 0.2%。

1.病理

左冠状动脉开口于肺动脉的左瓣窦处,左、右冠状动脉之间有广泛的侧支循环。多数情况下,血液自右冠状动脉经侧支循环逆行上升至左冠状动脉及其主支,最后进入肺动脉,形成左向右分流。但正常冠状动脉分布区供血不足。本病少数合并其他先天畸形。

2.临床表现

部分病例可无明显症状和体征。但一般有呼吸困难、心绞痛、心力衰竭等症状。心前区可闻及连续性杂音。心电图有左心室肥大、心肌缺血或心肌梗死表现。

3.X 线表现

心影轻至中度增大,以左心为主。有时左心房和右心房也增大。肺动段饱满或凸出。主动脉造影窦部充盈时仅右冠状动脉显影,并可显示其扩张迂曲、侧支循环,随之显示显影浅淡的左冠状动脉、肺动脉根部。

### （二）右冠状动脉异位开口于肺动脉

在右状动脉与左冠状动脉前降支之间可有侧支环,血液经此流入肺动脉。临床极为罕见。可有心绞痛和心力衰竭等症状。

X 线表现:平片变化不明显。主动脉造影可见左冠状动脉扩张,并显示侧支循环和逆行充盈的右冠状动脉。

## 十二、肺动脉狭窄

肺动脉狭窄常为胎儿期心内膜炎所致的后果。单纯性肺动脉狭窄约占小儿先心病的10%,约有20%的先心病合并肺动脉狭窄。在成人先心病中可达25%。

### （一）病理生理

(1)瓣膜部狭窄。

(2)瓣膜下狭窄(右心室流出道狭窄)。

(3)瓣膜上狭窄(肺动脉干及分支狭窄)。

(4)混合型。以肺动脉瓣狭窄最为多见,占70%～80%。各种不同的肺动脉狭窄都可以促使右心室压力升高,右心室排血障碍,导致右心室肌肉肥厚(肥厚呈向心性),心腔缩小。当心肌代偿功能不足时,心室扩大,以致出现右心衰竭。右心房压力也相应增高而扩大,当右心房压力高于左心房压力使卵圆孔不能关闭或开放而出现右向左的分流时,临床上有发绀,即为法洛三联症。对肺动脉瓣型狭窄而言,血流冲过狭窄的瓣孔,造成一股漩涡状冲击力量,使肺动脉主干扩大,并可波及左、右肺动脉主干,特别是波及左肺动脉,而对右侧肺动脉主干影响较小,故出现左肺门血管大于右肺门血管的现象。肺血流减少,周围血管细小,且常伴有肺组织发育不全。

### （二）临床表现

本病一般不影响生长发育,大部分无症状,在体检时发现。中度狭窄者年长后,开始出现易疲劳及心悸、活动后气急。重度狭窄者可出现晕厥,并可出现周围性发绀。胸骨左缘第2肋间可闻及响亮、粗糙的收缩期杂音,伴震颤。

### （三）X 线表现

1.心脏大小和形态

轻度和中度狭窄者的心脏大小常无明显改变,重度狭窄者右心室及右心房增大,显著增大的心脏为严重狭窄的指征;瓣膜狭窄者因有狭窄后扩张的肺动脉干,故形如葫芦状(图4-45)。单纯漏斗部狭窄者,心脏呈三角形或横行,心腰部平直或略凹陷,心影一般无明显增大。

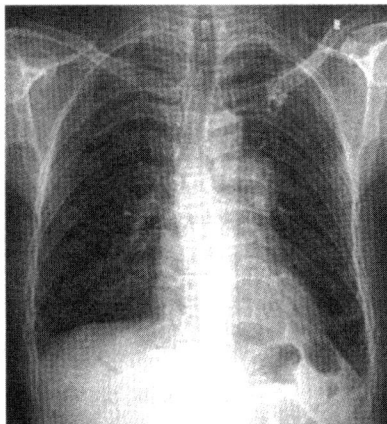

**图 4-45　肺动脉狭窄**

注　肺动脉段隆凸,左肺门增大,右肺门缩小。

2.肺动脉段、肺门

瓣膜型狭窄可见肺动脉突出,但极度的瓣膜部狭窄,其狭窄后扩张可不显著。而如有增大或搏动的左肺门,纤细而静止的右肺门为瓣膜型狭窄的典型表现。漏斗部狭窄心腰平直或凹陷。

3.肺血改变

两肺野血管纹理纤细而稀少,故显示肺野清晰。

4.主动脉大小

正常。

5.右心室造影

造影剂由小孔呈索条喷出,然后散如扇状,称为喷射征。右心室流出道狭窄,呈管状或局限性狭窄。局限环形狭窄与瓣膜间见到一小腔,称为"第三心室"。

**(四)鉴别诊断**

1.原发性肺动脉扩张

可能是因肺动脉弹力纤维组织先天性缺陷而致。同样出现肺动脉扩大。与瓣膜型肺动脉狭窄相似,但不出现肺门大小不对称现象,也无周围肺野血管细小改变,心脏形态正常。两者鉴别困难时,需进行心脏B超或心导管检查。原发性肺动脉扩张,右心室压力正常;肺动脉狭窄者,右心室压力升高,并可显示是否有肺动脉狭窄。如并发肺动脉关闭不全,可引起右心增大甚至右心衰竭。

2.婴幼儿严重肺动脉狭窄的发绀

为周围性发绀,心力衰竭时则出现中央性发绀,与发绀型肺血减少的先心病不同。但后者如法洛四联症、三尖瓣闭锁、肺动脉闭锁、右心室发育不良等形态与重度肺动脉狭窄相似,必须借助心脏B超、心导管及心血管造影鉴别。

# 十三、法洛三联症

肺动脉狭窄合并心房间隔缺损或卵圆孔开放,以及右心室肥厚,最早由法洛氏报道,故称为法洛三联症。近年来,有学者认为发病原因基于肺动脉狭窄,故一般主张称为肺动脉狭窄合并房间隔缺损。这里不包括大型房缺,左往右分流,合并有轻度的肺动脉狭窄在内。本病并不少见,占发绀型先心病的 10％左右。

### (一)病理

该畸形主要是肺动脉狭窄,其病理改变与单纯肺动脉狭窄相同。房间隔缺损可以是房间隔的发育障碍,但大多由于右房压力升高,使卵圆孔不能关闭或关闭后又迫使其开放所致。肺动脉狭窄以瓣膜部多见。由于右向左分流临床上有发绀,即称为法洛三联症。

### (二)临床表现

症状、体征与单纯肺动脉狭窄相似。发绀多出现较晚,大多在 2 岁以后出现,少部分至成人后才出现。

### (三)X 线表现

与单纯肺动脉狭窄相似,表现为心脏轻至中度二尖瓣型增大。右心室、右心房增大,肺动脉段隆凸及狭窄后扩张,肺血减少、肺纹理纤细,但如果同时出现发绀则应考虑本病。

## 十四、法洛四联症

法洛四联症在先心病中比较常见,占先心病的 11％～14％,占 1 岁以上发绀型先心病的 75％。

### (一)病理

法洛四联症畸形的形成,是由于胚胎期动脉球"旋转不良"及"分割不均"所致的发育不良。主要畸形是肺动脉狭窄及室间隔缺损,右心室肥厚继发于肺动脉狭窄,主动脉骑跨主要是功能性上的改变。

1.肺动脉狭窄

可为右心室漏斗部、肺动脉瓣、肺动脉瓣环及肺动脉干或分支狭窄。我国以单纯漏斗部及漏斗部合并肺动脉瓣狭窄多见。单纯瓣膜型狭窄极少见。

2.室间隔缺损

大多位置较高。

3.主动脉大小及位置

主动脉多比较粗大。增粗的主动脉自主动脉根部开始,直达左锁骨下动脉,可为肺动脉直径的 2～2.5 倍。少数主动脉直径略大于或等于肺动脉。肺动脉狭窄越重,主动脉右移越重。严重者几乎全部移向右室。

4.合并畸形

法洛四联症最多见的合并畸形是卵圆孔未闭或房缺,又称法洛五联症。约 25％的病例出现右位主动脉弓或(和)右位心等其他畸形。

### (二)病理生理

由于室间隔缺损为非限制性,左右心室压力基本相等。右心室流出道狭窄程度的不同,心室水平可出现左向右、双向及右向左分流。肺动脉狭窄严重时出现明显的右向左分流,临床出现明显的发绀。

少数轻型及无发绀型的四联征,是由于下列几个原因所致。①肺动脉狭窄程度很轻,室间隔缺损也很小,右心室压力常低于左心室压力或相仿,因此不出现右向左分流或仅在运动后才出现双向分流。②室间隔缺损较显著,而肺动脉狭窄程度较轻,右心室压力不高,出现左向右分流,与室缺相同。③肺动脉狭窄虽较显著,而室缺却很小,故右心室压力虽然很高而分流量却甚微,显不出明显发绀。

### (三)临床表现

法洛四联症的患者发育较一般迟缓,除无发绀型外,都有不同程度发绀。一般发绀出现较早,在1岁以下出现发绀的占70%,其中1/2于出生后即出现发绀。患儿在哭闹活动后加重,气急,喜蹲踞位。缺氧发作时,可出现呼吸困难、晕厥、抽搐和意识障碍,甚至突然死亡。患儿长期缺氧(6个月以上),可有杵状指(趾)。胸骨左缘第2~4肋间喷射性粗糙收缩期杂音,伴有震颤。常见的并发症为脑血栓、脑脓肿及感染性心内膜炎。

### (四)X线表现

1.常见型

(1)心脏外形和大小:约60%病例心腰部凹陷,心尖上翘,形如靴状(图4-46);40%病例心腰部平直或轻微隆起。大多数病例心脏大小在正常到轻度增大,少数呈中度增大,显著增大者很少见,心脏增大以右心室为主,少数有右心房增大。心脏大小与肺动脉狭窄程度成正比。

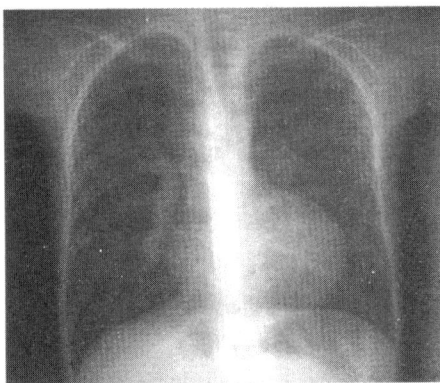

图 4-46　法洛四联症

注　心影呈典型的靴状,心腰凹陷,心尖显著圆隆上翘,主动脉增宽右移。

(2)肺动脉段及肺门改变:肺动脉段凹陷是由于漏斗部狭窄及发育不良等原因所致。肺动脉段平直或微凸是由于此处有第三心室以及肺动脉主干并不十分纤细所致。有的病例两侧肺门缩小或有右侧小、左侧大不对称现象。

(3)肺血改变:肺纹理纤细、稀疏。有侧支循环形成者,其两肺内中带肺门附近有紊乱呈网状或喷洒的点状肺纹理。

(4)主动脉改变:增宽并右移,使纵隔增宽。约1/4病例有右位主动脉弓或主动脉弓反位(即右位心时主动脉右位)。

应注意认识到:法洛四联症、肺动脉闭锁、三尖瓣下移畸形,甚至严重的肺动脉狭窄均可有肺侧支循环形成。侧支循环最常见的来源是支气管动脉,另外还可源于胸主动脉、肋间动脉、内乳动脉及其肺动脉自身。

2.轻型

肺动脉狭窄程度轻,右心室压力增高不显著。

(1)半数心脏仍呈扁平状,但肺动脉段多平直或轻微凸出,心尖部仍圆钝而略翘起,主动脉弓宽大,两肺血管减少。

(2)另有半数心脏比较垂直,肺动脉段略隆凸,心尖不翘起,主动脉弓大小近乎正常,肺血管减少。

总之,上述两类形态多有轻到中度增大,仍以右心室增大为主,可伴右心房增大。

3.无发绀型

又称不典型法洛四联症,始终不出现发绀。所以,不典型法洛四联症并非依X线表现是否典型而论。这类心脏病多数肺动脉狭窄程度轻,室缺小,不出现右向左分流或仅在活动后有右向左分流,但分流量小,所以无肉眼可见的发绀。从胚胎发育看,其中大部分畸形的主要改变为室缺。由于右心室因血容量增加刺激流出道,使流出道肌肉肥厚,造成狭窄,故又称其为室间隔缺损伴肺动脉狭窄,不称为法洛四联症。所以法洛四联症的概念应予严格,应把主动脉右移骑跨作为诊断的必备条件。无发绀型法洛四联症的X线表现可类似肺动脉狭窄或室缺。平片不能确诊,需心导管检查和造影确诊。

# 十五、房室及大动脉连接异常

房室及大动脉连接异常主要指心房与心室和(或)心室与大动脉水平的异常连接,主要包括大动脉转位和右室双出口。

右室双出口(DORV)是一种复杂的发绀型先天性心脏病,一条大动脉全部和另一大动脉的瓣环的50%以上起自解剖右心室,则诊断为右室双出口。

室间隔缺损是左心室的唯一出口,主动脉与二尖瓣之间无纤维连接。可同时伴有肺动脉狭窄、主动脉缩窄、主动脉弓离断、一侧心室发育不全、完全型肺静脉畸形引流等其他心血管畸形。

## (一)病理生理

本病的解剖特点是主动脉、肺动脉全部或一支大动脉全部加另一支大动脉的大部分起自于解剖右心室,室间隔缺损是左心室的唯一出口。

## (二)临床表现

临床表现取决于室间隔缺损的位置、是否合并肺动脉狭窄以及主肺动脉的位置。室间隔缺损位于主动脉瓣下合并肺动脉狭窄时,临床表现类似于法洛四联症,主要表现为发绀、杵状指、生长发育迟缓等;无肺动脉狭窄时,临床表现类似于大的室间隔缺损,表现为气急、多汗、反复呼吸道感染、充血性心力衰竭等。室间隔缺损位于肺动脉瓣下时,临床表现类似于大动脉转位伴室间隔缺损,较早便可出现发绀、反复呼吸道感染及心力衰竭等。

## (三)影像学表现

1.X线表现

心脏大小、形态及肺血管的X线变化均缺乏特异性,主要取决于是否合并肺动脉狭窄。

**2.CT 表现**

主动脉、肺动脉全部或两者中的一支大动脉全部、另一支大动脉大部分起自右心室,同时测量大动脉的骑跨率;室间隔缺损,可以根据室间隔缺损的部位对右室双出口进行分型。右心房、右心室内径扩大,如室间隔完整,可伴发左心室发育不良;肺动脉狭窄较常见。

**3.MRI 表现**

类似于 CT 表现,多角度 MRI 电影序列在右室双出口诊断中具有重要作用。

### (四)诊断

主动脉、肺动脉全部或两者中的一支大动脉全部、另一支大动脉的大部分起自解剖右心室;膜周部室间隔缺损最多见,明确其位置关系,特别是与半月瓣距离对外科手术修补十分重要。

### (五)鉴别诊断

右室双出口需要与法洛四联症和完全型大动脉转位进行鉴别,临床工作中,我们首先观察主动脉、肺动脉起源,若肺动脉完全起自右心室,伴有主动脉骑跨时,需要判断有无肺动脉狭窄,有肺动脉狭窄时,需通过判断骑跨率与法洛四联症鉴别,如果主动脉骑跨率大于 50% 在右心室侧,则为右室双出口,否则为法洛四联症;无肺动脉狭窄,主动脉骑跨率大于 50% 在右心室侧,也为右室双出口,否则为室间隔缺损;若主动脉完全起自右心室,伴有肺动脉骑跨时,骑跨率大于 50% 在右心室侧,诊断为右室双出口,骑跨率大于 50% 在左心室侧,则为完全型大动脉转位并室间隔缺损。

### (六)治疗

双心室矫治术,适用于左心室足够大、房室瓣发育均衡且没有主要腱索跨越、不合并其他难以矫治的畸形。单心室矫治术,适用于左心室和二尖瓣发育不全或合并难以矫治的畸形以及左心室与任一两大动脉均难以连接的右室双出口。

(裴红霞)

# 第五章 消化系统

## 第一节 正常影像表现

### 一、食管与胃肠道

#### (一)食管

**1.X 线造影检查**

梨状窝两侧对称,于中线汇合,向下引入食管。食管上端于第 6 颈椎水平与下咽部相连,下端于第 10~11 胸椎水平与贲门相连。在与咽连接处及膈的食管裂孔处各有一生理性高压区,为上、下食管括约肌。下食管括约肌有防止胃内容物反流的作用。

吞钡后食管的蠕动将钡剂自上向下推进,显示食管轮廓光滑整齐,管壁伸缩自如,宽度可达 2~3cm。食管的黏膜皱襞表现为数条纵行且相互平行的纤细透明条纹影,相邻透明条纹影之间的致密线影为充盈钡剂的黏膜皱襞间沟,食管黏膜皱襞向下通过贲门与胃小弯的黏膜皱襞相连续。食管前缘可见 3 个压迹,由上至下依次为主动脉弓、左主支气管和左心房压迹。

**2.CT 检查**

食管在胸部 CT 横断层面图像上呈圆形软组织影,位于胸椎及胸主动脉前方,管腔内可含气体或对比剂,管壁对称。穿过横膈后食管转向左侧连于胃贲门。食管胃连接部与扫描层面斜交,故显示其壁呈局限性增厚,不要误为病变。

**3.MRI 检查**

食管壁的信号强度与胸壁肌肉相似。

#### (二)胃与十二指肠

**1.X 线造影检查**

胃分为胃底、胃体、胃窦 3 部分及胃小弯和胃大弯。胃轮廓的右侧缘为胃小弯,左侧缘为胃大弯。贲门入口水平线以上的胃腔称为胃底,立位胃底含气时又称胃泡;胃小弯转弯处为角切迹,角切迹与胃大弯最下一点连线以远的胃腔称为胃窦;此连线与胃底之间的部分则称为胃体。幽门连接胃和十二指肠。

(1)胃的形状:与体型、张力和神经功能状态有关,分 4 种类型(图 5-1)。

1)牛角型胃:张力高,呈横位,胃角不明显,多见于胖型人。

2)钩型胃:张力中等,胃角明显,胃下极大致位于髂嵴水平。

3)瀑布型胃:胃底呈囊袋状向后倾,胃泡大,张力高,钡剂先进入后倾的胃底,再溢入胃体,犹如瀑布。

4)长型胃:又称无力型胃,位置与张力均较低,胃腔上窄下宽如水袋状,胃下极常在髂嵴平面以下,多见于瘦长型人。

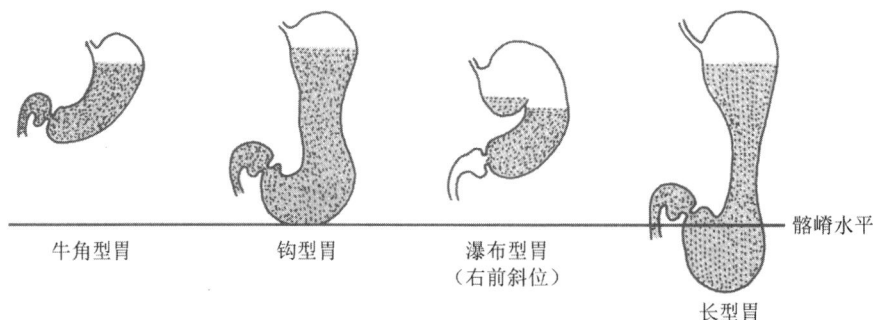

牛角型胃　　　　　钩型胃　　　　　瀑布型胃　　　　　　　　长型胃
　　　　　　　　　　　　　　　　　　（右前斜位）

髂嵴水平

**图 5-1　胃的分型**

（2）胃的轮廓:在胃小弯和胃窦大弯侧光滑整齐;胃底及胃体大弯侧轮廓常呈锯齿状,为横、斜走行的黏膜皱襞所致。

（3）胃的黏膜:黏膜像上,皱襞本身为条状透明影,皱襞间沟内含钡剂呈条纹状致密影。胃小弯侧的皱襞平行整齐,大弯侧逐渐变粗并呈横行或斜行。胃底皱襞较粗而弯曲,略呈网状。胃窦黏膜皱襞主要与小弯平行,有时也可呈斜行。

（4）胃的蠕动和排空:蠕动由胃体上部开始,有节律地向幽门方向推进。胃的排空受胃张力、蠕动、幽门功能和精神状态等影响,一般于服钡后 2~4h 排空。

十二指肠呈 C 型,分球部、降部、水平部和升部,将胰头包绕其中。球部一般呈锥形,两缘对称,底部平整,幽门开口于底部中央;球部轮廓光滑整齐;黏膜皱襞为纵行平行的条纹;球部的运动为整体性收缩,可一次将钡排入降部。降部及以下黏膜皱襞多呈羽毛状,与空肠相似;蠕动多呈波浪状向前推进。

2.CT 和 MRI 检查

CT 和 MRI 可以观察胃壁的厚度和各层结构,胃充分扩张时,正常胃壁厚度不超过 5mm,其中胃窦部的胃壁稍厚。MSCT 增强扫描多数可显示胃壁的 3 层结构,即腔内面强化明显的黏膜层,其下强化不明显的黏膜下层和肌层,以及最外侧稍强化的浆膜层。MRI 增强扫描胃壁的强化表现类似 CT 增强所见。

## （三）小肠

1.X 线造影检查

空肠位于左上中腹,富于环状黏膜皱襞,常显示为羽毛状影像。空肠与回肠之间没有明确的分界。回肠位于右下腹和盆腔,肠腔较窄,黏膜皱襞少而浅,轮廓光滑。末段回肠自盆腔向右上行与盲肠相连。回盲瓣的上下瓣呈唇状突起,可在充钡的盲肠中形成透明影。空肠蠕动迅速有力,回肠蠕动慢而弱。服钡后 2~6h 钡剂前端可达盲肠,7~9h 小肠排空。

2.CT 和 MRI 检查

在肠腔内对比剂充盈良好的 CT 图像上,肠管呈充满对比剂的连续管状结构。肠壁内缘因黏膜皱襞可呈锯齿状,肠壁厚度均匀。与常规 CT 和 MRI 检查相比,CT 和 MRI 小肠灌肠造影能确保小肠肠腔内对比剂充盈良好;若同时行增强检查,在肠腔内对比剂与肠壁外脂肪低密度或脂肪抑制后低信号的衬托下,能清楚地显示呈高密度或高信号的强化肠壁,扩展的小肠壁厚度不超过 3mm。

### (四)大肠

#### 1.X 线造影检查

结肠气钡双重对比造影时,钡剂逆向涂布直肠、结肠和盲肠内壁。盲肠位于右髂窝处,下方为盲端,阑尾开口于其内下方,内侧通过回盲瓣与回肠相延续。升、降结肠分别位于腹腔两侧,纵向走行,降结肠与乙状结肠在左髂嵴处相移行。结肠的主要特征是充钡时可见多个大致对称的袋状凸出,称为结肠袋,它们之间是由半月皱襞形成的不完全间隔。

阑尾在钡餐或结肠气钡双重对比造影时都可能显影,呈长带状,位于盲肠内下方。一般粗细均匀,边缘光整,易推动。阑尾不显影、充盈不均匀或含粪石而造成的充盈缺损,不一定代表病变。

#### 2.CT 和 MRI 检查

MSCT、MRI 仿真结肠内镜可获得类似纤维内镜检查的效果,也可获得如同结肠气钡双重对比造影的图像。结直肠壁厚度为 1～3mm,大于 5mm 提示病变可能。

## 二、肝脏

### (一)肝脏的位置与形态

肝脏是上腹部最大的实质性器官,位于右上中腹部,上方紧贴右膈下,外缘紧靠腹壁,内侧与食管、右肾及肾上腺、胃、十二指肠、胰腺等器官毗邻,下方与结肠紧邻。正常肝脏呈楔形,右叶厚而大,向左逐渐变小变薄。CT 及 MRI 可通过轴位、冠状位、矢状位图像显示肝脏的形态。肝脏边缘光滑,棱角锐利。

### (二)肝脏的大小

正常肝右叶前后径为 8～10cm,最大斜径为 10～14cm;左叶厚度不超过 6cm,长度不超过 9cm。多层螺旋 CT 及 MRI 检查,可定量检测肝脏体积,但较费时;简单方法是测量肝叶最大径线并计算其间比例,以对各叶大小进行评价,正常肝右/左叶前后径比值为 1.2～1.9,肝右/尾叶横径比值为 2～3。

### (三)肝叶、肝段划分

肝脏分为左叶、右叶和尾叶;为了适应外科学需要,CT、MRI 检查均可根据肝内血管分布特点把肝脏划分为若干肝段。通常以左、中、右肝静脉作为纵向划分标志,以门静脉左、右支主干作为横向划分标志,如此将肝脏划分为 8 个肝段,即尾叶为 Ⅰ 段,左外上段为 Ⅱ 段,左外下段为 Ⅲ 段,左内段为 Ⅳ 段,右前下段为 Ⅴ 段,右后下段为 Ⅵ 段,右后上段为 Ⅶ 段,右前上段为 Ⅷ 段。

### (四)肝实质

#### 1.CT 平扫

正常肝实质呈均匀软组织密度,比脾密度高,CT 值为 45～65HU,其中的血管可表现为圆形或管状低密度影;CT 多期增强检查可反映肝实质的供血特点,即动脉期强化并不明显,门静脉期强化开始明显,于平衡期强化达到高峰。

**2.MRI 检查**

正常肝实质信号均匀,$T_1WI$ 上呈中等信号,高于脾的信号,$T_2WI$ 上呈较低信号,明显低于脾的信号(图 5-2);多期增强 $T_1WI$ 上,肝实质强化表现与 CT 相同。

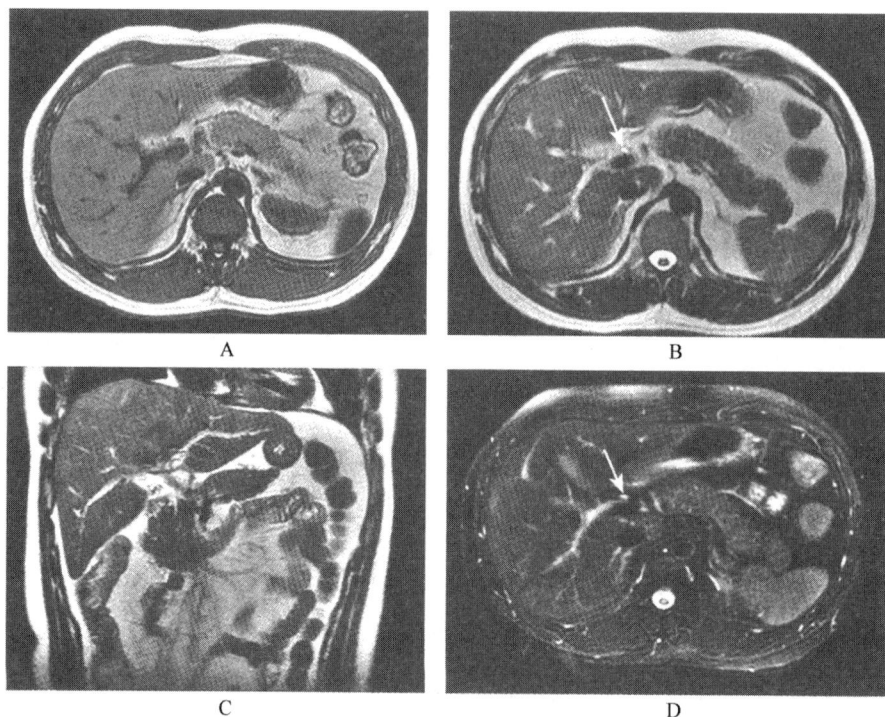

**图 5-2 正常肝脏 MRI**

**注** A.轴位 $T_1WI$。B.轴位 $T_2WI$。C.冠状位 $T_2WI$。D.轴位 $T_2WI$ 脂肪抑制序列。肝实质在 $T_1WI$ 上呈中等信号,$T_2WI$ 上肝实质表现均匀低信号;$T_2WI$ 脂肪抑制序列肝门区胆管呈明显高信号(箭头),腹主动脉、下腔静脉、门静脉主干因流空效应表现为无信号,肝内小血管因流动相关增强效应表现为高信号。

### (五)肝血管

肝动脉和门静脉由肝门进入肝内继续分成各肝叶、段血管;肝静脉属支最后汇合形成左、中、右肝静脉,并于第二肝门进入下腔静脉。

**1.DSA 检查**

可以显示肝动脉、门静脉及其分支,在肝内呈树枝状分布,走行自然,边缘光滑。

**2.CT 检查**

平扫时,肝静脉和门静脉分支通常表现为肝实质内条形或圆形低密度影,肝动脉分支则不能显示;多期增强检查,动脉期可显示肝动脉及其分支,表现为散在分布的线状、点状高密度影;门静脉期可见门静脉及其左右分支明显强化;平衡期左、中、右肝静脉发生强化;CTA 可从多方位显示血管的全貌。

**3.MRI 检查**

较大的门静脉、肝静脉及下腔静脉由于流空效应,于 SE 序列 $T_1WI$、$T_2WI$ 上都表现为无信号的管状结构,但肝内较小的血管则因流动相关增强效应而在 $T_2WI$ 上呈高信号的管状结构。MRA 可从不同方位更好地显示门静脉和肝静脉。

## 三、胆道系统

### (一)X 线检查

ERCP 能清楚地显示胆管。正常胆管显影密度均匀,边缘光滑。肝内胆管呈树枝状分布,走行自然,经逐级汇合后形成左、右肝管,再联合为肝总管;肝总管长 3～4cm,内径 0.4～0.6cm,向下续为胆总管;胆总管长 4～8cm,内径 0.6～0.8cm,末端与胰管汇合后共同开口于十二指肠乳头部。

### (二)CT 检查

平扫,胆囊通常位于肝门下方,肝右叶前内侧;横断层表现圆形或类圆形,直径 4～5cm。胆囊腔表现均匀水样低密度,CT 值为 0～20HU;胆囊壁光滑锐利,厚度 2～3mm,呈均匀薄壁软组织密度。增强检查,胆囊腔内无强化,胆囊壁表现为细线样环状强化。

平扫,正常肝内胆管不显示,肝外胆管尤其是胆总管通常可显示,特别是薄层扫描和对比增强检查时,表现为小圆形或管状低密度影。

### (三)MRI 检查

胆囊形状和大小与 CT 表现相同。其内信号多均匀,$T_1WI$ 呈低信号,$T_2WI$ 呈高信号;部分胆囊内 $T_1WI$ 信号不均,其腹侧为低信号,背侧为高信号,分别代表新鲜和浓缩胆汁。MRCP 多数胆囊能清晰显示,正常胆囊内含有胆汁,表现为均匀的高信号,边缘光滑。

正常胆管内含有胆汁,普通 MRI 检查,肝内胆管多难以分辨,肝外胆管 $T_1WI$ 呈低信号,$T_2WI$ 呈高信号,表现为圆形或柱状影。

MRCP 正常肝内、外胆管显示率高达 90%～100%,表现为边缘光整的树枝状高信号;胆囊为类圆形或卵圆形边缘光整的高信号。

## 四、胰腺

### (一)X 线检查

ERCP 显示正常胰管自胰头向尾部斜行,管径逐渐变细,最大径不超过 5mm,边缘光滑整齐,主胰管上有一些分支,有时还可显示位置高于主胰管的副胰管。

### (二)CT 检查

可清楚显示胰腺的轮廓、密度、形状和大小。正常胰腺边缘光滑或呈小分叶状,密度均匀,低于肝实质,年长者因有脂肪替代而可见散在小灶性脂肪密度,增强后密度均匀增高。胰腺形似弓状,凸面向前,横跨腰 1、2 椎体前方,多数由头向尾逐渐变细,正常胰头厚度<3.0cm,胰体、尾厚度<2.5cm。一般胰尾位置高;胰头位置低;钩突是胰头下方向内延伸的楔形突出,其左前为肠系膜上动、静脉,外侧是十二指肠降段,下方为十二指肠水平段。脾静脉沿胰腺体尾部后缘走行,是识别胰腺的标志。胰管位于胰腺实质内,可不显示或表现为细线状低密度影。

## （三）MRI 检查

腹膜后高信号脂肪组织有助于勾画出胰腺轮廓。胰腺形态、大小、径线等同 CT 所见；在 $T_1WI$ 和 $T_2WI$ 上，胰腺信号均匀，与肝实质相似，应用 $T_1WI$ 脂肪抑制序列，胰腺呈相对高信号表现。其背侧的脾静脉由于流空效应可呈无信号影，有助于勾画出胰腺的后缘。胰头位于十二指肠曲内，十二指肠内液体表现为 $T_2WI$ 高信号影。

（裴红霞）

# 第二节　食管疾病

## 一、食管异物

### （一）临床表现

多见于儿童，大多为吞入硬币等，在成人则多因不慎吞入食物中的鱼骨等。食管异物易停留在食管的生理狭窄和正常压迹处，如近环咽部、主动脉弓压迹等。常见的症状为异物梗阻感、痉挛和吞咽困难，疼痛多发生在异物部位。较大的异物阻塞食管或压迫气管可产生呼吸道症状。

### （二）X 线表现

较大的不透光的异物在常规摄片和透视中均能发现。颈部的侧位片时，不透光异物密度较高时容易发现，由于食管横径较大，故停留在食管内异物大而呈扁平者如硬币等在正位上呈片状影，在侧位成扁平条状影。较长的棒状异物停留在食管内其长径常和食管长轴一致。食管不透光异物吞钡时可见食管内的充盈缺损。在某些患者异物太小时，吞钡不能显示，也可用棉絮等混合在钡剂内造影检查，可在异物处发现含钡棉絮的勾挂现象（图 5-3）。

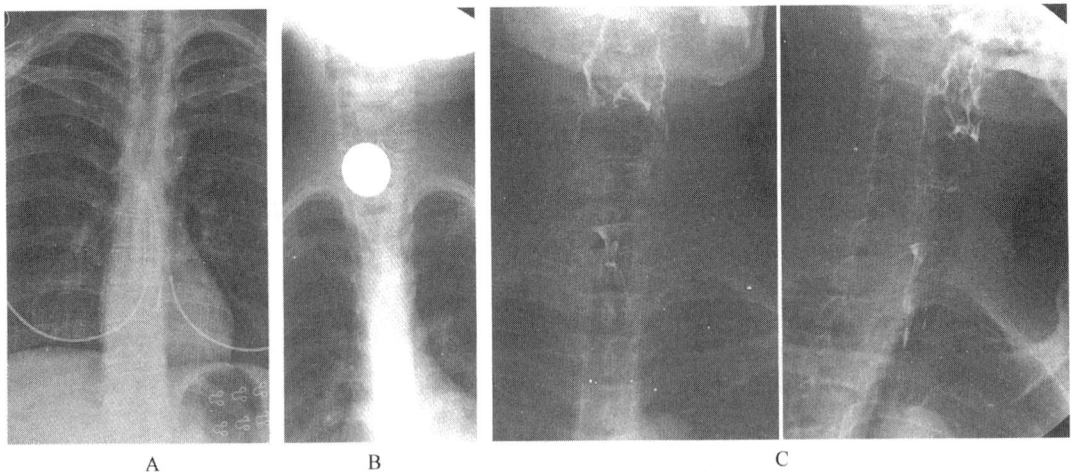

图 5-3　食管异物

　　注　A.胸部正位片示食管胸高密度异物影（卡子、硬币）。B、C.食管吞钡棉检查示食管异物，食管胸廓入口处见钡棉悬挂征象。

## 二、食管炎

### (一)反流性食管炎

1.临床表现

反流性食管炎是食管最常见的炎症性病变。主要症状为胸骨后和心窝部烧灼痛及反流等,常在向前弯腰和躺下时加重。在某些患者可出现上腹部或右上腹的疼痛,类似消化性溃疡和胆囊炎的表现。

2.X 线表现

卧位透视可见胃内钡液向食管反流。早期或轻度反流性食管炎的钡剂造影主要表现为食管原发蠕动波的减弱和消失,出现不规则的无推进性收缩。黏膜的水肿和炎症在双对比上表现为黏膜呈颗粒状和小结节状,出现小的溃疡和糜烂,表现为浅小的钡斑影,在切线为上可呈小齿状。严重的食管炎可表现为食管内出现多发的斑片状影,呈假膜状改变。病变后期,由于纤维增生和瘢痕收缩,形成食管下段的狭窄。

3.鉴别诊断

(1)腐蚀性食管炎:有误服强酸、强碱的病史,病变长,有明显痉挛和不规则的收缩,边缘呈锯齿状,病变严重或后期可见向心性狭窄。

(2)放射性食管炎:有放射治疗史。

(3)感染性食管炎:钡剂造影无特异性,鉴别应结合临床表现和口咽部细菌学检查。

### (二)腐蚀性食管炎

1.临床表现

早期可有中毒症状,患者有咽下疼痛和咽下困难,同时可伴有咳嗽、发热等呼吸道吸入症状。后期出现吞咽困难并逐渐加重。

2.X 线表现

应在急性炎症消退后进行,疑有穿孔或瘘等时,应采用碘水造影检查。病变较轻时,在食管下段见黏膜增粗,边缘略毛糙,可出现轻度狭窄。病变严重时,多为中、下段食管受累明显,边缘呈锯齿状和串珠状,食管出现不同程度的狭窄,狭窄一般为向心性(图 5-4)。

### (三)感染性食管炎

1.临床表现

感染性食管炎多见于婴儿和长期接受抗生素、激素、免疫抑制剂治疗的虚弱患者。患者常出现吞咽不适、吞咽疼痛、胸骨后疼痛和食管梗阻症状。

2.X 线表现

病变通常比较表浅,充盈相表现为边缘不规则和狭窄,双对比造影表现为颗粒状黏膜和卵石状黏膜,在切线位可见小的凸向腔外的溃疡。

### (四)药物性食管炎

1.临床表现

药物引发的食管炎通常发生在服药后几小时至数天,出现吞咽疼痛或胸痛,胸痛常在吞咽后加重。

2.X 线表现

食管双对比造影表现为不同程度的溃疡,呈类圆形或不规则形。

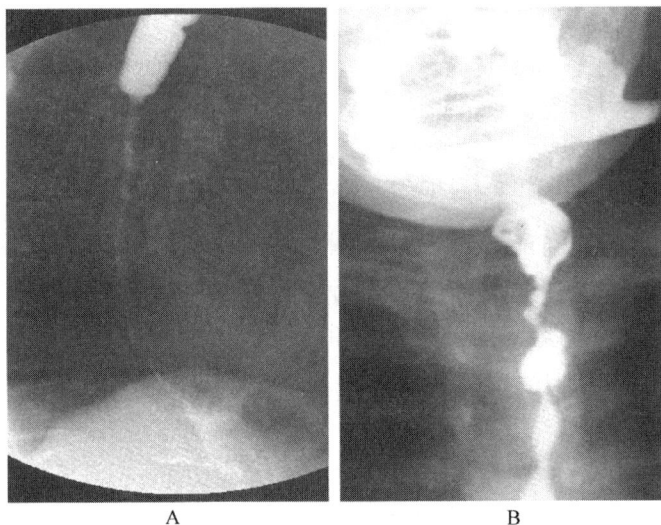

A        B

**图 5-4 腐蚀性食管炎**

**注** 食管造影示食管受累、狭窄,边缘呈锯齿状和串珠状。

### (五)放射性食管炎

1.临床表现

放射性食管炎是纵隔和胸部肿瘤接受放射治疗后引起的食管损伤。急性期主要表现为胸骨后烧灼感、吞咽疼痛和吞咽困难,慢性期主要表现为吞咽困难,大多发生在放疗后 3～4 个月。

2.X 线表现

急性期主要表现为多发浅表性溃疡,在双对比造影上表现为小的很浅的钡斑影,侧位片呈小齿状改变。慢性期主要表现为食管狭窄,通常狭窄段边缘光滑,狭窄段至正常段呈逐渐移行,范围较广。

## 三、食管静脉曲张

### (一)临床表现

食管静脉曲张通常由肝硬化或其他肝病引起的门静脉高压所致,为上行静脉曲张;少数患者由上腔静脉阻塞而发生食管静脉曲张,为下行静脉曲张。轻度的食管静脉曲张可无明显的临床症状,在行钡剂和内镜检查时发现。比较明显的食管静脉曲张,由于静脉曲张部位的食管黏膜变薄,容易发生溃疡、糜烂而破裂,发生明显呕血。

### (二)X 线表现

上行静脉曲张根据静脉曲张程度可分为轻、中、重 3 种。

(1)轻度静脉曲张:最初局限于食管下段,表现为黏膜增粗,管腔边缘略呈小凹状。

　　(2)中度静脉曲张:其病变累及下段和中段食管,静脉增粗、迂曲而凸入食管腔内,在 X 线吞钡食管造影上表现为纵行的粗大条状影和结节状影,进一步发展表现为蚯蚓状和串珠状,食管边缘呈锯齿状或小凹状。

　　(3)重度静脉曲张:可扩展至食管的中、上段,也可累及整个食管,食管常有明显扩张,食管的黏膜明显增粗,其内见类圆形或囊状充盈缺损,呈虫蚀状,食管边缘呈粗齿状,管壁蠕动减弱(图 5-5)。

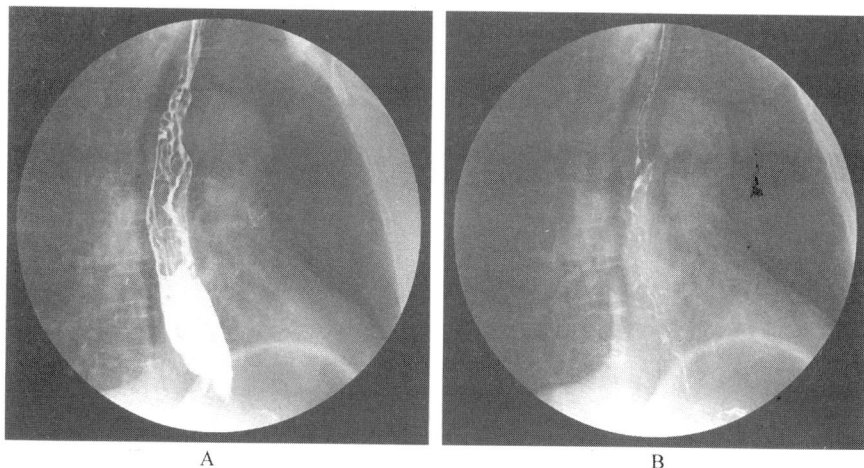

A　　　　　　　　　　　　　　　　B

**图 5-5　食管下段静脉曲张**

　　注　A.食管中下段、胃底黏膜广泛增粗、迂曲,呈蚯蚓状。B.管腔内见串珠状及虫蚀状充盈缺损。

### (三)鉴别诊断

1.混于钡剂的气泡和唾液

随吞咽后形成类圆形透亮影,类似食管静脉曲张征象,但随吞咽可以变化和移动。

2.食管裂孔疝

隔上的胃疝囊黏膜一般较粗,呈颗粒状,可误诊为迂曲、增粗的食管黏膜,当胃和食管完全充盈后可鉴别。

3.食管下段癌

一般癌病变较局限,上下分界清楚,管壁僵硬不能扩张。与静脉曲张不同,食管下段癌近端有梗阻征象。

## 四、Barrett 食管

### (一)临床表现

Barrett 食管由于食管下段黏膜被胃柱状上皮取代,异位于食管下段的胃上皮发生类似胃消化溃疡的糜烂和溃疡。主要表现为胸骨后或心窝部疼痛,吞咽时疼痛加重,并有梗阻感。

### (二)X 线表现

典型的 Barrett 食管在造影时主要表现为位于食管中下段近胃食管连接段区的较明显的狭窄。食管下段黏膜呈网络状或颗粒状。并伴有溃疡,狭窄段一般比较光整,溃疡可大可小,以 1cm 大小多见。

### （三）鉴别诊断

**1.食管癌**

进行性吞咽困难史。钡剂造影表现为管壁僵硬、黏膜破坏、不规则充盈缺损或龛影。

**2.腐蚀性食管炎**

有吞服强酸、强碱病史，病变多为中、下段，造影以长段狭窄为主（图5-6）。

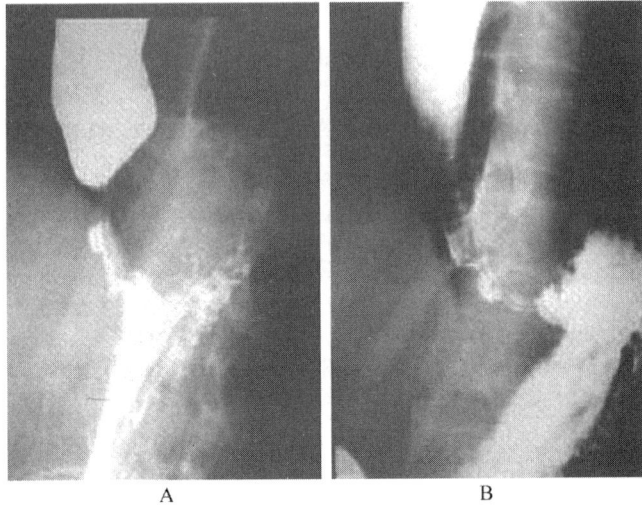

**图5-6　Barrett食管**

注　食管下段狭窄，可见颗粒状黏膜和小溃疡。

## 五、食管憩室

### （一）临床表现

食管中段憩室在食管憩室中最多见，大多数患者没有明显的临床症状，少数患者有吞咽梗阻感和吞咽不适。

### （二）X线表现

多数为单发，少数为多发。牵引性憩室通常表现为基底较宽，尖端指向前方呈帐篷状或略呈三角形的突出影。牵引性内压憩室一般顶端较为圆钝，呈类圆形，憩室有相对较狭窄的颈部，其内可见黏膜进入。

### （三）鉴别诊断

典型食管憩室吞钡检查诊断不难，发生憩室炎时需与溃疡鉴别。憩室炎发生在憩室颈部较狭窄，体积较大，食物停留时间较长的憩室，伴发炎症时，X线表现为憩室边缘毛糙不规则，邻近食管可痉挛收缩，黏膜皱襞增粗。

## 六、食管裂孔疝

### （一）临床表现

食管裂孔疝指胃贲门部一部分经膈肌的食管裂孔向上疝入至隔上，形成疝囊，为膈疝最常见的一种。常见症状有反酸、嗳气、反流、胸骨后烧灼感等。

**（二）X线表现**

造影应取头侧略低的卧位,反复旋转并在患者做深呼吸时观察,发现膈上近食管裂孔处由胃上部形成的疝囊为诊断的唯一依据,疝囊具有以下特征。①疝囊上与食管下括约肌相连。②疝囊两侧有膈食管环形成的对称切迹,膈食管环又称B环。③疝囊无蠕动性收缩,排空较食管下段迟缓。④疝囊内可见黏膜皱襞,与胃的皱襞相连续。

根据疝囊的位置不同,可将裂孔疝分为3型。①滑动型:随体位或呼吸的改变,疝囊可自膈上移至膈下而消失,并可再次在膈上出现。②不可恢复型:疝囊恒定存在于膈上。③食管旁型:疝囊经裂孔处疝入膈上,位于食管旁,贲门仍于膈下与食管相连。

**（三）鉴别诊断**

1.食管膈壶腹

食管远端隔上4～5cm椭圆形扩张,边缘光滑,与食管连接处或囊本身均无狭窄收缩切迹。

2.食管膈上憩室

有一狭窄颈部与食管相连。

# 七、贲门失迟缓症

**（一）临床表现**

贲门失迟缓症主要的病理变化是食管神经异常,吞咽时食管体部无推进性收缩、食管下括约肌松弛障碍。临床表现为吞咽困难、胸骨后不适、食管反流。常继发吸入性肺炎、食管炎、食管憩室。

**（二）X线表现**

钡剂造影:典型贲门失迟缓症钡剂造影时,食管体部缺少蠕动波,食管下端呈漏斗状狭窄,边缘光滑整齐,称为"鸟嘴状"改变。立位吞钡时,食管体部呈不同程度的扩张。根据扩张的程度分为3度。Ⅰ度:扩张直径＜3.5cm,病变范围仅位于食管下段;Ⅱ度:扩张直径3.5～6cm,其范围波及食管下1/3段;Ⅲ度:扩张直径＞6cm,其部位已达食管下2/3段。

**（三）鉴别诊断**

1.贲门癌和食管下段癌

贲门失迟缓征造影时给予亚硝酸异戊酯吸入有时可使失迟缓征的狭窄暂时轻度开放,可与恶性肿瘤鉴别。

2.食管良性肿瘤

钡剂造影可见食管外压改变,黏膜光滑完整。

3.食管化学烧伤性狭窄

有化学烧伤史,造影可见不规则狭窄。

4.弥漫性食管痉挛

弥漫性食管痉挛造影时食管腔出现向心性狭窄,使食管呈串珠状,但食管下括约肌可以松弛。

## 八、食 管 癌

食管癌是我国常见的恶性肿瘤之一,治疗效果差,多见于 40 岁以上的男性,50～70 岁占多数。

### (一)分类

食管鳞癌定位分类如下。

1.X

定位未知。

2.高位

胸廓入口至奇静脉弓下缘。

3.中段

奇静脉弓下缘至下肺静脉水平下缘。

4.低位

下肺静脉水平下缘至胃,包括食管胃交界。

### (二)分型

1.根据病理形态分型

(1)病理早期形态分型:隐伏型、糜烂型、斑块型、乳头型。

(2)病理中、晚期形态分型:髓质型、蕈伞型、溃疡型、缩窄型、腔内型。

2.根据病理组织分型

鳞状细胞癌、腺癌、腺样囊性癌、腺鳞癌、基底细胞样鳞状细胞癌、黏液表皮样癌、梭形细胞(鳞)癌、疣状(鳞)癌、未分化癌。

### (三)分级

Gx:分化程度不能确定。

$G_1$:高分化癌。

$G_2$:中分化癌。

$G_3$:低分化癌,未分化。

### (四)影像学表现

1.早期食管癌

食管黏膜皱襞迂曲、中断。单发或多发小龛影。可见局限性充盈缺损和局限性管壁僵硬。钡流速度减缓或一过性滞留。以上均为早期食管癌的诊断或高度可疑征象,必要时须进一步做食管镜与脱落细胞检查。

2.进展期(中、晚期)食管癌

总的表现黏膜皱襞破坏,可见充盈缺损,管壁僵硬,管腔狭窄,钡剂通过受阻。部分病例可见软组织肿块形成。

中、晚期食管癌各型的表现见图 5-7。

(1)髓质型:病变范围一般较大,管腔内可见显著的充盈缺损,使管腔闭塞,病变上方食管扩张。X 线上见梭形软组织肿块影。

(2)蕈伞型:以肿瘤向腔内生长为主,呈不规则或菜花状充盈缺损,合并偏心性管腔狭窄僵硬,肿瘤区与正常食管分界清楚,狭窄上方食管扩张。

(3)溃疡型:以长条扁平龛影为主,周围隆起,黏膜皱襞破坏,管壁僵硬,扩张度差,无明显梗阻。

(4)浸润型:以环形狭窄为主要特点。有时呈漏斗状狭窄,病变范围短,管壁僵硬,肿瘤区与正常食管分界清楚,上段食管明显扩张。

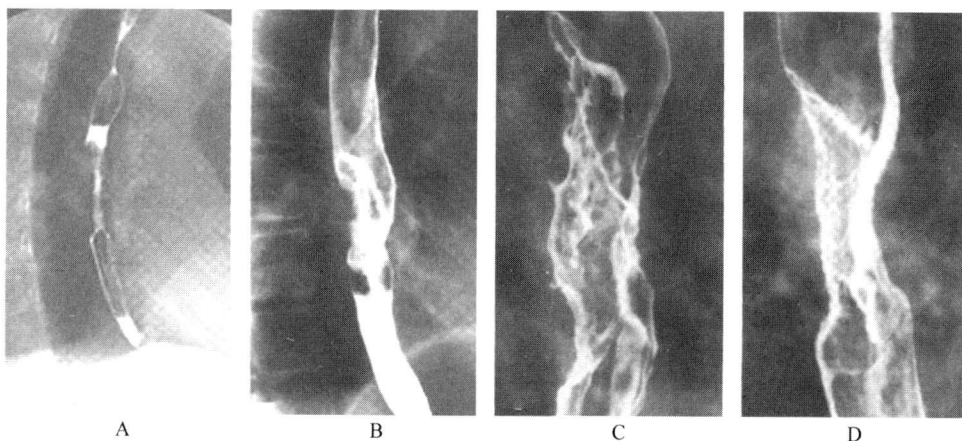

**图 5-7 食管癌 X 线形态分型**

注 A.髓质型:表现为管腔内较大的充盈缺损,病变段管腔狭窄,管壁僵硬,上部管腔扩张。B.蕈伞型:表现为管腔内充盈缺损,边缘不整,病变常见表浅溃疡,晚期出现管腔偏侧性狭窄。C.溃疡型:显示为大小和形态不同的腔内龛影,边缘不光整,溃疡沿食管长轴破溃伴边缘隆起时,出现"半月征",周围可见环堤。D.缩窄型:表现为病变食管呈环状对称性狭窄或漏斗状梗阻,管壁僵硬,边缘多较光整,上部食管显著扩张。

## (五)诊断

钡剂造影是主要检查方法。局部管壁轮廓毛糙僵硬,扩张受限,蠕动消失。管腔狭窄,钡剂通过受阻。黏膜皱襞破坏,可有结节状隆起或充盈缺损。CT 和 MRI 发现食管周围脂肪带的消失提示肿瘤食管外侵犯。

## (六)鉴别诊断

食管癌常需与以下疾病鉴别。

1.消化性食管炎

形成的溃疡较小,黏膜皱襞无破坏中断,虽有管腔变窄但尚能扩张,据此可与溃疡型食管癌的大而不规则的龛影及黏膜中断、管壁不规则僵硬区别。

2.食管良性狭窄

硬化型食管癌典型的局限环形狭窄与食管良性狭窄,如腐蚀性食管炎的长段呈向心性狭窄截然不同,且后者有明确的病史。

3.食管下段静脉曲张

有时食管下段静脉曲张应与髓质型食管癌鉴别,前者具有肝硬化病史,且蚯蚓状与串珠状的充盈缺损、管壁柔软无梗阻为其特征性表现。

(裴红霞)

# 第三节　胃癌

胃癌是我国常见的恶性肿瘤之一,以男性多见,50～59 岁年龄组发病率最高。胃癌可发生于胃的任何部位,但以胃窦、胃小弯与食管胃结合部常见。影像学的准确分型分期对肿瘤的精准治疗意义重大,CT 是胃癌疗前评价的主要手段。

## 一、病理生理

胃癌多为起源于胃黏膜上皮的腺癌病变,包括黏液腺癌、印戒细胞癌等特殊类型。

### (一)早期胃癌

早期胃癌是指癌局限于黏膜或黏膜下层。依肉眼形态分为 3 个基本类型。

1.Ⅰ型(隆起型)

病灶隆起呈小息肉状,基底宽、无蒂,常大于 5mm,占早期胃癌的 15% 左右。

2.Ⅱ型(浅表型)

癌灶表浅,分 3 个亚型,约占 75%。

(1)Ⅱa 型(浅表隆起型):病变稍高出黏膜面,高度不超过 0.5cm,表面平整。

(2)Ⅱb 型(浅表平坦型):病变与黏膜等平,但表面粗糙呈细颗粒状。

(3)Ⅱc 型(浅表凹陷型):最常见,凹陷不超过 0.5cm,病变底面粗糙不平,可见聚合黏膜皱襞的中断或融合。

3.Ⅲ型(溃疡型)

约占早期胃癌的 10%,黏膜溃烂较Ⅱc 深,但不超过黏膜下层,周围聚合皱襞有中断、融合或变形成杵状。

### (二)进展期胃癌

临床上较早期胃癌多见,是指肿瘤侵犯肌层或更深结构。进展期胃癌的大体形态多沿用 Borrmann 提出的分类法。

1.Ⅰ型(肿块型)

肿瘤呈结节肿块状向胃腔内隆起生长,边界清楚。

2.Ⅱ型(局限溃疡型)

单个或多个溃疡,边缘隆起,形成堤坎状,与正常胃壁边界较清楚。

3.Ⅲ型(溃疡浸润型)

隆起而有结节状的边缘向周围浸润,与正常黏膜无清晰的分界。此型最常见。

4.Ⅳ型(弥漫浸润型)

癌组织发生于黏膜表层之下,在胃壁内向四周弥漫浸润弥散,常伴有纤维增生。病变如累及胃窦,可造成狭窄梗阻;如累及全胃,可使整个胃壁增厚、变硬,称为皮革胃。

## 二、临床表现

早期胃癌指癌组织仅侵及黏膜和黏膜下层,未侵润肌层,且不论其是否已有淋巴结转移。

它可分为 3 型。①隆起型:癌肿隆起高度＞5mm。②浅表型:癌灶比较平坦,不形成明显的隆起或凹陷,又可分为 3 个亚型,浅表隆起型、浅表凹陷型、浅表平坦型。③凹陷型:癌灶凹陷深度＞5mm,形成溃疡。

进展期胃癌指癌组织越过黏膜下层,侵及肌层以下者,分为以下几型。①结节蕈伞型:肿瘤呈结节或息肉状向胃腔内生长。②盘状蕈伞型:肿瘤边缘高起外翻呈盘状,中央有溃疡。③局部溃疡型:溃疡较深,边缘隆起,周围浸润不明显。④浸润溃疡型:溃疡底盘较大,向壁内浸润明显,切面界限不清。⑤局部浸润型:肿瘤向周围扩展呈浸润性生长,表面可有糜烂或浅溃疡。⑥弥漫浸润型:又称皮革胃,肿瘤在胃壁内浸润性生长,累及胃大部或全胃。

胃癌可发生于胃的任何部位,以胃窦幽门区相对多见。早期多无明显症状,典型的临床症状表现为胃肠道梗阻,出现腹部饱胀、隐痛、自动限制饮食、呕吐宿食。随着病情发展,可发生吞咽困难、消瘦、贫血,上腹部可扪及肿块。

## 三、影像学表现

### (一)X 线钡餐造影

#### 1.早期胃癌

在良好的胃双对比钡餐造影下可以显示。早期胃癌可表现为小的充盈缺损(Ⅰ、Ⅱa),边界比较清楚,基底宽,表面粗糙不平。Ⅱc 及Ⅲ型常表现为龛影,前者凹陷不超过 5mm,后者深度常大于 5mm,边缘不规则呈锯齿状。纠集的黏膜有中断、变形或融合现象;可表现为较浅的薄层钡区,表现为不规则的小龛影。

#### 2.进展期胃癌

(1)充盈缺损,形状不规则,多见于 BorrmannⅠ型胃癌。

(2)胃腔狭窄,胃壁僵硬,主要由浸润型癌引起,也可见于 BorrmannⅠ型胃癌。

(3)龛影,多见于 BorrmannⅡ、Ⅲ型胃癌,龛影周围一宽窄不等的透明带,即环堤征,其宽窄不等,轮廓不规则但锐利,环堤上见结节状和指压迹状充盈缺损(指压痕),这些充盈缺损之间有裂隙状钡剂影(裂隙征)。以上表现统称为半月综合征。

(4)黏膜皱襞破坏、消失或中断,邻近胃黏膜僵直,蠕动消失。胃壁僵硬是浸润型胃癌的 X 线表现。胃窦癌表现为胃窦狭窄,呈管状或漏斗状。弥漫性胃癌时受累范围广,胃容积变小,蠕动消失。

### (二)CT 和 MRI 表现

要用对比剂充分扩张胃腔,以准确评估胃壁厚度,对比检出癌肿,应采用阴性对比剂(气或水)。

(1)胃癌的形态:主要包括胃腔内肿块(图 5-8A)、胃壁增厚伴腔内溃疡(图 5-8B)和胃壁弥漫增厚(图 5-8C),早期胃癌可见黏膜面局限性线样高强化(图 5-8D),溃疡可不明显。

(2)病变胃壁僵硬、胃腔狭窄,动脉期黏膜面线样高强化破坏、消失,黏膜皱襞隆起、变窄、融合、消失,增强扫描可见癌肿胃壁异常高强化,浆膜面毛糙模糊,周围脂肪间隙密度增高并索条、结节。

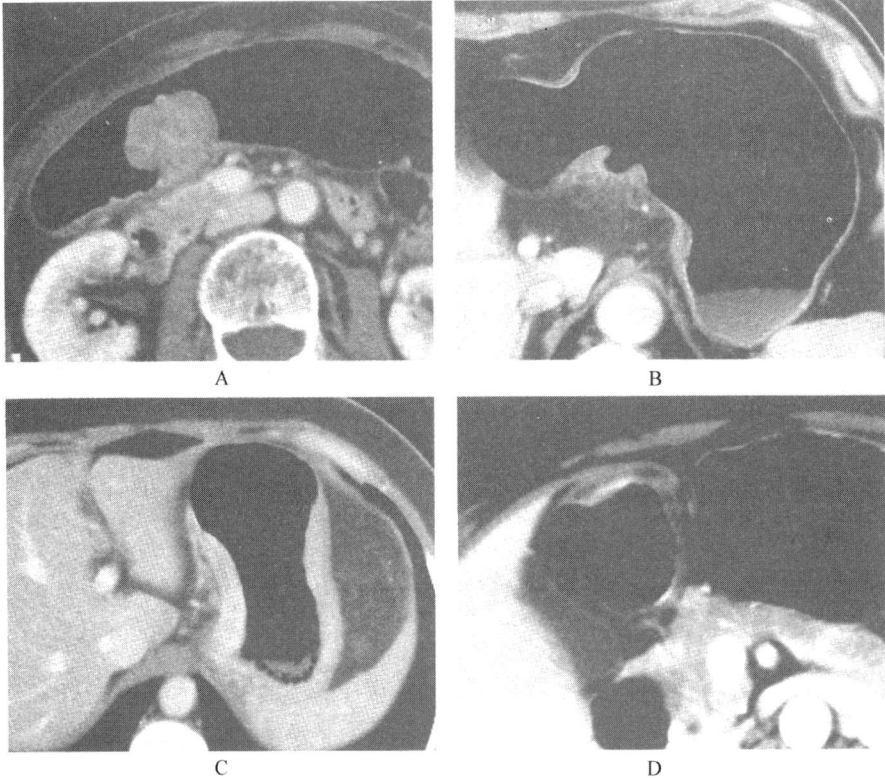

图 5-8　不同形态胃癌的 CT 表现

注　A、B.胃窦部胃腔狭窄、黏膜皱襞糜烂、破坏。C、D.CT 表现为胃壁不规则增厚。

（3）胃癌易于发生纤维化（成结缔组织反应），限制造影剂的廓清，故强化特征多呈渐进性。

（4）根据胃癌形态及与邻近胃壁的关系，分为 Borrmann Ⅰ～Ⅳ型，分型越高则预后越差。

（5）进展期胃癌可伴周围脏器侵犯，在肝脏、胰腺等实质脏器内形成嵌插或造成邻近结肠壁增厚。

（6）进展期胃癌常伴淋巴结、腹膜及脏器转移，应仔细观察胃淋巴结引流区域及邻近腹膜网膜等位置。

（7）黏液腺癌可显示片状低强化黏液湖和（或）泥沙样钙化，印戒细胞癌常呈明显高强化。

CT 和 MRI 检查的重要价值除显示肿瘤侵犯胃壁外，还能直接观察周围浸润及远处转移的情况。如果胃周围脂肪线消失，表明病变已突破胃壁浆膜。

## 四、诊断

胃癌 CT 主要表现为溃疡和胃壁增厚、高强化，少数可呈肿块样形态，应结合起源判断，综合桥样皱襞等征象进行区分。

## 五、鉴别诊断

### （一）扩张不良的正常胃壁

为了克服胃壁假性增厚的干扰，CT 检查前常规肌内注射山莨菪碱降低胃壁张力，利于对比剂存留、使正常胃壁充分伸展和癌肿形成厚度对比而利于后者的检出、显示和范围判断。但当存在降低张力禁忌证或降低张力效果不佳时,正常胃壁也可能由于张力收缩而表现为假性增厚的情况,尤其易发生在胃底贲门和胃窦部区域。此时可借助相关征象进行辅助判别。

1.胃黏膜形态

扩张不良的正常胃壁仍可见波浪状黏膜纹理的存在以及黏膜沟内存留的气泡影,而起源于黏膜的胃癌则难再显示。

2.各时相胃壁形态的变化

正常胃壁由于存在蠕动,在增强各时相胃壁的形态往往出现明显变化,而癌肿胃壁僵硬,很少随时间而发生形态的明显改变。

3.强化特征的差异

正常胃壁分层强化,动脉期黏膜面明显高强化,至静脉期强化即迅速下降;而胃癌多为持续高强化,并常表现为自黏膜侧向浆膜侧的造影剂渐进充填。

### (二)消化性溃疡及胃炎性病变

CT 不是消化性溃疡和胃炎性病变的首选和常规检查手段,但 CT 检查偶然发现此类胃壁增厚时需与恶性溃疡进行鉴别。消化性溃疡多为腔外溃疡,溃疡口部的胃壁可形成环周隆起,并向溃疡口轻度翻入,造成溃疡口部相对较窄,相当于钡餐造影的项圈征或狭颈征。溃疡周围的胃壁增厚常以黏膜下水肿改变为主,CT 增强多为低强化,且伴内部增粗迂曲血管,这些征象在胃癌都是比较少见的。

胃炎性病变致病诱因包括幽门螺杆菌(Hp)感染,饮酒,口服阿司匹林等非甾体类抗炎药,紧张,病毒或真菌感染等,胃窦部好发。CT 表现为胃壁增厚且柔软,多为对称、均匀性增厚,强化程度多偏低,动脉期可见分层,但均非特异性征象;出现息肉或分叶状皱襞时与胃癌和淋巴瘤鉴别困难。

### (三)胃肠间质瘤(GIST)

GIST 呈肿块形态,与多数胃癌呈胃壁增厚伴溃疡改变不同,需要鉴别的是Ⅰ型隆起型早期和 Borrmann Ⅰ型蕈伞型进展期胃癌,两者均可表现为突向胃腔内肿块。鉴别的要点在于两者起源不同,GIST 起源于黏膜下,由于表面黏膜覆盖并保护肿瘤,往往出现"桥样皱襞"征象,CT 动脉期显示高强化的黏膜层跨过肿瘤表面,并与邻近正常胃黏膜相延续;而胃癌起源于黏膜本身,表面黏膜已破坏故无桥样皱襞,且由于病变直接与胃腔接触,表面往往较 GIST 粗糙不平。另外,两者的溃疡形态不同,GIST 溃疡形成机制为肿瘤内部坏死,坏死物穿透黏膜后排入胃腔内形成,故多呈潜掘状、裂隙状和烧瓶状形态;而胃癌溃疡为黏膜面病变直接坏死脱落形成,多呈较宽大的火山口状。

### (四)淋巴瘤

淋巴瘤多表现为胃壁增厚,但其生物学行为与胃癌不同,往往在间隙内排列浸润而很少造成纤维化,胃壁相对较软且外侵改变不明显,CT 征象上表现为"一低二不符":强化程度较低且均匀,胃壁明显增厚与胃腔狭窄不明显及浆膜面外侵程度较轻不呈比例,与胃癌僵硬的胃壁及胃腔明显狭窄可供鉴别。需要注意的是 MALT 淋巴瘤,由于多为继发于胃部 Hp 感染导致的 B 细胞异常克隆所致,CT 上也可出现分层状高强化,并易于出现溃疡,有时与胃癌鉴别困难,确切区分需要胃镜活检。

### (五)异位胰腺

好发位置为胃窦及十二指肠,起源于黏膜下,多向腔内生长。CT 显示局限性胃壁增厚或梭形结节样黏膜下占位,边界常模糊,由于被覆黏膜层常伴炎症,可见增厚及高强化,病灶长短径之比多＞1.4。增强扫描可与胰腺同步,但根据成分不同,也可表现为不同的强化特征,如胰管结构为主者强化多低于胰腺,而腺体结构为主者多高于胰腺。

(裴红霞)

# 第四节　结直肠癌

## 一、结肠癌

结肠癌是胃肠道常见的恶性肿瘤,我国结肠癌的发病率低于欧美国家,但近年来有上升趋势,特别是大城市,常发生于 50 岁以上,发病高峰年龄为 60～70 岁。结肠癌病因虽未明确,但是相关的高危因素包括:过多的动物脂肪及动物蛋白饮食;缺乏新鲜蔬菜及纤维素食品;缺乏适度的体力活动。其他与结肠癌发病的有关因素包括:遗传性家族性疾病(结肠癌家族史、家族性肠息肉病等);结肠腺瘤、溃疡性结肠炎及结肠血吸虫病肉芽肿等。

### (一)病理生理

(1)结肠癌好发部位依次为乙状结肠、盲肠、升结肠、降结肠,极少数患者可为两处同时发病。细胞类型多为腺癌,其次为黏液腺癌、印戒细胞癌、未分化癌及鳞癌等。

(2)早期结肠癌分为隆起型、浅表型和凹陷型。进展期结肠癌的大体形态:国际上通常采用 Borrmann 分型。

Borrmann Ⅰ 型(蕈伞型):癌肿向腔内形成大的隆起,表面无大的溃疡。

Borrmann Ⅱ 型(局限溃疡型):癌肿形成明显的溃疡并伴有边界清楚的环堤。

Borrmann Ⅲ 型(浸润溃疡型):癌性溃疡周围的环堤破溃,环堤边界不清。

Borrmann Ⅳ 型(浸润型):癌肿不形成明显的溃疡和环堤,沿黏膜下或深层广泛浸润。

结肠癌以局限溃疡型和浸润溃疡型居多。

(3)结肠癌转移的方式。

1)直接浸润:一般沿肠管横轴呈环状浸润,并向肠壁深层发展,沿纵轴上下扩散较慢,浆膜受侵者,常与周围组织、邻近脏器及腹膜粘连。

2)淋巴转移:是结肠癌的主要转移方式,主要为结肠旁淋巴结,再引流至系膜淋巴结,最后转移至血管蒂根部中央淋巴结。

3)血行转移:一般癌细胞或癌栓沿门静脉系统先达肝脏,后到肺、胃、肾、卵巢、皮肤等其他组织脏器。

4)腹腔种植转移:穿破浆膜后癌细胞脱落至腹腔内和其他脏器表面。

### (二)临床表现

患者早期多无症状,确诊时多为晚期。结肠癌的临床症状取决于病变发生的部位,右侧结肠癌以腹部包块、腹痛及贫血为多见;左侧则以便血、腹痛及便频为主,易发生梗阻。

### (三)影像学表现

**1.钡餐造影**

(1)蕈伞型(BorrmannⅠ型):表现为突向腔内的肿块影,边界清楚,轮廓不规则,伴有黏膜破坏,充盈缺损多偏于管壁一侧或环绕整个肠壁,较少引起管腔狭窄。

(2)局限溃疡型(BorrmannⅡ型):多表现为溃疡型肿瘤,中心可见火山口状溃疡,周围环堤完整清晰。

(3)浸润溃疡型(BorrmannⅢ型):表现为较大且不规整的龛影,部分环堤破坏而不完整,沿结肠长轴发展,肠壁僵硬,结肠袋消失。

(4)浸润型(BorrmannⅣ型):癌肿沿黏膜下层及深层弥漫型浸润,黏膜层存在,不形成溃疡,表现为较长管腔狭窄。典型 X 线表现为"苹果核征",溃疡的环堤形成"苹果核征"的两端,中央的管腔狭窄段为癌性溃疡形成的癌性隧道,见于 BorrmannⅡ～Ⅲ型结肠癌。

**2.CT 表现**

(1)肠壁增厚,增厚的肠壁黏膜面多明显凹凸不平,肿瘤与周围脂肪间隙界限不清,提示癌肿向腔外浸润(图 5-9)。

(2)腔内肿块,形成向腔内生长偏心性肿块,呈不规则形,病灶较大时中心可见坏死区域,表面见较大溃疡或多发微小溃疡,部分黏液腺癌内部见钙化,肿块与正常肠壁分界欠清晰。

(3)肠腔狭窄,肿瘤侵及肠壁 3/4 或环周时,表现为肠腔不规则狭窄。

(4)增强扫描肿瘤表现为不均匀明显强化,内部坏死区域未见强化。

(5)肿瘤可向外侵犯周围器官,结肠肝曲癌易侵及肝脏、十二指肠降段及水平段,结肠脾曲癌易侵犯脾脏及胰腺体尾部。

(6)淋巴结转移,可表现为结肠周围、肠系膜及腹膜后多发肿大淋巴结。

(7)其他脏器转移,肝脏是结肠癌常见的转移器官,多表现为肝脏多发环形强化结节;肺部转移多表现为双肺多发结节。

**3.MRI 表现**

癌肿在 $T_1WI$ 信号低于肠壁,呈低或等信号,$T_2WI$ 肿瘤呈稍高信号,高于邻近肠壁信号,DWI 呈高信号,增强扫描可见轻、中度强化。MRI 具有较高的软组织分辨率,可显示正常结肠肠壁的分层状结构,肠壁黏膜下层呈 $T_2WI$ 高信号,肌层呈 $T_2WI$ 低信号。MRI 通过显示肌层是否完整,从而判断肿瘤侵犯深度及外侵状态。

### (四)诊断

结肠癌原发灶的主要影像征象有肠壁的增厚、肿块、肠腔狭窄和局部肠壁的异常强化。出现周围组织浸润及淋巴结和远隔转移,进一步支持结肠癌诊断。

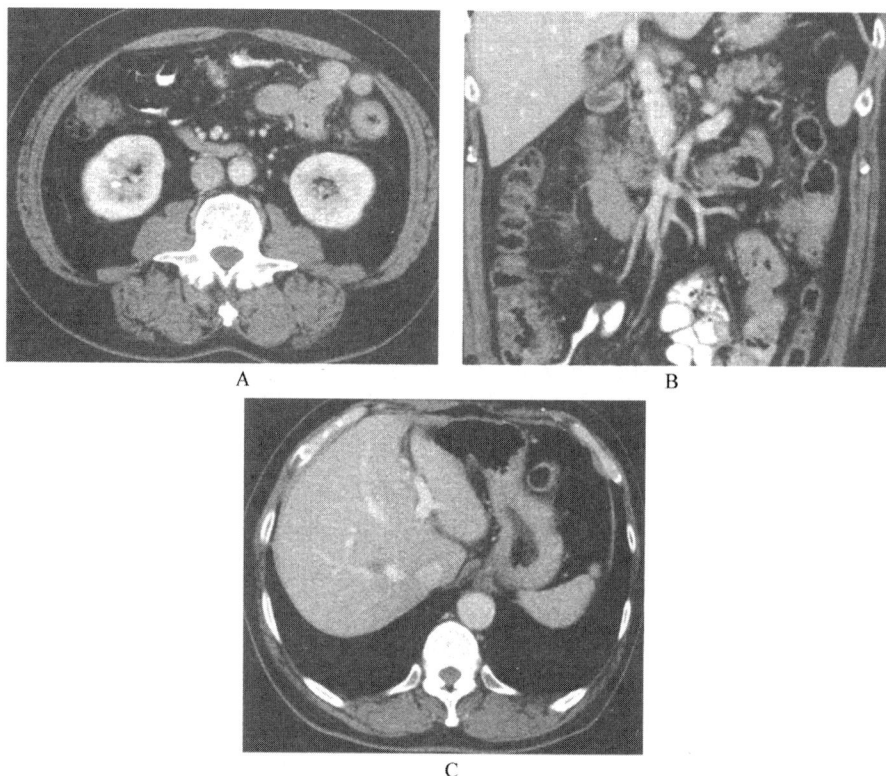

图 5-9 降结肠癌

注 患者,男,61岁,腹部疼痛3个月。A、B.增强CT示降结肠管壁可见不均匀环周增厚,增强扫描明显强化,邻近脂肪间隙模糊,周围可见肿大淋巴结。C.肝脏S8见强化结节,考虑转移。病理:降结肠中分化腺癌。

### (五)鉴别诊断

1.结肠良性肿瘤

病程较长,症状较轻。X线表现为局部充盈缺损,形态规则,表面光滑,边缘锐利,肠腔无狭窄,未受累的结肠袋完整。

2.结肠炎性疾病(包括结核、血吸虫病肉芽肿、溃疡性结肠炎、痢疾等)

肠道炎性病变病史各有其特点,大便镜检都可能有特殊发现,如虫卵、吞噬细胞等,痢疾可培养出致病菌。X线检查病变受累肠管较长,而癌肿一般很少超过10cm。肠镜及病理组织学检查可进一步确诊。

3.结肠痉挛

X线检查为结肠肠腔短暂性收缩狭窄,可缓解、扩张。

4.阑尾脓肿

有腹部包块,但影像学检查示包块位于盲肠外,患者有阑尾炎病史。

## 二、直肠癌

直肠癌是乙状结肠直肠交界处至齿状线之间的癌,是消化道常见的恶性肿瘤。多见于老年人,常发生于 50 岁以上。从流行病学分析,直肠癌在少纤维、高脂肪及动物蛋白饮食习惯的人群中发病率较高。直肠癌根治性切除术后总的 5 年生存率在 60% 左右。

### (一)病理生理

1.直肠癌组织学分类

细胞类型多为腺癌,其次为黏液腺癌、印戒细胞癌、未分化癌及腺鳞癌等。

2.直肠癌转移的方式

(1)直接浸润:癌肿一般沿肠管横轴呈环状浸润,并向肠壁深层发展,沿纵轴上下扩散较慢,上段直肠癌可穿透浆膜层侵入子宫、膀胱等,而中、下段直肠癌由于缺乏浆膜层,易向四周侵犯,如前列腺、精囊腺、阴道、输尿管等。

(2)淋巴转移:是结肠癌的主要转移方式,上段直肠癌向上沿直肠上动脉、肠系膜下动脉及腹主动脉周围淋巴结转移,下段直肠癌向上方和侧方转移为主,齿状线周围的癌肿可向上、侧、下方转移,向下方转移表现为腹股沟淋巴结肿大。

(3)血行转移:一般癌细胞或癌栓沿门静脉系统先达肝脏,后到肺、胃、肾、卵巢、皮肤等其他组织脏器。

(4)腹腔种植转移:直肠癌种植转移概率较小,上段直肠癌偶可发生种植转移。

### (二)临床表现

患者早期多无明显症状,癌肿破溃形成溃疡时才出现症状。首先表现为直肠刺激症状,排便习惯改变,便频,里急后重等;肠腔狭窄导致大便变形变细,发生肠道梗阻后可继发肠梗阻改变;癌肿破溃后可出现大便表面带血、黏液等。直肠癌以便血、便频、便细及黏液便多见。

### (三)影像学表现

1.钡餐造影

详见本节结肠癌造影表现。

2.CT 表现

(1)肠壁环周或局限性增厚,黏膜面消失,凹凸不平。

(2)腔内肿块形成,表面可见宽大溃疡。

(3)增强扫描明显不均匀强化。

(4)可显示肌外膜受侵的情况,外膜面模糊,周围脂肪间隙索条影,提示肌外膜面受侵。

(5)直肠上段前壁与腹膜反折相邻,该部位癌肿与腹膜反折分界不清,伴腹膜强化,提示腹膜反折受侵。

(6)直肠周围系膜及双侧髂内血管旁易出现淋巴结转移。

(7)肿瘤较大可侵犯邻近结构,如前列腺、精囊性、子宫、阴道、膀胱、输尿管及盆壁肌肉等。

3.MRI 表现

(1)肠壁局限性或全周弥漫性不规则增厚,伴有蕈伞状肿块,管腔不规则狭窄。SE-$T_1WI$ 肿瘤表现为等信号或等、低混杂信号,$T_2WI$ 肿瘤为高或稍高信号。

(2)增强扫描直肠癌呈均匀或不均匀强化,延迟期肿瘤边界、病变段肠壁的外缘显示更加清晰,有利于判断肿瘤在肠壁的浸润深度及直肠系膜受侵的程度(图 5-10)。

(3)MRI 检查可以明确诊断直肠系膜是否受侵,在临床外科手术治疗中具有重要意义。

$T_2WI$ 脂肪抑制序列显示肠周脂肪间隙出现肠壁外结节状软组织影,并 $T_1WI$ 动态增强扫描明显强化,则为直肠系膜受侵的特征性表现。

(4)直肠癌 Dukes 分期(改良方案)。

1)A 期:肿瘤局限于肠壁。

$A_0$:肿瘤局限于黏膜层或原位癌。

$A_1$:肿瘤侵及黏膜下层。

$A_2$:肿瘤侵犯肌层。

2)B 期:肿瘤穿透肠壁,侵入肠周脂肪间隙或邻近器官,无淋巴结转移,尚可切除者。

3)C 期:不论肿瘤局部浸润范围如何,已有区域淋巴结转移者。

$C_1$:肿瘤附近淋巴结有转移。

$C_2$:肠系膜血管根部淋巴结有转移。

4)D 期:远处脏器如肝、肺、骨骼、脑等有转移,远处淋巴结如锁骨上淋巴结转移,肠系膜血管根部淋巴结伴主动脉旁淋巴结有转移,腹膜腔广泛转移,冰冻盆腔。

### (四)诊断

直肠癌的主要影像征象有肠壁的增厚、肿块、肠腔狭窄和局部肠壁的异常强化,可侵犯直肠壁外血管、系膜筋膜及周围组织器官。

### (五)鉴别诊断

1.直肠黏膜下肿瘤

常见黏膜下肿瘤为 CIST、淋巴瘤等。与直肠癌相比,黏膜下肿瘤表面光滑,CT 或 MRI 可显示黏膜层,与正常肠壁分界清晰;当出现溃疡时,溃疡范围较肿瘤小;病变处肠壁相对柔软,较少出现梗阻征象。

2.直肠腺瘤

肠壁不规则增厚,部分突入肠管内部,肿块基底较窄,局部肠壁凹陷,肠管外无肿大淋巴结。肿瘤及管壁均较柔软。

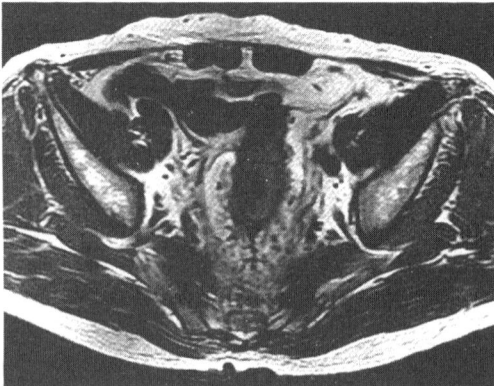

A

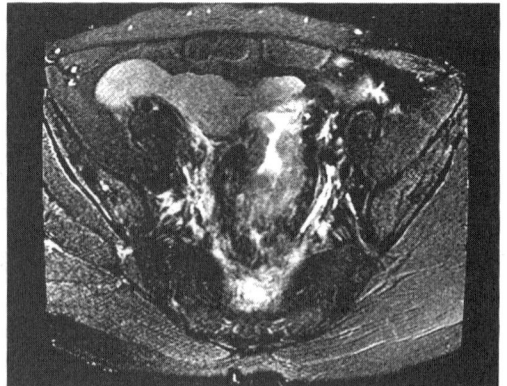

B

C　　　　　　　　　　　　　　　　　　　D

E　　　　　　　　　　　　　　　　　　　F

G

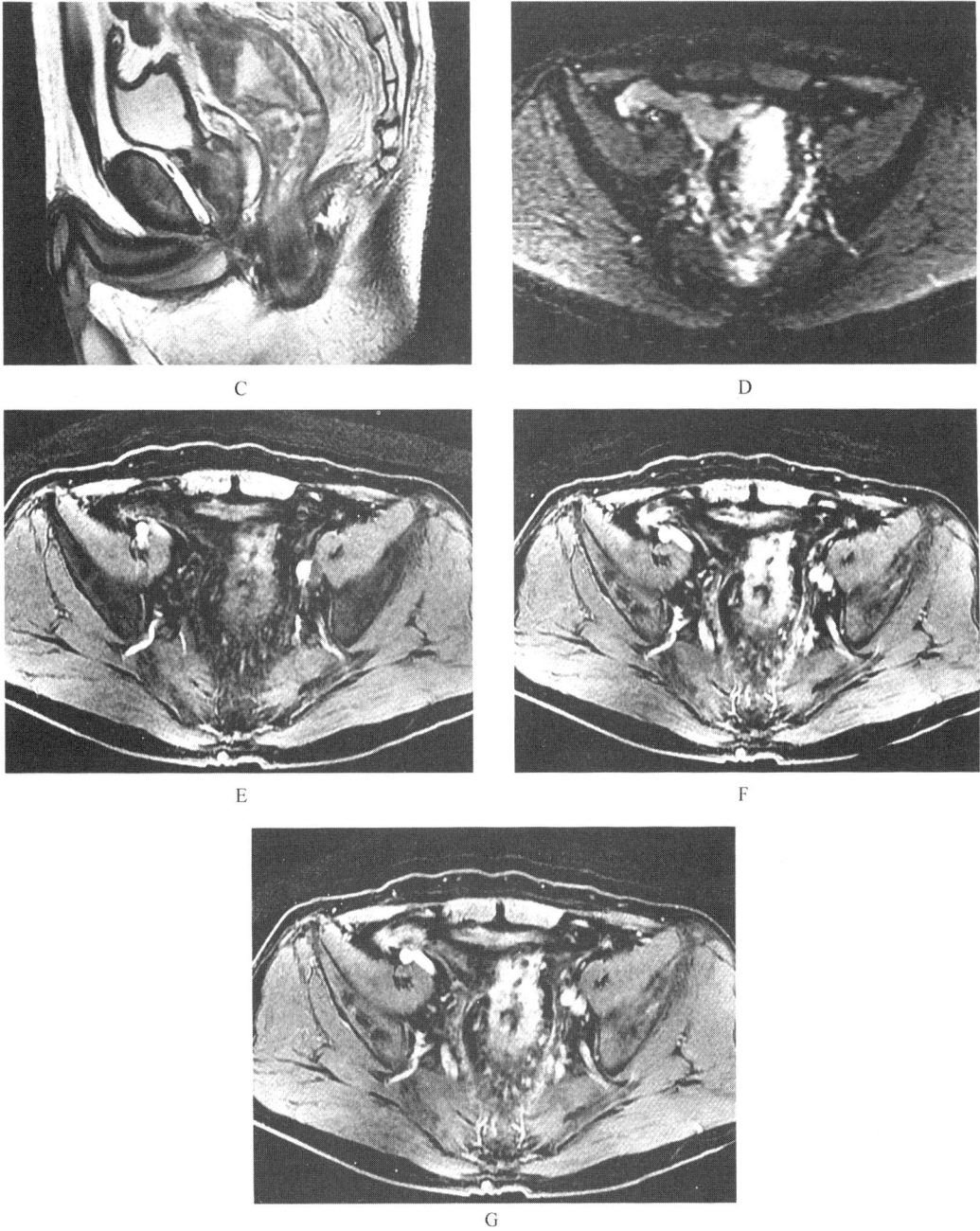

**图 5-10　直肠癌（累及乙状结肠）**

注　A～C.分别为 $T_1$WI 横断面、脂肪抑制 $T_2$WI 横断面和 $T_2$ 矢状面，直肠上段及乙状结肠下段肠壁弥漫性不规则增厚，呈等 $T_1$、稍长 $T_2$ 信号，肠腔狭窄。D.DWI 病灶呈稍高信号。E～G.增强扫描病灶呈不均匀强化。

（裴红霞）

# 第五节　肝脏疾病

## 一、肝脓肿

肝脓肿是肝组织的局限性化脓性炎症,可发生于肝脏的任何部位,以肝右叶多见。根据致病微生物的不同可分为细菌性肝脓肿、真菌性肝脓肿、阿米巴性肝脓肿等,其中细菌性肝脓肿最多见。

### (一)细菌性肝脓肿

全身或腹腔内邻近脏器化脓性感染的细菌及其脓毒栓子,通过门静脉、肝动脉、胆道或者直接蔓延等途径到达肝脏或开放性肝损伤时细菌随异物或从创口直接侵入肝脏,形成局限性化脓性炎症。

**1.病理生理**

早期肝脓肿主要表现为蜂窝状肝组织液化坏死,病变组织充血、水肿,脓肿未液化或小部分液化。随着病变进展,炎症组织因受细菌产生的毒素或酶的作用,发生坏死溶解,形成脓腔;周围肉芽组织增生形成脓肿壁,脓肿壁在组织学上为 3 层结构,从内到外依次为纤维组织膜、纤维肉芽组织、炎性水肿带,具有吸收脓液和限制炎症扩散的作用。后期脓肿可随着肉芽组织逐渐增多,脓腔吸收缩小;也可随着病变发展,脓腔不断扩大,甚至穿破、侵犯周围组织器官引起继发性脓肿,如继发膈下脓肿、肺脓肿、脓胸等。

**2.临床表现**

临床上主要表现为发热、白细胞增多、肝区疼痛、触痛等急性感染表现,有时可出现肝大,少数患者可出现黄疸。

**3.影像学表现**

(1)CT 表现(图 5-11)。

1)平扫:表现为肝实质内圆形或卵圆形低密度区,边缘模糊,内部可有分隔,中央为脓腔,密度均匀或不均匀,根据脓腔成分不同而有所不同,CT 值多高于水而低于邻近正常肝实质。少数脓肿腔内可出现小气泡,有时可见液平面。急性期脓肿壁外周可出现环状水肿带。

2)增强扫描:CT 增强扫描时,动脉期可见脓肿壁及分隔强化,周围水肿带无强化;门静脉期及延迟期脓肿壁及分隔仍进一步持续性强化;脓腔在各期均无强化。在动脉期,环形强化的脓肿壁和周围无强化的低密度水肿带构成了环征。病灶所在肝叶或肝段邻近肝实质在动脉早期可出现一过性的楔状、斑片状异常强化,其原理可能与肝脓肿周围门静脉狭窄、肝静脉受阻同时存在,而肝动脉受累较轻,肝动脉血流代偿性增加所致。

(2)MRI 表现(图 5-12)。

1)平扫:肝脓肿的 MRI 表现为圆形或类圆形病灶,脓腔在 $T_1WI$ 呈均匀或不均匀的低信号,$T_2WI$ 表现为高信号,DWI 呈明显高信号。环绕周围的脓肿壁,在 $T_1WI$ 信号强度高于脓腔而低于周围正常肝实质,$T_2WI$ 呈中等信号。脓肿壁外侧的水肿带 $T_1WI$ 呈低信号、$T_2WI$

呈明显高信号。

2)增强扫描:MRI多期增强检查强化表现似增强CT所见。

4.诊断

细菌性肝脓肿一般有肝大、肝区疼痛以及全身感染的表现,CT及MRI发现厚壁的囊性灶,出现环征和腔内小气泡为其特征性表现。MRI信号改变可反映脓肿各个时期的病理改变,对诊断和治疗效果观察有较高价值。

5.鉴别诊断

早期肝脓肿液化未形成,可呈软组织肿块,与肝肿瘤鉴别不易,需结合临床表现或抗感染治疗后是否有吸收作以鉴别,必要时穿刺活检确诊。多发性肝脓肿还需要与囊性转移癌鉴别,两者区别在于转移瘤壁厚薄多不均,周围常无水肿带,无全身感染症状,且多有原发肿瘤病史。

### (二)真菌性肝脓肿

真菌致病能力较弱,只有机体免疫力低下时,真菌进入血液循环到达肝脏才有机会引起感染,形成真菌性肝脓肿。

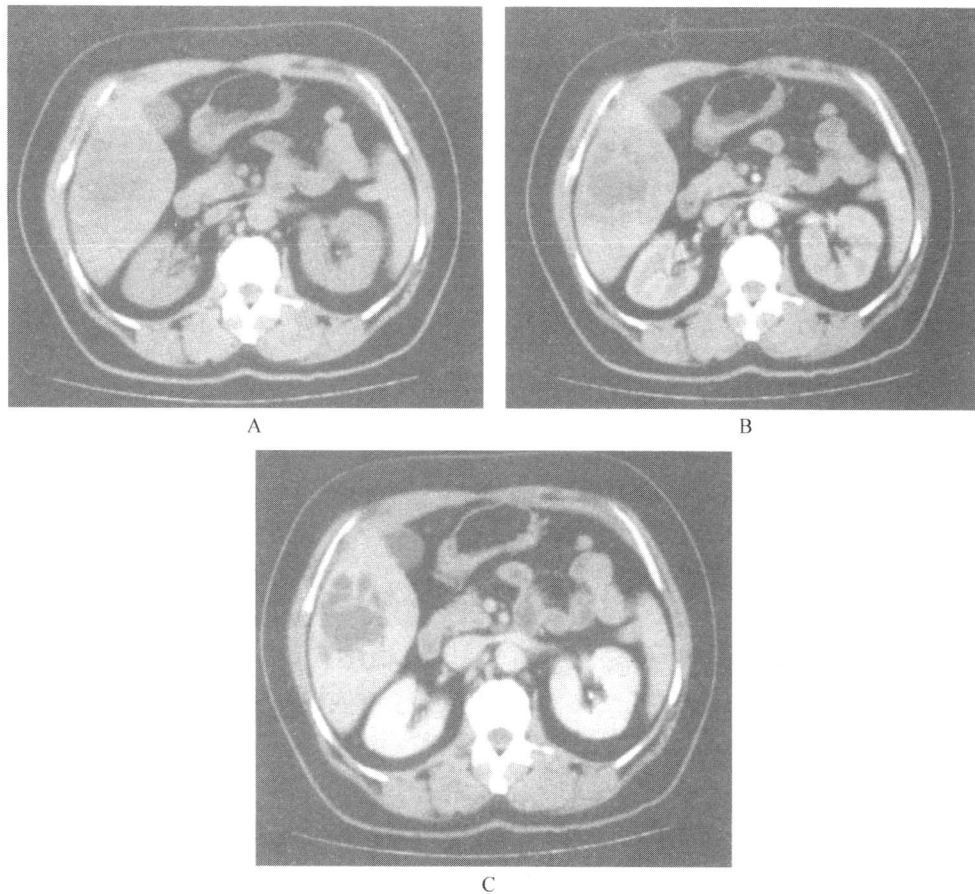

图 5-11　肝右叶脓肿

注　A.平扫,示片状低密度灶,边缘模糊。B.增强后动脉期,脓肿壁及分隔强化,周边水肿带。C.增强后门脉期,脓肿壁及分隔持续强化,腔内仍为低密度,无强化。

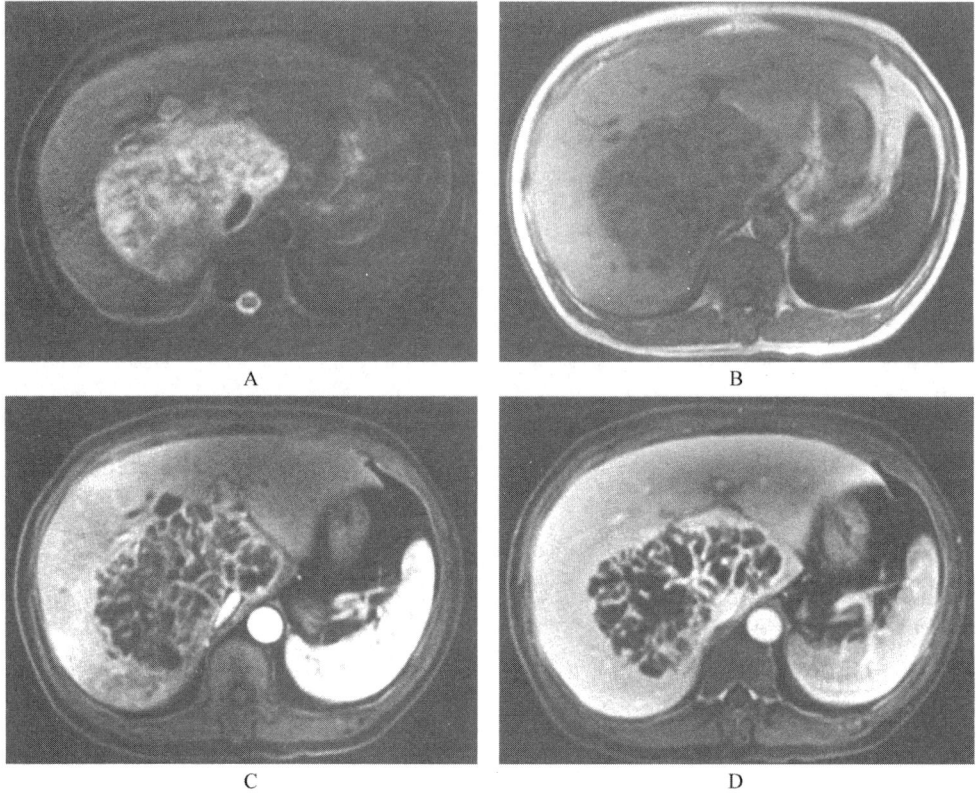

图 5-12 肝脓肿

注 A.T$_2$WI脂肪抑制相示肝右叶及尾叶巨大占位性病变,呈高低混杂信号。B.T$_1$WI呈不均匀低信号。C.动脉期病灶周边及内部分隔强化,其旁肝实质可见高灌注改变。D.门脉期病灶持续强化,内部液化坏死区无强化,呈蜂窝状。

1.病理生理

真菌在肝组织内产生变态反应,引起肝组织损伤、坏死,脓肿壁因有组织细胞、淋巴细胞浸润,一般较厚。有时候感染可形成真菌性肉芽肿。

2.临床表现

临床表现为发热、肝大及肝功能损害。

3.影像学表现

本病影像学诊断主要依赖 CT 扫描。在免疫力低下的患者,发现肝内多发小低密度灶。有时脓肿中心可见点状高密度影,可能是真菌丝积聚影,称为"靶征"。肉芽肿愈合可出现钙化。当脾脏和(或)双肾同时多发时,则应考虑本病。

(三)阿米巴性肝脓肿

1.病理生理

阿米巴脓肿的发展特点是引起肝组织的局部破坏,病变早期由坏死组织形成,并包含富有活力的阿米巴。脓肿增大后中央空洞的形成为其标志性表现。

2.影像学表现

CT 表现与细菌性肝脓肿近似,无明确特征性改变,通常还应结合临床表现和实验室检查结果进行分析。

## 二、脂肪肝

### (一)临床表现与病理

正常肝脏脂肪含量低于 5%,超过 5% 则为肝脏脂肪浸润,常简称为脂肪肝。病理上为肝细胞内含有过量的甘油三酯。根据脂肪浸润范围,分为弥漫性和局灶性脂肪肝。

### (二)影像学表现

CT 和超声均可作为首选的影像检查方法;若 CT 和超声检查有疑问,如局灶性脂肪肝或不能排除合并肿瘤或进行肝脏脂肪定量等情况下需选用 MRI 检查。

1.CT 表现

(1)弥漫性脂肪肝:平扫,显示全肝密度普遍性减低,比脾密度低,肝/脾 CT 值的比值<0.85;肝密度的减低使原本为低密度的肝内血管不再显示,出现"血管湮没征",更严重者,肝血管密度相对高于肝密度,出现"血管反转征",但血管分布、走向和管径均正常;增强扫描,肝实质的强化程度减低,但强化的肝内血管显示更清晰(图 5-13)。

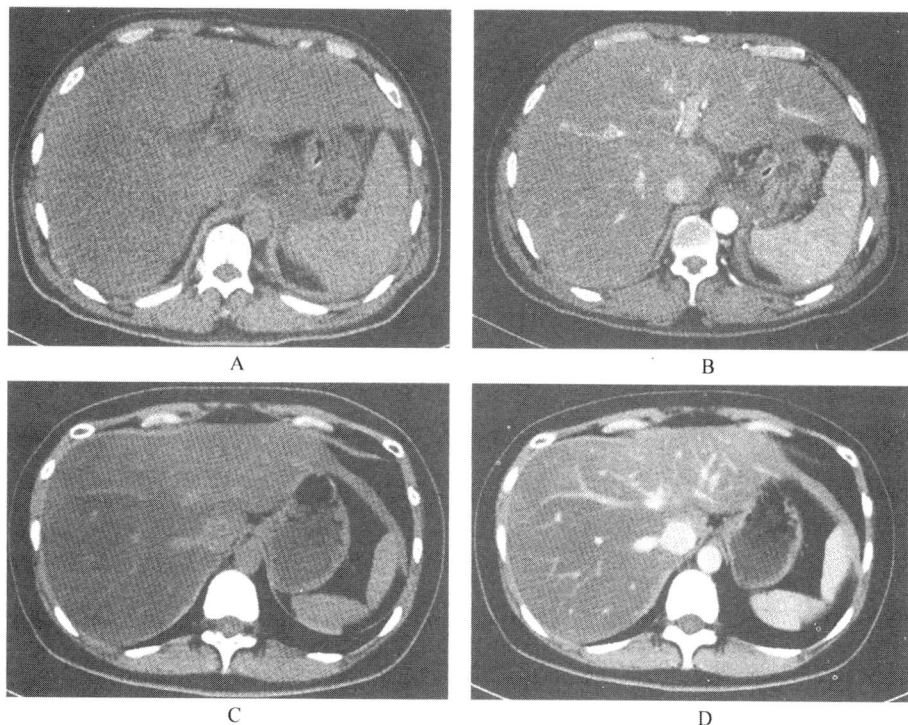

**图 5-13　脂肪肝 CT**

注　A、B.同一患者,CT 平扫(A)示肝密度弥漫性减低,出现"血管湮没征";增强扫描(B)示肝实质强化程度较低。C、D.同一患者,CT 平扫(C)示肝密度减低更明显,出现"血管反转征";增强扫描(D)示肝实质强化程度明显减低。

(2)局灶性脂肪肝:表现为一个或数个肝叶或肝段密度降低,但增强检查显示其内血管分布正常;肝岛,为未被脂肪浸润的肝实质,表现为片状相对高密度,多见于胆囊旁和叶裂附近。

2.MRI 表现

(1)弥漫性脂肪肝:轻、中度者 $T_1WI$ 和 $T_2WI$ 上常无异常表现,严重者在 $T_2WI$ 上可表现稍高信号,但 $T_1WI$ 变化不明显;应用 CRE 序列 $T_1WI$ 同、反相位检查,具有较特异性表现,即使为轻、中度者,均表现为与同相位相比,反相位上全肝实质信号明显减低(图 5-14)。

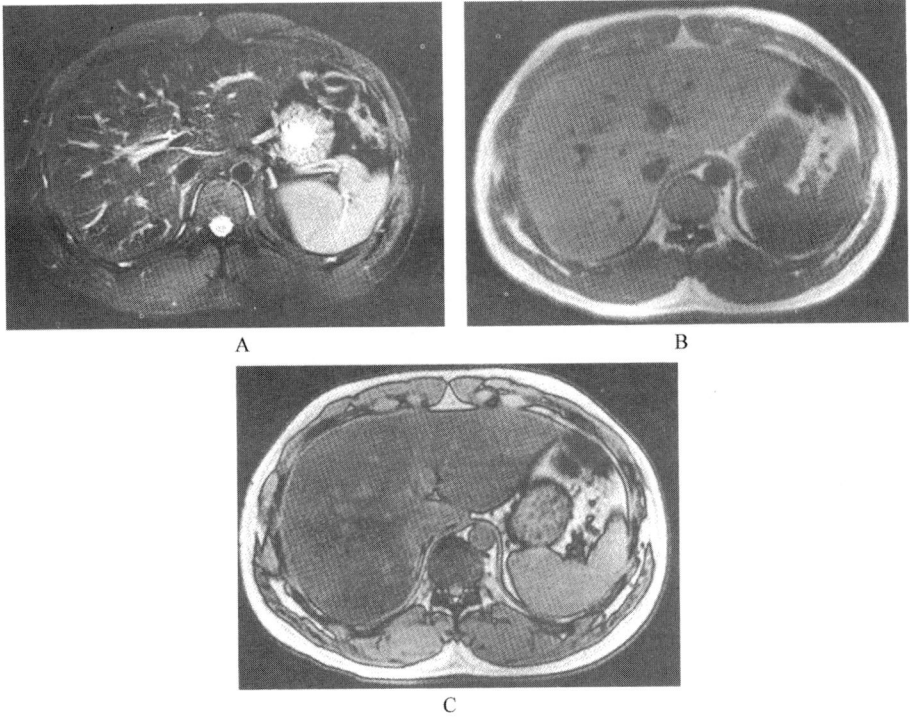

图 5-14　脂肪肝 MRI 表现

注　A.MRI $T_2WI$,肝脏均匀低信号,血管走行正常。B、C.MRI 化学位移成像正相位和反相位,正相位(B)肝脏均匀偏高信号,反相位(C)肝脏信号明显降低,提示肝内脂肪沉积。

(2)局灶性脂肪肝:表现为反相位上,某一叶或多叶、多段肝实质信号明显减低;肝岛信号强度在各序列上均同于正常肝实质。

(3)肝脏脂肪定量:可应用 MRI 化学位移技术进行肝细胞脂肪含量的测定,正常肝脏脂肪含量<5%。

**(三)诊断与鉴别诊断**

弥漫性脂肪肝超声或 CT 诊断不难。局灶性脂肪肝需与一些肝肿瘤鉴别,如肝海绵状血管瘤、HCC、肝转移瘤等在 CT 平扫时均表现为低密度病灶,可与局灶性脂肪肝混淆。但局灶性脂肪肝无占位效应,增强扫描病灶内可见正常的血管通过,无受压、侵及表现,而不同于各种肝肿瘤,多可以作出鉴别,疑难者可进一步行 MRI 检查。

# 三、肝硬化

肝硬化是由一种或多种病因长期或反复作用形成的弥漫性肝损害。其病因在我国以病毒性肝炎为首,在西方国家则以酒精性肝硬化为主,其他还包括药物、毒物、胆汁淤积、代谢异常、血吸虫病以及隐源性肝硬化等。

## （一）病理生理

病理上,肝硬化表现为肝实质弥漫性变性坏死并继发肝细胞结节性再生,广泛结缔组织增生并形成纤维间隔、包绕再生性结节致假小叶形成。

## （二）临床表现

肝硬化早期可无明显症状,后期以肝功能损害及门脉高压为主要表现,肝功能损害一般表现为消瘦乏力、厌食、腹部不适等症状,门脉高压表现通常包括脾大、食管胃底静脉曲张、腹水、上消化道出血、肝性脑病等。如合并门静脉主干及分支血栓形成,门静脉周围可出现大量迂曲增粗的侧支循环静脉,形成所谓的门静脉海绵样变。

## （三）影像学表现

1.CT 表现

(1)肝脏形态大小改变:早期肝硬化肝脏可能表现增大,但无特异性;晚期肝硬化肝脏体积往往缩小,通常表现为尾状叶、左叶外侧段增大,右叶、左叶内侧段萎缩,大多患者表现为肝叶萎缩及代偿性肥大合并出现,结果出现肝叶比例失调;同时结节再生和纤维化收缩可使肝脏边缘显示凹凸不平,纤维组织增生和肝脏收缩可导致肝裂增宽、肝门区扩大、间位结肠、肝外胆囊等表现。

(2)肝密度改变:脂肪变性、纤维化可引起肝脏弥漫性或不均匀的密度减低,较大而多发的再生结节可表现为 3 种略高密度结节。

(3)继发门静脉改变:如脾大、门静脉高压伴侧支循环开放、腹水等,因门脉高压致血流淤滞,肝硬化常伴发门静脉血栓形成。

2.MRI 表现

MRI 评估肝硬化主要包括形态、信号、结节和门脉高压 4 个方面。形态大小改变及门静脉高压同 CT 表现。

信号异常:纤维化、铁沉积、脂肪沉积及基础肝病均会导致肝实质信号异常。纤维化可以弥漫或局限,在 $T_1WI$ 多显示不清,在 $T_2WI$ 呈斑片状、细线状及条带状稍高信号,增强后轻度强化。肝硬化中的铁沉积一般是轻、中度的,在 $T_2WI$ 为低信号,多以散在分布、局灶的类圆形低信号影,称为含铁结节。这些含铁结节几乎都是良性的,但具有更高的恶变概率。少数情况下,肝硬化也可出现弥漫性的铁沉积,表现为肝实质信号均匀减低,但胰腺信号保持正常,这与原发性血色素沉着症不同。

## （四）诊断

早期肝硬化可能只表现为肝大,影像学缺乏特异性。中、晚期肝硬化出现肝脏形态大小改变、密度及信号异常,并常伴门静脉高压等继发征象,CT 及 MRI 均易于作出诊断。30%～50%的肝硬化合并肝癌,诊断中需提高警惕。

## （五）鉴别诊断

肝硬化再生结节、退变结节需要与小肝癌进行鉴别。

## 四、肝脏恶性肿瘤

### (一)肝细胞癌

肝细胞癌(HCC)是最常见的肝脏原发恶性肿瘤,居全球恶性肿瘤发病率第5位。肝硬化是 HCC 最重要的高危因素,约80%的 HCC 发生于肝硬化,每年有2%~8%的肝硬化会进展为 HCC。HCC 也可不伴有肝硬化,多见于慢性病毒性肝炎及非酒精性脂肪性肝炎。其他高危因素包括酗酒、吸烟、肥胖、糖尿病、遗传性血色素沉着症、黄曲霉毒素暴露及家族史等。

1.病理生理

HCC 的 Eggel 经典分型(巨块型、结节型和弥漫型)被广泛采用并沿用至今,这一分类主要反映了晚期肝癌的类型。全国肝癌病理协作组在 Eggel 分类的基础上提出以下分类标准。

(1)弥漫型:肿瘤直径0.5~1.0cm,遍布全肝,相互间不融合,常伴肝硬化。

(2)块状型:肿瘤直径超过5cm,超过10cm 的称为巨块型。单块状由单一肿瘤组成,融合块状由多个瘤结节互相融合而成。多块状为两个以上边界清楚、直径超过5cm 的肿瘤。

(3)结节型:肿瘤直径超过3cm,且小于5cm。呈圆形或椭圆形。常伴有肝硬化。

(4)小肝癌型:单个癌结节直径在3cm 以下或2个癌结节最大直径之和小于3cm。镜下,癌细胞呈多角形,胞核大,核膜厚而核仁明显。癌细胞排列呈梁状谓梁索型,梁宽窄不一,故有粗梁型和细梁型之分。癌组织内间质少,多由血窦构成,窦壁有内皮细胞或癌细胞所衬。门静脉可有瘤栓形成。高分化 HCC 的癌细胞内可见到胆汁颗粒,癌细胞间的毛细胆管内有胆栓形成。

2.临床表现

HCC 多见于中老年男性,以40~60岁多见。起病隐匿,其临床症状多出现在肿瘤中、晚期,与基础肝病有关,常表现为肝区疼痛、消瘦乏力、纳差、黄疸、恶心呕吐、发热、腹部肿块等。甲胎蛋白(AFP)是最常用的诊断血清标志物。AFP 升高(>400ng/mL)提示 HCC,但也可见于病毒性肝炎活动期;另外,AFP 正常(<20ng/mL)并不能除外 HCC,对于2cm 以下病灶其诊断价值更低。

3.影像学表现

(1)CT 表现(图5-15)。

1)平扫:巨块型和结节型平扫表现为单发或多发,圆形、类圆形或不规则形肿块,呈膨胀性生长,边缘有假包膜者则肿块边缘清楚。弥漫型结节分布广泛,边界不清。肿块多数为低密度,少数可表现为等密度或高密度。巨块型肝癌可发生中央坏死而出现更低密度区,合并出血或发生钙化则肿块内表现高密度灶;有时肿块周围出现小的结节灶,称为子灶。

2)增强扫描:增强扫描动脉期,主要由门静脉供血的肝实质还未出现明显强化,而主要由肝动脉供血的肝癌,则出现明显的斑片状、结节状早期强化;在门静脉期,门静脉和肝实质明显强化,而肿瘤没有门静脉供血则强化程度迅速下降;延迟期,肝实质继续保持较高程度强化,肿瘤强化程度则继续下降呈相对低密度表现。全部增强过程表现为"快进快出"现象。此外,影像学检查还可以有其他间接征象,如门静脉、肝静脉及下腔静脉侵犯及癌栓形成,胆道系统侵犯引起胆道扩张,肝门部、腹膜后肿大淋巴结提示淋巴结转移等。

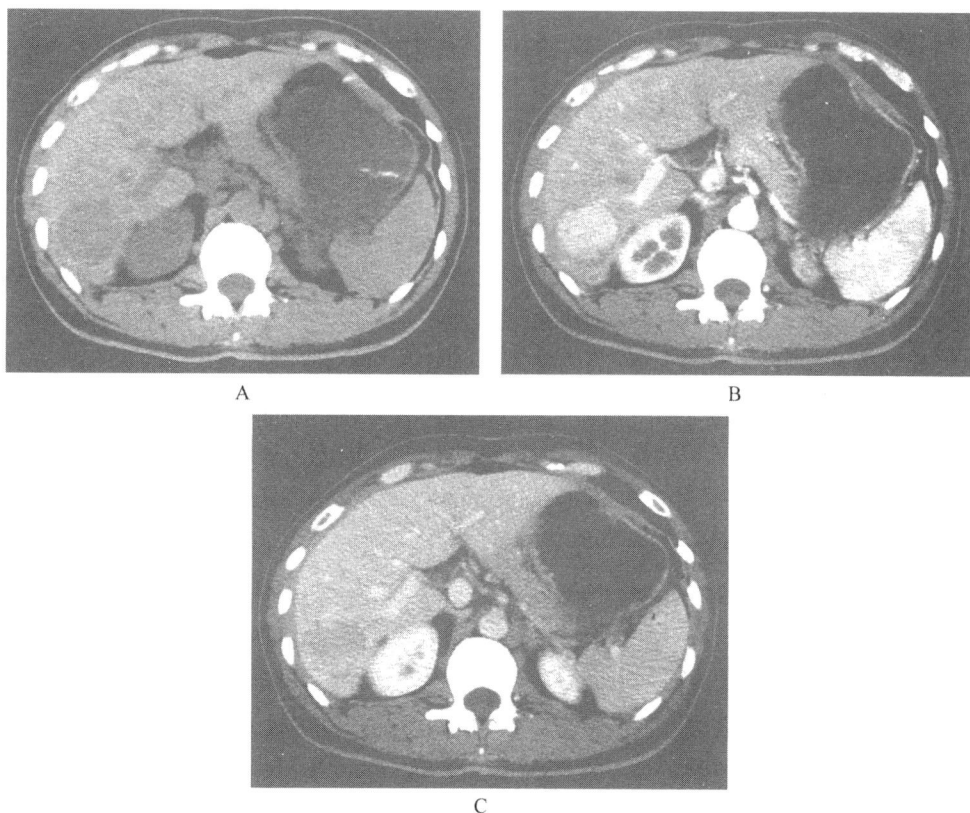

图 5-15 肝细胞癌的 CT 表现

注 A.CT 平扫示肝脏 S6 段低密度肿块。B.增强后动脉期明显强化。C.门脉期可见对比剂廓清,呈低密度。

(2)MRI 表现(图 5-16、图 5-17)。

1)平扫:HCC 在 $T_1WI$ 通常呈低信号,少数呈高信号,这与肿瘤分化程度、脂肪沉积、铜沉积、糖原沉积及继发出血有关。HCC 在 $T_2WI$ 多呈轻、中度高信号,少数可呈等信号,极少呈低信号,较大的病灶内部信号常不均匀,其内部高信号区代表液化坏死、出血或扩张血窦,低信号区则代表凝固性坏死、纤维化或钙化。在 DWI 上,HCC 通常因水分子弥散受限而呈高信号、ADC 值减低,而良性病变如囊肿、血管瘤等其 ADC 值一般较高。DWI 与常规序列结合可以提高小病灶检出率。

2)增强扫描:MRI 动态增强扫描是 HCC 诊断的重要方法,这是基于肝癌的肝动脉供血理论,即 HCC 以肝动脉供血为主,而正常肝脏以门静脉供血为主。典型 HCC 表现为动脉期显著强化(wash-in)呈高信号,伴门脉期和(或)延迟期对比剂廓清(wash-out)呈低信号,这种"快进快出"强化形式对 HCC 诊断是高度特异性的。包膜的显示高度提示 HCC,多见于 2cm 以上病灶。包膜在 $T_1WI$ 及 $T_2WI$ 呈完整或不完整、厚度不一的低信号,增强扫描可提高包膜显示率,表现为进行性延迟强化、边缘光整的环形高信号。

近年来,肝细胞特异性对比剂在肝癌的诊断与鉴别诊断中的应用越来越多,以 Gd-BOPTA

和 Gd-EOB-DTPA 为代表,其可以被肝细胞选择性摄取并经胆道排泄。Gd-BOPTA 和 Gd-EOB-DTPA 是双功能对比剂,既可以静脉团注得到类似于 Gd-DTPA 的动脉期图像来提供血供信息,还能够行肝胆期成像(前者延迟 60～90min,后者延迟 20～30min)。在肝胆特异期,HCC 通常无摄取而成低信号。

4.诊断

肝硬化背景下的 HCC 生成多经历了肝硬化结节的多步癌变过程,由再生结节(RN)、异型增生结节(DN)、DN 癌变到 HCC,因此小肝癌应与肝硬化结节包括 RN 和 DN 相鉴别,通常肝硬化结节在 $T_1WI$ 多呈高信号,在 $T_2WI$ 常呈等或低信号,以门静脉供血为主,动脉期无强化,可以摄取 Gd-BOPTA 和 Gd-EOB-DTPA 等细胞特异性对比剂。

5.鉴别诊断

部分肝细胞癌病灶需与局灶性结节增生(FNH)、腺瘤、肝脓肿、胆管细胞癌相鉴别。

### (二)胆管细胞癌

肝内胆管细胞癌(ICC)是指发生在肝内胆管上皮的恶性肿瘤,发病率居肝脏原发恶性肿瘤第 2 位,占肝肿瘤的 $10\%～20\%$。

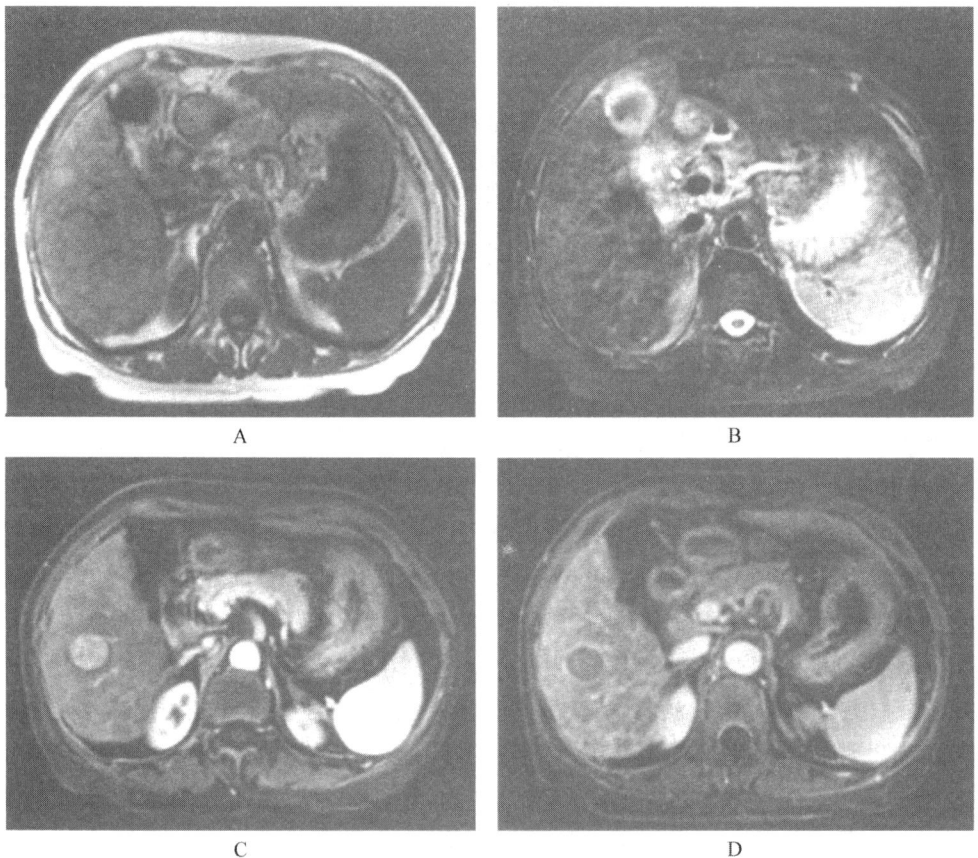

**图 5-16　肝细胞癌的 MRI 表现**

注　A.$T_1WI$ 示稍高信号结节灶,包膜呈低信号。B.$T_2WI$ 病灶呈等信号,包膜呈稍高信号。C.动脉期病灶明显强化,包膜无强化。D.门脉期病灶对比剂廓清,包膜呈延迟强化。

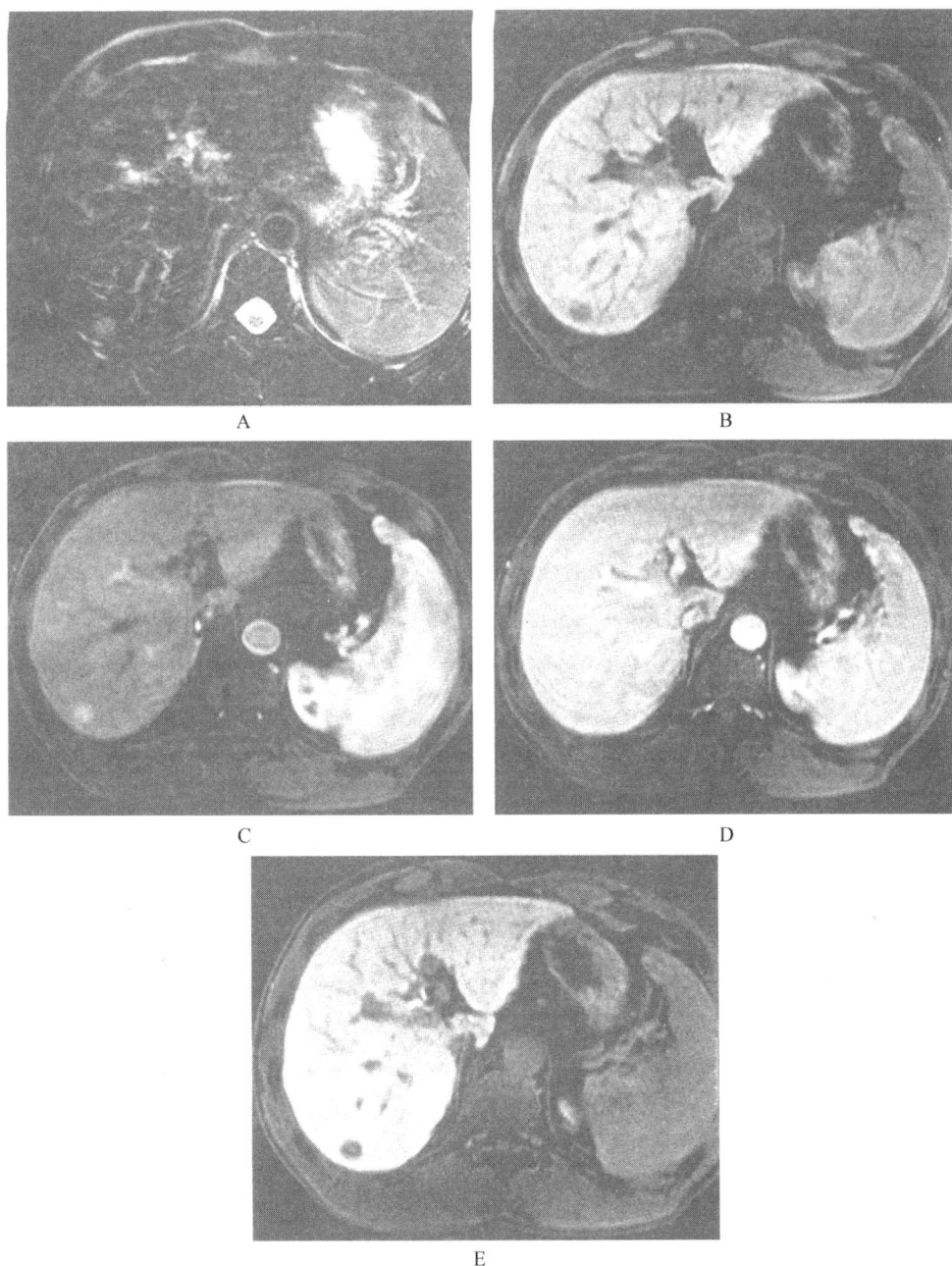

图 5-17 肝细胞癌的 Gd-EOB-DTPA 成像

注 A.病灶在脂肪抑制 $T_2WI$ 呈高信号。B.$T_1WI$ 呈低信号。C.动脉期明显强化。D.门脉期无对比剂廓清。E.延迟 30min 肝胆期示病灶无对比剂摄取为低信号。

1.病理生理

肝内胆管细胞癌大体上可分为肿块型、管壁浸润型和腔内结节型，以肿块型最为常见。大体上呈质硬的灰白色肿块，边界清楚，无包膜。镜下，肿瘤细胞排列呈腺体样结构，可见丰富的纤维硬化区、凝固性坏死、透明样变及黏液湖，易沿肝血窦、血管腔、血管周围结缔组织、淋巴管、神经及胆道播散。

2.临床表现

发病高峰在 50～60 岁,临床表现为腹痛、腹部肿块、体重下降或黄疸等。AFP 水平多正常,CA19-9 和 CEA 可升高。ICC 与胆道结石、原发性胆管炎、华支睾吸虫病、复发性化脓性胆管炎、先天性肝内胆管囊状扩张症(卡罗利病)、二氧化钍暴露有关。

3.影像学表现

(1)CT 表现(图 5-18)。

1)平扫:肿块型 ICC 多好发于肝左叶外侧段,形态多不规则,边界多不清晰,肿瘤沿胆管黏膜浸润生长,可引起胆管狭窄、阻塞及扩张。此外,肿瘤周围可见扩张的胆管或肿瘤包埋胆管表现。附近肝叶萎缩、邻近肝包膜皱缩和门静脉分支闭塞也是常见征象,肿瘤易发生淋巴结转移。

管壁浸润型和腔内结节型 ICC 非常少见。管壁浸润型沿胆管壁浸润性生长,胆管狭窄伴远端扩张,无明显肿块形成,表现为迂曲扩张分支状结构异常,这种类型多见于肝门胆管癌,在肝内胆管细胞癌中非常少见。腔内结节型表现为弥漫性胆管显著扩张,伴或不伴腔内肿块,局灶性胆管扩张伴腔内肿块,局灶性狭窄伴近端胆管轻度扩张。

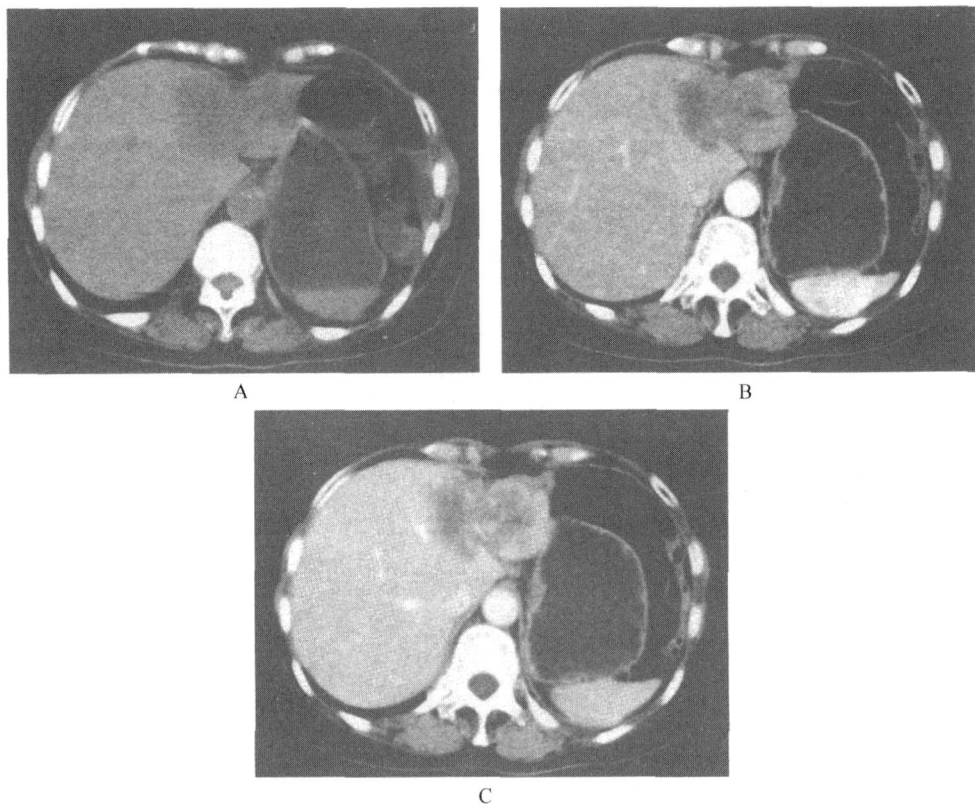

图 5-18　肝右叶胆管细胞癌的 CT 表现

注　A.平扫,肝右叶低密度肿块,局部包膜凹陷伴包膜下少量积液。B、C.动脉期和门脉期增强扫描,病灶轻度强化,包绕门静脉右前支。

2)增强扫描:肿块型 ICC 有活性的肿瘤细胞主要位于周边区域,中心则以纤维间质为主,因此在动脉期多表现为轻、中度的周边强化,门脉期及延迟期因纤维成分导致对比剂滞留而呈向心性延迟强化,强化程度与纤维间质腔隙有关。少数肿瘤也可明显均匀强化,可能与分化程度较好、纤维间质内血管丰富有关。

(2)MRI 表现:病灶在 $T_1WI$ 呈低信号,$T_2WI$ 呈不均匀高信号,其内部低信号区对应纤维化及凝固性坏死,富含黏液成分的 ICC 可呈显著高信号。约 60% 的 ICC 伴有肝内胆管扩张,尤其是在强化组织内见到扩张胆管更具特异性,MRCP 有助于明确肝内扩张的程度及范围。

4.鉴别诊断

影像学检查胆管细胞癌与乏血供性肝细胞癌有时不易鉴别,病灶边界不清,增强扫描呈不均匀延迟强化、瘤周胆管扩张、肝叶萎缩、门静脉分支闭塞,AFP 阴性,而 CA19-9 阳性者应考虑肝内胆管细胞癌可能。需要强调的是,不能因肝硬化病史而除外 ICC 的可能性,约 5% 的 ICC 发生于肝硬化,也可出现动脉期强化,但无门脉期及延迟期对比剂廓清。肝内胆管结石易继发反复感染而形成慢性脓肿,易与 ICC 混淆,但脓肿一般呈厚壁囊性病变,增强后呈环形强化,中央液化坏死区在延迟期无充填,不典型病例需随访动态观察或穿刺活检证实。

### (三)肝转移瘤

1.临床表现与病理

肝转移瘤是肝脏常见的恶性肿瘤。转移途径主要有:①经血行转移,肿瘤细胞经肝动脉、门静脉循环到达肝脏;②邻近器官肿瘤的直接侵犯。以下介绍最为常见、经血行而来的肝转移瘤。病理上表现为肝内结节,一般为多发,直径从数毫米到 10cm 以上;易坏死、囊变和出血,可有钙化。临床表现除原发性肿瘤症状外,还有肝大、肝区疼痛、消瘦、黄疸和腹腔积液等转移灶所致的症状。

2.影像学表现

肝脏是恶性肿瘤转移最好发的器官之一,身体各部恶性肿瘤治疗前明确有无肝转移非常重要。超声可作为肝转移瘤的首选检查方法,CT 则是诊断的主要方法,对于单发转移瘤等诊断困难的病例可进一步选用 MRI 检查。

(1)CT 表现。

1)直接征象:平扫,典型表现为肝内多发大小不等的低密度结节或肿块,肿瘤坏死较常见,表现为肿瘤中央有更低密度区;发生钙化或出血则内有高密度灶。病变也可为单发。增强扫描,表现与肿瘤血供有关,富血供转移瘤表现为一过性明显结节样强化;但更多见的是肿瘤边缘环状强化,而中央坏死区无强化,呈"牛眼征"表现(图 5-19);乏血供转移瘤则表现为强化不明显或有延迟强化。

2)间接征象:可查出其他部位原发性恶性肿瘤,同时还可能显示其他部位的转移瘤。

(2)MRI 表现。

1)直接征象:病变形态和数目与 CT 所见相似。多数转移瘤 $T_1WI$ 呈稍低信号,$T_2WI$ 呈稍高信号;富血供转移瘤 $T_2WI$ 信号较高;黑色素瘤转移可呈 $T_1WI$ 高信号,$T_2WI$ 低信号。肿瘤内出血、钙化、囊变则致其信号不均,肿瘤中央坏死则 $T_2WI$ 表现明显高信号;增强表现与

CT 类似。

2)间接征象:与 CT 表现相似。

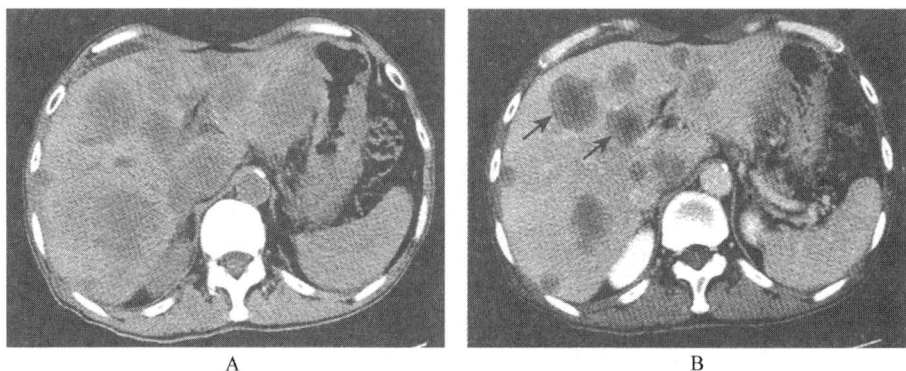

图 5-19 肝转移瘤

注 A.CT 平扫,示肝内多发大小不等低密度结节及肿块,部分肿块中心密度更低。B.增强扫描,肿块边缘部增强,但强化程度不及周围肝实质,中央坏死区无强化,呈"牛眼征"(箭头)。

3.诊断与鉴别诊断

肝内散在、多发结节或肿块,增强检查表现为边缘环形强化,出现典型的"牛眼征"等,结合有其他部位原发恶性肿瘤,一般可诊为肝转移瘤。需鉴别的疾病有:①HCC,与单发富血供转移瘤表现相似,但后者坏死倾向及环状强化较 HCC 明显,短期内复查病灶增大、增多,而 HCC 通常有肝硬化背景、AFP 增高等,以资鉴别;②肝囊肿,与坏死明显的转移瘤相似,但囊肿壁菲薄并无强化为其特点;③肝脓肿,多发、中央坏死、边缘强化等也是肝脓肿常见征象,有时与肝转移瘤难以鉴别,但肝脓肿 DWI 上脓腔信号强度显著高于转移瘤的坏死区,且患者临床上有发热、腹痛及白细胞增多等表现。

(裴红霞)

# 第六节 胰腺疾病

## 一、胰腺炎

### (一)急性胰腺炎

1.临床表现与病理

急性胰腺炎是胰液外溢所致的胰腺及周围组织的急性炎症,病变严重程度各异,可出现一系列不同的局部和系统并发症。病因多为胆系疾病、酗酒、暴饮暴食等。临床表现为突发性上腹部剧痛向腰背部放射,并有恶心、呕吐、发热等,重者可发生休克。本病多见于成年人,女性多见。根据修订版 Atlanta 分类急性胰腺炎分为急性间质水肿性胰腺炎(IEP)和坏死性胰腺炎两类。IEP 占 80%～90%,表现为病变胰腺肿大、变硬,间质充血水肿并炎症细胞浸润,胰周可伴有急性胰周积液(APFC),多数 APFC 能够自行吸收,如未吸收会演变成假性囊肿。坏死性胰腺炎较少见,以广泛的胰腺坏死、出血为特征。胰液、炎性渗出、出血、坏死组织等聚积在胰腺内外,并可沿多条途径向腹膜后其他间隙或腹腔内扩展。急性坏死物(ANC)发生在坏死性胰腺炎发病的1个月内,可同时累及胰腺及胰周,并可延至盆腔,也可仅累及胰腺或胰周,ANC与APFC的区别是前者含非液性成分,如实性成分或脂滴,ANC继续进展可形成成熟的壁,此时称为囊壁内坏死(WON),其与假性囊肿的区别是囊内含有坏死组织或胰腺组织,不是单纯的液性成分。尽管任何形式的病变都可以发生感染,但坏死物中的感染发生率高,此时影像学上病灶内可出现气体。另外,根据有无局部并发症及器官衰竭,急性胰腺炎又分为轻、中、重度。多数患者病情较轻,如伴有坏死物感染、特别是器官衰竭,致死率会明显升高。

实验室检查,急性胰腺炎时,血和尿中淀粉酶明显增高。

2.影像学表现

(1)CT表现(图5-20)。

1)急性IEP:平扫,胰腺局限或弥漫性肿大(图5-20A),前缘多模糊不清,胰周脂肪常因炎性渗出而密度增高,左肾前筋膜增厚是常见表现;增强扫描,胰腺均匀轻度强化,胰周渗出显示更加清楚。APFC表现为胰周无壁均匀的液性密度影;假性囊肿表现为局限性囊状低密度区,囊壁有强化,囊内没有坏死物。

2)坏死性胰腺炎:平扫,除具有急性IEP并更加显著外,还常见胰腺密度不均,坏死灶呈略低密度而出血呈高密度;增强扫描,胰腺强化不均,坏死灶无强化,据此可了解胰腺的坏死范围(图5-20B),胰腺周围炎性渗出及坏死物可扩展至小网膜、脾周、胃周、肾前旁间隙、升结肠及降结肠周围间隙、肠系膜以及盆腔,CT检查可显示相应部位的脂肪组织密度增高或呈水样密度。ANC的表现类似APFC,可见胰周和(或)胰腺内有液体聚集,同时伴有实性成分和脂滴等;WON表现为囊性包块内除有液性成分外,还有非液性成分,增厚的囊壁可出现明显强化,其内如出现气体,则提示为感染性WON(图5-20D)。

(2)MRI表现。

1)平扫:可见胰腺肿大,边缘模糊不清;肿大的胰腺在$T_1WI$上信号减低,$T_2WI$上信号增高,$T_1WI$脂肪抑制像上信号多不均匀;出血灶在$T_1WI$和$T_2WI$上表现为信号不均匀或呈高信号;APFC见胰周液体在$T_1WI$上呈低信号,$T_2WI$上呈高信号;假性囊肿呈长$T_1$、长$T_2$信号,囊壁可见囊内信号均匀,没有坏死物。ANC和WON的表现类似APFC和假性囊肿,但除液体信号外,还有非液体信号。

2)增强扫描:表现同CT增强检查所见。MRI软组织分辨率高,能够很好地区分液性及非液性成分,因此诊断APFC、假性囊肿、ANC和WON的能力优于CT。

3.诊断与鉴别诊断

临床上,根据急性胰腺炎病史、体征及实验室检查结果,诊断并不困难。影像学检查的目的除进一步确诊外,主要是明确其类型、炎性渗出的范围及有无并发症,急性胰腺炎5~7d后局部并发症开始出现,坏死组织易于辨认,应做好必要的影像学复查。总之,CT和MRI对于了解病情的严重程度、决定治疗方案及预后评估均有重要意义,另外还有可能发现少数胰腺肿瘤性病变导致的急性胰腺炎。需要指出的是,在轻型急性IEP时,影像学检查可无明显阳性发现,此时诊断需依据临床资料而非影像学检查结果。

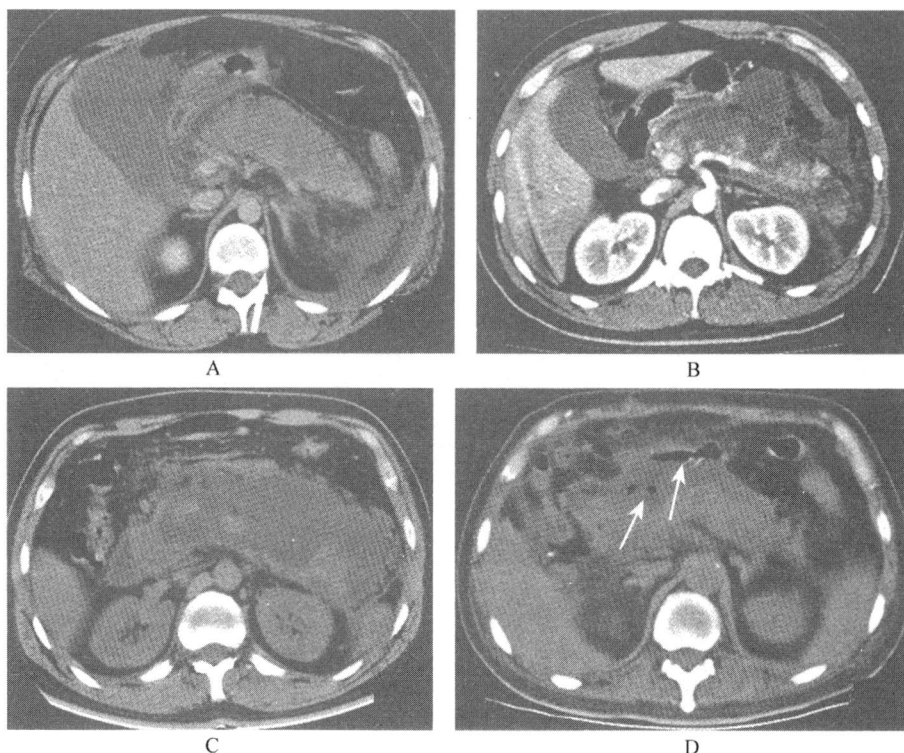

**图 5-20　急性胰腺炎**

　　注　A.急性间质水肿性胰腺炎,CT平扫,示胰腺体积增大,密度减低,边缘模糊,胰周有渗出。B.急性坏死性胰腺炎,增强CT扫描,胰腺内可见多发无强化的低密度灶,系坏死区。C.急性坏死性胰腺炎并WON,CT平扫可见胰腺走行区巨大的液性密度影。D.急性胰腺炎并感染性WON,CT平扫示WON内可见气体影(箭头)。

### (二)慢性胰腺炎

**1.临床表现与病理**

　　慢性胰腺炎是指由各种病因造成的胰腺局限性或弥漫性的慢性进行性炎症,并导致胰腺实质和胰管的不可逆性损害。病理上,胰腺呈结节状,质地较硬;常有广泛纤维组织增生,腺泡和胰岛均有不同程度的萎缩、消失;胰管扩张;间质和扩张的胰管内多有钙化或结石形成。临床上患者多有上腹痛,可合并糖尿病,常伴有胆系疾患。

**2.影像学表现**

　　(1)X线表现:ERCP很少应用,主要用于鉴别诊断,但其对慢性胰腺炎诊断较敏感,表现为胰管的不规则狭窄、扩张和胰管内结石等。

　　(2)CT表现。

　　1)平扫:胰腺大小、形态可正常,也可弥漫或局限性增大或萎缩,取决于纤维化、炎性反应的各自程度和范围;胰管内径多超过5mm,且粗细不均,呈串珠状或管状扩张;常有钙化和结石,呈不规则和斑点状致密影,沿胰管分布或(和)位于胰腺实质内;合并假性囊肿时可见边界清楚的囊状水样密度区;胰周可有索条状影,肾周筋膜可增厚。

　　2)增强扫描:胰腺实质可强化不均,纤维化区强化程度较低。

（3）MRI 表现。

1）平扫：胰腺大小、形态、胰管和胰周改变均同于 CT 检查所见；由于胰腺纤维化，故在 $T_1WI$ 脂肪抑制像和 $T_2WI$ 上均表现为弥漫性或局限性信号减低；扩张的胰管和假性囊肿表现为 $T_1WI$ 低信号、$T_2WI$ 高信号。

2）增强扫描：同 CT 增强检查所见。钙化是慢性胰腺炎的重要表现，但在 MRI 上难以识别。

3.诊断与鉴别诊断

慢性胰腺炎，特别是伴有胰头局限增大者，有时与胰腺癌鉴别困难，它们都可表现为胰头增大及胰体尾部萎缩。鉴别要点：①胰头慢性炎性肿大以纤维化改变为主，在 $T_2WI$ 上多呈较低信号，增强扫描动脉期轻度或有一定程度的强化，并持续渐进性强化，胰头癌则在动脉期为低密度或低信号；②发现钙化、假性囊肿，提示炎症可能性大；③慢性胰腺炎时，胰管可发生不规则扩张和狭窄，但罕有胰管突然截断的表现；④胰腺癌易侵犯或包理邻近血管；⑤出现肝、腹膜后淋巴结转移提示为恶性病变。有时鉴别诊断十分困难，需穿刺活检或随访才能确诊。

# 二、胰腺实性肿瘤

## （一）胰腺癌

胰腺癌（PC）是胰腺最常见的恶性肿瘤，近年来发病率呈不断上升趋势，2018 年美国癌症协会发布数据显示胰腺癌已居恶性肿瘤病死率的第 4 位。中国最新流行病学调查显示，胰腺癌位居我国城市男性恶性肿瘤发病率的第 8 位。胰腺癌起病隐匿、侵袭性强、对放化疗不敏感，因此预后较差，5 年生存率较低。

1.病理生理

胰腺癌绝大多数为胰腺导管腺癌（PDAC），占所有胰腺癌的 90% 以上，起源于胰腺导管上皮细胞，富含纤维组织，质地坚韧，属于少血管肿瘤，具有低血供、低灌注的特点。仅极少部分胰腺癌起源腺泡上皮，称为腺泡细胞癌。胰腺癌具有嗜神经、血管生长的特性，侵袭性强，位于胰头部病灶常直接侵犯胆总管胰腺段、十二指肠、肠系膜上静脉以及门静脉起始部等结构；胰体癌常侵犯腹腔干及肠系膜上动脉起始部；胰尾癌常侵犯脾门部位结构。除了直接侵犯之外，胰腺癌还易发生血行转移及淋巴转移，肿瘤易经门静脉转移至肝脏，淋巴转移经常转移至胰周及腹膜后淋巴结。

2.临床表现

主要有腹部不适、食欲减退、体重减轻、黄疸和腰背部疼痛。胰腺癌发病部位以胰头居多，占总体发病的 60%～70%，胰头癌常因早期侵犯胆总管下端、引起梗阻性黄疸，容易被较早发现；发生率较低的胰体癌及胰尾癌早期症状多不明显，多因肿块就诊，发现时经常已经进入晚期。

3.影像学表现

（1）X 线表现：平片没有诊断价值。胃肠道钡剂造影检查：十二指肠低张造影在胰头癌侵犯十二指肠时可观察到反 3 字形压迹，内缘肠黏膜破坏，具有一定诊断价值。胰体尾部癌晚期侵犯十二指肠水平段时可致局限性肠管狭窄、黏膜破坏,钡剂通过受阻。目前 X 线检查在胰腺癌诊断上应用已较少。

(2)CT 表现(图 5-21)。

1)胰腺局部不规则肿块:胰腺癌的直接征象。平扫呈等密度,肿块较大内部出现坏死囊变、出血等情况密度不均匀。胰腺癌低血供、低灌注,增强扫描低于周围正常胰腺实质强化程度。胰头癌常可见体尾部萎缩表现,具有一定诊断价值;钩突部癌表现为正常钩突三角形形态消失,成为球形,将肠系膜上动静脉向内上方推移;胰腺体尾部肿块通常较大,内部密度不均匀。

2)肿瘤侵犯周围血管:是判断胰腺癌是否具有可切除性的重要指征之一。胰腺癌侵犯血管(CPR)显示病变范围及远端扩张的胰管的 CT 征象有:①胰腺与血管间脂肪间隙消失;②肿块包绕血管;③血管形态不规则,管径变细;④血管闭塞,管腔内癌栓形成,继发侧支循环形成。

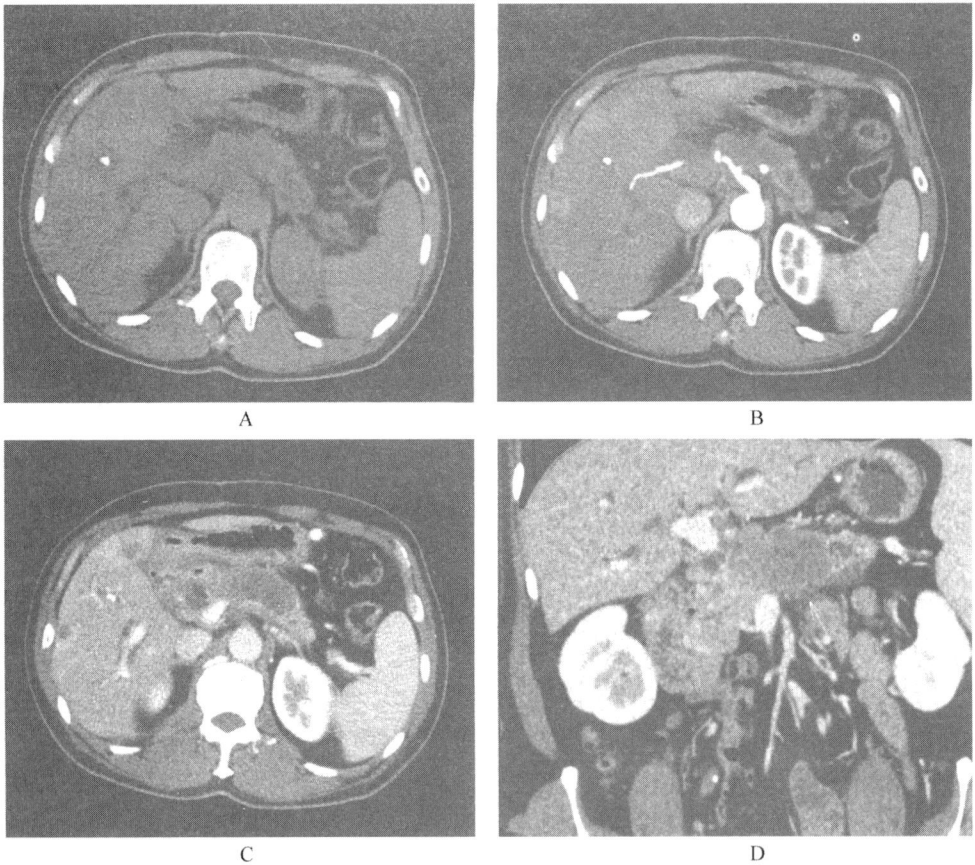

图 5-21　胰腺癌的 CT 表现

注　A.CT 平扫示胰腺颈体部交界区域稍低密度不规则肿块,远端胰腺实质萎缩,胰管扩张。B、C.CT 增强扫描动脉期病灶强化程度低于周围胰腺实质,肿瘤侵犯腹腔动脉、脾动脉、肝总动脉,血管被包绕,管径变细;胆总管下段受侵犯,肝内胆管不规则扩张,肝脏内部可见转移瘤。D.曲面重建(CPR)显示病变范围及远端扩张的胰管。

3)肿瘤侵犯周围脏器:胰腺癌易向周围侵犯邻近十二指肠、胃窦后壁、结肠、大网膜。

4)胰管扩张:间接征象,肿块阻塞胰管,致使远端胰管不规则扩张,部分病例可形成潴留性囊肿。

5)胆总管扩张:胰头癌早期侵犯胆总管下段,梗阻段近端胆总管、胆囊及肝内胆管多发扩张,出现梗阻性黄疸。胰管、胆总管均扩张受累形成"双管征"是诊断胰头癌较为有价值的征象。

6)肿瘤转移:①血行转移,经门静脉转移至肝脏,也可经血液转移至全身各处脏器及骨;②淋巴转移。

(3)MRI 表现:MRI 对胰腺癌的成像在横断面上显示与 CT 类似,$T_1WI$ 上呈低信号,$T_2WI$ 上呈稍高信号,肿瘤内部液化坏死、出血等情况,内部信号混杂不均匀,出血可表现为 $T_1WI$ 高信号,液化坏死在 $T_2WI$ 上表现为高信号,增强扫描无强化。MRCP 对于胰头癌扩张的胰管和胆总管显示良好。

4.诊断

胰腺肿块,侵犯周围脏器及血管,伴有胰管、胆总管扩张等间接表现,增强扫描低血供低强化。

5.鉴别诊断

(1)慢性胰腺炎:可有胰腺实质萎缩、胰管不规则扩张等表现,但通常不会有肿块形成,部分肿块型胰腺炎影像上难以与胰腺癌鉴别,可采用 EUS 或 CT 引导下活检进行鉴别。

(2)胰腺其他类型肿瘤:如实性假乳头状肿瘤、神经内分泌肿瘤进行鉴别,与这些肿瘤比较,胰腺癌为典型的乏血供肿瘤,增强后强化不明显,侵袭性强,常侵犯周围结构或伴有远处转移,据此可以鉴别。

### (二)胰腺实性—假乳头状肿瘤

胰腺实性—假乳头状瘤(SPTP)是一类主要发生于年轻女性的胰腺低度恶性肿瘤,占所有胰腺肿瘤的 1%～2%,1996 年 WHO 正式命名为胰腺实性—假乳头状瘤。

1.病理生理

SPTP 可见于胰腺的任何部位,其组织起源及发病机制尚不清楚。常表现为单发、较大、类圆形肿物,界限清晰,多数伴有包膜,切面可见实性区域内混杂出血、坏死的囊性区域,肿瘤体积越大,出血、坏死及囊性区域越多,部分病变几乎全为出血—囊性变,肿瘤可有钙化,多位于肿瘤壁。镜下可见肿瘤实性区由形态一致、黏附性差的肿瘤细胞构成,可有纤细、薄壁的小血管,周围肿瘤细胞围绕小血管形成假乳头结构。其间质常有不同程度的透明变及黏液变,肿瘤可出现远处转移。

2.临床表现

常见于年轻女性,平均发病年龄约 28 岁,男性罕见。多数不伴有明显症状,常在其他检查偶然发现,少数患者可有腹部肿块、腹痛等症状。实验室检查血清肿瘤标志物正常。

3.影像学表现

(1)CT 表现:平扫表现为密度低于周围正常胰腺组织的肿物,边界清楚,可见坏死、囊变及钙化,增强扫描动脉期显示实性部分渐进性强化,强化程度低于正常胰腺组织,囊性部分不强化,可见"浮云征"。

(2)MRI 表现:肿块形态学表现类似 CT 检查,T$_1$WI 脂肪抑制像显示肿物低信号为主,内部出血常有片状高信号影,T$_2$WI 显示病变呈等高混杂信号,实性部分表现为等或稍高信号,囊性部分表现高信号,两者混杂;多期动态增强扫描动脉期表现为实性部分轻度强化,胰腺期及门脉期强化进一步明显,囊性区域无明显强化。

4.诊断

年轻女性,同时具有上述典型影像学表现,应考虑胰腺实性—假乳头状肿瘤。

5.鉴别诊断

(1)胰腺囊腺瘤:多数表现为多房囊性肿块,囊壁及内部分隔可见钙化灶,囊壁及分隔强化明显。

(2)无功能性胰腺 pNETs:富血供肿瘤,动脉期明显强化;而 SPTP 约 80% 发生于年轻女性,有纤维包膜,边界清晰,强化为渐进性,且强化程度低于无功能性神经内分泌肿瘤。

(3)胰腺癌:好发于中老年,乏血供肿瘤,侵袭性强,边界模糊不清晰,常侵犯周围脏器及血管。

### (三)神经内分泌肿瘤

神经内分泌肿瘤(NENs 或 NETs)起源于干细胞且具有神经内分泌标志物、能够产生生物活性胺和(或)多肽激素,且具有显著异质性。胰腺神经内分泌肿瘤(pNETs)约占所有神经内分泌肿瘤的 1/3,在胰腺肿瘤中所占百分比为 1%～2%,随着影像学技术的进步,检出率也呈现升高趋势。

1.病理生理

根据是否分泌激素,又分为功能性和无功能性神经内分泌肿瘤。功能性胰腺神经内分泌肿瘤细胞分泌各种激素,引起与激素相关的临床症状。例如,能分泌胰岛素的神经内分泌肿瘤,可使患者反复发作不明原因的低血糖;分泌血管活性肠肽的肿瘤,可引起腹泻;分泌胃泌素的肿瘤,可使患者出现难以愈合的胃或十二指肠溃疡;分泌血管活性物质 5-羟色胺的肿瘤,可导致患者反复出现面色潮红。激素分泌所致症状是临床诊断的重要依据,其在肿瘤获得切除后可有效控制。无功能性胰腺神经内分泌肿瘤,多因其他症状就诊。

2.临床表现

功能性胰腺神经内分泌肿瘤通常因激素相关症状就诊,具体症状以其分泌激素而定,如胰岛素瘤可出现低血糖昏迷,胃泌素瘤表现为顽固性消化性溃疡,临床实验室检查内分泌激素可确诊,影像学检查主要帮助定位病灶以及肿瘤向周围侵犯、周围淋巴结转移、远处侵犯等症状。非功能性胰腺神经内分泌肿瘤多数无症状或肿瘤较大产生压迫症状以及恶性者出现转移症状而就诊。

3.影像学表现

(1)数字减影血管造影检查(DSA):对于富血供的胰腺神经内分泌肿瘤检出具有一定价值,肿瘤在血管造影上表现为圆形、边缘清楚的肿瘤染色,密度高于周围正常胰腺组织。

(2)CT 表现(图 5-22)。

1)功能性胰腺神经内分泌肿瘤:CT 平扫,病灶与周围胰腺组织相比多呈等密度,在增强扫描动脉期大多数病灶呈现明显强化(75%),门脉期病变强化消退,多期动态增强扫描具有较高的检出价值。少数肿瘤为少血供型,甚至几乎为囊性变,此时诊断具有一定困难。恶性者可出现周围淋巴结转移及远隔脏器转移。

2)非功能性胰腺神经内分泌肿瘤:肿瘤往往较大,CT 表现为较大肿块,多数发生于胰体尾部,内部可因液化坏死而密度不均匀,部分病例(约 20%)可伴有钙化灶;增强扫描实性部分出现明显强化,坏死囊变区域无强化。

(3)MRI 表现:形态学表现类似 CT,肿瘤表现为圆形、类圆形肿块,$T_1WI$ 低信号,$T_2WI$ 高信号,若内部出现囊变坏死则信号混杂不均匀;多期动态增强扫描可提高肿瘤检出率,增强扫描时呈富血供肿瘤表现。

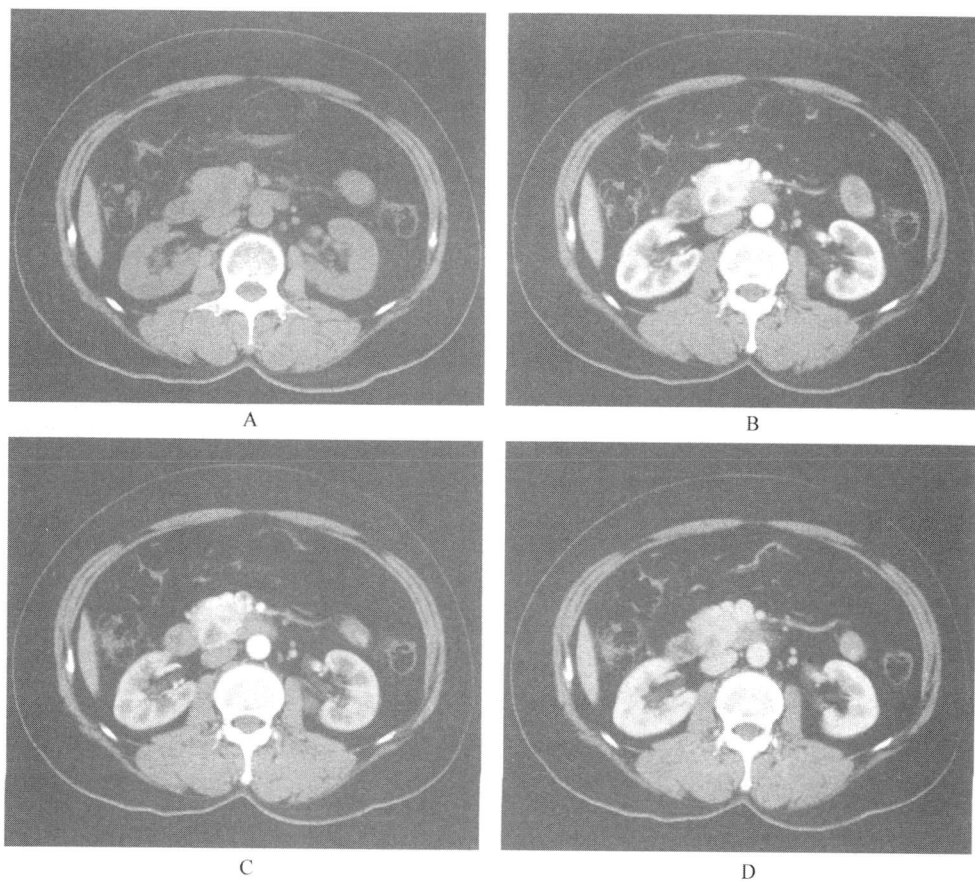

**图 5-22 胰腺神经内分泌肿瘤的 CT 表现**

注 本例为 $G_1$ 级神经内分泌肿瘤。A.平扫示胰头部位不规则低密度肿块,内部可见更低密度区域,边界显示模糊。B~D.多期增强扫描动脉期强化明显,囊变区域无明显强化;门静脉期及实质期强化程度下降,但强化仍高于周围胰腺实质。

4.诊断

肿瘤为富血供表现,功能性者伴有内分泌症状,诊断相对较容易,影像学检查主要在于帮助临床进行病灶定位以及恶性者帮助检出淋巴结转移、远隔脏器转移等。

5.鉴别诊断

(1)胰腺囊腺瘤:部分囊变程度较高的胰腺神经内分泌肿瘤需要与之鉴别,需要注意的是,即使 pNETs 非囊变的实性部分表现为明显强化,而囊腺瘤囊壁及分隔强化程度仍然较低。

(2)邻近胃肠道来源的间质瘤:部分体积较大的非功能性 pNETs 需要与之鉴别,此时薄层 CT 扫描及 MPR 重建等后处理方法对于寻找肿瘤来源具有一定帮助,且前者容易伴发胃肠道出血症状,依据此点可以进行鉴别。

## 三、胰腺囊性肿瘤

### (一)临床表现与病理

胰腺囊性肿瘤占胰腺肿瘤的 10%～15%,多数为良性或低度恶性,有多种病理类型,常见的有浆液性囊腺瘤(SCN)、黏液性囊腺瘤(MCN)、导管内乳头状黏液性瘤(IPMN)。SCN 好发于 60～70 岁老年女性,MCN 以 40～50 岁中年女性多见,两者均易发生在胰尾部,多无明显临床症状。SCN 无恶变倾向,分为微囊型、多囊型和寡囊型,微囊型由多发小囊构成,囊内含透明液体,囊壁光整,可呈蜂窝状,有的可见中央纤维瘢痕;多囊型和寡囊型由数个或单一大囊组成,无中央瘢痕。MCN 常较大,为单囊或几个大囊组成,囊内充满黏液,囊腔内常有分隔,为潜在恶性肿瘤。如囊壁厚薄不均,出现壁结节,常提示为黏液性囊腺癌。IPMN 好发于老年男性,依发生部位分为分支胰管型、主胰管型和混合型。病理上起源于主胰管或分支胰管的上皮组织,乳头状增生并分泌大量黏液为特点,大量黏液堵塞主胰管或分支胰管并使其扩张,行ERCP 有时可见乳头有黏液溢出。根据肿瘤细胞及组织结构异型性分为良性、交界性和恶性。临床上可无症状,也可表现为急性胰腺炎反复发作或慢性胰腺炎、梗阻性黄疸、脂肪泻和糖尿病等。

### (二)影像学表现

1.CT 表现

(1)平扫:SCN 囊壁光整,微囊型多发小囊排列呈蜂窝状,中央有纤维瘢痕,有时可见特征性的“星芒状钙化”。MCN 和囊腺癌的囊内有少量分隔,恶性者囊壁和分隔常较厚,有时可见乳头状结节突入腔内。分支胰管型 IPMN 好发于钩突,也可见于胰尾,呈分叶状或葡萄串样,可见分隔,特征性的表现是与胰管相通,有时可见向导管腔内突出的结节;主胰管型 IPMN 表现为主胰管弥漫或节段性扩张,可延伸至分支胰管。

(2)增强扫描:微囊型 SCN 因囊壁和分隔强化,蜂窝状表现更加清楚;MCN 的囊壁、分隔和附壁结节可出现强化(图 5-23A)。IPMN 的壁结节常表现为轻度强化。

2.MRI 表现

MRI 显示胰腺囊腺瘤和 IPMN 的结构特征优于 CT 检查。囊内液体在 $T_1WI$ 上呈低信号,$T_2WI$ 上呈高信号,囊壁及囊内分隔呈低信号,故能更清楚地显示 SCN 的蜂窝状特征(图 5-23B)及黏液性囊性肿瘤的厚壁和不规则结节。增强检查表现同 CT。MRCP 能更准确地显示有无胰管扩张及其程度和囊性病变与胰管的关系(图 5-23C)。

### (三)诊断与鉴别诊断

主胰管型 IPMN 易误诊为慢性胰腺炎,分支胰管型 IPMN 需与囊腺瘤鉴别,SCN、MCN 的囊性病变与胰管不相通,IPMN 是相通的,MRCP 有助于显示囊性病变与胰管间的关系。

黏液性囊性肿瘤为大单囊或多囊,囊壁厚薄不一,内可见粗细不等的分隔和(或)壁结节,增强后囊壁、分隔和壁结节强化。伴有中央瘢痕的 SCN 诊断容易,多囊型和寡囊型 SCN 与 MCN 有时鉴别困难。另外,胰腺囊性肿瘤还要与胰腺假性囊肿、真性囊肿相鉴别,胰腺假性囊肿多继发于胰腺炎,有相应病史,且病变边缘多光整,无壁结节,胰腺真性囊肿的壁菲薄,无强化。

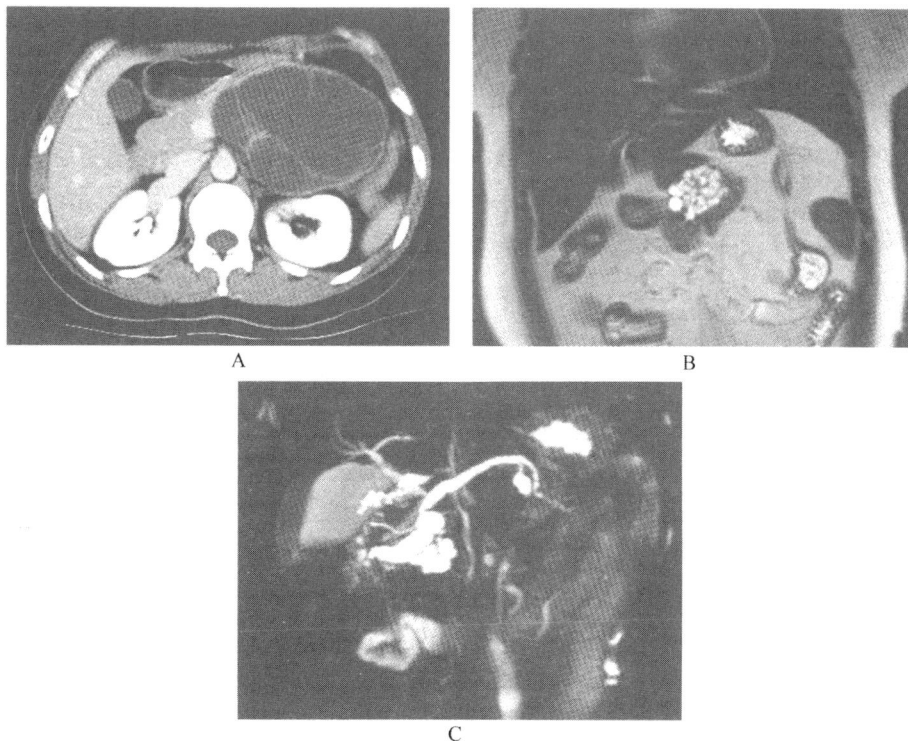

图 5-23　胰腺囊性肿瘤

注　A.MCN,增强 CT 显示胰体尾部有一较大囊性肿块,囊壁可见,囊内有数条厚薄不一的分隔。B.SCN,冠状位 $T_2$WI 见胰头区囊性肿块,由多发小囊组成,呈蜂窝状,内可见中央纤维瘢痕。C.IPMN,MRCP 示胰头及胰体分别可见一与胰管相通的囊性肿块,所见胰管轻度扩张。

（裴红霞）

# 第七节　急腹症

急腹症中常见者有胃肠道穿孔并急性腹膜炎、腹腔脓肿、肠梗阻、腹部脏器损伤及腹主动脉瘤破裂等。以下介绍肠梗阻、胃肠道穿孔与腹部外伤的影像学表现及诊断。

## 一、肠梗阻

肠梗阻指肠内容物不能正常运行、顺利通过肠道,为临床上常见的急腹症之一。影像学检查的目的包括:明确有无肠梗阻;若有梗阻则进一步明确梗阻的类型,确定梗阻的位置及病因。

## （一）临床表现与病理

肠梗阻一般分为机械性、动力性和血运性 3 类。

1.机械性肠梗阻

分单纯性肠梗阻与绞窄性肠梗阻。前者只有肠管通过障碍,无血液循环障碍;后者同时有血液循环障碍。

2.动力性肠梗阻

分为麻痹性肠梗阻与痉挛性肠梗阻,肠管本身均无导致通过障碍的器质性病变。

3.血运性肠梗阻

见于肠系膜血栓形成或栓塞,有血液循环障碍和肠肌运动功能失调。

## （二）影像学表现

不同类型的肠梗阻有不同的影像学表现特点。

1.单纯性小肠梗阻

(1)X 线表现:梗阻发生后 3~6h,可显示梗阻近端肠曲胀气扩大,肠内有高低不等的阶梯状气液面(图 5-24A);肠壁与肠黏膜皱襞除非病程较长时,一般无明显增厚;梗阻端远侧无气体或仅有少许气体。依据胀气扩大肠曲的类型,可估计梗阻的位置:高位梗阻时,梗阻近端肠管主要存留液体,气体多因呕吐而排出,此时仅于上腹部见数目有限含气量少的扩张小肠影,应警惕高位小肠梗阻的可能;低位小肠梗阻的特征是扩张的肠腔及液面多,分布范围可占据整个腹部。

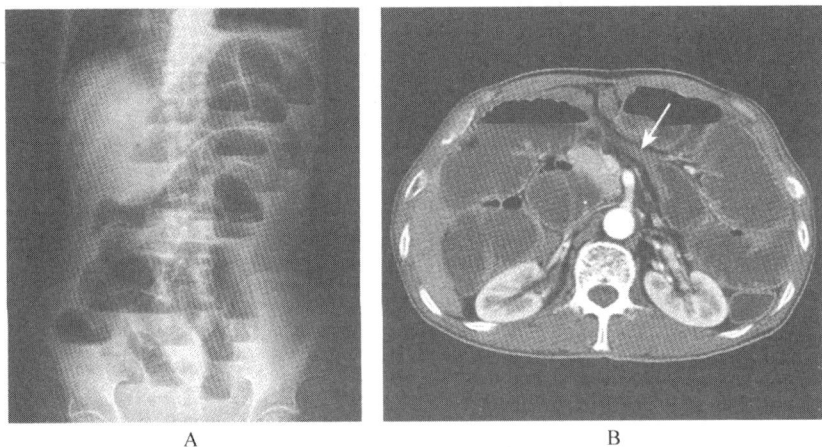

A                  B

图 5-24 单纯性小肠梗阻

注 A.立位腹平片,腹部多发阶梯状气液平面。B.CT 增强扫描,可见小肠扩张,积气、积液并气液平面以及扩张肠管与塌陷肠管间的移行带(箭头)。

不同的病因所致肠梗阻,尚可在 X 线片上有一定特征,如胆石性肠梗阻可在非胆囊区显示阳性结石影,还可显示胆肠瘘所致的肝内胆管积气;蛔虫堵塞所致的肠梗阻可在小肠内显示有大量成团、成束的蛔虫影像。

(2)CT 表现:CT 检查除可显示小肠扩张及积气、积液外,还可发现扩张肠管与正常肠管之间的"移行带",此为判断梗阻部位和原因提供重要依据,如肿瘤性病变可见"移行带"处肠壁增厚或肿块影,肠粘连时则无肿块显示(图 5-24B)。因而,对于单纯性小肠梗阻的病因确定,CT 检查要较 X 线平片敏感而准确。

2.绞窄性小肠梗阻

多为闭袢性肠梗阻,常见于扭转、内疝、套叠和粘连等。

(1)X 线表现:绞窄性肠梗阻多有小肠系膜受累,肠曲活动受限,因而有肠曲向某一固定部位聚集的表现。肠壁血液循环障碍可导致肠壁水肿增厚(后期可变薄),黏膜皱襞增粗,肠内积液量多和液面较高等改变。闭袢性肠梗阻,肠腔内充满液体,表现为软组织密度的肿块,称为"假肿瘤"征;如充气闭袢肠管呈"U"形,形态上类似咖啡豆,称为"咖啡豆征"(图 5-25A)。绞窄性小肠梗阻后期,肠系膜的血管常发生绞窄或闭塞,从而易引起肠坏死,还可并发腹腔积液。

不同病因所致绞窄性肠梗阻还具有一定影像学表现特点:①小肠扭转和内疝时,常合并"假肿瘤"征或"咖啡豆征";②粘连性肠梗阻,比较其仰卧前后位与侧卧位水平正位片显示肠曲排列固定,还可出现肠曲纠集征象和肠曲转角较急的表现;③急性肠套叠造影检查时,显示套叠形成的杯口状充盈缺损。

(2)CT 表现:平扫,对判断肠管缺血程度有一定帮助,肠壁轻度增厚并分层("靶征")及肠系膜血管集中等征象反映肠管缺血并存在可复性(图 5-25B);而肠壁密度增高、积气及肠系膜出血等征象则指示肠管缺血严重,甚至已梗死;增强扫描,通过肠壁强化表现,还可进一步显示缺血程度及判断是否发生肠坏死。

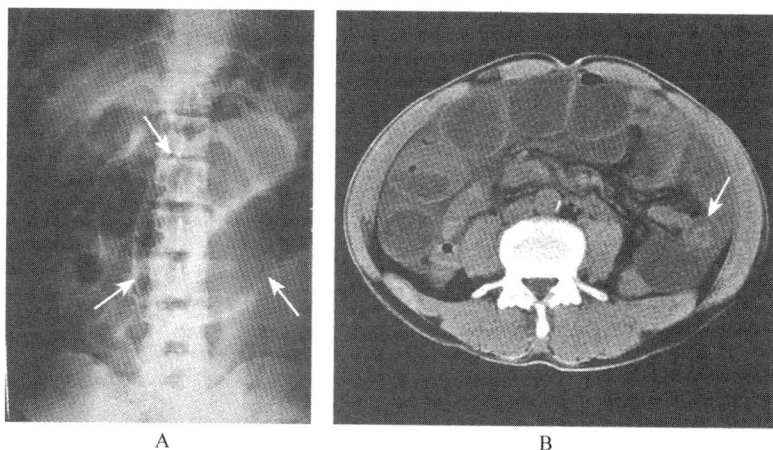

**图 5-25 绞窄性小肠梗阻**

注 A.腹平片示"咖啡豆征"(箭头指示咖啡豆样轮廓)。B.CT 平扫,小肠缺血改变所致的"靶征"表现(箭头)。

3.大肠梗阻

大肠癌、乙状结肠扭转是大肠梗阻常见的病因,均可能产生闭袢性肠梗阻征象。前者因回盲瓣作用而导致肿瘤与回盲瓣双端闭锁,形成闭袢,使该段大肠内大量积液;后者为乙状结肠连同系膜扭转而导致该段肠曲双端闭锁,也形成闭袢。

(1)X 线表现:闭袢段大肠明显扩张、积气积液。发生乙状结肠扭转时,扩张的乙状结肠形同马蹄状,其圆弧部向上,两肢向下并拢达左下腹梗阻点,这种特征性的表现可在立位 X 线平片上清晰显示;钡剂灌肠时,完全梗阻的患者表现为钡剂充盈乙状结肠下部,向上逐步变细,并指向一侧,呈鸟嘴状。

(2)CT 表现:CT 检查不如 X 线检查直观,但可清晰地显示大肠梗阻端肿块或乙状结肠扭转处肠管管径的改变。

4.麻痹性肠梗阻

麻痹性肠梗阻又称肠麻痹,全部肠管均处于麻痹扩张状态,无器质性狭窄。常见于急性腹膜炎、脓毒败血症、腹部术后、低钾血症、严重外伤或外伤性休克以及腹膜后间隙感染或血肿等。

X 线和 CT 表现:腹部 X 线平片及 CT 扫描表现包括大小肠均呈普遍性扩张和积气,可有液面形成;除小肠大肠扩张外,有时胃也扩张;其中大肠扩张显著,通常以全部大肠充气为诊断本病的重要依据。麻痹性肠梗阻立位也可见到液平面,但一般少于机械性肠梗阻。多次检查肠管形态改变不明显是本病的又一重要征象。

### (三)诊断与鉴别诊断

用影像学方法评价临床拟诊肠梗阻的急腹症患者时,注意以下几个方面。

1.对有无肠梗阻的判定

(1)在发生完全性机械性肠梗阻数小时之后,梗阻近端的肠曲即发生扩张并有积气、积液;发生后的 24～48h,梗阻远端肠管内的气体即被吸收,表现为梗阻段以下肠管内看不到肠气。

(2)在肠梗阻的早期或不完全性肠梗阻时,结肠内可有气体存在。

2.对肠梗阻部位的判定

(1)根据肠曲扩张和液平面的部位、数量及肠黏膜皱襞的特点可判断肠梗阻的大致部位。

1)小肠近端梗阻,扩张的肠曲少、液平面少,并且多位于上腹部。

2)小肠远端梗阻,扩张的肠曲多、液平面多,有时扩张积气肠曲和液平面可遍及全腹,如回肠末端的梗阻。

3)结肠梗阻时,由于回盲瓣的单向通过作用,在梗阻的早期,积气和积液主要发生在结肠,而小肠的积气和积液现象则不明显,随着病程的进展,回盲瓣的功能丧失,此时小肠也可有较多的肠曲扩张和积气、积液。

4)麻痹性肠梗阻,显示小肠和结肠同时明显扩张,多难以判断梗阻的部位。

(2)根据扩张肠管黏膜皱襞的类型可区分小肠和结肠。

1)小肠黏膜呈弹簧状,贯穿肠管横径的全长。

2)结肠的半月瓣仅能到达肠管横径的一部分。

3.对肠梗阻有无绞窄性的判定

绞窄性肠梗阻,除引起肠腔完全阻塞外,还可使肠壁出现明显淤血、肿胀、增厚和大量渗出,最终导致肠坏死。故绞窄性肠梗阻可出现如下征象。

(1)闭袢内大量积液形成"假肿瘤"征。

(2)闭袢大量积气扩张形成"咖啡豆征"。

(3)若出现肠坏死可见肠壁内出现线状或小泡状气体影。

(4)病变发展迅速,1～2d 即可出现腹腔积液。

## 二、胃肠道穿孔

胃肠道穿孔常继发于溃疡、外伤破裂、炎症及肿瘤。其中胃十二指肠溃疡穿孔最为常见，外伤性肠管破裂多由闭合性损伤引起，肿瘤穿孔是因肿瘤坏死或肿瘤引起肠梗阻继发所致。此外，肠伤寒、局限性肠炎、坏死性肠炎及溃疡性结肠炎也可造成肠穿孔。

### (一)临床表现与病理

胃十二指肠溃疡穿孔分为急性和慢性：前者多发生在前壁，穿孔直径一般为 $0.5\sim1.6\mu m$，穿孔的同时胃十二指肠内的气体和内容物流入腹腔，引起气腹和急性腹膜炎；后者多发生在后壁，尤见于十二指肠后壁，穿透前浆膜与附近组织器官粘连，有时溃疡虽很深，但内容物不流入腹腔。在小肠穿孔时，由于小肠肠曲彼此紧靠，穿孔后纤维蛋白沉着，相互粘连，穿孔很快被封闭，故小肠内容物流出少，且小肠气体少，也较少造成气腹。结肠气体量较多，穿孔后肠内容物随大量气体流入腹腔，易形成气腹和局限性或全腹腹膜炎。

临床特点是起病骤然，持续性上腹剧痛，不久可延及全腹，产生腹肌紧张、全腹压痛与反跳痛等腹膜刺激症状。

### (二)影像学表现

1.X 线表现

当胃肠道穿孔至腹腔时，腹部平片的主要异常表现为气腹、腹腔积液、胁腹线异常和肠麻痹等，还可继发腹腔脓肿形成。

(1)气腹：胃肠道穿孔时，以游离气腹最常见。应注意以下几种情况。①胃、十二指肠球部及结肠，正常时可有气体，因此穿孔后大多有游离气腹表现。②小肠及阑尾，正常时一般无气体，穿孔后很少有游离气腹表现。③胃后壁溃疡穿孔，胃内气体可进入小网膜囊，如网膜孔不通畅，则气体局限在网膜囊内，立位腹平片于中腹部可显示气腔或气液腔。④腹膜间位肠管向腹膜后间隙穿孔，可出现腹膜后间隙充气征象，而腹腔内并无游离气体，因此，没有游离气腹征象并不能排除肠道穿孔。此外，还要注意游离气腹并非胃肠道穿孔特有，也可见于输卵管通气检查、腹部手术后、腹部产气菌感染后等。

(2)腹腔积液、胁腹线异常及肠麻痹：胃肠穿孔后，胃肠内容物进入腹腔引起的化学性和细菌性腹膜炎表现，除腹腔积液外，还可显示相邻胁腹线变模糊、肠曲反应性淤积和肠麻痹等征象。

(3)腹腔脓肿：局限性腹膜炎可形成腹腔脓肿，多位于腹腔间隙或隐窝处，常以腹壁、器官及韧带形成脓腔壁。主要表现为：①可见气液空腔或气泡影；②脓腔无气体时，表现为组织肿块影；③脓肿周围炎性浸润，相邻脂肪线(带)增宽、密度增高或消失；④上腹腔淋巴炎性引流，可出现胸腔积液、肺底炎症及下叶肺不张等。

2.CT 表现

胃肠道穿孔后，CT 检查能敏感地发现少量气腹和腹膜后积气，也能确认积液的部位和液体量，特别是能显示少量积液。横结肠系膜上方的腹腔积液最初位于肝右叶后内侧与右肾之间，是仰卧位腹腔最低处，表现为围绕肝右叶后内缘的水样密度影；横结肠系膜下方的积液，早期位于盆腔的膀胱直肠陷凹或子宫直肠陷凹内,表现为边界清晰水样密度,其后可延伸至结肠旁沟内。大量积液时,小肠漂浮,集中在前腹部,此时脂肪性低密度的肠系膜在周围腹腔积液衬托下得以清楚显示。而小网膜囊积液表现为胃体后壁与胰腺之间的水样低密度区,大量积液时,脾胃韧带受推移。

CT可明确显示腹腔脓肿,增强扫描,依据脓肿壁的环状强化表现,可确切显示其数目、位置和大小。

### (三)诊断与鉴别诊断

胃肠道穿孔以胃、十二指肠溃疡穿孔最常见。腹部平片检查,若发现游离气腹,结合临床症状、体征和发病过程,通常可以明确诊断。但当腹部平片检查未见确切异常,特别是无游离气腹而临床资料提示为胃肠道穿孔时,则应行CT检查。CT对胃肠道穿孔征象的显示更明确、细节更清楚,不但能发现和确诊腹部平片未能检出的胃肠道穿孔,而且可为急腹症的鉴别诊断提供重要依据。

## 三、腹部外伤

腹部外伤多为腹部受到外力撞击而产生的闭合性损伤,常累及实质性脏器如肝、脾、肾和(或)空腔脏器,可发生在腹膜腔或腹膜后间隙。下面介绍常见的实质脏器外伤的影像学表现及其诊断。

### (一)临床表现与病理

实质脏器外伤可致实质内或包膜下发生血肿,也可破裂而并有邻近腹膜腔和(或)腹膜后间隙内积血。实质脏器损伤的发生率依递减顺序为脾、肝、肾、胰等。临床上主要表现为局部甚至全腹疼痛、腹膜刺激症状和血红蛋白水平明显降低,肾损伤者可出现血尿。

### (二)影像学表现

1.实质脏器包膜下破裂

超声检查时肝、脾、肾形态失常,包膜基本完整,并与实质部分分离,其间为代表血肿的无回声区,内部可见散在小光点回声,并有飘浮感;随时间延长,其内出现条索状回声和中高回声改变,为血凝块所致。CT平扫,包膜下血肿呈高或略高密度影,且随时间延长密度减低;脏器实质显示受压内陷;增强扫描,血肿部分无强化。

2.实质脏器内血肿

在超声及CT扫描中,于肝、脾、肾实质内可显示血肿征象。超声呈局限性边界不清的不规则低回声区,其内部有小片状无回声区及后方回声轻度增强等。CT平扫,肝、脾实质内血肿密度常与正常组织形成明显差异:急性出血灶呈均匀或不均匀高密度;出血较久,则呈较低密度(图5-26)。

3.实质脏器破裂

其包膜不完整,超声及CT检查不一定显示,但于膈下、肝肾陷窝,盆腔及左右结肠旁沟等区域可识别破裂所致的出血,超声上这些部位的出血呈无回声区,CT平扫显示不同密度的积液,并可见相应的肝、脾、肾实质内和(或)包膜下血肿表现(图5-27)。

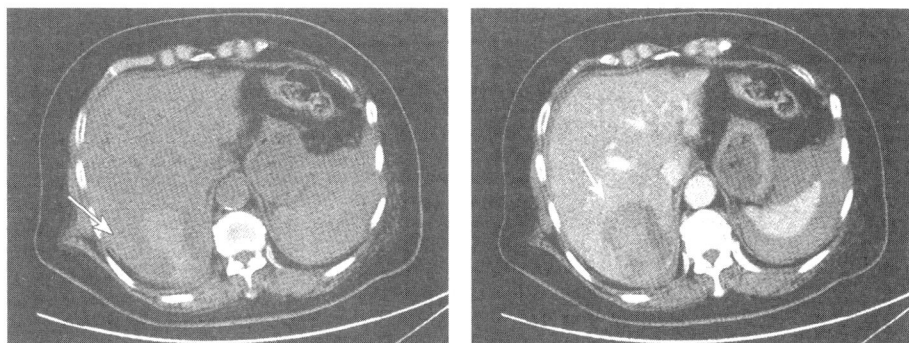

**图 5-26 肝内血肿**

注 肝右叶稍高密度血肿影,增强后无明显强化(箭头)。

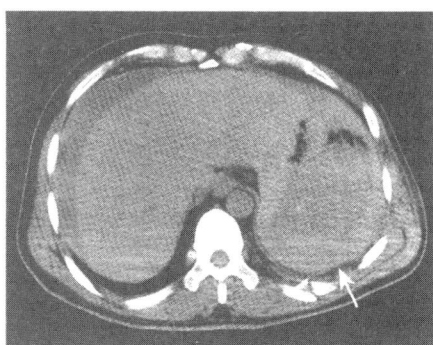

**图 5-27 脾脏破裂**

注 脾脏正常形态消失,实质密度不均匀(箭头),肝周积液。

### (三)诊断与鉴别诊断

腹部闭合性损伤影像学检查时,实质脏器的各种类型损伤均有比较特征的表现,结合外伤史和相应的临床症状与体征,诊断并不难。腹部闭合性损伤首选影像检查方法为 CT 检查,它有很高的敏感性与特异性,且可明确损伤的类型与范围,必要时行 CT 增强检查还可提供更多的诊断信息。

腹部闭合性损伤的实质脏器出血需与非外伤性出血如脾、肾自发破裂性出血,HCC 破裂出血等相鉴别,结合临床病史与超声、CT 表现通常不难区分。

## 四、腹膜腔炎症

### (一)急性阑尾炎

急性阑尾炎是一种常见的腹部外科疾病,由于阑尾腔内阻塞及感染导致急性阑尾炎症。

1.病理生理

急性阑尾炎分为单纯性、化脓性和坏疽性 3 种类型。

(1)单纯性阑尾炎:阑尾充血、水肿和增粗,腔内有黏液。

(2)化脓性阑尾炎:阑尾充血进一步加重,阑尾壁内有小脓肿形成,表面有脓性分泌物,并出现腔内积脓,可发生局限性坏死和穿孔。

（3）坏疽性阑尾炎：阑尾广泛坏死而呈灰黑色，腔内压力大，易发生穿孔。因阑尾腔的近端均有肿胀而闭锁，经穿孔的溢出物只是腔内积存的脓液，无肠内容物，加之有大网膜包裹形成阑尾周围脓肿，可位于右侧髂窝或盆腔内。

2.临床表现

典型阑尾炎有下列症状。

（1）转移性右下腹疼痛：腹痛开始部位多在上腹部、剑突下或脐周，经 6～8h，部位逐渐下移，最后固定于右下腹部。

（2）恶心、呕吐、食欲减退和腹胀。

（3）发热，白细胞、中性粒细胞增多等。体格检查右下腹麦氏点压痛、反跳痛。

3.影像学表现

（1）腹部 X 线表现：5％～10％可见阑尾内钙化粪石；反射性肠郁张：阑尾附近回肠扩张充气，伴有小液平；钡剂造影盲肠基底部内侧有外压表现（图 5-28）；盲肠挛缩征象：炎症刺激收缩，盲肠区局部无气。右侧腰大肌边缘模糊，脊柱可向右侧弯。阑尾穿孔罕见游离气体。

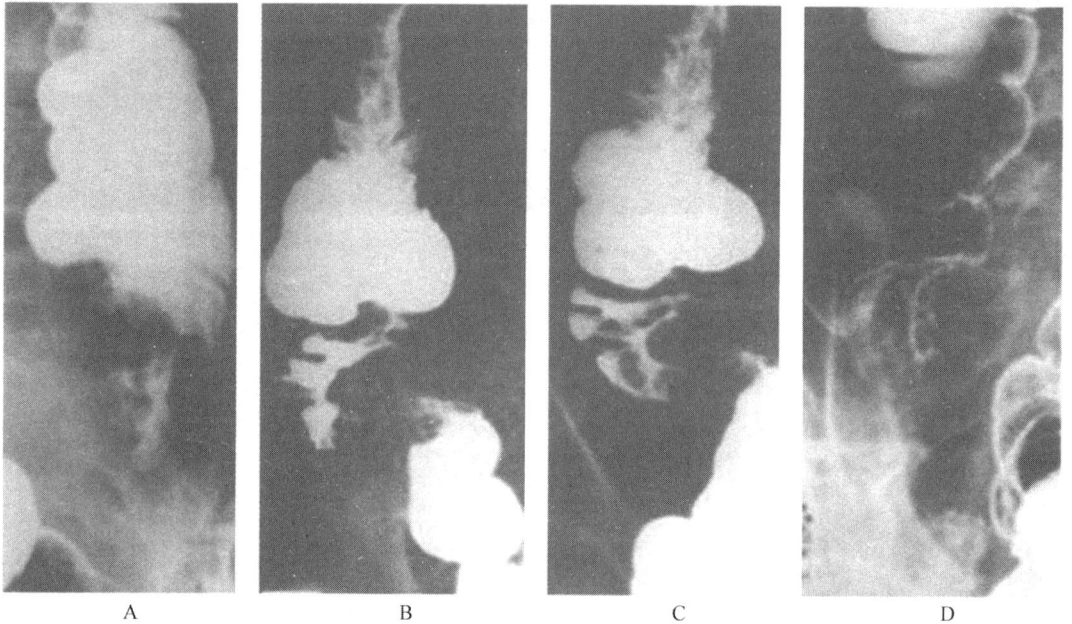

图 5-28　阑尾周围脓肿

注　患者，男，45 岁，右下腹不适 1 个月余。钡灌肠气钡双重造影，显示盲肠激惹，钡剂充盈欠佳（A～C），充气可见盲肠基底部内侧光整的弧形压迹（D）。

（2）CT 表现。

1）直接征象：阑尾增粗肿大（直径＞6mm），阑尾壁增厚，造影增强明显强化，腔内积液、积气和肠石（图 5-29）。

2）间接征象：阑尾盲肠周围炎，为阑尾周围脂肪组织密度升高、见条索影，腹膜增厚，少量积液，盲肠壁水肿增厚（图 5-30）；阑尾周围脓肿：边界不清的软组织团块影，中心呈液体密度，可出现气液平面，造影增强呈厚壁环形明显强化（图 5-31）；阑尾穿孔：阑尾周围见少许气体

(图 5-32),增强扫描阑尾壁缺损。

4.诊断

结合临床表现及 CT 检查阑尾区的炎性征象,急性阑尾炎的诊断不难。阑尾脓肿、肠腔外气体以及增强扫描示阑尾壁缺损是诊断阑尾穿孔的特征性征象,但无上述征象也不能排除阑尾穿孔。

5.鉴别诊断

当 CT 发现阑尾周围炎或脓肿而未发现异常阑尾或阑尾粪石时,应注意结合临床资料及其他影像征象除外盲肠憩室炎、结肠结核或克罗恩病等炎性病变。

## (二)急性腹膜炎

急性腹膜炎是腹膜壁层和(或)脏层因各种原因受到刺激或损害发生的急性炎性反应,多由继发性细菌感染、化学刺激或物理损伤引起,原发性细菌感染少见。

1.病因

(1)继发性腹膜炎:腹内脏器的急性穿孔与破裂是最常见的原因,如胃肠道和胆系穿孔,其他病因包括腹腔脏器炎症、肠坏死、腹部创伤以及腹部手术后感染。局限性腹膜炎可以是全腹膜炎吸收后局限化,也可以在起病时就是局限性的。

(2)原发性腹膜炎:腹腔内没有原发感染灶,致病菌多是通过血行播散、淋巴管、肠壁或女性生殖道等途径侵入腹腔而引起。

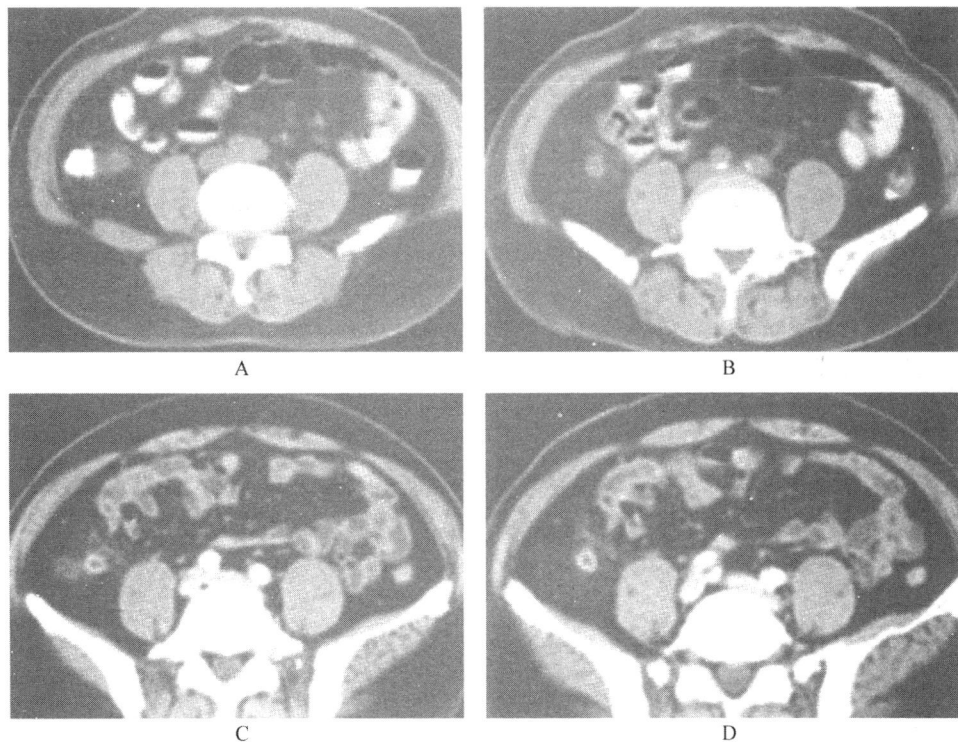

图 5-29 急性单纯性阑尾炎

**注** 患者,男,77 岁,脐周痛伴恶心 2d。A、B.CT 平扫示盲肠内侧条片影,远端类圆形厚壁管腔(阑尾),邻近腹膜密度略增高。C、D.CT 造影增强静脉期扫描示增厚的阑尾管壁明显强化,邻近的腹膜条片状轻度强化。

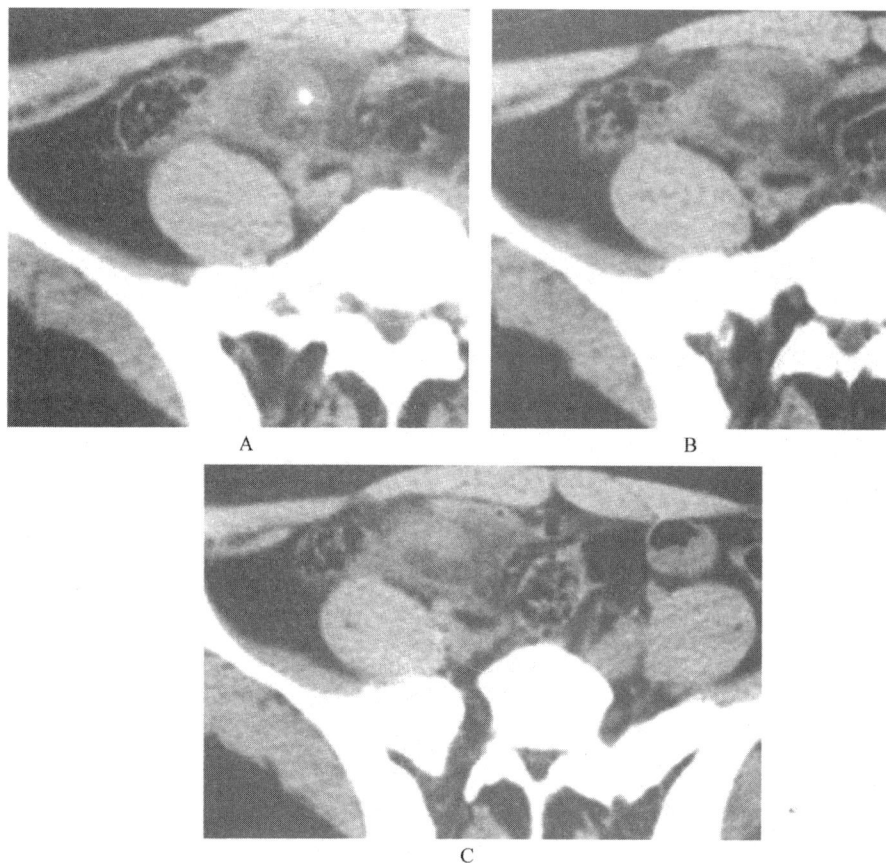

**图 5-30　阑尾周围炎**

注　患者,女,35 岁,转移性右下腹痛 1 周。CT 平扫示右下腹盲肠内侧边界不清的团片影,中心见小致密影(阑尾粪石)。

2.病理生理

急性腹膜炎常因感染的来源和方式、病原菌的毒力和数量、患者的免疫力不同而有明显的差异。感染进入腹腔,腹膜出现充血、水肿、渗出的炎症反应,可为局限性或弥漫性腹膜炎。可引起腹膜、肠袢、网膜之间的粘连,引起机械性肠梗阻。

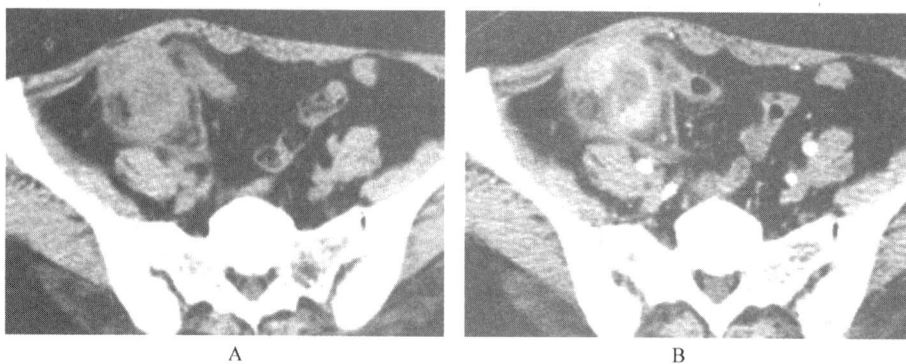

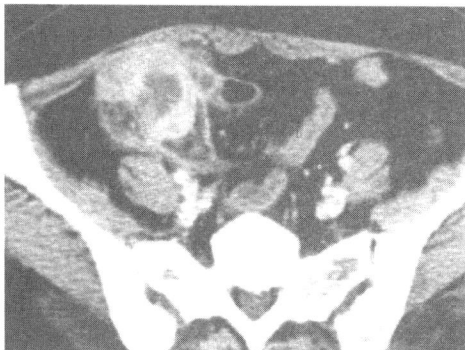

C

**图 5-31　阑尾周围脓肿**

注　患者,女,47 岁,右下腹痛伴发热 2 周。A.CT 平扫示回盲部边界不清的团块影,其内见更低密度区,邻近腹膜见条片影。B、C.CT 造影增强动脉期及静脉期扫描示肿块不均匀明显强化,中心更低密度区无强化,内壁光整。邻近的腹膜条片状轻度延迟强化。

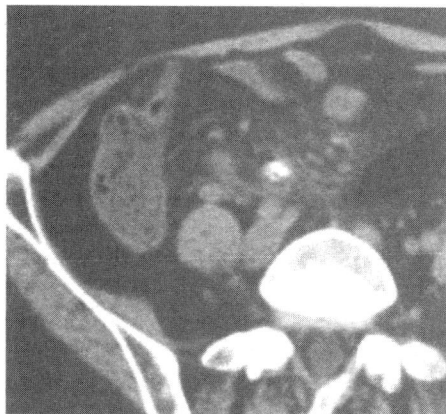
A

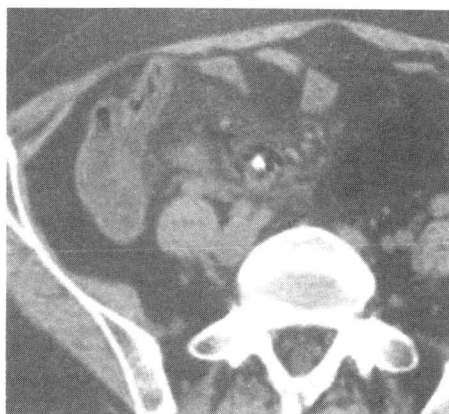
B

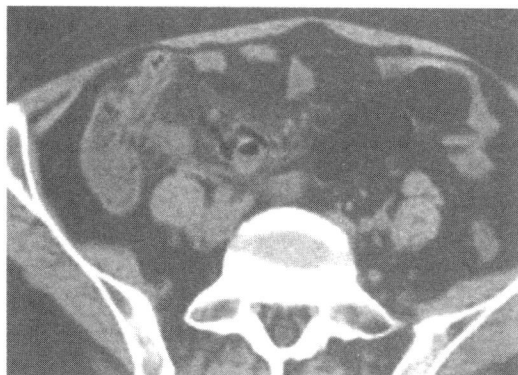
C

**图 5-32　急性阑尾炎穿孔**

注　患者,女,61 岁,突然右下腹痛 2d。CT 平扫示右下腹阑尾区小结节状致密影(阑尾粪石),下方见含气液平的阑尾管腔,周围见不规则条状气体影(穿孔),局部腹膜脂肪密度增高。

3.临床表现

急性腹膜炎的主要临床表现有腹痛、腹部压痛、腹肌紧张和反跳痛,常伴有恶心、呕吐、腹胀、发热、低血压、脉速、气急、白细胞增多等中毒现象。因本病大多为腹腔内某一疾病的并发症,故起病前后常有原发病症状。

4.影像学表现

(1)腹腔积液,可为弥漫性或局限性。

(2)如为胃肠道穿孔、穿通性损伤及产气菌感染所致,可有腹腔积气。

(3)腹膜增厚,通常较均匀,表面可不光滑,肠道外壁可以增厚粘连,甚至发生粘连性肠梗阻。

(4)由于麻痹性肠胀气,小肠和结肠常有广泛充气。

(5)肠系膜和大网膜因充血水肿呈斑片状密度增高,与血管分界不清(图5-33)。

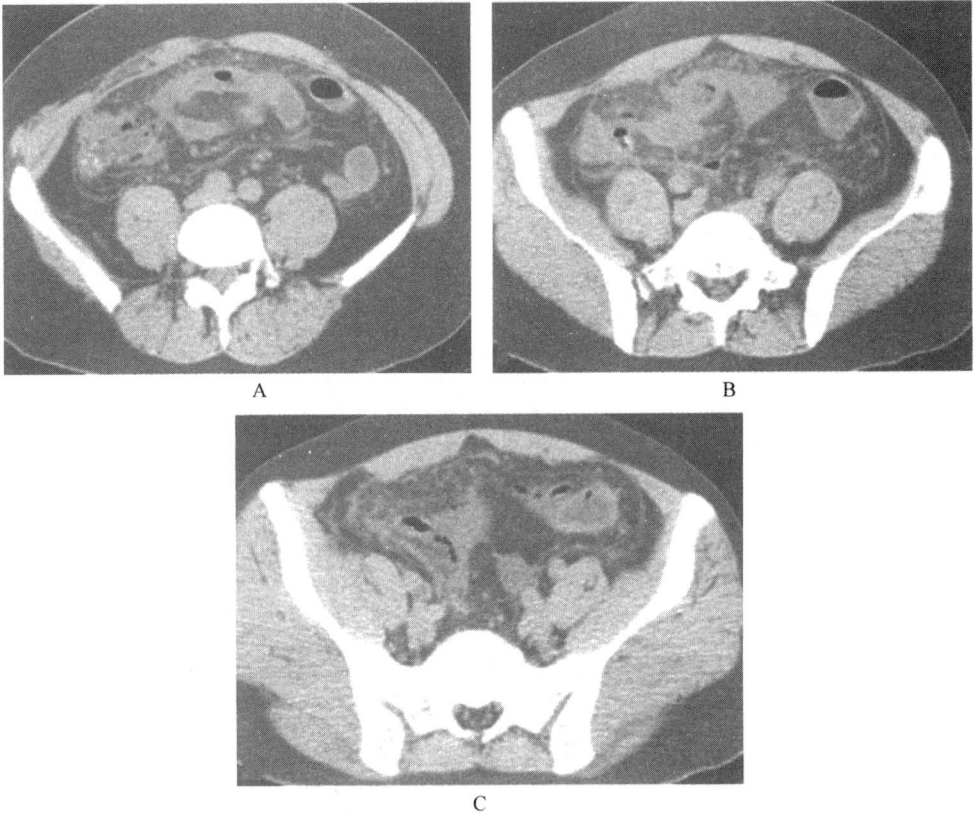

图 5-33　腹膜炎症,阑尾炎穿孔

注　患者,男,28岁,突发右下腹痛1d。阑尾积气、壁增厚。脏腹膜增厚,网膜及系膜脂肪密度增高,见片絮状影。

(6)CT扫描可以清楚地显示腹膜炎的原发病灶和并发症情况,如腹腔脓肿的发生。

腹膜炎局限化后可形成腹腔脓肿,一般局限在一个或多个腹腔间隙、隐窝内,后者发生的腹腔间隙常彼此相邻,有明显通连关系。腹腔脓肿在CT上有以下特点:①脓腔因内有脓液而呈液体密度,但CT值偏高;②脓肿壁呈软组织密度,有一定厚度且可不均匀,造影增强后明显环形强化;③脓肿内如有气体存在,可以表现为气—液平面或液体前方的小气泡;④脓肿周围紧邻的腹壁软组织可水肿增厚,部分脓肿可破溃入腹壁致腹壁脓肿或窦道。

5.诊断

急性腹膜炎有典型的临床表现,CT扫描能显示腹水、腹膜脂肪密度增高、腹膜增厚等征象,若形成脓肿可以清晰显示脓肿壁,脓腔内气泡影是提示脓肿的特异性征象。

6.鉴别诊断

急性腹膜炎腹膜异常影像上需要与其他腹膜病变鉴别,如结核性腹膜炎、腹膜原发或继发肿瘤等。结核性腹膜炎临床病程较长,发病年龄常较小。腹腔积液由于是渗出液CT显示密度常较高,腹膜增厚更为明显,大网膜、肠系膜除脂肪密度增高,可出现点状、片状及结节状密度增高影(钙化),常伴纤维化所致的系膜挛缩及肿块,系膜及腹膜后淋巴结增大、钙化及环形强化常见。腹膜肿瘤多见于老年人,继发者有原发恶性肿瘤病史,如卵巢癌、胃肠道及胆系恶性肿瘤等。

（裴红霞）

# 第六章　泌尿生殖系统

## 第一节　正常影像表现

### 一、泌尿系统正常影像表现

#### (一)X线表现

1.尿路平片(KUB平片)

前后位上脊柱两侧可见密度略高的豆状肾影,肾影的长轴自内上斜向外下,边缘光滑,长12~13cm,宽5~6cm(图6-1A)。

2.尿路造影(IVP)

行排泄性尿路造影时,静脉注药后1~2min,肾实质显影,密度均匀;2min后,肾盏和肾盂开始显影;15~30min,肾盏和肾盂显影最佳。

正常肾盂常呈喇叭状,形态可有变异。每侧肾各有2~4个肾大盏和6~14个肾小盏,两侧肾大、小盏的形态可有很大差异,数目也常不相同。肾大盏边缘光整,顶部连接一个或数个肾小盏,基底部与肾盂汇合。肾小盏又分为近端的体部和远端的穹隆部,体部与肾大盏相连,穹隆部的顶端因肾乳头的突入而形成杯口状凹陷(图6-1B)。

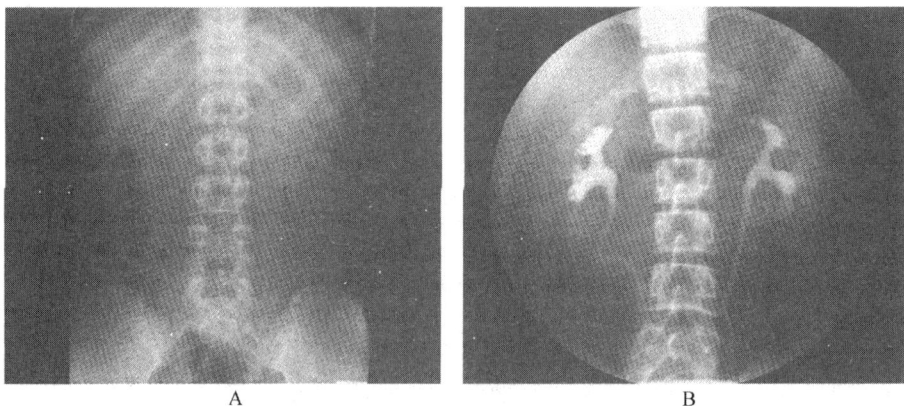

A　　　　　　　　　　　　　　B

图6-1　泌尿系统正常影像表现

注　A.KUB平片,双侧脊柱旁显示密度略高的豆状肾影,边缘光滑;正常肾盂、肾盏和输尿管不能显示。B.IVP检查,注药后15min正位摄片,可见双侧肾盂肾盏不对称,右肾盂为三角形,左肾盂为细长管状;肾小盏顶端均呈杯口状;右侧输尿管迂曲,左侧输尿管呈波浪状。

　　输尿管近侧与肾盂相连,在脊柱两侧下行,入盆后在骶髂关节内侧走行,越过骶骨水平后再弯向外,最后向前内斜行入膀胱底部。输尿管在与肾盂相连处、通过骨盆缘处和进入膀胱前有 3 个生理狭窄区。输尿管宽度因蠕动变化,可有折曲,但边缘光滑,走行柔和。

　　膀胱造影能够显示膀胱腔的大小和形态。充盈满意的膀胱腔呈椭圆形,横置在耻骨联合上方,边缘光滑、整齐,密度均一,膀胱腔的顶部可略凹,为乙状结肠或子宫压迹。若膀胱腔未充满,其粗大的黏膜皱襞致其边缘不整齐而呈锯齿状。

　　逆行性尿路造影时,正常肾盏、肾盂和输尿管的表现与排泄性尿路造影相似。然而,若注射压力过高会造成对比剂的肾脏回流,需正确识别,以免误诊。

　　3.选择性肾动脉造影

　　注药后肾动脉主干及分支显影,自主干至分支逐渐变细,走行自然,边缘光滑;随后肾脏实质逐渐显影,轮廓、大小和形态可清楚分辨;最后可见肾静脉显影。

## (二)CT 表现

　　肾脏横断层为圆形或椭圆形影,肾门内凹,平扫肾实质呈均匀软组织密度,边缘光整,肾窦脂肪呈极低密度,肾盂呈水样密度(图 6-2A)。自肾盂向下连续追踪多可确定腹段输尿管,而盆段输尿管难以识别。

　　多期增强检查,肾实质的强化表现随时间变化。①皮质期(注药后 1min),肾血管和外周肾皮质及伸入锥体之间的肾柱呈明显强化,而髓质强化不明显(图 6-2B)。②实质期(注药后 2～3min),皮质强化程度减低,髓质密度增高而与皮质近似并逐渐超过肾皮质(图 6-2C)。③肾盂期(注药后 5～10min),肾实质强化程度下降,而肾盏、肾盂和输尿管内可见对比剂浓集(图 6-2D)。膀胱一般呈圆形或椭圆形,充满的膀胱可呈类方形。膀胱腔内尿液呈均匀水样低密度。在周围低密度脂肪组织及腔内尿液的对比下,膀胱壁表现为厚度均一薄壁的软组织密度影,内、外缘均较光整。增强检查,早期扫描显示膀胱壁强化;30min 后延迟扫描,膀胱腔呈均匀高密度,若对比剂与尿液混合不均,则出现液—液平面。

## (三)MRI 表现

　　平扫 $T_1WI$ 上,由于肾髓质含水量较高,信号强度略低于皮质,预饱和脂肪抑制序列上皮髓质分界则更清楚;$T_2WI$ 上,肾皮质、髓质均呈较高信号,且髓质信号常较皮质信号更高。增强检查,肾实质强化表现类似 CT 增强检查。

　　膀胱腔内尿液呈均匀 $T_1WI$ 低信号和 $T_2WI$ 高信号。膀胱壁表现为厚度一致的薄壁环状影,在 $T_1WI$ 和 $T_2WI$ 上均与肌肉信号类似。增强 $T_1WI$ 检查,膀胱腔内尿液含对比剂而呈明显高信号,然而当对比剂浓度过高时,尿液反而可呈低信号。

# 二、女性生殖系统正常影像表现

## (一)子宫、输卵管造影

　　正常宫腔呈边缘光整的倒置三角形:底边在上,为子宫底;两侧角为子宫角,与输卵管相通;下端与宫颈管相连,宫颈管为柱状,边缘呈羽毛状。输卵管自子宫角向外下走行,为迂曲柔软的线状影,其在子宫壁的部分为间质部;近子宫细直部分为峡部;远端粗大,为壶腹部;壶腹部末端漏斗状扩大,为伞端。因输卵管有蠕动,局部可不连续,延迟摄片若对比剂进入腹腔内,呈多发弧线状或波浪状致密影,则提示输卵管通畅(图 6-3)。

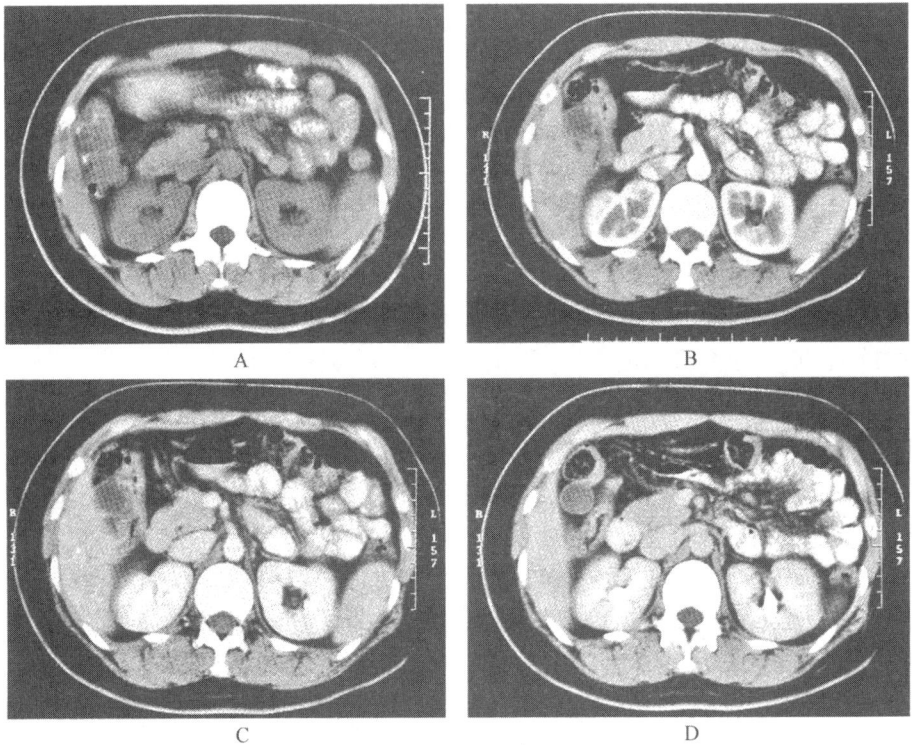

**图 6-2　正常肾 CT 平扫和增强扫描表现**

注　A.平扫,肾实质密度均匀,肾窦脂肪为低密度。B.增强扫描皮质期,外周皮质和突入肾锥体间的肾柱明显强化。C.实质期,髓质明显强化,密度略高于皮质。D.肾盂期,肾盂、肾盏内尿液中对比剂浓集成高密度,肾实质对比剂减少致密度减低。

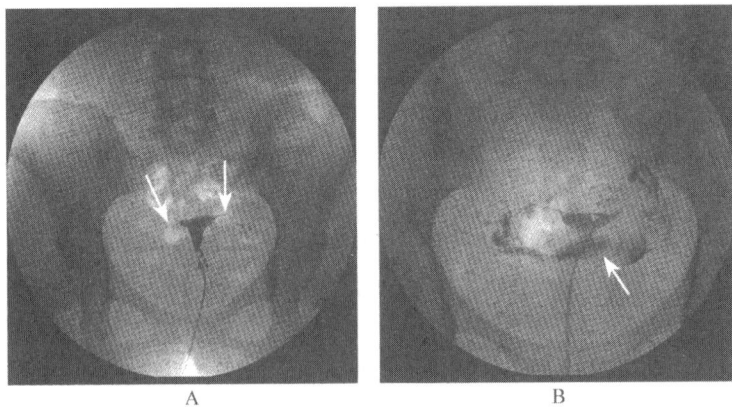

**图 6-3　正常子宫、输卵管造影表现**

注　A.注入碘油后,子宫腔显影,呈倒置三角形,两侧输卵管纤细、迂曲(箭头)。B.注入碘油并延时摄片,显示壶腹部末端呈漏斗状扩大,并见部分碘油排入盆腔呈片状致密影(箭头)。

### (二)CT 表现

#### 1.平扫

子宫体为横置椭圆或圆形的软组织密度影,边缘光滑,中心较小的低密度区为宫腔。宫颈在子宫体下方层面上,呈横置梭形软组织密度影,外缘光滑,横径小于 3cm。宫旁组织位于宫体、宫颈和阴道上部的外侧,为脂肪性低密度区,内含细小点状或条状软组织密度影,代表血管、神经和纤维组织,并可见条带状自宫底向前外侧走行的子宫圆韧带育龄妇女的正常卵巢常表现为双侧子宫旁低密度结构,多不易与邻近肠管区分,输卵管则难以识别(图 6-4A)。

#### 2.增强扫描

子宫肌层呈明显均一强化,中心低密度宫腔显示更为清晰;双侧卵巢强化不明显。

### (三)MRI 表现

#### 1.平扫

$T_1WI$ 上,正常宫体、宫颈和阴道显示清楚,表现为均匀低信号,周围高信号脂肪组织内可见成对的低信号子宫圆韧带及子宫骶骨韧带。$T_2WI$ 矢状位上,宫体、宫颈和阴道呈分层表现。①宫体自内向外有 3 层,中心高信号为子宫内膜及宫腔分泌物,中间薄的低信号带即联合带为子宫肌内层,周围是中等信号的子宫肌外层(图 6-4B)。②宫颈自内向外分为 4 层,即高信号的宫颈管内黏液、中等信号的宫颈黏膜皱襞、低信号的宫颈纤维基质(其与宫体联合带相续)和中等信号的宫颈肌层(其与宫体子宫肌外层相续)。③阴道只有两种信号,即高信号的阴道上皮及内容物和低信号的阴道壁。DWI 上,宫体和宫颈呈较均匀的略高信号。绝经期前,正常卵巢可以识别;在 $T_1WI$ 上为均匀低信号;$T_2WI$ 上其内卵泡呈高信号,中心部为低至中等信号(图 6-4C)。绝经后子宫、阴道的分层现象及卵巢的结构多难以识别;MRI 检查中正常输卵管均难以识别。

#### 2.增强扫描

常规增强扫描时,子宫内膜和子宫肌外层强化,而联合带强化程度低;动态增强扫描,子宫、阴道各层强化程度随检查时间而异。

## 三、男性生殖系统正常影像表现

### (一)CT 表现

正常前列腺呈均匀软组织密度影,其大小随年龄而增大。动态增强扫描显示前列腺外周带和中央腺体不同强化特点:动脉期中央腺体密度增高,晚期中央腺体和外周带密度趋于一致。精囊位于膀胱底的后方,呈八字状对称的软组织密度影,边缘呈小的分叶;两侧精囊于中线部汇合,精囊前缘与膀胱后壁之间为尖端向内的锐角形低密度脂肪间隙,称为精囊角。

### (二)MRI 表现

$T_1WI$ 上,正常前列腺呈均匀略低信号,不能识别前列腺各区带,周围脂肪组织内见蜿蜒状低信号静脉丛。前列腺各区带在 $T_2WI$ 显示较好:中央区呈低信号,代表移行带和中央带;外周区为新月形较高信号,代表周围带;前纤维间质呈低信号;包膜为细环状低信号影。$^1H\text{-MRS}$ 显示枸橼酸盐(Cit)峰值较高,胆碱复合物(Cho)和肌酸(Cr)峰值较低,(Cho+Cr)/

Cit 比值约为 0.6。扩散成像显示正常前列腺周围带 ADC 值高于移行带和中央带。精囊呈 $T_1WI$ 低信号和 $T_2WI$ 高信号,精囊壁为低信号。正常睾丸为卵圆形结构,$T_1WI$ 上信号强度低于脂肪而高于水,$T_2WI$ 上则高于脂肪低于水。

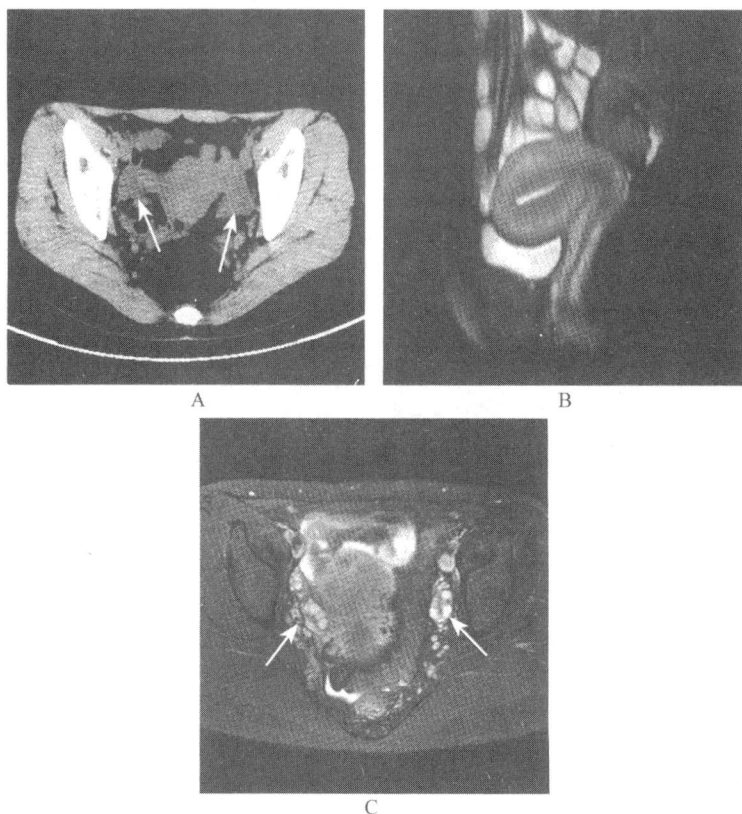

图 6-4　正常子宫及卵巢的 CT、MRI 表现

注　A.CT 轴位,子宫呈椭圆形等密度影,其两侧可见类圆形的卵巢(箭头),其内见数个类圆形稍低密度影,为正常卵泡结构。B.MRI 检查 $T_2WI$ 矢状位,宫体、宫颈和阴道呈分层表现。C.MRI 检查 $T_2WI$ 轴位脂肪抑制像,在子宫两侧可见不均匀高信号的卵巢,周边明显类圆形高信号为卵泡(箭头)。

（王星伟）

# 第二节　泌尿系统结石

泌尿系统结石是泌尿外科的常见病之一,在泌尿外科住院患者中占居首位。我国泌尿系统结石发病率为 1%～5%,南方高达 5%～10%。近年来,我国泌尿系统结石的发病率有增加趋势,是世界上三大结石高发区之一。

影响结石形成的因素很多,年龄、性别、种族、遗传、环境因素、饮食习惯和职业对结石的形成影响很大。

根据结石的病因,泌尿系统结石包括代谢性结石、感染性结石、药物性结石和特发性结石;根据晶体成分,泌尿系统结石分为含钙结石和非含钙结石;根据结石部位,泌尿系统结石分为上尿路结石和下尿路结石;根据 X 线下是否显影,泌尿系统结石可分为阳性结石和阴性结石。

## 一、病理生理

结石多以一种晶体为主,可有两种或两种以上晶体成分,90% 以上的结石含钙盐,按化学成分通常将其分为草酸钙结石、磷酸盐结石、胱氨酸结石、尿酸结石及混合结石,不同成分构成的结石大小和形态差异很大。尿路梗阻、感染和尿路中存在异物是诱发结石形成的主要局部因素,梗阻可以导致感染和结石形成,而结石本身也是尿路中的异物,会加重梗阻与感染的程度。

## 二、临床表现

临床表现差异很大,取决于结石的大小、部位、病因、有无梗阻、感染及肾损害和损害的程度。一些患者在体检时偶然发现,部分表现为腰部隐痛、胀痛,排石时会出现典型的肾绞痛发作,约 80% 的患者有血尿,大部分为镜下血尿,肾绞痛者常有肉眼血尿。结石堵塞会造成肾积水,患肾进行性功能减退。并发感染时,尿中出现脓细胞。

## 三、影像学表现

通过检查可明确是否有肾结石以及结石的部位、大小、数目、形态,是否合并肾积水,初步判断肾功能,是否存在泌尿系统畸形等。

### (一)X 线表现

尿路平片(KUB平片)可以发现 90% 左右 X 线阳性结石,能够大致地确定结石的位置、形态、大小和数量。平片示肾区单个或多个圆形、卵圆形、钝三角形或鹿角状致密影,密度高而均匀,边缘多光滑,有的不光滑呈桑葚状。在尿路平片上,不同成分的结石显影程度不同。单纯性尿酸结石和黄嘌呤结石能够透过 X 线(X 线检查阴性),胱氨酸结石的密度低,后者在尿路平片上的显影比较淡。

静脉尿路造影(IVU)的价值在于了解尿路的解剖,确定结石在尿路的位置,发现尿路平片上不能显示的 X 线检查阴性结石,鉴别平片上可疑的钙化灶。此外,还可以了解分侧肾脏的功能,确定肾积水程度。肾绞痛发作时,由于急性尿路梗阻往往会导致尿路不显影或显影不良,因此对结石的诊断会带来困难。逆行造影也可帮助了解结石与肾盂、肾盏的关系。

### (二)CT 表现

CT 检查分辨率较 KUB 高,可发现 1mm 的结石,而且螺旋 CT 能够同时对所获得的图像进行二维或三维重建,将横切面图像转换成类似 IVU 图像,可以清楚地显示包括阴性结石在内的结石的形态和大小。此外,还可以通过结石的 CT 值来初步判断结石的成分,通过增强 CT 显示肾积水的程度和肾实质的厚度,同时还能评估肾脏炎症情况。螺旋 CT 进行三维重建可以更准确地估计出结石体积,术前准确判断结石负荷,从而对治疗方法的选择提供重要的参考价值。CT 检查不需要做肠道准备,不受肾功能限制,检查所需时间短,对结石的显示非常敏感,可以明确梗阻部位及梗阻原因,对肾绞痛患者的病因诊断具有重要意义。所以,对肾绞痛患者,可首选 CT 平扫,再依据 CT 结果适当选择其他影像学检查,从而提高诊断准确率(图 6-5)。

CT 增强＋三维重建(CTU)是将螺旋 CT 扫描与 IVU 检查相结合的一种检查方法,可以准确判断结石的有无、大小、多少、部位及梗阻、积水的情况。对于合并有肾结石且需要同时治疗的患者可行 CTU 检查评估肾脏情况,可作为 IVU 的替代检查。

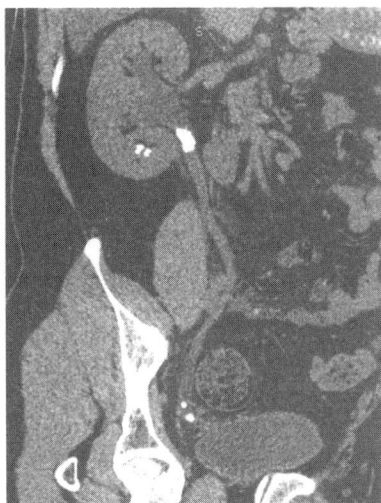

**图 6-5 肾、输尿管结石 CT 表现**

**注** CT 平扫右尿路 CPR 图显示右肾下盏、盂管交界处及输尿管下端多发结石。

### (三)MRI 表现

磁共振常规检查对尿路结石的诊断效果极差,因此一般不用于结石的检查。但是,磁共振水成像(MRU)能够了解上尿路梗阻的情况,而且不需要造影剂即可获得与静脉尿路造影同样的效果,不受肾功能改变的影响。因此,对于不适合做静脉尿路造影的患者(如造影剂过敏、严重肾功能损害、儿童和孕妇等)可考虑采用。结石在 MRI 各序列均呈低信号,与周围高信号的尿液相比表现为充盈缺损,有时需与血凝块、肿瘤等鉴别。

## 四、鉴别诊断

主要需与肾钙化灶鉴别,通过观察高密度影的部位、形状一般鉴别不难;另外,对特殊部位的结石,如海绵肾结石、肾盏憩室内结石,根据结石的特定部位也较易区分。

当临床怀疑为肾和输尿管结石时,常以超声和腹部 X 线片(KUB 平片)作为初查方法,表现典型者诊断不难。CT 检查是诊断泌尿系结石最准确的方法,若 KUB 平片和超声确诊有困难或需与其他急腹症鉴别时,应选择 CT 检查。腹腔内可存在其他原因导致的异常钙化,当 KUB 平片和 CT 平扫难以确定腹部钙化影是否为结石时,可行尿路造影或增强 CT 检查,以显示输尿管与钙化影的关系,有助于鉴别诊断。

(王星伟)

# 第三节　前列腺疾病

## 一、前列腺炎

前列腺炎是成年男性的常见病之一,可分为急性前列腺炎和慢性前列腺炎。

### (一)病理生理

急性前列腺炎通常是细菌性的,慢性前列腺炎病因至今未明,可能是感染性或炎性所致。

### (二)临床表现

可有恶寒、发热、乏力等全身症状。尿道症状为排尿时有烧灼感,尿急、尿频、夜尿、排尿困难等,可伴有排尿终末血尿或尿道脓性分泌物。

### (三)影像学表现

1.CT 表现

局部或弥漫性密度减低或前列腺增大;前列腺与包膜分界不清,其外周模糊。

2.MRI 表现

前列腺周围带于 $T_2WI$ 呈不均匀低信号,可为局限性或弥漫性,DWI 信号不高或轻度增高,ADC 可轻度降低(图 6-6)。

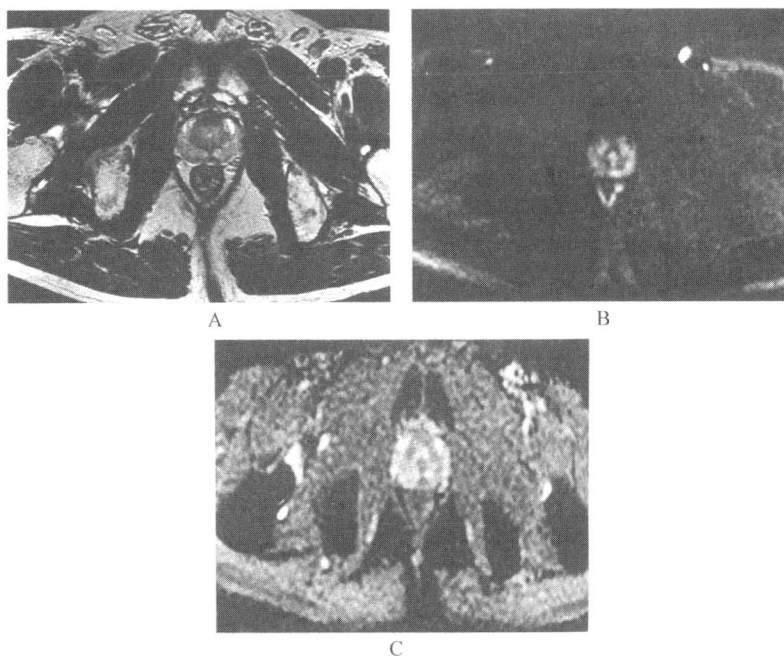

**图 6-6　前列腺炎 MRI 表现**

注　A.前列腺周围带 $T_2WI$ 信号不均匀减低。B.DWI 呈等或稍高信号。C.ADC 信号稍低。

### (四)诊断

$T_2WI$ 低信号区域 DWI 信号不高或轻度增高,ADC 不低或轻度降低。

### （五）鉴别诊断

应注意与前列腺癌相鉴别。

## 二、良性前列腺增生

### （一）临床表现与病理

良性前列腺增生（BPH）是由于前列腺腺体组织和基质组织增生导致前列腺体积增大,常见于中老年男性。临床上表现为尿频、尿急、夜尿及排尿困难,直肠指诊可触及前列腺体积增大,但无硬结。血清前列腺特异性抗原（PSA）水平可略高于正常水平。

病理上,增生主要发生在仅占前列腺体积 5％的移行带,前列腺体积和重量均增加,重量达 100g 以上。腺体、结缔组织和平滑肌呈不同比例增生,形成增生结节,周边可有纤维性假包膜。BPH 引起膀胱出口梗阻,膀胱残余尿增多,易继发感染和结石。长期梗阻可出现膀胱壁肥厚,肌肉形成小梁,严重时形成膀胱憩室。

### （二）影像学表现

1.CT 表现

前列腺对称性增大,横径大于 5cm,常突入膀胱底部。增大的前列腺密度均匀,边缘清楚。前列腺内钙化形态呈圆形、小片状、小砂粒状,CT 动态增强扫描示前列腺增生的中央腺体区在早期为不均匀斑片状强化,延迟扫描则趋向于均匀强化。

2.MRI 表现

前列腺体积增大,常呈混杂 $T_1WI$ 低信号、$T_2WI$ 高信号（图 6-7A、B）;增生结节信号强度取决于基质和腺体比例,边缘可见假包膜形成,脂肪抑制 $T_2WI$ 显示较好。增大的前列腺压迫并突入膀胱颈部,推移精囊,但膀胱壁无不规则增厚,精囊信号正常。[1]H-MRS 与正常前列腺组织类似,即 Cit 峰较高、Cho 峰和 Cr 峰低（图 6-7C）。DWI 显示 BPH 内无局灶性水分子扩散受限表现（图 6-7D）。

### （三）诊断与鉴别诊断

超声、CT 和 MRI 检查时 BPH 主要表现为前列腺体积增大,以中央腺体即移行带增生为主,伴有增生结节形成。需要鉴别的疾病有前列腺癌、前列腺炎和膀胱癌等。

## 三、前列腺癌

### （一）临床表现与病理

前列腺癌是老年男性常见的恶性肿瘤,国内前列腺癌的发病率正处于快速上升阶段。前列腺癌可与 BPH 有相似的症状,如尿频、尿急、排尿困难,甚至出现尿潴留或尿失禁。晚期可有膀胱和会阴部疼痛及前列腺癌转移引起骨痛、脊髓压迫和病理骨折等。直肠指检可触及前列腺硬结,表面不规则。血清前列腺特异抗原（PSA）水平增高,且游离 PSA/总 PSA 的比值降低。

原发性前列腺癌约 95％为腺癌,并以高分化腺癌多见,70％发生于周围带,20％发生于移行带和中央带,起源于腺管和腺泡上皮。对于前列腺癌,可通过对腺泡分化和间质浸润程度的评估,进行 Gleason 分级,从而为确定肿瘤的生物学行为及治疗方案提供依据。进展期肿瘤可直接侵犯周围脏器,也可发生淋巴结转移和血行转移,尤易发生成骨性转移,并致血清酸性磷酸酶升高。

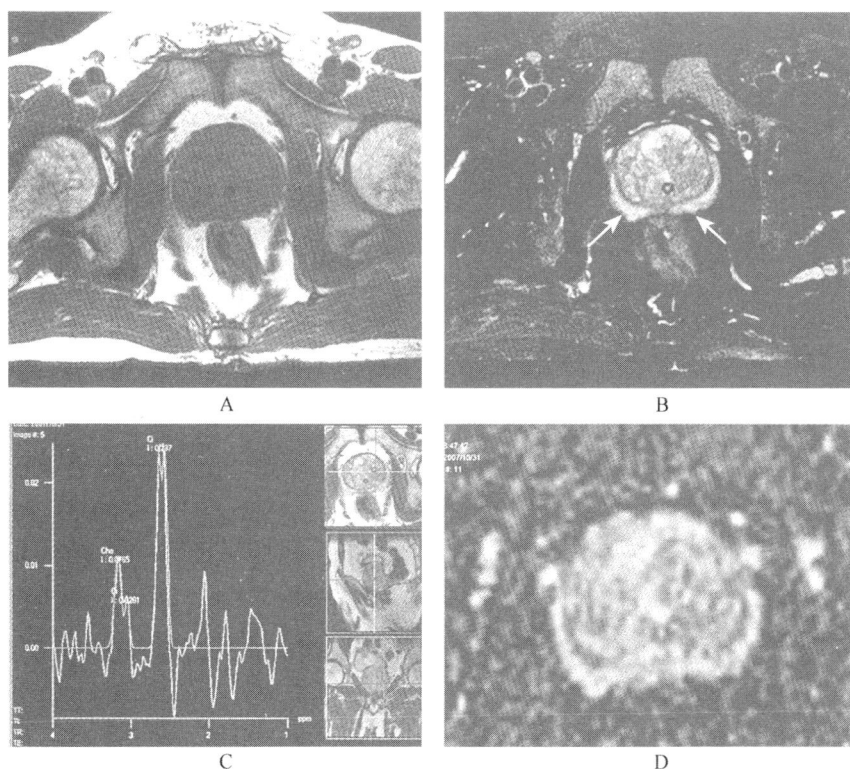

图 6-7　前列腺增生 MRI 表现

　　**注**　A.BPH 的 $T_1WI$ 图像,前列腺增大,呈稍低信号。B.BPH 脂肪抑制 $T_2WI$ 图像,显示前列腺内信号不均匀,前部可见增生结节,外周带(箭头)受压变薄。C.BPH 的 MRS 显示增生腺体区高 Cit 峰,低 Cho 峰和 Cr 峰,(Cho+Cr)/Cit=0.43。D.BPH 的 ADC 图,BPH 组织无弥散受限。

## (二)影像学表现

　　表现为边界不清的弱回声团块或结节,前列腺结构边界不清。彩色多普勒成像显示非对称性异常血流,在肿瘤周围和(或)内部血流丰富。

　　1.CT 表现

　　(1)早期前列腺癌,CT 检查的价值不大。

　　(2)进展期前列腺癌,可表现为前列腺不规则增大和分叶状软组织肿块,周围脂肪密度改变和邻近结构受侵;增强检查可显示前列腺癌有早期强化的特点。

　　2.MRI 表现

　　MRI 对前列腺癌的诊断、分期及随访有较高价值。前列腺癌多位于周围带,呈 $T_1WI$ 低信号、$T_2WI$ 低信号。

　　(1)早期前列腺癌,表现为 $T_2WI$ 上在正常较高信号的周围带内出现低信号病灶。

　　(2)进展期前列腺癌,显示前列腺包膜受到侵犯,其中包膜局部隆起变形、中断提示包膜侵犯和穿破,包膜穿破最易发生的部位在前列腺的后外侧、邻近神经血管束的位置,判断包膜是否受累对前列腺癌分期有重要意义(图 6-8A、B)。前列腺癌[1]H-MRS 表现为 Cit 峰下降或消失,而 Cho 峰升高,(Cho+Cr)/Cit 的比值显著增高(图 6-8C);扩散成像显示肿瘤呈高信号,ADC 值降低(图 6-8D)。动态增强 MRI 也显示前列腺癌具有早期强化的特点。

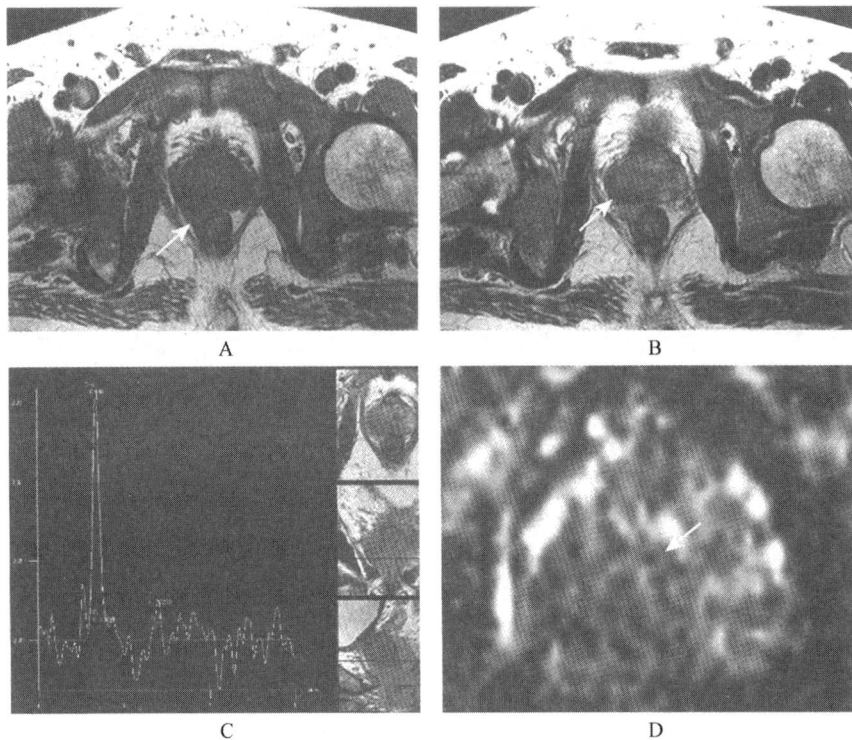

**图 6-8 前列腺癌 MRI 表现**

注 A.前列腺癌 $T_1$WI,显示右后方脂肪浸润以及双侧耻骨、髂骨多发骨质破坏(箭头)。B.前列腺癌 $T_2$WI,显示右侧前列腺癌呈低信号(箭头)。C.前列腺癌 MRS,显示 Cit 峰明显降低,Cho 峰增高,(Cho+Cr)/Cit=9.42。D.前列腺癌 ADC 图像,显示肿瘤的 ADC 值较低(箭头)。

### (三)诊断与鉴别诊断

早期前列腺癌影像诊断的主要依据是超声或 MRI $T_2$WI 上于周围带内出现局灶性低回声或低信号结节,结合直肠指检、PSA 检查多能作出正确诊断。前列腺癌需与 BPH、慢性前列腺炎及血肿鉴别,前列腺癌[1]H-MRS 的(Cho+Cr)/Cit 比值增高,且 ADC 值降低,而不同于后面的疾病。

进展期前列腺癌时,前列腺呈分叶状增大,超声和 MRI $T_2$WI 上多有典型回声和信号异常并显示包膜中断,一般不难诊断。

需鉴别的疾病有直肠癌、前列腺肉瘤和膀胱癌。

#### 1.直肠癌

进展期直肠癌可向前侵犯前列腺,但直肠癌时,CT 及 MRI 检查同时显示肠壁增厚,直肠周围脂肪间隙模糊甚至消失,且肿块是以直肠为中心。

2.前列腺肉瘤

为罕见的前列腺间质肿瘤,多发生于儿童或中青年,而前列腺癌常见于老龄患者,但最终确诊仍需组织病理证实。

3.膀胱癌

前列腺癌向上突入膀胱内时,易与膀胱癌混淆,但前者肿块与前列腺内病变相连且在前列腺轮廓内,此外,血中 PSA 检测也有助于两者的鉴别。

（王星伟）

# 第四节　子宫疾病

## 一、子宫位置异常

用侧位片观察,若以人体纵轴为标准,正常子宫向前倾屈 $0°\sim45°$。子宫位置异常可有前后不同的倾屈,左右不同的偏斜以及子宫脱垂等。仅从前后倾屈观察,可有以下子宫输卵管造影的 X 线表现。

### （一）子宫水平位（即子宫无倾屈）

在正位造影片上,宫腔为倒置的等腰三角形,宫腔长径大;在侧位片上,宫腔长径与人体纵轴平行。

### （二）子宫轻度后倾后屈

正位宫腔形态与正常位置者相同,而在侧位片上见宫腔向后倾屈 $0°\sim45°$。

### （三）子宫重度向前或向后倾屈

正位宫腔的长径缩短,在侧位片上见宫腔向前或后倾屈 $45°\sim90°$。

### （四）子宫极度向前或向后倾屈（子宫倒立位）

正常宫腔呈圆形,也可宫底倒置向下。若无明显左右偏斜,宫腔与宫颈管影互相重叠,侧位明确显示宫腔向前或向后倾屈 $90°\sim135°$。

## 二、子宫肌瘤

子宫肌瘤,又称子宫平滑肌瘤,是育龄期女性子宫最常见的良性肿瘤,典型的肌瘤成分均匀,由平滑肌及结缔组织组成。

### （一）病理生理

肌瘤原发于子宫肌层,根据肌瘤发展过程中与子宫肌壁的关系分为肌壁间肌瘤、浆膜下肌瘤、黏膜下肌瘤。肌壁间肌瘤最常见,各种类型的肌瘤可发生在同一子宫中,也可以发生于子宫阔韧带或宫颈。

### （二）临床表现

子宫肌瘤的临床症状与肌瘤的部位、大小、生长速度及肌瘤有无变性等关系密切。常见的症状为月经量过多、阴道出血,可继发贫血,对于较大的肌瘤,可表现为腹部肿块和压迫症状,如尿频、尿潴留。

### （三）影像学表现

1.CT 表现

子宫均匀或分叶状增大；平扫子宫肌瘤与肌层均呈均匀的等密度，当子宫肌瘤伴钙化时，可以清楚地观察到等/高混杂密度（图 6-9）；增强扫描子宫肌瘤与肌层呈明显均匀强化，肌瘤的强化程度有时可低于周围子宫肌层。

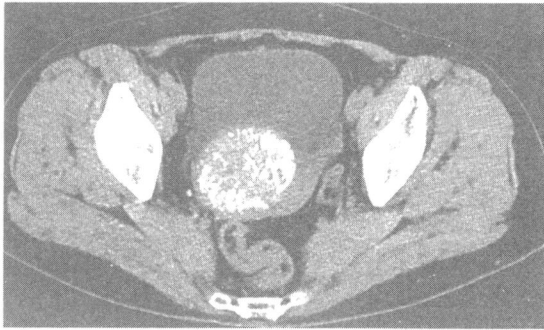

**图 6-9　子宫肌瘤 CT 表现**

**注**　平扫 CT 可见子宫分叶状增大，子宫前壁边界见清晰的等/高混杂密度占位，其中高密度斑片影提示肌瘤钙化成分。

2.MRI 表现

子宫肌瘤 $T_1WI$ 信号与子宫肌层相近，$T_2WI$ 是观察子宫肌瘤的最佳序列。典型的子宫肌瘤 $T_2WI$ 表现为边界清晰、信号均匀的类圆形极低信号，边缘可由于水肿或淋巴管、静脉受压而呈环形高信号；若提高扫描空间分辨率，较大的肌瘤可以在 $T_2WI$ 观察到纤维编织状条纹（图 6-10）。一般不需要通过增强检查诊断或鉴别诊断。

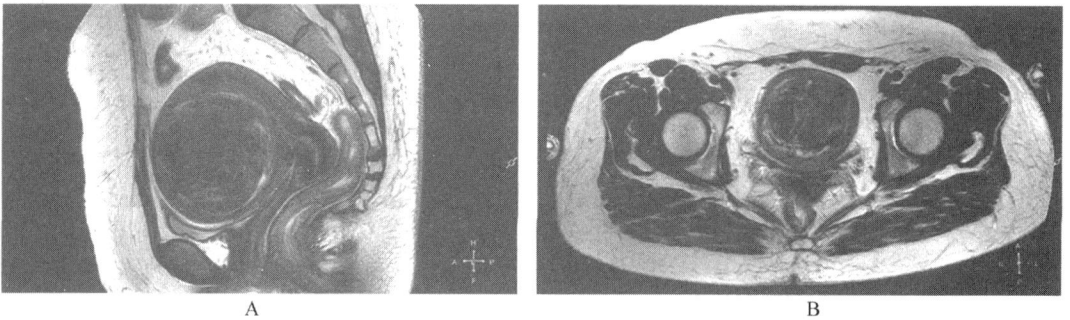

**图 6-10　子宫肌瘤 MRI 表现**

**注**　矢状位（A）及轴位（B）$T_2WI$ 示典型的子宫肌瘤呈边界清晰的类圆形极低信号，边缘可见高信号环，肌瘤内部可观察到纤维编织状条纹。此类体积较大的子宫肌瘤可压迫宫腔，影响受精卵着床，引起不孕；也可影响月经期子宫肌层收缩，导致月经量增多。

### （四）诊断

子宫肌瘤为良性肿瘤，以子宫体积增大为主要影像学表现。肌瘤钙化时，CT 表现为斑点状、壳样或边缘粗糙及波浪状的蜂窝样致密影。$T_2WI$ 是诊断子宫肌瘤的最佳序列。

### （五）鉴别诊断

应与下列疾病鉴别：妊娠子宫、卵巢肿瘤、子宫腺肌病、子宫恶性肿瘤、卵巢内膜异位囊肿（卵巢巧克力囊肿）及盆腔炎性包块。

## 三、子宫内膜癌

子宫内膜癌是最常见的女性生殖系统恶性肿瘤之一，我国近年来发病率逐渐上升，在部分地区已超过宫颈癌。

### （一）病理生理

子宫内膜癌起源于子宫内膜上皮，分为雌激素依赖的子宫内膜样腺癌（Ⅰ型）及非雌激素依赖的非子宫内膜样腺癌（Ⅱ型）两类；其中Ⅰ型子宫内膜癌多发生于围绝经期女性，危险因素包括肥胖、糖尿病等，Ⅱ型子宫内膜危险因素尚不明确，预后不佳。

### （二）临床表现

子宫内膜癌患者常因绝经后子宫出血前来就诊，近年来子宫内膜癌发病年龄有年轻化的趋势，部分育龄期女性可表现为异常子宫出血。

### （三）影像学表现

1.CT 表现

CT 平扫难以区分内膜癌组织和正常子宫。CT 增强扫描可见宫腔内不规则占位，由于子宫内膜癌通常为乏血供病变，强化程度一般低于子宫肌层。

2.MRI 表现

MRI 对于评估子宫内膜癌至关重要，可以清晰地显示病变累及范围和与周围结构的关系。子宫内膜癌 $T_1WI$ 与子宫肌层等信号，$T_2WI$ 信号低于正常内膜，但部分病变可能与内膜信号接近，此时需要借助增强及 DWI 序列进一步评估。由于子宫内膜癌乏血供的特性，增强后较子宫肌层呈低强化，较子宫内膜强化程度稍高。DWI 病变表现为弥散受限，呈明显高信号，所衍生的 ADC 图中，ADC 值较正常肌层及内膜减低（图 6-11、图 6-12）。

### （四）诊断

子宫内膜癌表现为 $T_2WI$ 等/稍高信号，低于正常子宫内膜，增强扫描病变呈相对低强化。病变侵犯肌层时，表现为结合带中断，斜冠状位对于判断肌层浸润深度最为准确。

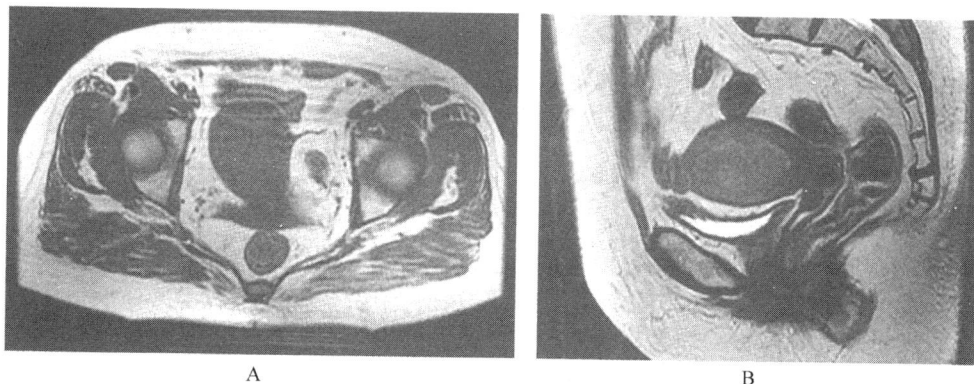

A　　　　　　　　　　B

**图 6-11**

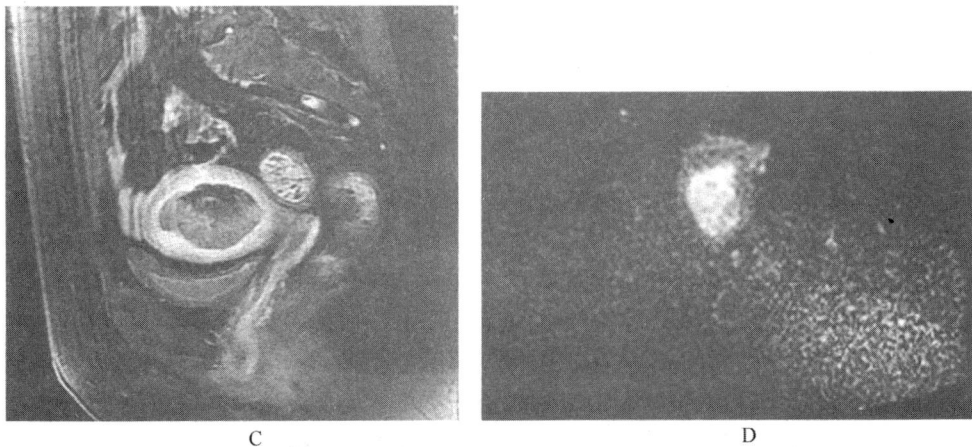

C            D

**图 6-11 子宫内膜癌 MRI 表现（1）**

**注** A.子宫内膜癌 $T_1WI$ 通常呈等信号。B.$T_2WI$ 较正常内膜信号减低。C.增强后强化程度低于子宫肌层。D.DWI 呈高信号，提示弥散受限。

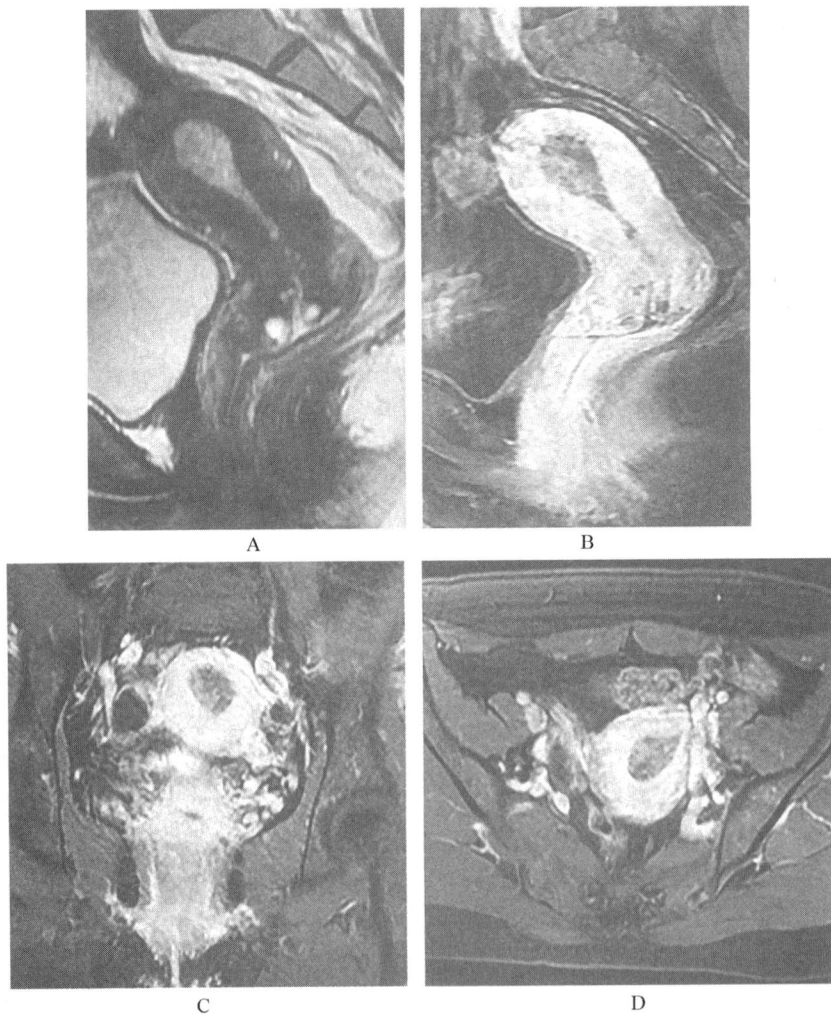

A            B

C            D

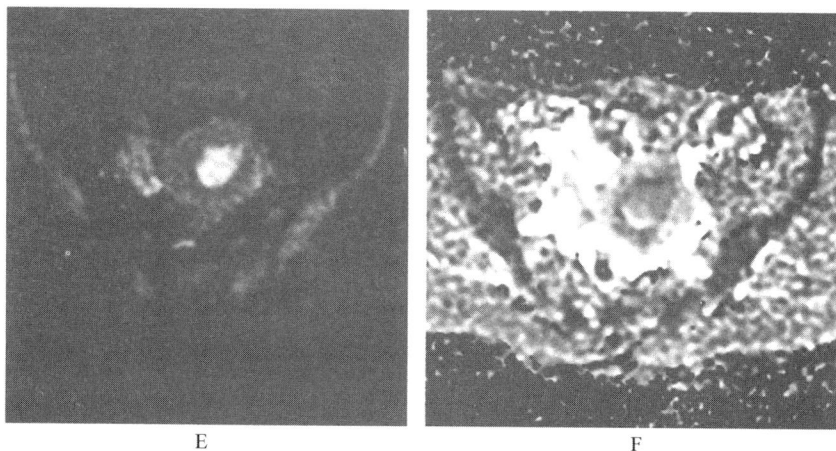

**图 6-12 子宫内膜癌 MRI 表现（2）**

注 A.子宫内膜癌有时 $T_2WI$ 信号与内膜相近,仅常规序列难以评估病变范围。B～D.增强后矢状位、冠状位及轴位可见病变局限于宫腔近前壁处。E.正常内膜 DWI 有时表现为高信号。F.ADC 图可以清楚地显示病变与正常内膜的区别。

### （五）鉴别诊断

子宫内膜癌表现可与子宫内膜息肉、子宫内膜增生相近,后两者属于良性病变,通常 ADC 值不明显减低。子宫肉瘤一般信号混杂,增强扫描强化不均。

## 四、子宫腺肌病

发生于正常子宫内膜部位以外的其他任何部位的子宫内膜组织称为子宫内膜异位症。子宫内膜可异位至盆腔内如卵巢(形成巧克力囊肿)、骶子宫韧带、盆腔腹膜反折、阴道直肠隔等处,也可异位于肾、泌尿道、消化道、胸腔、体表等处,分别称为盆腔内或外在性子宫内膜异位症。子宫内膜异位于子宫体肌层时称为子宫腺肌病。

### （一）病因与病理

子宫腺肌病可能与以下两种因素有关。

1.创伤

多次妊娠和分娩导致子宫壁的损伤是本病的主要病因。

2.卵巢功能失调

子宫内膜基底膜下无黏膜下层,在过量雌激素刺激下易向肌层内生长。

病理上子宫腺肌病又分为两类。①弥漫型(子宫腺肌症):多见。子宫弥漫性增大,肌壁增厚。肌层内肌束增生,但无包膜,也不形成结节,其间散在由针尖至数毫米的小腔,其内充满暗红色或蓝色液体。②局限型(子宫腺肌瘤):在肌层内有单个或多个结节,无包膜,该处肌层增生夹杂出血小腔。

### （二）临床表现

好发于生育期妇女,以 30～40 岁多见,以继发性及进行性加重的痛经为特点。患者月经紊乱。不孕是由于盆腔广泛粘连及卵巢功能异常所致,可出现性交痛和肛门坠感。

### (三)影像学表现

子宫腺肌病即内在性子宫内膜异位症,分为两类。

**1.子宫腺肌症**

双重造影示子宫均匀性增大。

**2.子宫腺肌瘤**

X线表现与子宫肌瘤相似。

CT对子宫腺肌病尤其弥漫型者只能显示子宫增大,诊断意义不大。局限型者病灶呈低密度或等密度,界限不清,呈点状或斑片状强化。

有文献报道本病有21%~44%与子宫肌瘤并发,而且两者临床症状和体征相似,应注意鉴别。

（王星伟）

# 第五节 卵巢瘤样病变及肿瘤

卵巢肿物主要包括卵巢瘤样病变(又称非肿瘤性的卵巢囊肿)和各种类型的卵巢肿瘤。

## 一、临床表现与病理

卵巢瘤样病变多是卵巢功能性改变而形成的潴留囊肿,是一组组织学相似的附件囊泡状病变,包括单纯性囊肿、滤泡囊肿、黄体囊肿、多囊卵巢综合征等。病理上,囊肿表面光滑,囊液呈水样,壁薄,囊内可出血。

卵巢肿瘤包括良性肿瘤和恶性肿瘤。常见良性肿瘤有囊腺瘤和成熟畸胎瘤。囊腺瘤属于上皮性来源的卵巢肿瘤,根据肿瘤内容物不同分为浆液性囊腺瘤和黏液性囊腺瘤。浆液性囊腺瘤以单房多见,壁薄,囊内充满淡黄色清澈液体,镜下见囊壁为纤维结缔组织,内衬单层立方上皮或柱状上皮,间质间可见砂粒体,囊内可见局限或分散的乳头。黏液性囊腺瘤常为多房性,体积较大,壁厚,囊内含胶陈样黏液,囊内少见乳头,镜下见囊壁为纤维结缔组织,内衬排列整齐的单层高柱状黏液上皮,黏液性囊腺瘤破裂时,黏液种植于腹膜形成腹膜黏液瘤。成熟畸胎瘤为来源于原始生殖细胞的生殖细胞肿瘤,由多胚层组织构成,因肿瘤组织成分多以外胚层为主,故又称皮样囊肿。肿瘤成圆形或卵圆形,单房性,囊内充满皮脂和不等量的毛发,壁上可见一个或多个息肉样突起,称为头节,切面可见脂肪、软骨、牙齿、平滑肌和纤维结缔组织。

卵巢恶性肿瘤种类繁多,组织结构及来源较为复杂。常见的恶性肿瘤包括卵巢囊腺癌、颗粒细胞瘤、未成熟畸胎瘤、无性细胞瘤、内胚窦瘤及卵巢转移瘤等。卵巢囊腺癌包括浆液性囊腺癌和黏液性囊腺癌,为卵巢最为常见恶性肿瘤,约占40%。外观光滑、圆形或呈分叶状,切面囊性、多房,伴有实性区域。囊内壁可见乳头,但较浆性癌少。囊腔内含血性胶状黏液,实性区常见出血坏死。镜下特点为:①上皮复层超过3层;②上皮重度非典型增生,伴有黏液分泌异常;③腺体有背靠现象;④核分裂活跃;⑤间质浸润。未成熟畸胎瘤多为单侧巨大肿物,包膜光滑,但常与周围组织有粘连。切面多以实性为主,伴有囊性区;偶见以囊为主者,囊壁有实性区域。实性区质软、细腻、有出血坏死呈杂色多彩状,有时见骨、软骨、毛发或脑组织;囊性区通常充以浆液、黏液或胶胨样物。镜下见肿瘤由来自三胚层的成熟和未成熟组织构成;外胚层主要是神经组织和皮肤,中胚层以纤维结缔组织、软骨、骨、肌肉和未分化的间叶组织为多见,内胚层主要为腺管样结构,有时可见支气管或胃肠上皮。这些组织处于不同的成熟阶段,无器官样排列。内胚窦瘤多数为单侧,双侧多为转移所致。肿瘤通常体积较大,直径多超过 10cm,呈圆形或卵圆形,表面光滑,包膜完整,切面灰白,组织脆,间质有胶状黏液,伴出血、坏死,易破裂。镜下结构复杂,主要为疏松网状结构和内胚窦样结构。瘤细胞呈扁平、立方、柱状或多角形。

卵巢良性肿瘤多发生于中年女性,肿瘤较小时多无症状,往往于妇科检查或盆腔 B 超检查时偶然发现。肿瘤长大时,患者可摸到下腹包块或自觉腹部增大及腹围增加,常感腹胀不适。大的或巨大的肿瘤占满盆、腹腔时可出现尿频、便秘、气急等压迫症状,发生扭转时可有疼痛。

卵巢恶性肿瘤生长迅速,易扩散,但早期患者常无症状,往往在妇科检查时偶被发现或待肿瘤生长到一定大小,超出盆腔以外腹部可触及时或出现并发症时才被患者发现,待到就医时,往往已属晚期。卵巢癌的症状和体征可因肿瘤的性质、大小、发生时期、有无继发性或并发症而不同。常见症状如下。①下腹不适或盆腔下坠:可伴胃纳差、恶心、胃部不适等胃肠道症状。②腹水或肿瘤生长超出盆腔在腹部可以摸到肿块。③压迫症:肿块伴腹水者,除有腹胀外还可引起压迫症状,如横膈抬高可引起呼吸困难、心悸;由于腹内压增加,影响下肢静脉回流,可引起腹壁及下肢水肿;肿瘤压迫膀胱、直肠,可有排尿困难、肛门坠胀及大便改变等。④疼痛:卵巢恶性肿瘤极少引起疼痛,如发生肿瘤破裂、出血和(或)感染或由于浸润,压迫邻近脏器,可引起腹痛、腰痛等。⑤由于肿瘤的迅速生长,患者营养不良及体力的消耗,患者会呈贫血、消瘦及形成恶病质的体征。⑥月经紊乱及内分泌症状:肿瘤间质成分产生激素或肿瘤破坏双侧卵巢,可导致月经紊乱或阴道流血;功能性卵巢恶性肿瘤如颗粒细胞瘤,可产生过多的雌激素,而引起性早熟。⑦因转移产生的相应症状。

## 二、影像学表现

### (一)卵巢瘤样病变

卵巢瘤样病变包括单纯性囊肿、滤泡囊肿、黄体囊肿等具有类似的影像学表现。CT 检查表现为边缘光滑、壁薄、圆形或卵圆形、均一水样密度低病变,增强扫描无强化。MRI 检查,视囊液成分,如囊液水样液性内容,则 $T_1WI$ 表现为低信号,$T_2WI$ 呈明亮的高信号;如囊液蛋白含量高或囊内出血,$T_1WI$、$T_2WI$ 均表现为高信号,增强扫描囊壁可强化(图 6-13)。

鉴别诊断:表现典型的卵巢囊肿诊断不难,但多不能鉴别其类型。部分囊肿壁较厚或为多房性则难与卵巢囊腺瘤鉴别。

### (二)卵巢囊腺瘤

1.CT 表现

浆液性囊腺瘤一般较小,以单房薄壁性囊肿为多见,壁薄且均匀一致,囊腔内充满液体,其

CT值接近于水。多房性者可见多个细条样间隔,囊内可见乳头状软组织突起,少数可于囊壁内或软组织中见有砂粒体钙化。黏液性囊腺瘤肿块一般较大,壁较厚,单房者其形态与浆液性囊腺瘤CT表现相同,其腔内液体黏稠,CT值高于水,但低于软组织,为其不同。以多房性囊肿多见,囊壁薄,但不均匀,可见由多个细条样间隔形成的小囊,内壁可见软组织性乳头状突起,液体CT值也明显增高,与浆液性不同。

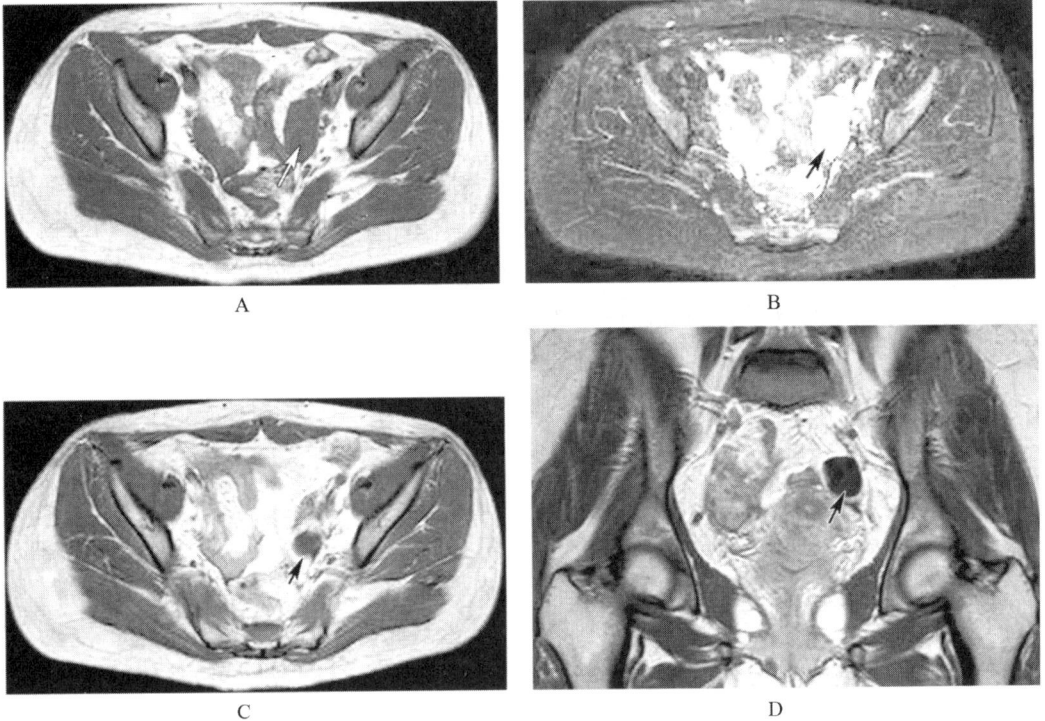

A        B

C        D

图 6-13　卵巢囊肿的 MRI 表现

注　A.$T_1$WI左侧卵巢增大,于卵巢后缘见圆形低信号影。B.$T_2$WI/ST$_1$R病灶呈高信号,信号均匀,边界清楚。C、D.增强扫描囊壁可强化,病灶内无强化。

2.MRI 表现

浆液性囊腺瘤,多为单囊实性以囊性为主肿块,边界清楚锐利,大小不等,呈肥皂泡样,多为类圆形或椭圆形,$T_1$WI上呈均匀低信号,$T_2$WI上呈均匀高信号,增强扫描囊壁及壁结节可强化。黏液性囊腺瘤由多个细条样间隔形成的多房性,$T_1$WI及$T_2$WI上均呈高信号改变,可见囊内细小赘生物,有细条状实质及分隔,增强扫描囊壁、条样间隔及壁结节可强化(图6-14)。

### (三)囊性畸胎瘤

1.CT 表现

(1)CT征象为密度不均的囊性肿块,单侧或双侧性。

(2)囊壁厚薄不均,边缘光整。

(3)典型的囊性畸胎瘤CT仅表现为含液体的囊性占位,但囊壁可有蛋壳样钙化。

(4)内含脂肪密度影和发育不全的骨骼及牙齿,也可见自囊壁突起的实体性结节影。如囊内同时含有脂肪和液体,则可见到上脂肪下液体的液—脂界面,并可随体位变动而改变位置。

（5）恶性畸胎瘤侵及邻近组织，表现为肿瘤与周围器官的脂肪层消失；肿瘤侵及膀胱、盆腔肌肉或肠管，则表现为与它们之间的分界不清（图 6-15）。

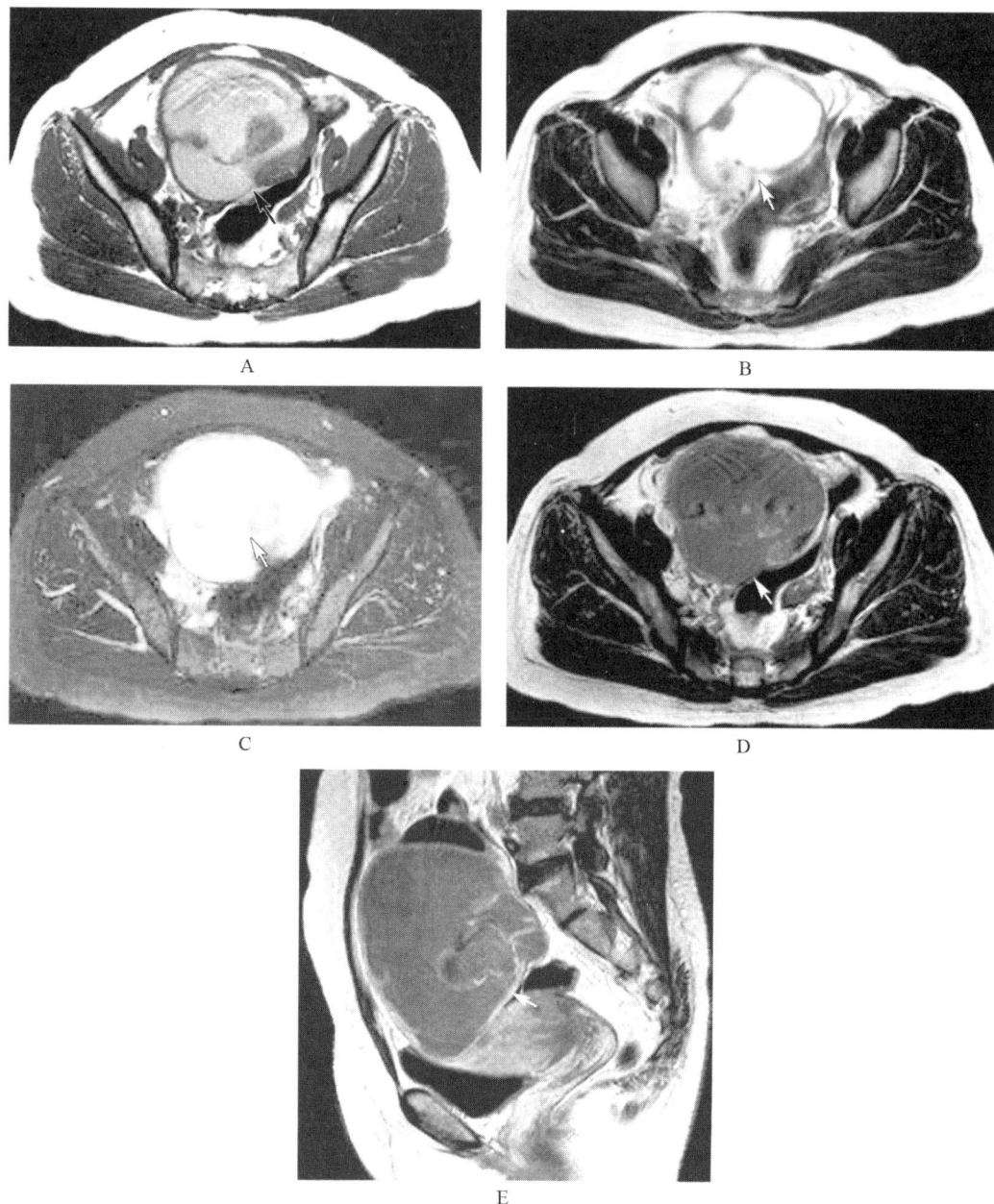

图 6-14　卵巢黏液性囊腺瘤 MRI 表现

注　A.$T_1$WI 盆腔内见一类圆形稍高信号影，其内见结节状等信号影。B、C.$T_2$WI 及 $T_2$WI/ST$_1$R 病灶呈高信号，其内见结节状等信号影，信号均匀，边界清楚。D、E.增强扫描囊壁及其内结节状影可强化。

2.MRI 表现

（1）肿瘤内液性脂肪部分的信号强度呈短 $T_1$、长 $T_2$ 信号，即 $T_1$WI、$T_2$WI 上均呈高信号，而 $T_2$WI 脂压则呈低信号，是诊断畸胎瘤的主要依据。

（2）肿瘤内部主要有碎屑和壁突两种结构,壁突的成分为脂类组织、头发、牙齿、骨骼。碎屑常位于囊性部分的下层,液性脂肪位于上层而产生分层信号;碎屑和壁突的信号强度大致为中等信号;脂质在 $T_2$ 加权像上信号非常高,头发的信号低于肌组织,骨骼与牙齿无信号。

（3）脂肪造成的化学位移伪影,既可出现在肿瘤内,也可出现在肿瘤周围,此特征可与出血性病变相鉴别。

需与卵巢囊性肿瘤、卵巢巧克力囊肿鉴别。

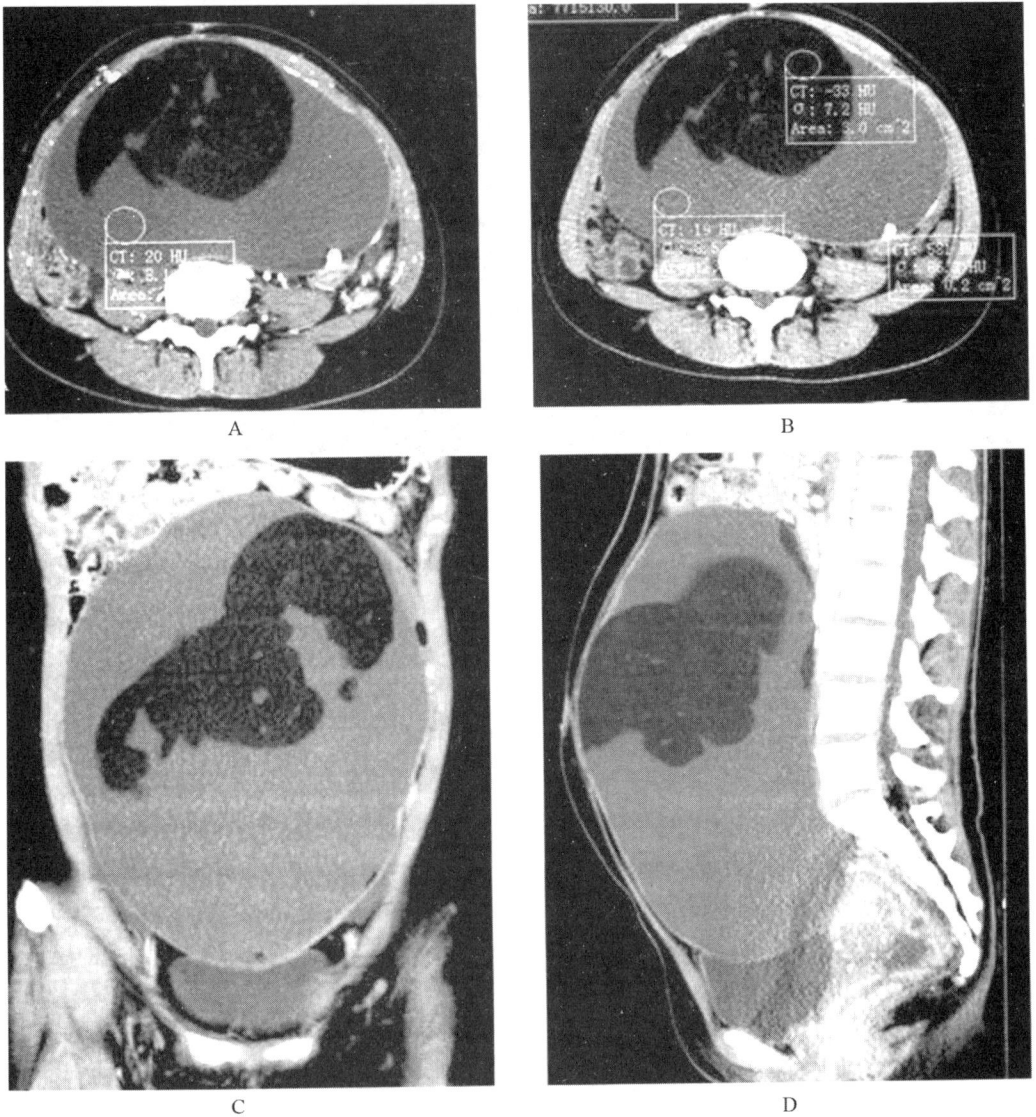

图 6-15　囊性畸胎瘤 CT 扫描

注　A.盆腔内见密度不均的囊性肿块,CT 值为 19HU,内见含脂肪密度影 CT 值-33HU,边缘光整,囊壁见钙化。B.增强扫描病灶无强化。C.冠状位重建。D.矢状位增强扫描重建。

### （四）卵巢恶性肿瘤种类繁多

组织结构及来源较为复杂,影像学表现略有不同,但由于均为恶性肿瘤,因而又具有类似的影像学表现。

1.恶性卵巢肿瘤CT和MRI的共同特征

(1)肿瘤以实性为主或完全为实性成分,判断实性成分必须行增强扫描;CT和MRI增强扫描后肿瘤实性部分都明显增强。

(2)囊肿内间隔厚度大于3mm,可见从囊壁向囊内外突出的结节状肿块,囊壁与囊间隔以及突出的结节状肿块内可见钙化小体,CT检测的敏感性较大。

(3)肿块内可见不规则坏死,CT呈低密度,MRI的$T_1WI$上为低信号,$T_2WI$呈高信号。增强扫描二者均无强化(图6-16)。

(4)腹、盆腔脏器及盆壁转移:MRI检查对乙状结肠、子宫转移明显优于CT;对腹膜、肠系膜及大网膜的转移灶,CT与MRI无差别,增强扫描后均可发现转移结节。

(5)腹水,无特异性。

(6)盆腔、腹腔淋巴转移。

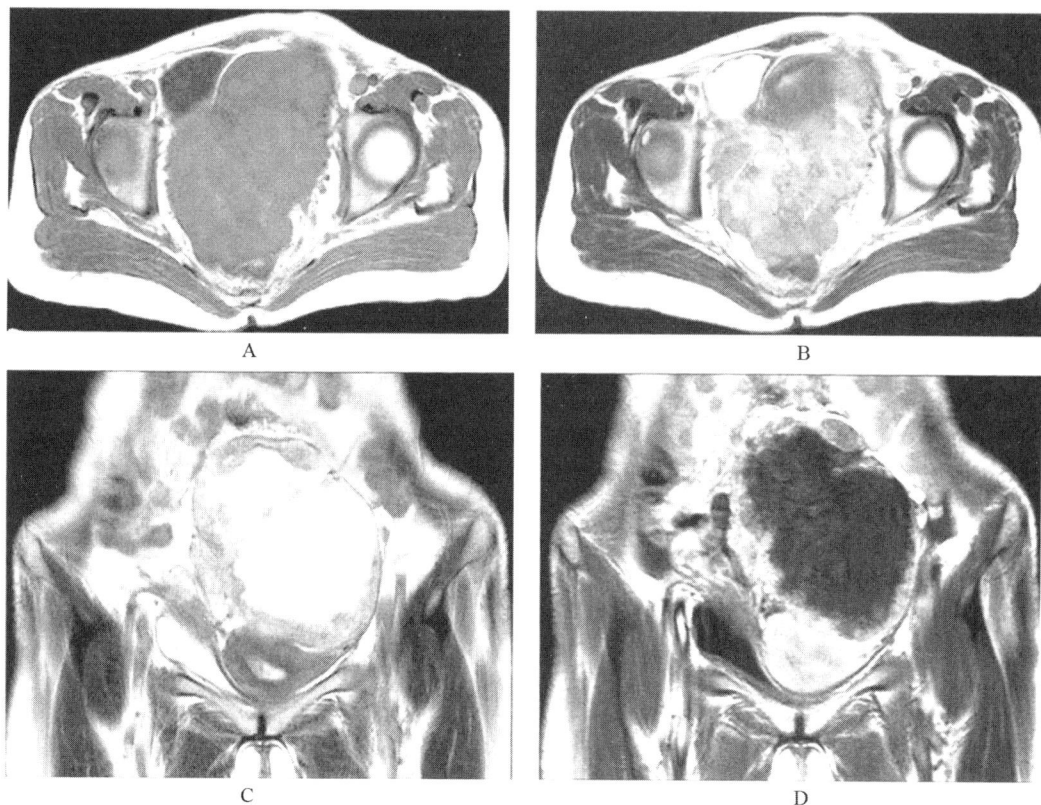

图6-16 卵巢癌

注 A.$T_1WI$盆腔内见不规则等信号影。B、C.$T_2WI$轴位及冠状位呈周边稍高信号、中央高信号改变。D.增强扫描病灶呈周边部强化,中央部无强化,病灶边界较清,大小约145mm×98mm×92mm(病理报告:左卵巢分化差的腺癌,部分呈透明细胞癌分化,部分呈浆液性乳头状癌分化)。

2.恶性卵巢肿瘤

(1)浆液性囊腺癌:CT和MRI可见肿瘤为单房或多房,很薄的间隔中可见其中一部分不规则增厚,并有实性肿块从间隔突向囊腔,占据囊腔一部分或大部分,增强扫描有强化。囊肿为单房时,在不伴有出血的情况下,腔内囊液密度均匀,CT 为低密度,MRI 上 $T_2WI$ 为高信号、$T_1WI$ 为低信号。囊肿为多房时,多房的囊腔内可有 1～2 个囊腔因含蛋白成分,$T_2WI$ 为高信号、$T_1WI$ 为中/高信号,如肿瘤伴有出血,则 $T_2WI$、$T_1WI$ 均为高信号。

(2)黏液性囊腺癌:CT 有时可见囊壁钙化,一簇大小、密度不等的实性成分位于囊中,CT 呈等密度,MRI 上 $T_2WI$ 为高/中混杂信号,各囊腔呈不同程度的高信号,是因为囊肿黏液浓度不同所致,为黏液性肿瘤的特点;$T_2WI$ 为等信号;增强扫描时肿块强化,肿块内可见坏死、出血灶,也可表现为囊性为主或实性为主。

(3)未成熟畸胎瘤和成熟性畸胎瘤恶变:CT 示肿瘤实性部分密度不均,其间散在钙化,造影可增强。也可伴有大小不同的囊性成分。MRI 上 $T_2WI$ 为高中信号、$T_1WI$ 为等信号。恶性畸胎瘤脂肪成分很少,给定性诊断带来一定困难,此时可用脂肪抑制技术鉴别。通常 $T_1WI$、$T_2WI$ 上脂肪成分均呈现高信号,如使用脂肪抑制技术,脂肪的高信号被低信号取代,畸胎瘤的诊断即可成立。一般有不规则的实性肿块、坏死和脂肪应首先考虑恶性畸胎瘤。

(4)颗粒细胞瘤:CT 和 MRI 上,瘤内可见各种形状的小囊,密集小囊簇拥在一起是该肿瘤的一个特点,大小不等的囊在 CT 上呈低密度,$T_2WI$ 为高信号、$T_1WI$ 为等信号,伴有出血时 $T_2WI$、$T_1WI$ 上均为高信号。因肿瘤产生性激素,可见绝经后的子宫增大,$T_2WI$ 示子宫内膜增厚。

(5)卵巢转移瘤:Kruknnberg 瘤多为双侧性,肿瘤可为实性、囊性或混合性。CT 造影后肿瘤部分增强,由于卵巢反应性地产生大量致密的胶原组织,$T_2WI$ 上转移性卵巢癌呈低信号,$T_1WI$ 呈等信号。肿瘤体积不大时,因造影后卵巢实质部分受肿瘤侵犯而强化,间质部分的纤维间隔无强化,肿瘤类似蜂窝状结构。转移瘤太大时卵巢结构完全破坏消失,肿瘤内可见坏死和出血。

## 三、诊断与鉴别诊断

当肿物的影像学检查具有上述典型表现时,常不难诊断。然而,当肿物表现不典型时,如单房性浆液性囊腺瘤与卵巢囊肿的鉴别、卵巢囊腺瘤与囊腺癌的鉴别、原发瘤不清的卵巢转移瘤与囊腺癌的鉴别,经常很困难,需结合实验室检查、相关肿瘤标志物的检测结果。

(王星伟)

# 第七章 骨骼与肌肉系统

## 第一节 正常影像表现

### 一、骨骼正常表现

#### （一）骨的结构与发育

1.骨的结构

人体骨骼因形状不同分为长骨、短骨、扁骨和不规则骨4类。骨质按其结构分为密质骨和松质骨。骨皮质和颅骨的内外板为密质骨，主要由数量众多的哈氏系统组成。哈氏系统包括哈氏管和以哈氏管为中心的多层环形同心板层骨。松质骨由骨小梁组成，骨小梁自骨皮质向骨髓腔延伸，互相连接形成海绵状，骨小梁间隙内充以骨髓。

2.骨的发育

骨的发育包括骨化与生长，在胚胎期即开始进行。骨化有两种形式：一种为膜化骨，包括颅盖骨和面骨，膜化骨是间充质细胞演变为成纤维细胞，形成结缔组织膜，在膜的特定部位开始化骨，成为骨化中心，再逐步扩大，完成骨的发育；另一种为软骨内化骨，包括躯干骨、四肢骨、颅底骨与筛骨，软骨内化骨是由间充质细胞演变为软骨原基，后由成骨细胞的成骨活动而形成原始骨化中心（又称一次骨化中心）。出生以后，在骨端部位还出现继发骨化中心（又称二次骨化中心）。骨化中心不断扩大，最后软骨原基全部骨化，原始与继发骨化中心互相愈合而完成骨骼的发育。锁骨及下颌骨则兼有两种形式的骨化，称为混合型化骨。

骨骼在发育生长过程中不断增大，根据生理功能的需要，通过破骨细胞的骨质吸收活动和成骨细胞的成骨活动而改建塑形。骨质的吸收过程称为破骨。骨髓腔的形成就是在骨发育过程中骨皮质内面骨吸收造成的。骨骼的发育主要是以成骨和破骨的形式进行的。

3.影响骨发育的因素

骨组织的生长必须具备两个条件：一是由成骨细胞的作用形成细胞外的有机质，成骨细胞埋置于其中成为骨细胞，形成骨样组织；二是矿物盐在骨样组织上的沉积。与此同时，由破骨细胞作用进行骨吸收、改建，以维持正常骨组织代谢的平衡，使骨的外形适应生理功能的需要。因此，成骨细胞活动、矿物盐沉积和破骨细胞活动发生变化，都将影响骨骼的发育。其中关系密切的有钙磷代谢、内分泌激素和维生素等。

## （二）长骨

**1.小儿骨**

长骨一般有 3 个骨化中心，1 个在骨干，另外 2 个在两端。前者为原始骨化中心，后者为继发骨化中心。出生时，长骨骨干已大部骨化，两端仍为软骨即骺软骨。因此，小儿长骨的主要特点是有骺软骨，且未完全骨化。长骨可分为骨干、干骺端、骺板和骨骺等部分(图 7-1A)。

（1）骨干：长骨的体。①X 线平片：骨皮质 X 线表现为密度均匀的致密影，外缘清楚，在骨干中部最厚，越近两端越薄。骨皮质外面(除外关节囊内部分)和里面均覆有骨膜，前者为骨外膜，后者为骨内膜。松质骨 X 线表现为致密网格影。骨干中央为骨髓腔，充满骨髓，X 线表现为无结构的半透明区。②CT 检查：骨皮质为致密线状或带状影，骨小梁为细密网状影，骨髓腔呈低密度影。③MRI 检查：骨皮质和骨松质在 $T_1WI$ 和 $T_2WI$ 上均为低信号影，骨髓腔如为红髓则 $T_1WI$ 为中等信号影，$T_2WI$ 为高信号影；如为黄髓，$T_1WI$ 和 $T_2WI$ 上均为高信号影。正常骨膜在 X 线、CT 和 MRI 上均不显影，如出现骨膜影则为病理现象。

（2）干骺端：为骨干两端向骨骺移行的较粗大部分，周边为薄层骨皮质，内由松质骨构成。①X 线平片：彼此交叉呈海绵状结构影。顶端在 X 线上为一横行薄层致密带影，为临时钙化带。由钙化的软骨基质和初级骨小梁组成。骨干与干骺端间无清楚分界线。②CT 检查：干骺端表现为骨小梁交错构成细密的网状影，密度低于骨皮质，网格间为低密度的骨髓组织。③MRI 检查：由于干骺端骨髓常为红髓且含有一定量的骨小梁，信号往往低于骨干区的髓腔。临时钙化带在 CT 上呈致密影，而在 MRI 上呈低信号。

（3）骨骺：为未完成发育的长骨末端。在胎儿及幼儿时期为软骨即骺软骨。①X 线平片：不显影。骺软骨有骨化功能。在骨化初期于骺软骨中出现一个或几个二次骨化中心，X 线片上表现为小点状致密影。骺软骨不断增大，其中的二次骨化中心也由于骨化而不断增大，形成松质骨，边缘由不规则变为光滑整齐，最后与骨干融合。②CT 检查：骺软骨为软组织密度影，其中骨化中心的结构和密度类似干骺端。③MRI 检查：骺软骨为中等信号影，而骨化中心的信号特点与干骺端类似。

（4）骺板：当骨骺与干骺端不断骨化，二者间的软骨逐渐变薄而呈板状时，则称为骺板。X 线片上呈横行透明带状影，位于二次骨化中心与干骺端之间。骺板进一步变薄，形成线状透明影，称为骺线。骺软骨不断变薄，最后消失，即骨骺与骨干融合，完成骨的发育。X 线表现为骺线消失，原骺线所在部位可见不规则线样致密影为骺板遗迹。骺板和骺线在 CT 和 MRI 上的特点与骺软骨相似。

**2.骨龄**

在骨的发育过程中，原始骨化中心和继发骨化中心的出现时间、骨骺与干骺端骨性融合的时间及其形态的变化都有一定的规律性，这种规律以时间(月和年)来表示即骨龄。测定骨龄的方法有简单计数法、图谱法、评分法和计算机骨龄评分系统。在实际工作中可根据情况混合应用，2 岁以下拍摄手—腕、足及膝部 X 线片；2 岁以上只拍摄手—腕部 X 线片。若成熟延迟，则仍需拍摄足及膝片；8 岁以上者，可加摄肘部片。将 X 线片与相应的图谱对照，找寻相符的一张，可作出骨龄的判断。但因种族、地区及性别差别，被检者骨龄低于或高于时间年龄

1～2岁,多数属于正常范围。

检测骨龄是了解被检查者实际骨发育的年龄,若骨龄与被检查者实际年龄不符,且相差超出一定范围,常提示骨发育过早或过晚,对诊断内分泌疾病和一些先天性畸形或综合征有一定的价值。

3.成年骨

骨发育完全,骨骺与干骺端已融合,骺线消失,只有骨干和由骨松质构成的骨端(图7-1B)。骨端有一薄层壳状骨板为骨性关节面,表层光滑。其外方覆盖的一层软骨为关节软骨,X线上不能显示。成年长骨骨皮质较厚,密度高。骨端各部位所承受重力、肌肉张力以及功能活动不同,其骨小梁分布的比例和排列方向也不同。此外,部分关节附近还常有光滑的籽骨位于骨骼附近的肌腱中,位置与数目时有差异,以手及足部为多见。成年骨的CT所见与小儿骨类似,在MRI上由于随年龄的增长红髓中脂肪成分的增多,成人骨髓信号较婴幼儿的高。

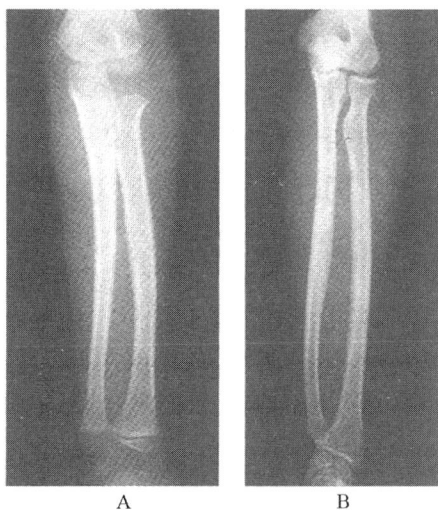

图7-1　正常长骨X线平片

注　A.儿童长骨,可见尺骨及桡骨的骨干、干骺端、骺线和骨骺。B.成人长骨,可见尺骨和桡骨的骨干和骨端,没有骨骺、骺线和干骺端。

### (三)脊柱

脊柱由脊椎和椎间盘组成。除第1颈椎外,每个脊椎分椎体及椎弓两部分。椎弓由椎弓根、椎弓板、棘突、横突和关节突组成。同侧上下两个关节突组成脊椎小关节,有关节软骨和关节囊。

X线正位片表现如下。①椎体:呈长方形,从上向下依次增大,主要由松质骨构成,纵行骨小梁比横行骨小梁明显,周围为一层致密的骨皮质,密度均匀,轮廓光滑。其上下缘的致密线状影为终板。②横突和椎弓环:椎体两侧有横突影,在横突内侧可见椭圆形环状致密影,为椎弓根的投影,称为椎弓环。③关节突、椎弓板和棘突:在椎弓环的上下方为上下关节突的影像。椎弓板由椎弓根向后内延续,在中线融合成棘突,投影于椎体中央的偏下方,呈尖向上类三角形结构,周边为线状致密影,大小与形状可有不同(图7-2A)。

X线侧位片表现如下。①椎体:也呈长方形,其上下缘与前后缘成直角,椎弓居其后方。

②椎管:在椎体后方的椎管显示为纵行的半透亮区。③棘突和椎弓板:椎弓板位于椎弓根与棘突之间。棘突在上胸段斜向后下方,与肋骨重叠不易观察,在腰段则向后突,易于显示。④关节突:上、下关节突分别起于椎弓根与椎弓板连接处的上、下方,下关节突在下个脊椎上关节突的后方,以保持脊椎的稳定,不向前滑。同一脊椎上下关节突之间为椎弓峡部,腰椎者于斜位片显示清楚。脊椎小关节间隙为匀称的半透明影,颈、胸椎小关节侧位片显示清楚,腰椎者则正位清楚。⑤椎间盘:椎间盘的纤维软骨板、髓核及周围的纤维环系软组织密度,故呈宽度匀称的横行半透明影,称为椎间隙。⑥椎间孔:椎间孔居相邻椎弓根、椎体、关节突及椎间盘之间,呈半透明影,颈椎于斜位片显示清楚,胸、腰椎于侧位片清楚,呈类圆形(图7-2B)。

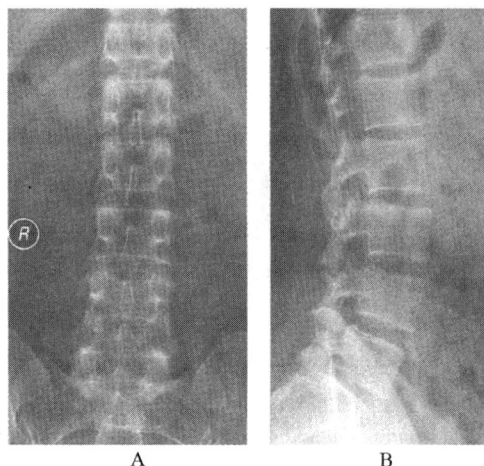

图7-2 正常腰椎X线平片

注 A.正位。B.侧位。

脊椎CT横断位图像如下。①椎体:在骨窗像上显示为由薄层骨皮质包绕的海绵状松质骨结构,其后缘向前凹。在椎体中部层面上有时可见松质骨中的"Y"形低密度线条影,为椎体静脉管。②椎管:由椎体、椎弓根和椎弓板共同构成椎管骨环,硬膜囊居椎管中央,呈低密度影,与周围结构有较好的对比。黄韧带为软组织密度,附着在椎弓板和关节突的内侧,正常厚2～4mm。腰段神经根位于硬膜囊前外侧,呈圆形中等密度影,两侧对称。侧隐窝呈漏斗状,其前方是椎体后外面,后方为上关节突,侧方为椎弓根内壁,其前后径不小于3mm,隐窝内有即将穿出椎间孔的神经根。③椎间盘:由髓核、纤维环和软骨板组成,其密度低于椎体,CT值为50～110HU,表现为均匀的软组织密度影,但由于层厚和扫描位置的原因常见椎体终板影混入其中。

MRI $T_1WI$ 和 $T_2WI$ 上表现如下。①脊椎各骨性结构的皮质、前纵韧带、后纵韧带和黄韧带呈低信号。②骨髓:在 $T_1WI$ 上为高信号,在 $T_2WI$ 上为中等或略高信号。③椎间盘:在 $T_1WI$ 上信号较低且不能区分纤维环和髓核,在 $T_2WI$ 上纤维环为低信号、髓核为高信号。随着年龄增长,髓核 $T_2WI$ 信号减低。④脊髓:在 $T_1WI$ 上呈中等信号,信号高于脑脊液;在 $T_2WI$ 上则低于脑脊液信号。⑤神经根:在分辨力高的 MRI $T_2WI$ 上可见神经根穿行于高信号的脑脊液中。

## 二、关节正常表现

滑膜关节的正常解剖结构包括关节骨端、关节囊和关节腔,关节骨端被覆有关节软骨,关节囊内层衬以滑膜,关节腔内有少量滑液。有的关节有囊外或(和)囊内韧带,有的关节有关节盘。

### (一)关节骨端

关节骨端骨性关节面在 X 线上表现为边缘光滑整齐的线样致密影,CT 表现为高密度(图 7-3),MRI 表现为在不同加权图像上呈一薄层清晰锐利的低信号影。关节面上覆盖的关节软骨及儿童期尚未骨化的骺软骨在 X 线和 CT 上均不能分辨;在 SE $T_1WI$ 和 $T_2WI$ 上关节软骨呈一层弧形中等偏低均匀信号影(图 7-4),在脂肪抑制 $T_2WI$ 上呈高信号影。

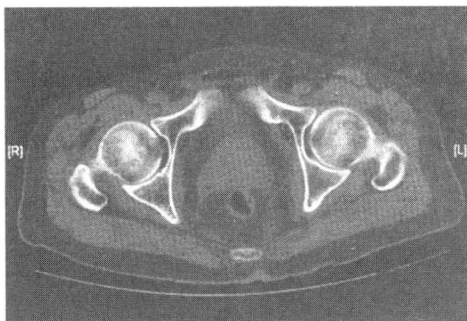

**图 7-3 正常髋关节 CT 表现**

注 CT 平扫,显示双侧正常髋臼、股骨头、骨性关节面和关节间隙。

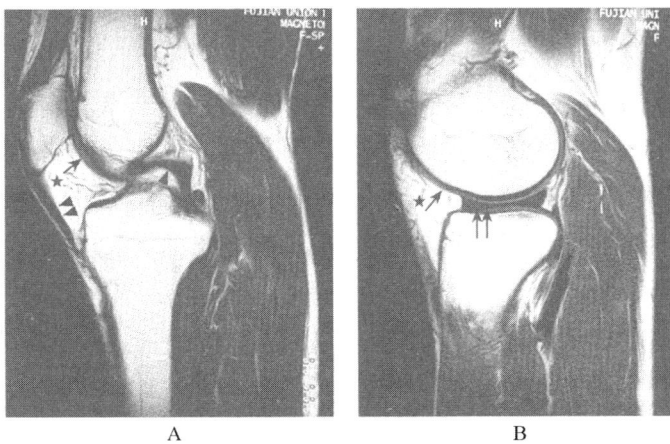

A                B

**图 7-4 正常膝关节 MRI 表现**

注 膝关节矢状面 $T_1WI$,显示关节软骨(箭头)、半月板(双箭头)、后交叉韧带(▲)、髌下脂肪垫(★)和髌韧带(▲▲)等。

### (二)关节间隙

关节间隙 X 线表现为两个骨性关节面之间的透亮间隙,包括关节软骨、潜在关节腔及少量滑液的投影。CT 表现为关节骨端间的低密度间隙(图 7-3),在冠状和矢状重组图像上比较直观。关节软骨及少量滑液在 CT 上常不能分辨。滑液在 SE$T_1WI$ 上呈薄层低信号,在

$T_2WI$ 上呈细条状高信号。儿童因骺软骨未完全骨化,在 X 线和 CT 上关节间隙较成人宽。

### (三)关节囊、韧带、关节盘

关节囊、韧带、关节盘在 X 线上不能分辨。关节囊壁在 CT 上呈窄条状软组织密度影,厚约 3mm。在 MRI 各序列上均呈光滑连续的小弧形线样低信号。韧带在 CT 上显示为线条状或短带状软组织影,MRI 表现为条状低信号影。一些关节内的关节盘,如膝关节半月板在薄层 CT 横断位上显示为轮廓光滑密度均匀的"C"形或"O"形结构,CT 值为 70～90HU;在 $T_1WI$ 和 $T_2WI$ 矢状和冠状图像上为领结状或三角形低信号结构(图 7-4)。

## 三、软组织正常表现

骨肌系统的软组织,包括肌肉、肌腱、血管、神经、筋膜、韧带和关节囊等,由于其组织间密度缺乏良好的自然对比,X 线平片上均表现为中等密度,无法显示其各自的组织结构。

CT 检查:在 CT 图像上,可分辨脂肪、肌肉和血管等组织结构。躯干和四肢最外层的皮肤呈线样中等密度,其下方为厚薄不一的皮下脂肪层,CT 值为 −100～−40HU,脂肪与骨之间几乎都是中等密度的肌肉、肌腱和韧带;肌肉间隙内有低密度的脂肪间隔;血管和神经多走行于肌间,在肌间脂肪的衬托下呈中等密度的小类圆形或索条影。CT 增强扫描血管显示为更清楚的高密度影,易与并行的神经区别。

MRI 检查:MRI 可清晰显示上述软组织结构。

(1)脂肪在 $T_1WI$ 和 $T_2WI$ 上均为高信号,脂肪抑制序列上呈低信号。

(2)肌肉在 $T_1WI$ 上呈中低信号,$T_2WI$ 上呈低信号;透明软骨在 $T_1WI$ 呈中等信号,在 $T_2WI$ 上呈等或高信号。

(3)纤维组织、肌腱、韧带和纤维软骨等在 MRI 各种序列上均为低信号。

(4)血管因其存在流空现象,在 $T_1WI$ 和 $T_2WI$ 上均呈低或无信号的圆形或条状结构,常位于肌间隙内,对血管的观察也可行 MRA、CTA 观察,较大的周围神经在 $T_1WI$ 和 $T_2WI$ 上呈中等信号。

(王星伟)

# 第二节　骨与关节创伤性疾病

## 一、骨创伤

### (一)骨折

骨折是骨和(或)软骨结构发生断裂,骨的连续性中断。骨折以长骨和脊椎骨较多。

1.临床表现与病理

骨折后在断端之间及其周围形成血肿,为日后形成骨痂修复的基础。患者一般均有明显外伤史,并有局部持续性疼痛、肿胀、功能障碍,有时局部畸形。

2.影像学表现

(1)X 线表现和类型:骨的断裂多为不整齐的断面。断端间可呈不规则透明线,称为骨折线(图 7-5)。

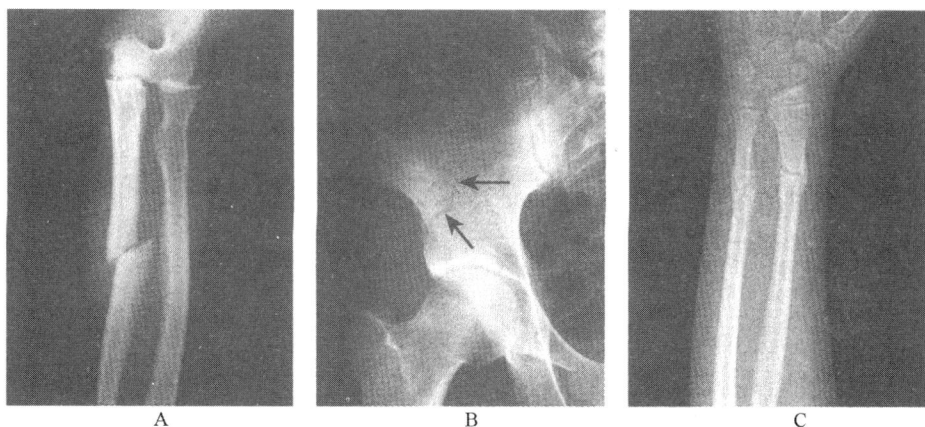

图 7-5 骨折

注 A.尺骨上段斜型骨折,可见骨折线、断端移位及轻度成角,另可见肱桡关节脱位。B.髂骨骨折,仅见骨折线(箭头)。C.尺桡骨远端骨折,断端间对位、对线良好,周围可见骨痂生成。

骨皮质断裂显示清楚整齐,骨松质断裂可仅表现为骨小梁中断、扭曲、错位。

根据 X 线显示的骨折是否完全断裂可分为完全性和不完全性骨折。根据骨折线的形状和走向,可将骨折分为横行、斜行和螺旋形骨折。复杂的骨折又可按骨折线形状分为 T 形、Y 形等。根据骨碎片情况可分为撕脱性、嵌入性、压缩性和粉碎性骨折。嵌入性骨折为骨折断端相互嵌入而成,较易漏诊,以股骨颈发生较多。其 X 线不显示骨折线,而表现为边缘不规则的高密度条带影,骨皮质与骨小梁连续性中断,可略有错位。可有骨的轻微缩短与变形。

X 线投照中,中心 X 线平行于骨折断面,则骨折线显示清楚,否则可显示不清。

(2)骨折的移位:长骨以骨折近段为准来判断骨折远段向内、外或前、后移位及其程度。上下断端可相互重叠或分离,重叠时必然有内外或前后移位。骨折断端纵轴可形成大小不等的交角,称为成角移位。此外,骨折还可发生旋转移位,即骨折远段围绕该骨纵轴向内或向外旋转。

上述骨折断端的内外、前后和上下移位称为对位不良,而成角移位则称为对线不良。X 线摄影至少需正、侧位。骨折的对位及对线情况与预后关系密切。

(3)儿童骨折的特点:儿童长骨可以发生骨骺骨折。因在 X 线上骨骺软骨不显影,骨骺骨折导致骨骺移位后表现为骨骺与干骺端的距离增加,故以前也称为骺离骨折。在儿童,骨骼柔韧性较大,外力不易使骨质完全断裂,仅表现为局部骨皮质和骨小梁的扭曲,而看不见骨折线或只引起骨皮质发生皱折、凹陷或隆突,称为青枝骨折。

(4)骨折愈合的病理及 X 线表现:骨折后,断端之间、骨髓腔内和骨膜下形成血肿。2～3d 后血肿开始机化,形成纤维性骨痂,进而骨化形成骨性骨痂。此时,X 线片上骨折线变得模糊不清,骨膜增生骨化形成外骨痂。

随着骨痂的形成和不断增多,骨折断端连接达一定强度即达临床愈合期。此后,骨痂范围加大,使骨折连接更坚实,骨折线消失而成为骨性愈合。机体为了适应负重和活动的需要,愈合的骨折还要进行缓慢的改建,使承力部骨小梁致密,不承力的被吸收,使断骨恢复正常形态,但如变形严重则不能完全恢复。

骨折愈合的速度与患者年龄、骨折类型及部位、营养状况和治疗方法等有关。一般儿童、肌肉丰富区骨折、嵌入性骨折愈合快,而老年、关节内骨折、骨折断端移位严重、营养状态差或并发感染者,则愈合慢。

(5)骨折的常见并发症:包括以下8种。①骨折延迟愈合或不愈合:复位不良、固定不佳、局部血供不足、全身营养代谢障碍、软组织嵌入断端间和并发感染等都可引起延迟愈合或不愈合。延迟愈合的X线表现是骨痂出现延迟、稀少或不出现,骨折线消失迟缓或长期存在。不愈合的表现是断端间有明显裂隙,髓腔为密质骨封闭,骨折断端致密光整或吸收变尖。②骨折畸形愈合:可有成角、旋转、缩短和延长改变。③骨质疏松:伤肢失用性骨质疏松,重者持续较久。④骨感染:多见于开放性骨折或闭合性骨折手术复位后,其表现同骨髓炎。⑤骨缺血性坏死:各种原因导致动脉供血中断所致,如股骨颈骨折后股骨头坏死。⑥关节强直:多因关节周围及关节内粘连所致,关节不能活动而X线上关节间隙依然存在。⑦关节退行性变:关节内软骨损伤和(或)骨折可引起这种改变。⑧骨化性肌炎:骨折后于局部肌纤维之间形成广泛性骨化,可引起局部疼痛和关节活动受限。

CT:不作为骨折常规检查方法,但对解剖结构复杂、有骨结构重叠的部位,则可以避免X线平片重叠遮掩导致的漏诊,如骨盆、髋、肩、膝、腕等关节以及脊柱和面骨;三维重组可立体显示骨折线,利于指导临床治疗(图7-6)。此外,对X线平片难以确定、不明显的肋骨骨折和肋软骨骨折,CT检查行CPR重组有助于诊断。

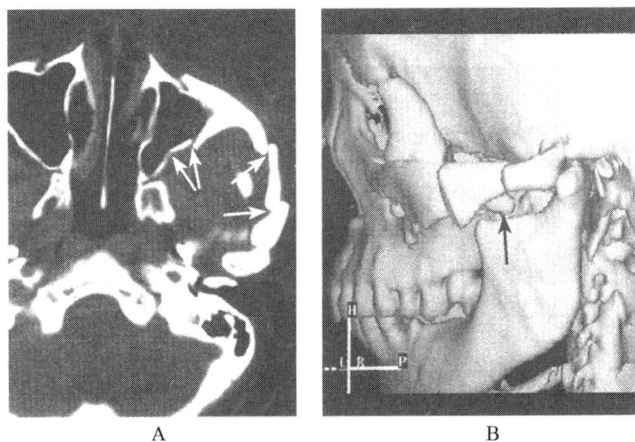

**图7-6　面骨骨折CT表现**

注　A.CT平扫示左侧上颌窦后壁和颧弓骨折(箭头)。B.三维SSD重建,不仅很好地显示了颧弓骨折的立体观,还显示了平扫难以发现的下颌骨喙突骨折(箭头)。

MRI:由于骨髓高信号衬托,骨折线在MRI上为低信号。可清晰显示骨折断端及周围出血、水肿,以及软组织、邻近脏器损伤。骨折后骨髓内水肿表现为骨折线周围边界模糊的$T_1WI$低信号、$T_2WI$高信号影(图7-7)。MRI对于骨创伤的价值主要在于:显示骨挫伤、隐性骨折、软骨骨折,区分是否为病理性骨折。

骨挫伤是外力作用引起的骨小梁断裂和骨髓水肿、出血,在平片和CT上常无异常发现。MRI检查,在$T_1WI$上呈模糊不清的低信号区,在脂肪抑制$T_2WI$上呈高信号区,骨挫伤一般局限于暴力作用的部位。

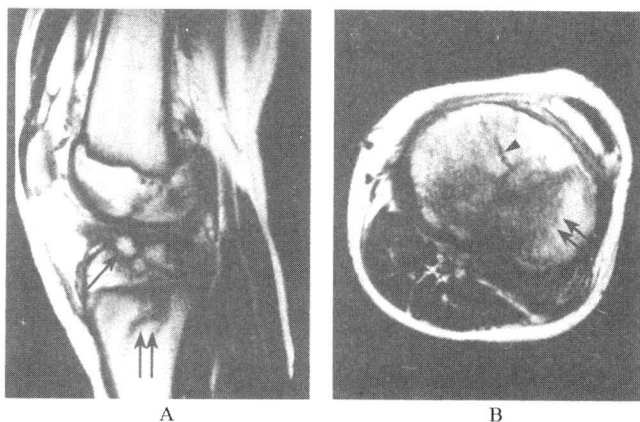

图 7-7 骨折（MRI）

注 膝关节 $T_1WI$ 矢状面（A）和横断面（B）示左股骨远端和胫骨近端细小的骨折线（▲）、撕脱的小骨块（单箭头）和骨髓水肿（双箭头）。

3.诊断与鉴别诊断

影像学检查发现骨折线，结合患者的局部外伤史，即可确诊骨折。但仍需注意骨干骨折线应同骨滋养动脉管影区别，后者仅斜穿一侧骨皮质，且边界光整，粗细一致；干骺端的骨折线需同骺线区别，后者解剖部位相对固定且两旁有硬化线。发现骨折线还应注意邻近有无骨质破坏，以除外病理性骨折的可能。X 线平片有时不能显示无移位或影像重叠较多部位的骨折，若临床高度怀疑骨折，则可行 CT 扫描和（或）MRI 检查，以发现不明显骨折或骨挫伤。当受伤短时间内 X 线平片难以确定有无骨折时，可于伤后 2 周左右复查，此时骨折线处骨质部分被吸收，容易被显示。

### （二）常见的长骨骨折

（1）Colles 骨折：又称伸直型桡骨远端骨折，为桡骨远端 3cm 以内的横行或粉碎性骨折，骨折远端向背侧移位，断端向掌侧成角畸形，可伴有尺骨茎突骨折。

（2）肱骨髁上骨折：多见于儿童。骨折线横过喙突窝和鹰嘴窝，远侧端多向背侧移位。

（3）股骨颈骨折：多见于老年女性。骨折可发生于股骨头下、股骨颈中部或基底部。断端常有错位或嵌插。股骨头的血供几乎均来自股骨颈基底部，股骨头下骨折影响了对股骨头及颈的血供，致骨折愈合缓慢，甚至发生股骨头缺血性坏死。

X 线平片：易于发现 Colles 骨折、肱骨髁上骨折的骨折线，并可确定骨折移位、成角等改变，复位后还可评估骨折对位、对线情况。对股骨颈骨折，X 线平片能发现其中大多数骨折，但约有 10％为嵌入性骨折而难以检出，此时需结合临床表现，进一步行 CT 和（或）MRI 检查。

## 二、关节创伤

关节创伤是骨骼、肌肉系统常见疾病之一，除波及关节面的关节内骨折外，主要还包括关节脱位，关节囊、肌肉、肌腱及关节韧带的撕裂，关节纤维软骨和透明软骨骨折。对于关节创伤的认识和诊断，必须在熟练掌握骨关节解剖的基础上，密切结合临床，从最大限度地恢复关节正常解剖出发,为临床提供确切的诊断,使患者获得应有的功能恢复。本部分重点介绍关节脱位及关节软组织结构损伤的影像学表现。

### (一)病理生理

患者多有明确的关节外伤病史,可合并关节囊、肌腱及韧带的撕裂,血管及神经的损伤,关节脱位可造成关节内骨血供中断,晚期可出现骨缺血坏死及骨关节炎。

### (二)临床表现

患处疼痛,受累关节肿胀,可有明显畸形,肢体缩短或延长,并伴有关节功能的障碍。创伤性关节脱位如治疗不当,经复位后反复发作,称为习惯性脱位。

### (三)影像学表现

关节脱位在影像学上的重要征象是关节对合关系的失常,X线摄片为首选检查方法。明显的脱位诊断不难,轻微的半脱位有时需要做特殊体位的X线摄片或与对侧关节比较才能作出诊断。无论是X线检查还是CT检查均不能直接显示肌腱和韧带的撕裂,MRI是诊断关节软组织创伤的首选检查方法。临床上常用的显示肌腱和韧带的MRI序列包括$T_1WI$和脂肪抑制PDWI,由于肌腱和韧带缺乏可动质子,在MRI各序列上几乎均为低信号。肌腱和韧带的急性外伤性损伤包括部分断裂和完全断裂。部分断裂MRI表现为伤处增粗、外形毛糙、局部呈信号增高;完全断裂MRI表现为肌腱和韧带连续性中断,断端可见出血和关节液充填。MRI除了显示肌腱和韧带损伤之外,还常能显示伴发的骨挫伤及软骨的损伤。

1.肩关节创伤

肩关节是全身活动范围最大、最灵活的关节,但肩胛盂较浅,关节囊、韧带薄弱松弛,易因外伤而脱位。

(1)肩关节脱位:根据肩关节脱位的机制可分为前脱位和后脱位。以前脱位最常见,约占95%,常由外展、外旋和伸展的间接力量导致。X线检查发现肱骨头位于关节窝内下方,根据移位程度的不同,可分为盂下脱位、喙突下脱位和锁骨下脱位,常伴有肱骨大结节的撕脱骨折。

(2)肩袖撕裂:肩袖为肩关节囊外的肌肉、肌腱和韧带复合体,主要由冈上肌、冈下肌、肩胛下肌和小圆肌组成。冈上肌、冈下肌和小圆肌附着于肱骨大结节,肩胛下肌附着于小结节。年龄、创伤及过度使用均可造成肩袖撕裂。X线摄片及CT检查对该病的诊断价值有限,MRI为首选检查方法。部分撕裂分为关节面、滑囊面及肌腱内撕裂3型。MRI表现为局部连续性中断,肌腱表面毛糙、变细或增粗,肌腱内见线状或弥漫高信号,以冈上肌肌腱改变为常见征象(图7-8)。完全撕裂为关节面延伸至滑膜面的撕裂。典型的MRI征象为肌腱断端回缩、肩峰下—三角肌下滑囊积液及肩关节周围囊肿(肩锁关节囊肿及肌肉内囊肿)形成。

2.膝关节创伤

膝关节韧带强大,关节脱位非常少见。常见的损伤除骨折外,主要为交叉韧带损伤和半月板撕裂。

(1)交叉韧带损伤:膝关节前、后交叉韧带对膝关节的稳定和运动十分重要。前交叉韧带(ACL)起自股骨外髁后中部,止于胫骨平台前内侧,位于髁间嵴前方。后交叉韧带(PCL)较ACL粗大,起于髁间窝内面,止于胫骨平台背面中央。股骨过度外旋、胫骨过度内旋或膝关节过伸,易造成前交叉韧带撕裂;膝关节半屈位、过度外展或合并旋转,易造成后交叉韧带撕裂。

MRI 是检查交叉韧带撕裂的最佳检查方法。交叉韧带的撕裂分为完全和部分撕裂,其主要征象为韧带局限性或弥漫性增厚、边界不清、轮廓不规则、韧带异常倾斜、连续性中断、内见局限性或弥漫性高信号(图 7-9)。交叉韧带撕裂常发生于韧带的中段,撕脱多见于年轻人,常累及胫骨附着部分。

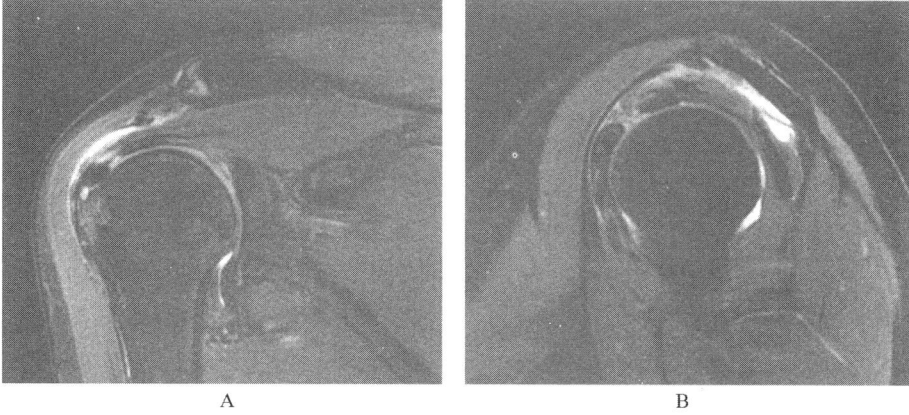

**图 7-8　肩袖部分撕裂的 MRI 表现**

**注**　患者右肩关节疼痛,活动受限。MRI $T_2WI$ 脂肪抑制序列见右侧冈上肌肌腱增厚,近肱骨大结节处见条片状高信号影,三角肌下滑囊、肩峰下滑囊积液。

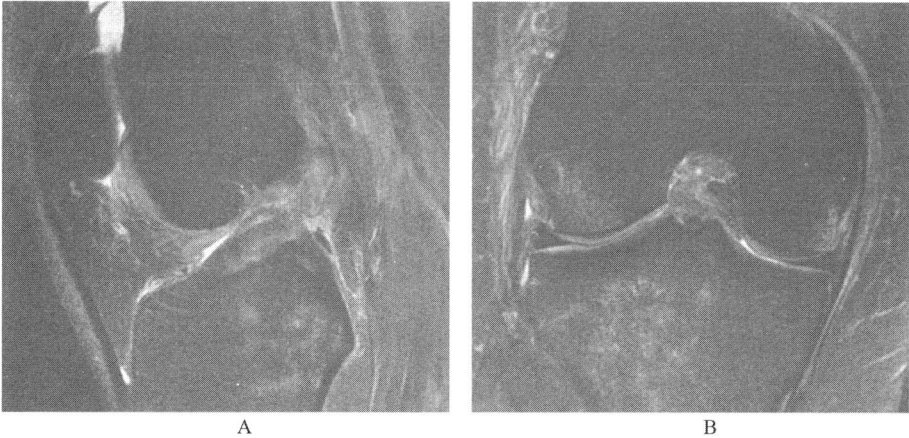

**图 7-9　前交叉韧带撕裂的 MRI 表现**

**注**　患者右膝关节外伤后疼痛伴功能受限。MRI PDWI 脂肪抑制序列见前交叉韧带增粗、信号增高,上部连续性中断,走行水平,股骨远端及胫骨近端骨挫伤。

(2)半月板撕裂:多见于从事剧烈运动的青壮年,也常见于中老年人。多数患者有膝关节扭伤的病史,因内侧半月板活动度差、承受外力重,撕裂多见于内侧半月板,56％累及半月板后角。MRI 是目前诊断半月板损伤敏感度和特异度最高的影像学检查方法,但关节镜检查是"金标准"。在 MRI 检查中,半月板病变表现为相对的高信号。根据半月板内异常信号的形态可将其分为 3 级:1 级为半月板内点状或小结节状高信号,不延伸至半月板的上、下关节面,提示为半月板的早期变性;2 级为半月板内水平走行的线状高信号,常延伸至半月板与关节囊的交界处,但未达关节面,提示为半月板的退变;3 级为延伸到半月板关节面的线状或形态复杂的高信号，提示半月板撕裂（图 7-10）。

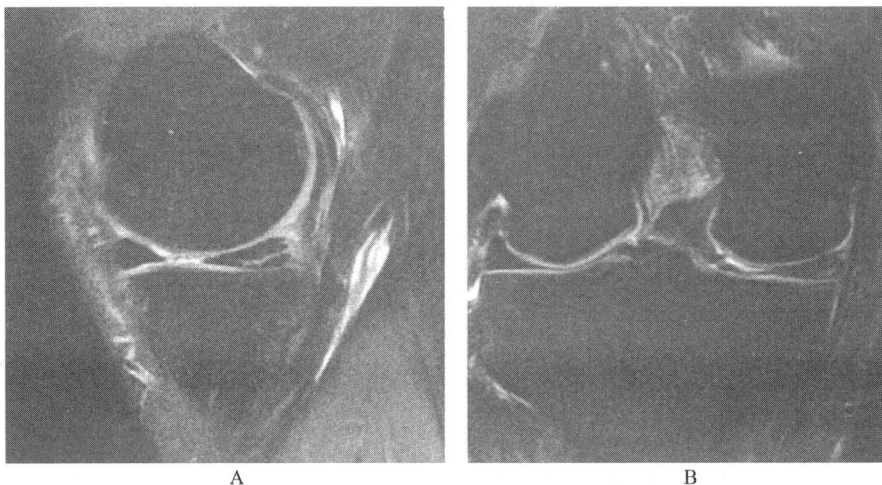

图 7-10　半月板撕裂的 MRI 表现

注　患者右膝关节外伤后疼痛。MRI PDWI 脂肪抑制序列见内侧半月板线状高信号，达关节面。

3.髋关节创伤

（1）髋关节脱位：根据股骨头移位的方向，分为前脱位、后脱位和中心脱位。因髋关节囊后壁较为薄弱，后脱位最为常见。①后脱位：股骨头脱离髋臼向上、向后移位，Shenton 线不连续，可伴有髋臼和股骨头的骨折。②前脱位：股骨头向前、下方移位，Shenton 线不连续，可伴有髋臼前缘的骨折。③中心脱位：常继发于髋臼骨折，股骨头经髋臼底部突入盆腔内，常合并髂外动脉损伤。

（2）髋臼骨折：多为股骨头脱位时撞击髋臼所致。CT 在诊断髋臼骨折上优于 X 线平片，CT 检查不仅可以明确显示骨折的位置、断端移位的情况，还可以发现 X 线平片不易发现的关节腔内骨折碎片（图 7-11）。

## （四）诊断

MRI 检查具有高对比度、分辨率、任意方向成像的特点，是显示韧带、肌腱及其周围组织改变的主要影像学检查手段，软组织损伤后根据 MRI 的信号特点即可作出诊断。

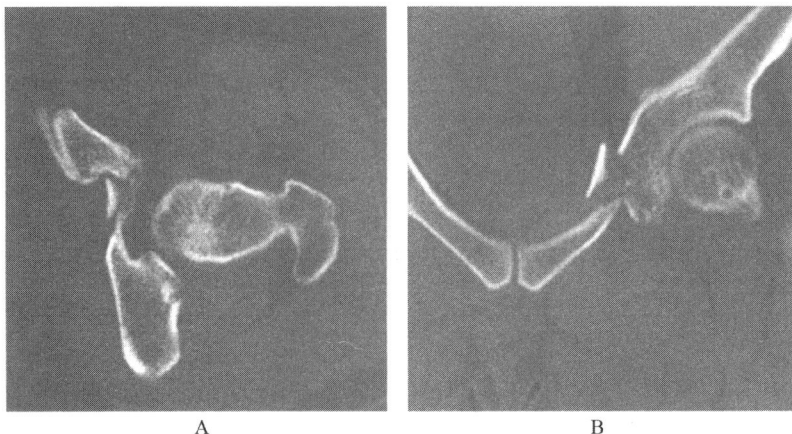

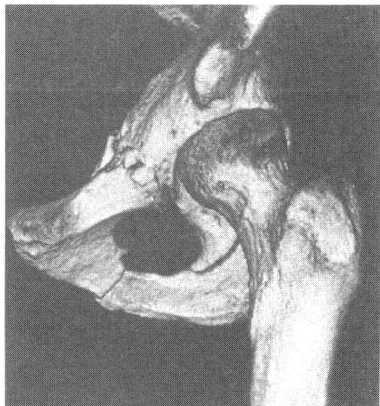

**图 7-11　髋臼骨折的 CT 表现**

注　中年男性,外伤后左髋关节疼痛伴活动受限。CT 图像可清晰地显示左侧髋臼、耻骨及坐骨多发骨折线,断端稍有分离,关节间隙见游离骨片。

（王星伟）

# 第三节　骨感染性疾病

## 一、化脓性骨髓炎

化脓性骨髓炎是血源或直接感染化脓性细菌引起的骨髓炎症。常见的致病菌为金黄色葡萄球菌,其他致病菌有溶血性葡萄球菌、链球菌等。病变好发于四肢长骨,通常从干骺端开始向骨干方向发展,以胫骨上端、股骨下端、肱骨尺骨和桡骨多见。本部分以四肢长骨为例介绍其临床表现、病理与影像学表现。

### (一)临床表现与病理

1.急性化脓性骨髓炎

临床表现主要是发病急、进展快,高热、寒战和明显中毒症状,局部可出现红、肿、热、痛等。实验室检查血白细胞计数明显增高。

病理改变主要包括以下 5 方面。①脓肿形成:早期为干骺端骨髓内炎症细胞浸润、渗出,骨内压力增高、静脉回流受阻;发病 1～2 周,骨髓内开始形成脓肿,并引起骨质破坏。②脓肿蔓延:脓肿可在骨髓腔内直接蔓延;也可突破骨皮质到达骨膜下而形成骨膜下脓肿,骨膜下脓肿扩展、蔓延,又可穿过皮质返回骨髓腔,进一步加剧骨脓肿形成和骨质破坏。③死骨形成:骨膜下脓肿扩大,掀起骨膜,使长骨骨干血供中断,同时长骨供血动脉发生血栓性动脉炎,结果造成大片骨质坏死,形成死骨,死骨周围新生骨包绕形成骨包壳。④骨膜增生:在骨质破坏的早期,即可出现骨质修复和骨膜新生骨。⑤瘘管形成:脓液侵蚀、穿破包壳及骨外软组织,形成了引流脓液到体外的瘘管。

2.慢性化脓性骨髓炎

急性化脓性骨髓炎若治疗不彻底,即转化为慢性化脓性骨髓炎;也有开始即为慢性化脓性骨髓炎。此时多无全身症状,局部可出现肿痛、窦道形成、流脓、久治不愈。

病理改变主要包括以下两方面。①骨质明显增生硬化:急性期的骨质破坏区缩小,周围有大量骨质增生硬化,骨小梁增多增粗;骨膜新生骨增多,并与残存的骨皮质融合,骨干轮廓增粗。②脓腔、死骨和瘘管:残留的骨破坏区内部充满脓液和肉芽组织,在新骨包裹下成为无效腔,内可有死骨并常有经久不愈的瘘管。

慢性硬化性骨髓炎,又称 Garre 骨髓炎,是一种特殊类型的慢性骨髓炎,少见,由低毒性感染引起,以骨质增生硬化为主要病理改变,病灶中不能培养出病菌。好发于长骨骨干、锁骨和下颌骨,以较大儿童及成人多见;临床上无全身症状,主要表现为反复发作的病区肿胀、疼痛。

慢性骨脓肿又称 Brodie 脓肿,是一种慢性局限性骨髓炎。大都局限于长骨干骺端骨松质,呈圆形或类圆形骨质破坏区,边缘较整齐,周围绕以骨硬化带。破坏区中很少有死骨。一般无骨膜增生和软组织肿胀。

### (二)影像学表现

影像学检查方法的选用主要取决于化脓性骨髓炎的发展阶段:在急性化脓性骨髓炎早期,X 线平片和 CT 表现多为阴性,MRI 则对骨髓和软组织炎症反应灵敏,为其首选检查方法;CT 对发现早期骨髓内小脓肿优于 X 线平片。

1.急性化脓性骨髓炎

X 线、CT 和 MRI 表现如下。①早期(2 周内),X 线和 CT 表现为软组织肿胀,皮下脂肪层模糊并可出现网状影;MRI 上显示为广泛的骨髓水肿和软组织肿胀,呈弥漫性 $T_1WI$ 低信号、$T_2WI$ 高信号。②进展期,起病 2 周后,X 线表现为干骺端松质骨内筛孔样或斑片状低密度骨质破坏灶,骨小梁结构模糊,可见到少量骨膜新生骨(图 7-12A);CT 可显示骨髓内脓肿的部位和蔓延范围,骨髓充满脓液,密度稍高;MRI 显示骨髓炎症区在 $T_1WI$ 呈低信号,在 $T_2WI$ 呈不均匀高信号。③炎症进一步发展,X 线和 CT 显示干骺端骨质破坏范围扩大、相互融合,并累及骨皮质或沿骨干方向发展,可有片状骨破坏及块状死骨出现;骨骺多不受侵犯;骨膜新生骨明显,呈葱皮状或花边状,偶被破坏可呈"袖口"样或断续状骨膜增生;MRI 显示骨皮质多发的虫蚀状骨质破坏,$T_1WI$ 呈低信号,$T_2WI$ 呈高信号;骨膜反应在 $T_1WI$、$T_2WI$ 上均为连续的环状稍高信号,增强扫描有明显强化。

2.慢性化脓性骨髓炎

X 线和 CT 表现如下。①骨质破坏区周围大量骨质增生硬化,骨小梁增粗增多,骨密度明显增高。②死骨呈长条形或不规则高密度影,其长轴与骨干平行,骨小梁结构模糊,周围有骨质增生硬化;死骨外围见到的环形低密度区是死骨与正常骨质间的肉芽组织或脓液所致(图 7-12B、C)。③髓腔骨质破坏趋向减少或停止,内部的脓液和肉芽组织在新骨包裹下成为无效腔,其内可有块状死骨。④骨膜新生骨显著,与残存的骨皮质融合,骨外轮廓不规整。

MRI 表现:病灶的炎性水肿、肉芽组织和脓液在 $T_1WI$ 上均呈低信号,在 $T_2WI$ 上为明显高信号;骨质增生硬化在 $T_1WI$ 和 $T_2WI$ 上均呈低信号。

(1)慢性硬化性骨髓炎:X 线平片上表现为骨质增生硬化,密度明显增高,病变区内无骨质破坏灶;皮质增厚,甚至局部膨大变形,骨髓腔变窄甚至消失;骨膜新生骨少见。

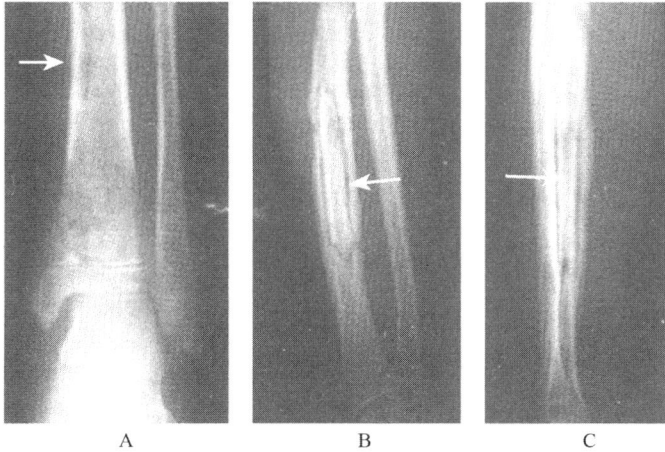

**图 7-12　急性和慢性化脓性骨髓炎**

注　A.胫骨急性化脓性骨髓炎,胫骨远侧干骺端多发的虫蚀状骨质破坏区,边界模糊并可见少量的骨膜增生(箭头)。B、C.桡骨慢性化脓性骨髓炎,可见大量的骨膜增生包围死骨(箭头),死骨两端的骨髓腔变窄,密度增高。

（2）慢性骨脓肿:X 线表现为长骨干骺端圆形、椭圆形或不规则形骨质破坏区,边缘较整齐,周围绕以骨质硬化带;病灶中很少有死骨(图 7-13A);周围多无骨膜增生和软组织明显肿胀。MRI 上,病灶中心呈圆形 $T_1WI$ 低信号、$T_2WI$ 高信号,代表脓腔;周边结构可呈两层信号:内层为 $T_1WI$ 高信号、$T_2WI$ 高信号,代表脓肿壁和新生的骨样组织;外层为 $T_1WI$ 低信号、$T_2WI$ 低信号的骨质硬化(图 7-13A、C)。

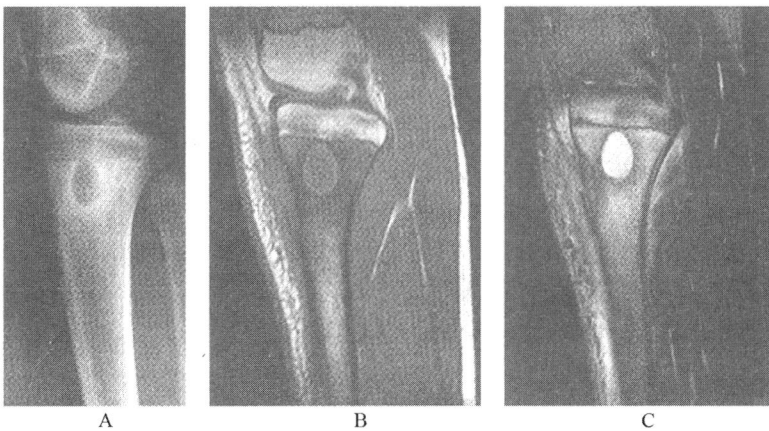

**图 7-13　胫骨慢性骨脓肿(Brodie 骨脓肿)**

注　A.X 线平片见胫骨近侧干骺端内类圆形骨质破坏区,边缘清楚,有薄层硬化边。B、C.MRI $T_1WI$(B)和脂肪抑制 $T_2WI$(C),见胫骨近侧干骺端类圆形囊状 $T_1WI$ 低信号、$T_2WI$ 高信号,边缘清楚,呈双层结构,内层呈 $T_1WI$ 高信号、$T_2WI$ 高信号(为脓肿壁及新生骨样组织),外层呈不均匀 $T_1WI$ 低信号、$T_2WI$ 低信号(为骨质硬化);胫骨前缘皮质有轻度骨质破坏,其前方软组织呈弥漫性肿胀。

### （三）诊断与鉴别诊断

急性和慢性化脓性骨髓炎的临床症状和影像学表现均较明确,诊断多不困难。需要注意与下列疾病鉴别。①急性化脓性骨髓炎与骨结核鉴别:骨结核起病隐匿,骨质破坏范围小,常有砂粒样死骨,病变邻近骨质疏松,一般无骨膜新生骨,常越过骨骺线生长,而不同于急性化脓性骨髓炎。②慢性化脓性骨髓炎应与成骨型骨肉瘤鉴别。

# 二、骨结核

骨结核属于结核病第 5 型即肺外结核的一种类型,多数病变是体内其他部位结核灶经血行播散到骨关节的结果,病变进展缓慢。

## (一)临床表现与病理

本病好发于儿童及青少年。临床表现多较轻微,全身症状有不规则低热、乏力。早期局部症状为疼痛、肿胀和功能障碍,无明显发红、发热;晚期冷脓肿形成时,穿破皮肤后可形成窦道。长期的结核病变,可导致骨发育障碍、骨关节畸形和功能障碍。

### 1.四肢长骨结核

四肢长骨结核是肺等部位的活动性结核灶内细菌随血流到达血供丰富的长骨干骺端松质骨和骨髓引起的结核性炎症。骨结核进展缓慢,结核性肉芽组织侵蚀邻近骨质形成大小不一的骨破坏区。结核性肉芽组织很少有成骨倾向,也极少引起骨膜新生骨。病理上分为增殖型和干酪型,干酪型结核可出现死骨,死骨体积较小。骨结核常发生在干骺端、骨骺,好侵犯软骨,易向关节方向蔓延,形成关节结核;骨内结核灶穿破骨皮质后在软组织内可形成冷脓肿。

### 2.脊椎结核

脊椎结核是最常见的骨关节结核。常有脊柱活动受限,颈背痛或腰痛,脊柱可有后突畸形。脊髓受压可出现双下肢感觉运动障碍或瘫痪;颈椎结核形成咽后壁脓肿,可压迫食管和气管,引起吞咽困难和呼吸不畅;下胸椎及腰椎结核形成的腰大肌脓肿可流注入髂窝。脊椎结核按部位分为椎体结核和附件结核,椎体结核约占 90%,单纯附件结核少见。

## (二)影像学表现

X 线平片是骨结核基本的影像检查方法,但早期脊椎结核宜选用 CT、MRI 检查;与 X 线平片比,CT、MRI 更易早期发现骨质破坏和椎周软组织改变,清晰地显示椎周脓肿。MRI 可较 CT 更早发现椎体终板下的骨质异常。不同部位骨结核,影像学表现不同。

### 1.长骨干骺端与骨骺结核

X 线、CT 和 MRI 表现如下。①长骨干骺端或骨骺局灶性骨质破坏,常穿越骺板线,而发生骨骺和干骺端病变的相互侵犯(图 7-14)。②病灶呈圆形、类圆形或分叶状骨质破坏,边缘清楚,破坏区内可见"砂粒样"小死骨,周围可有少量骨质增生硬化。③邻近骨骨质疏松明显。④干骺端、骨骺结核也可侵犯邻近关节,形成骨型关节结核。

### 2.短骨结核

罕见,多发生于 10 岁以下儿童。多为双侧多骨发病,多见于掌、指、跖、趾等骨。

X 线、CT 和 MRI 表现为患部骨质疏松,骨干膨胀、皮质变薄,骨膜新生骨较明显,称为"骨气臌"。

### 3.脊椎结核

腰椎受累最常见,其次是胸椎、颈椎,好发于相邻的两个椎体,少数病例呈多椎体发病。

X 线平片主要表现如下。①骨质破坏：依椎体结核早期破坏的部位可分为 3 型，即中心型、边缘型和韧带下型。常见的是进展期病变，多难以分型，均表现为椎体骨质破坏，边缘清楚或不清，常见小死骨，典型者呈"砂粒样"；又因脊柱承重的关系，椎体常塌陷变扁或呈楔形，重者整个椎体被破坏消失；附件型结核少见，表现为相应部位骨质破坏。②椎间隙变窄或消失：结核性病变易侵袭破坏椎间盘及软骨终板，致椎间隙变窄、消失（图 7-15A、B），造成相邻破坏的椎体互相融合，是脊椎结核的重要特征。③后突畸形：是晚期脊椎结核的特征性表现，可伴有侧弯。④冷脓肿：指脊椎结核周围软组织内的脓肿。腰大肌脓肿表现为腰大肌外突；胸椎结核形成的椎旁脓肿表现为胸椎两旁梭形软组织影；颈椎结核形成的咽后壁脓肿表现为咽后壁软组织影增厚，并呈弧形前突；较久的冷脓肿壁可有不规则钙化。

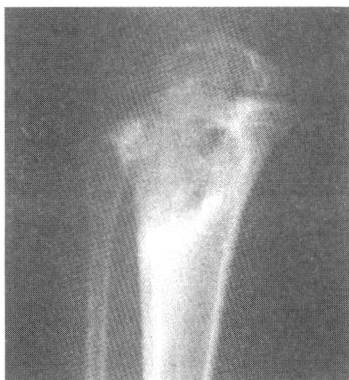

**图 7-14　骨骺、干骺端结核**

注　胫骨近段平片见跨越骺线的骨骺和干骺端的骨质破坏区，邻近软组织肿胀，未见骨膜增生。

CT 表现：与 X 线平片相比，CT 检查能更清楚地显示骨质破坏，特别是较隐蔽和较小的破坏灶，也更容易发现死骨及病理性骨折碎片（图 7-15C）；平扫结合增强扫描可帮助了解冷脓肿的位置、大小及其与周围组织器官的关系；CT 也利于显示脓肿或骨碎片突入椎管内的情况。

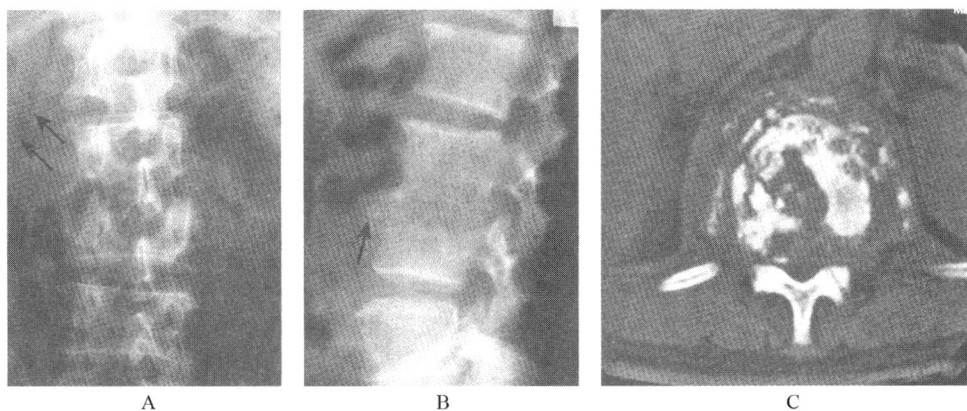

A　　　　　　　　　B　　　　　　　　　C

**图 7-15　腰椎结核**

注　A、B.腰椎正侧位片，腰 2、3 椎体相邻的终板骨质破坏，椎间隙变窄，腰大肌影增宽（双箭头），侧位片还可见骨破坏区内和椎间隙前方软组织中的钙化影（单箭头）。C.腰椎 CT，椎体内多发骨质破坏灶，内见多发小片状、泥沙样死骨；椎体周围软组织肿胀，内见多发斑片状钙化。

MRI 表现:大多数椎体和椎间盘的结核破坏灶在 $T_1WI$ 上呈不均匀低信号,$T_2WI$ 多呈混杂高信号,增强检查常表现为不均匀强化;还可清楚显示脊椎结核脓肿,脓肿和肉芽组织在 $T_1WI$ 上呈等低信号,$T_2WI$ 多为混杂高信号,部分为均匀高信号;增强检查脓肿壁强化,脓液不强化,而呈环形(图 7-16)。

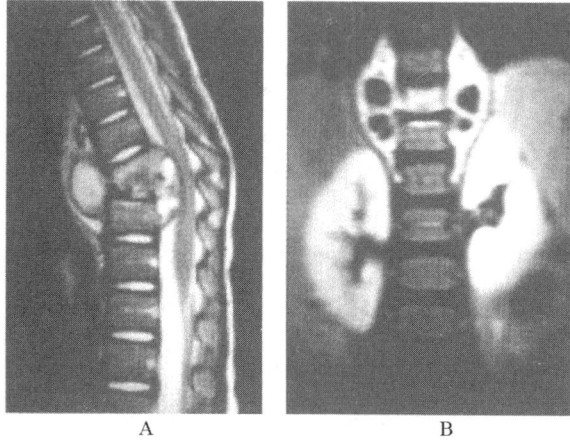

图 7-16　胸椎结核 MRI 表现

注　A.胸腰段矢状位 $T_2WI$,示胸 11、12 椎体破坏并融合,胸 11～12 椎间隙消失及胸 12～腰 1 椎间盘破坏,脓肿向后突入椎管并突向前方。B.冠状位增强 $T_1WI$,示胸 12～腰 1 椎间隙变窄以及椎旁梭形脓肿,融合的胸 11、12 椎体、腰 1 椎体上缘及脓肿外周部有强化。

### (三)诊断与鉴别诊断

骨结核的诊断要点是起病缓慢、以骨破坏为主、少或无骨质增生、邻近骨质疏松和可有脓肿形成。长骨干骺端结核应与慢性骨脓肿鉴别:前者破坏区常跨越骨骺线侵犯骨骺,边界模糊,周围无骨质增生硬化,患肢有骨质疏松等,可资鉴别。脊椎结核有时需与椎体压缩性骨折鉴别:前者主要 X 线表现是椎体骨质破坏、变形,椎间隙变窄或消失和形成冷性脓肿;后者多有明确外伤史,椎体仅表现压缩、楔状变形,无骨质破坏,早期椎间隙不变窄,鉴别不难。

(王星伟)

# 第四节　骨肿瘤

## 一、骨瘤

骨瘤是发生于膜内化骨的良性成骨类肿瘤,多见于颅骨内外板、鼻窦、下颌骨,发生于长骨、扁骨者少见,可随骨骼发育成熟而停止生长,无恶变。多发性骨瘤合并肠道息肉或兼有软组织肿瘤者,称为 Gardner 综合征,为常染色体显性遗传性疾病。

### (一)病理

骨瘤仅含有骨组织,可分为致密型、松质型及混合型。致密型骨瘤质地坚硬如骨皮质,主要由成熟的板层骨及宽厚不规则的密集骨小梁构成,较少形成髓腔及哈弗斯管;松质型骨瘤也由成熟板层骨及编织骨构成,小梁间髓腔有纤维组织或脂肪填充。

### (二)临床表现

骨瘤较小时一般无临床症状,较大者随发病部位的不同而出现不同的症状及体征。发生于鼻窦者可引起头痛,阻塞窦口时可引起继发性炎症和黏液囊肿。位于眼眶内者可导致眼球突出或移位。位于颅骨表面者可引起局部隆起变形。发生于颅内者可引起颅内压增高,出现头晕、头痛,偶可引起癫痫。发生于长骨的骨瘤症状轻微,有时仅有轻微疼痛。加德纳综合征除了有骨瘤的表现外,还有腹泻、血便或黏液血便等肠道息肉症状。

### (三)影像学表现

1.X 线表现

(1)致密型:多见,常突出于骨表面,呈圆形或半圆形、边缘光滑的致密影,内部骨结构均匀密实,基底部与骨皮质相连。鼻窦骨瘤常呈分叶状突出于鼻窦腔内。

(2)松质型:较少见,体积可较大。多呈半球形或扁平状自颅板向外突出,边缘光滑,密度与板障相似。发生于板障者可引起内外板分离,外板向外突出。

2.CT 表现

(1)CT 能更好地显示 X 线片上骨瘤表现的各种征象(图 7-17)。

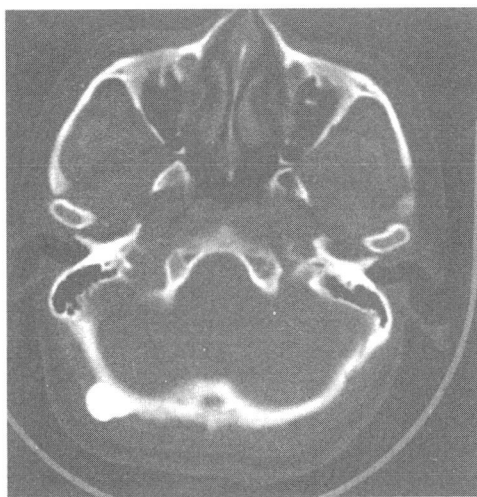

**图 7-17　枕骨骨瘤的 CT 表现**

注　CT 示枕骨右侧的结节状骨性突起,边缘光滑,内部骨结构均匀致密,基底部与骨皮质相连。

(2)三维 CT 可以准确地显示骨瘤的数量、发生部位及大小,并可发现位于骨性外耳道及乳突等隐匿部位的小骨瘤。

3.MRI 表现

致密型骨瘤在 $T_1WI$ 及 $T_2WI$ 上均呈边缘光滑的低信号或无信号影,其信号强度与邻近骨皮质一致,与载瘤骨骨皮质间无间隙。邻近软组织信号正常。

### (四)诊断

骨瘤多无明显的临床症状,多在检查中偶然发现。X 线片及 CT 显示松质骨内或与骨皮质相连的皮质样高密度肿块,密度较均匀,边缘多光整。MRI 主要呈与骨皮质相似的长 $T_1$、

短 $T_2$ 信号,临床诊断不难。

### (五)鉴别诊断

#### 1.骨旁骨肉瘤

骨瘤通常表现为边界很光滑,密度均匀;而骨旁骨肉瘤则常表现为较骨瘤更低一些的密度,均匀性较差,边缘不规则,有骨膜增生。

#### 2.骨软骨瘤

多起自干骺端向外生长,病变的皮质与载瘤骨的骨皮质相连续,其松质骨的部分也与载瘤骨相邻干骺端或骨骺的骨髓腔相延续,此为两者的鉴别要点。

#### 3.骨岛

骨岛为成熟骨质硬化性骨组织,常发生于松质骨内,多呈斑点状致密影,边界清楚。体积较大者,与硬化型骨瘤不易鉴别,但无占位效应。

#### 4.成骨型骨转移瘤

多发生于中轴骨松质骨内(红骨髓造血区),边缘毛糙,常多发,有占位效应,多有原发肿瘤病史。

## 二、骨样骨瘤

骨样骨瘤来源于成骨性间胚叶细胞,是一种原因不明的成骨性肿瘤,无明显生长趋势,组织学难以与成骨细胞瘤相鉴别。骨样骨瘤占良性骨肿瘤的10%。约90%的患者年龄为10～25岁。半数以上骨样骨瘤发生于股骨及胫骨,其他部位有脊柱、肱骨、手骨、足骨,脊柱多位于椎弓,位于长骨者多发生于骨干。根据发病部位可分为皮质型、骨膜下型、髓腔型、松质骨型,以皮质型或接近皮质的骨膜下型最多见(80%)。

### (一)病理

大体病理上肿瘤分为瘤巢和周围硬化两部分,两者之间为环形充血带。骨样骨瘤的瘤巢呈灰红色,常呈椭圆形或圆形,直径多为 0.1～1.5cm,边界清楚,多位于骨皮质内,容易与周围骨质分离。镜下瘤巢由血管丰富的结缔组织、放射状骨样小梁和不同程度的钙化及骨化构成,骨小梁边缘有少量成骨细胞。早期以成骨性纤维组织及骨母细胞为主,伴丰富的毛细血管;中期则有较多骨样组织形成;成熟期以编织骨为主要成分。就整个瘤巢而言,中心部病变较外周部成熟,即编织骨较多、间质成分较少。瘤巢周围硬化为反应性增生骨小梁或密质骨。

### (二)临床表现

本病起病缓慢,常在发病后数月至数年因局部疼痛而就诊。典型症状发生率约为75%,表现为病灶区疼痛,多为跳痛,早期为间歇性疼痛,以后则逐渐加重转为持续性剧痛,夜间或休息时加重,早期用水杨酸类药物可缓解,为本病特点。研究显示,本病疼痛可能与病灶产生的前列腺素有关。局部软组织可肿胀、发热。

### (三)影像学表现

#### 1.X 线表现

瘤巢多为单发,偶可见两个或多个瘤巢,直径一般不超过 1.5cm,X 线表现为透亮区,伴有完整或不完整的高密度硬化环。病程不同,瘤巢内的钙化程度不同。早期,瘤巢体积更小,呈软组织密度;中期,因骨样组织不同程度的钙盐沉积,瘤巢中心出现斑块状钙质样高密度影;成熟期,骨样组织骨化,瘤巢中心斑块状影更大、密度更高,但与硬化环之间多仍有环形狭窄的软组织密度线。病变在长骨,瘤巢多呈与骨长轴一致的卵圆形;在扁骨,则以圆形多见。根据瘤巢的位置可分为皮质型、骨膜下型、髓腔型、松质骨型。

(1)皮质型:瘤巢位于骨皮质,瘤巢周围常有明显骨质增生硬化和广泛的层状或葱皮样骨膜反应,甚至可以掩盖瘤巢(图7-18、图7-19)。

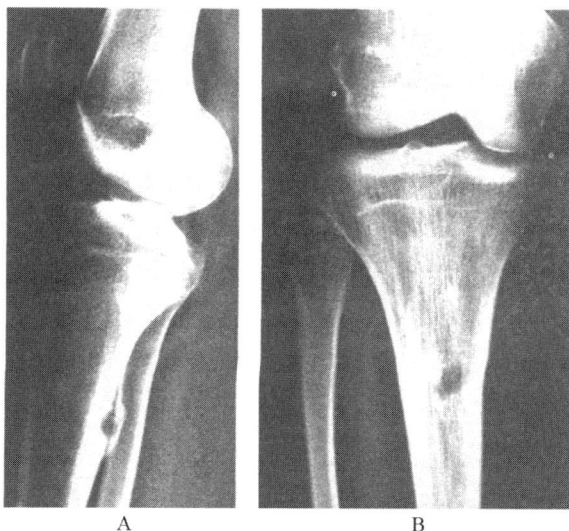

**图7-18  骨样骨瘤的X线表现**

**注**  患者小腿上端疼痛3个月,夜间疼痛加剧为主诉入院。X线检查显示胫骨上段局部骨皮质不规则增厚,其内可见不规则透亮区,并可见骨膜反应。

(2)骨膜下型:瘤巢位于骨膜下或骨皮质表面,表现为骨皮质局限性突起的透亮区,可被骨外膜形成的线性骨壳包绕,巢周骨质增生硬化较骨皮质型轻,骨膜新生骨呈新月形。

(3)髓腔型:位于骨干髓腔,骨内膜广泛增生硬化,以瘤巢所在处明显,皮质增厚,髓腔变窄甚至闭塞,骨外膜增生局限。

(4)松质骨型:瘤巢位于干骺端或骨骺的松质骨内,膨胀倾向不明显,周围增生硬化及骨膜反应轻,甚至可以完全不出现,周围可有广泛的松质骨密度轻度增高,关节内的骨样骨瘤表现类似松质骨型,局部还可见骨质疏松、关节肿胀、积液等类似关节炎的X线表现。

2.CT表现

瘤巢的确定是诊断的关键,薄层CT扫描是目前显示瘤巢的首选方法,对于位于脊柱和其他解剖结构复杂部位的瘤巢,CT检查明显优于X线检查。在CT上,瘤巢呈类圆形、边界清楚的低密度区,其内可见斑点状钙化或骨化,即"靶征"。巢周有不同程度的骨质硬化环、骨皮质增厚和骨膜反应(图7-19、图7-20)。

3.MRI表现

瘤巢在$T_1WI$上呈低到中等信号,在$T_2WI$上根据内部的钙化或骨化程度可呈低、等信号或高信号,以骨样组织为主者一般为高信号,内部钙化或者骨化明显者大部分为低信号(图 7-19)。增强后由于肿瘤的瘤巢血供丰富,瘤巢强化明显;瘤巢中心钙化较完全时可出现环形强化。瘤周骨质增生、皮质增厚及骨膜反应在各个序列上均为低信号,不如 X 线片及 CT 的高密度影直观。病灶周围的骨髓及软组织可出现反应性水肿,表现为 $T_1WI$ 低信号、$T_2WI$ 高信号,增强后有一定的强化。

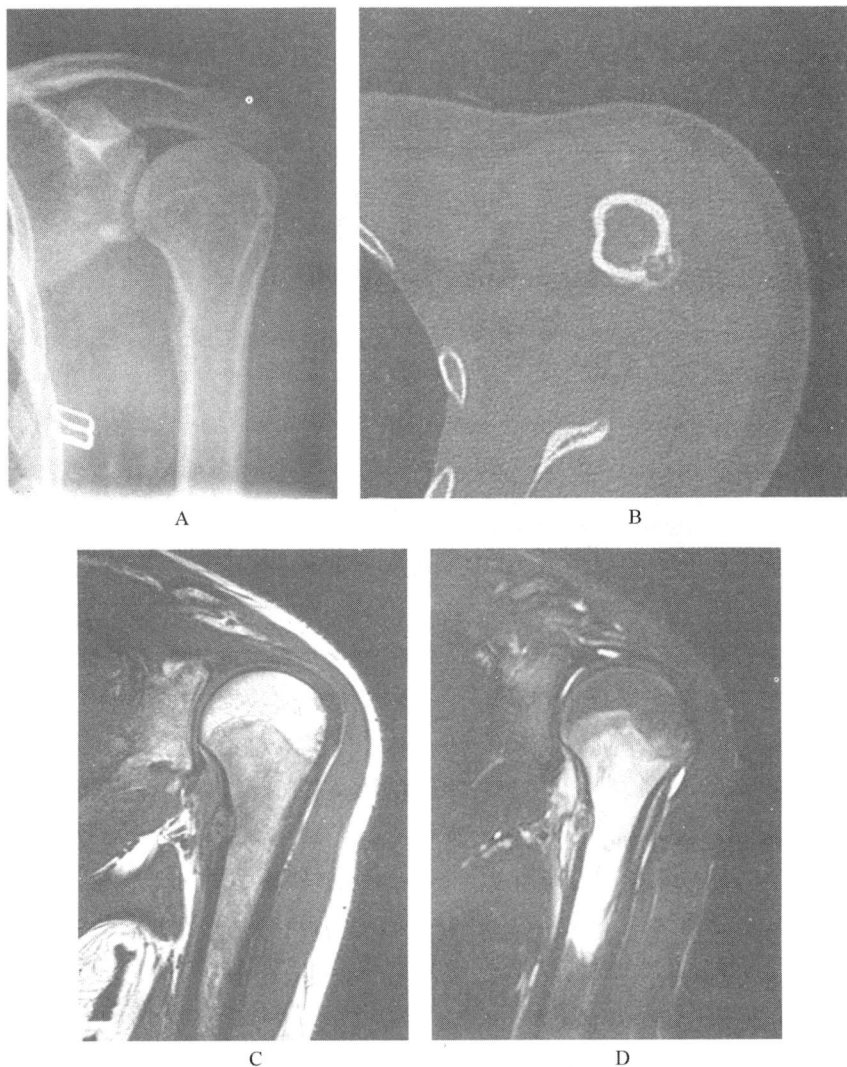

图 7-19  骨样骨瘤的影像学表现

注  A、B.左肱骨 X 线片及横轴位 CT 示左肱骨外后缘皮质局限性骨质破坏,病灶内见斑点状钙化。周围骨质是轻度反应性骨质增生硬化及层状骨膜反应。C、D.左肱骨 $T_1WI$ 及脂肪抑制 $T_2WI$ 示左肱骨皮质骨质破坏区呈不均匀等 $T_1$、略长 $T_2$ 异常信号,皮质旁见层状骨膜反应及邻近软组织水肿信号($T_2WI$ 呈高信号)。肱骨近侧干骺端及骨干示弥漫性长 $T_1$、长 $T_2$ 骨髓水肿信号。

### (四)诊断

CT 是骨样骨瘤的首选影像学检查方法,瘤巢的确定是诊断的关键。在 CT 上瘤巢呈类圆形、边界清楚的低密度区,其内可见斑点状钙化或骨化,即"靶征"。巢周有不同程度的骨质硬化环、骨皮质增厚和骨膜反应。

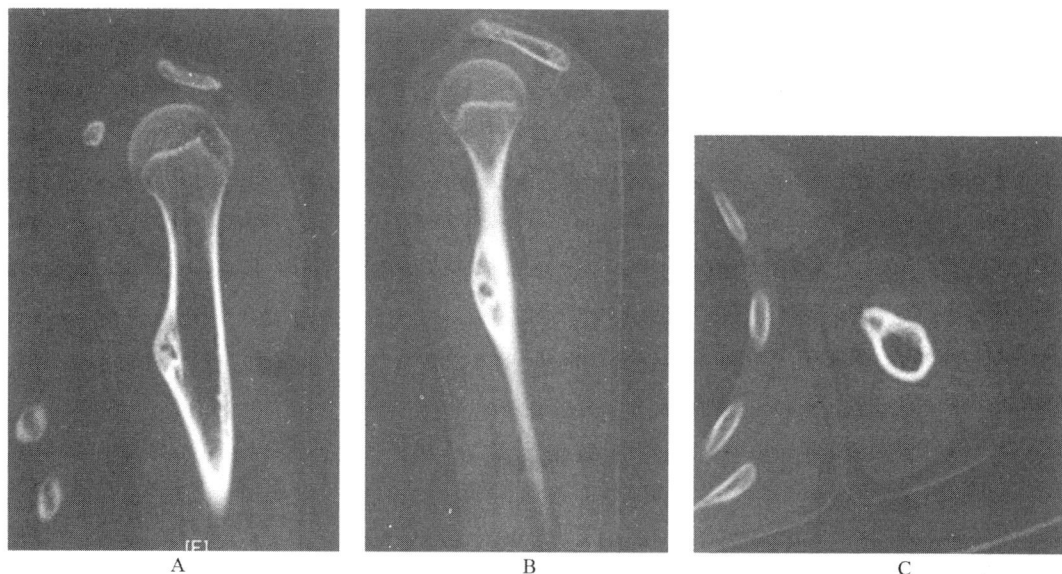

图 7-20　骨样骨瘤的 CT 表现

注　左上肢疼痛数年,早期服用水杨酸类药物疼痛可缓解,近期疼痛加剧。CT 示左侧肱骨上段类圆形边界清楚的低密度区,其内可见斑点状钙化呈"靶征",巢周有骨质硬化环。

### (五)鉴别诊断

#### 1.应力性骨折

骨折处有大量骨痂生成时需与骨样骨瘤鉴别。应力性骨折多有长期劳损病史,没有圆形或卵圆形软组织密度破坏区,CT 和 MRI 可显示其内部的线状骨折线。

#### 2.骨皮质脓肿

局部有红、肿、热、痛的炎性表现,反复发作。骨膜新生骨范围小而不规整,增强扫描病灶无明显强化。

#### 3.硬化性骨髓炎

疼痛常呈间歇性;双侧骨皮质对称性增生硬化,表面光滑,无软组织密度瘤巢。

## 三、骨母细胞瘤

骨母细胞瘤起源于成骨性结缔组织,绝大多数为良性,少数一开始就是恶性或发生恶变,称为恶性骨母细胞瘤又称侵袭性骨母细胞瘤。好发于 30 岁以下的青少年,男女之比约为 2∶1。好发于脊椎附件及长管状骨,其余的见于手足骨、颅骨和骨盆等处。

### (一)病理

骨母细胞瘤具有骨样骨瘤的病理特点,可并发动脉瘤样骨囊肿。肿瘤呈棕色或棕红色,质硬、质脆,有时内含骨片,大者内部可囊变。镜下,富含血管性结缔组织的间质中,具有大量的骨母细胞和钙盐沉积的骨样组织,偶有体积较小的多核巨细胞。

### (二)临床表现

本病起病隐缓。局部疼痛不适是最常见症状。服用水杨酸类药物无效和无明显夜间疼痛是与骨样骨瘤的不同点。病灶邻近关节可引起关节活动受限,累及脊柱可引起脊髓和神经根压迫症状。

### (三)影像学表现

**1.X 线表现**

肿瘤大小为 2～10cm,表现为类圆形膨胀性骨质破坏,边界清楚,厚薄不一的高密度硬化缘和不同程度的钙化和骨化,可有少量骨膜反应。发生于脊柱者,病变多位于棘突、椎弓和横突,椎体病变多由附件蔓延所致。主要表现为膨胀性骨质破坏并逐渐性成骨,骨壳可有局限性缺损。早期,病灶为软组织密度伴点片状钙质密度或低于骨皮质的均匀磨玻璃样高密度。晚期,因钙化或骨化而呈浓密的类皮质样高密度。发生于管状骨,病灶多位于干骺端,也可累及骨干或骨端。骨皮质膨胀变薄、缺失或相邻骨皮质略有增厚。早期,病变主要为软组织密度伴斑点状、条索状钙质密度(图 7-21A)。随着病程进展,钙质样高密度影更为广泛、致密。

**2.CT 表现**

对肿瘤内的钙化和骨化影的显示优于平片,骨破坏区和软组织肿块内可见斑点状、条索状,甚至斑块状骨化影(图 7-21B)。对发生于脊柱的其他解剖较复杂的部位的肿瘤,CT 具有优越性。当见虫蚀状或浸润性的边界时,肿瘤有一定的侵袭性。

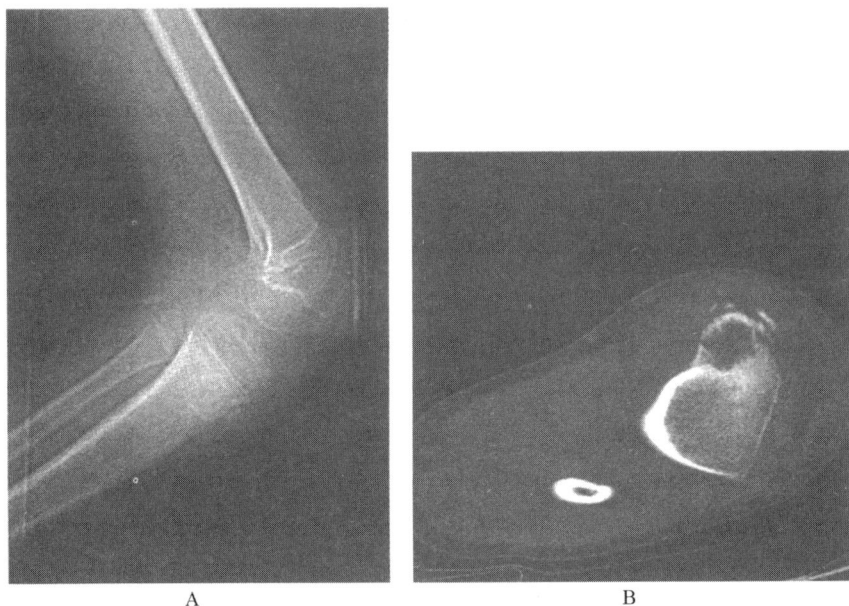

A            B

**图 7-21 胫骨骨母细胞瘤的影像学表现**

注 A.胫骨侧位片示右侧胫骨近侧干骺端骨质破坏并病灶内、病灶周围骨质硬化,周围软组织肿胀。B.横轴位 CT 示胫骨前缘骨皮质区膨胀性骨质破坏,病灶内及周围骨质示骨质硬化及不规则骨膜反应,周围软组织弥漫性肿胀。

**3.MRI 表现**

肿瘤内非钙化、骨化部分表现为 $T_1WI$ 低到中等信号,$T_2WI$ 为高信号,钙化、骨化部分各序列上均为低信号。病灶周围骨髓腔和软组织内可有范围不一的反应性充血水肿区,表现为长 $T_1$、长 $T_2$ 信号,范围小于骨样骨瘤。

### （四）诊断

对于膨胀性、边界清楚而内部有钙化或骨化的病灶或类似于大骨样骨瘤表现的病灶，尤其是发生于脊椎附件者，应想到骨母细胞瘤的诊断。而轻度侵袭性的骨质破坏区和相对分化较好的瘤骨是诊断恶性骨母细胞瘤的重要依据。

### （五）鉴别诊断

#### 1.骨样骨瘤

夜间痛明显、水杨酸类药物能缓解疼痛是该瘤的临床特点。骨破坏区（瘤巢）一般小于2cm，周围有明显的反应性骨质增生、骨膜反应和骨膜新生骨，肿瘤无侵袭性。

#### 2.骨肉瘤

骨质破坏和瘤骨是骨母细胞瘤和骨肉瘤共同的特点，但一般而言，骨肉瘤的侵袭性较恶性骨母细胞瘤明显得多，骨破坏区边缘常呈浸润样，骨皮质破坏并有明显的软组织肿块，甚至见到肿瘤穿透骨皮质生长。瘤骨也更不成熟，常出现云絮样瘤骨。骨肉瘤中常有肿瘤性软骨成分，因此除瘤骨外还常可见瘤软骨钙化。

## 四、骨肉瘤

骨肉瘤又称成骨肉瘤或骨生肉瘤，是发生于原始成骨组织的恶性瘤。原始成骨组织可以分化为骨组织、软骨组织和纤维组织，因此同一肿瘤内常或多或少含有这3种成分，并依其主要成分在病理上分为骨母细胞型、软骨母细胞型和成纤维细胞型骨肉瘤。在大体标本切面上肿瘤常呈多彩的特点，灰红色的瘤组织、黄白色质硬的瘤骨、浅蓝色半透明的瘤软骨和暗红色的出血区相间。依肿瘤与髓腔的关系可分为髓性骨肉瘤和表面骨肉瘤。前者约占85%，发生于骨髓腔，继而破坏或穿透骨皮质形成软组织肿块；后者发生于骨表面，部分可以侵犯骨髓腔。

骨肉瘤多为原发，少数可继发于畸形性骨炎、放疗后等。原发性髓性骨肉瘤好发于青少年，发病高峰年龄是11~20岁，表面骨肉瘤好发年龄略高。肿瘤可发生于任何骨，但以长骨干骺端最多见，尤其是膝关节附近。

### （一）髓性骨肉瘤

#### 1.影像学表现

骨质破坏常呈大片状，破坏区与正常骨的界面常呈浸润样或虫蚀状，此处的骨皮质内常见筛孔样骨破坏。在MRI上骨破坏区内的骨髓被肿瘤组织取代。骨破坏区邻近的骨皮质表面在MRI脂肪抑制$T_2WI$图像上可见与皮质平行的高信号线样或带状影，为水肿、增厚的骨膜；有时在高信号影中尚能见到线样的低信号影，为增厚的骨膜纤维层或骨膜新生骨。在平片或CT上可见不同形态的骨膜新生骨，如果肿瘤突破骨皮质，常可见骨膜新生骨被破坏和骨膜三角。瘤骨是骨肉瘤的重要影像学表现和诊断的重要依据，骨肉瘤的骨破坏区和软组织肿块内常见各种形态的瘤骨，这些瘤骨大多密度淡、边界不清、排列紊乱，数量不等。骨肉瘤的瘤软骨成分常会形成钙化，因此在X线摄片和CT上常可见到瘤软骨的环形、半环形或点状钙化影。多数肿瘤在就诊时可发现软组织肿块，其内的瘤骨是诊断骨肉瘤的可靠依据。MRI不仅可以很好地显示软组织肿块，还可以显示肿块与邻近组织、器官的关系。

影像学上根据骨质破坏和骨质增生(瘤骨和反应性成骨)的多寡将髓性骨肉瘤分为 3 型：①硬化型,以骨质增生为主,骨质破坏往往不明显(图 7-22A)；②溶骨型,以骨质破坏为主,骨质增生不明显,甚至很少见到瘤骨(图 7-22B)；③混合型,骨质增生和骨质破坏所占比例大致相当(图 7-22C)。

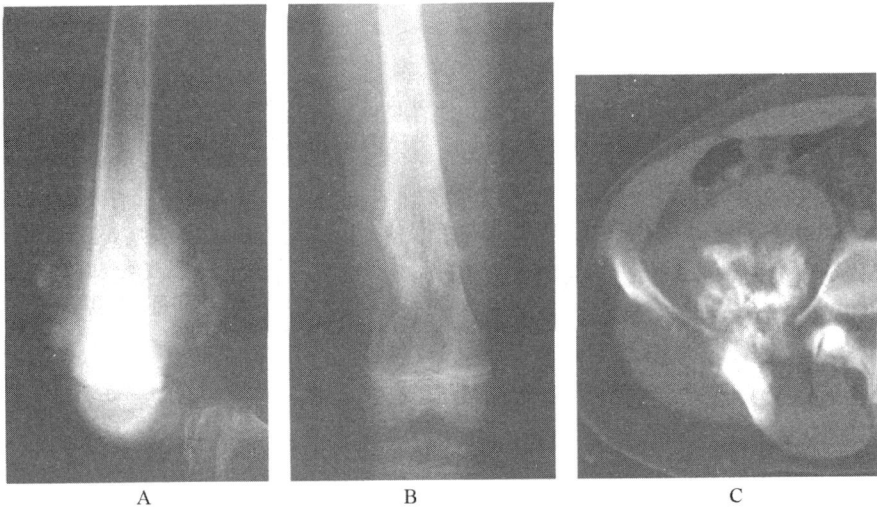

图 7-22　骨肉瘤的分型

注　A.硬化型。B.溶骨型。C.混合型。

血管扩张性骨肉瘤是一种特殊类型的髓性骨肉瘤,病理上以有多数大而形态不一的血腔为特点,血腔壁由瘤细胞和破骨细胞性巨细胞被覆。影像学上多表现为溶骨型,成骨较少,但是有部分可表现为在囊性膨胀性骨破坏的基础上又有恶性征象,如与正常骨交界呈虫蚀状或浸润样、骨壳不完整、骨壳外软组织肿块和不成熟的骨膜新生骨等(图 7-23)。

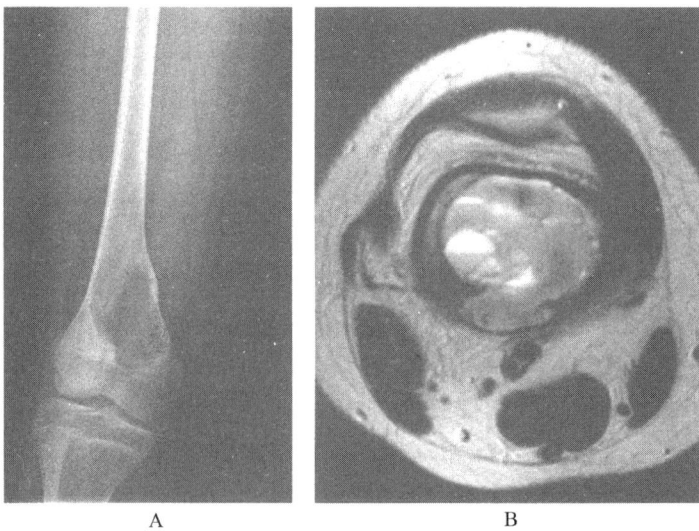

图 7-23　血管扩张性骨肉瘤

注　A.X 线片示股骨远侧干骺端偏心性、囊性、膨胀性骨破坏,破坏区部分边界不清楚且见筛孔样骨破坏。B.MRI $T_2WI$ 示骨破坏区内多个液—液平面,肿瘤已突破骨皮质。

2.诊断

恶性骨肿瘤的基础上发现肯定的瘤骨，则骨肉瘤的诊断不难确立。如无肯定的瘤骨，则影像学上诊断骨肉瘤须慎重。

3.鉴别诊断

(1)成骨型转移瘤：发病年龄较大，表现为松质骨内的多发性骨硬化灶，边界多清楚，骨破坏和软组织肿块少见，骨皮质一般不受累。除骨肉瘤骨转移外，其他的成骨型转移瘤的成骨几乎都是反应性成骨，如有软组织肿块，骨化不会出现在肿块的内部。

(2)化脓性骨髓炎：骨髓炎的骨破坏、骨质增生和骨膜新生骨从早期到晚期的变化都是由不成熟趋向成熟，如无炎症的反复，则一旦形成不会再被破坏；骨肉瘤则相反，产生的骨质又可被破坏，骨膜新生骨常处于不成熟状态或趋向于更不成熟甚至又被破坏。骨髓炎的骨增生和骨破坏是联系在一起的，即骨破坏的周围有骨增生，而增生的骨中有破坏，因为骨质增生是破坏引起的；骨肉瘤的骨增生和骨破坏不一定具有这种空间和因果关系。骨髓炎早期有较广泛的软组织肿胀，当骨破坏出现后肿胀反而消退；而骨肉瘤在穿破骨皮质后往往形成明显的软组织肿块。动态观察，骨髓炎急性期进展迅速，而在慢性期发展缓慢，经治疗后可处于相对稳定或趋向好转；而骨肉瘤是稳定进展的。

### (二)骨表面骨肉瘤

骨表面骨肉瘤又分为骨旁骨肉瘤、骨膜骨肉瘤、高度恶性表面骨肉瘤等亚型，其中以骨旁骨肉瘤最常见。

骨旁骨肉瘤是最常见的表面骨肉瘤，多数肿瘤细胞分化较好、异型性较轻，其瘤骨较多且致密，多数生长缓慢，预后多较好。骨旁骨肉瘤的好发年龄为25～40岁，男女差别不大。一般发生在相当于干骺端部位的骨干表面，多见于股骨远端的后部。

1.影像学表现

X线和CT上表现为基底部附着于骨表面的骨性肿块，少见甚至不见软组织成分，骨块多致密但无骨小梁和骨皮质的结构，大部分骨块与骨皮质间可有一透亮间隙，一般不见骨膜新生骨。肿瘤较大者常有包绕骨干生长的倾向，此时透亮间隙不易显示。与肿瘤相邻的骨皮质增厚。晚期和分化较差的肿瘤可破坏骨皮质，侵犯骨髓腔，此时可在髓腔内见到骨化影。MRI上骨性包块呈低信号，肿瘤软组织成分在 $T_2WI$ 呈高信号，$T_1WI$ 可清楚显示肿瘤在髓腔的侵犯。

骨膜骨肉瘤和高度恶性表面骨肉瘤多发生于长骨骨干，细胞分化较差，骨表面的肿块中骨化较少，对其附着的骨皮质和髓腔的侵袭较多，常可见骨膜反应和骨膜新生骨(图7-24)。高度恶性表面骨肉瘤常可见附着部的皮质和髓腔被侵犯。

2.诊断

与骨皮质外表面广基相连、含有瘤骨的肿块要首先考虑表面骨肉瘤。

3.鉴别诊断

(1)骨软骨瘤：将骨旁骨肉瘤误为骨软骨瘤的例子屡见不鲜，如将前者误为后者而施以局部切除常导致肿瘤复发、恶化，引起严重的后果。骨旁骨肉瘤不具备骨软骨瘤的"基底部皮质与母体骨皮质相连续，基底部髓腔与母体骨髓腔相通"这一基本规律，鉴别不难但非常重要。

（2）骨化性肌炎：好发于青年男性，常有外伤史。多发生于肌肉。临床上有疼痛和肿胀，但一般10周后疼痛逐渐消失、肿胀减轻，呈良性过程。X线、CT可见肿块内骨化影，与邻近骨皮质多不相连，随着时间进程，肿块逐渐缩小而骨化逐渐成熟，甚至形成网状的骨小梁。

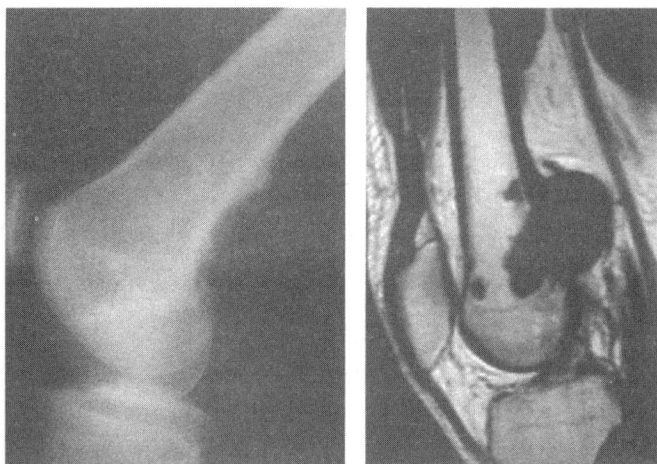

图7-24　骨膜骨肉瘤的影像学表现

注　A.X线片示股骨远端后方隐约可见软组织肿块，其内可见少量与骨皮质相连的针状骨化影，局部骨皮质呈碟形凹陷，但边缘可见骨质增生。B.MRI T$_1$WI示软组织肿块呈低信号，穿破骨皮质侵入髓腔，邻近髓腔内尚见两个跳跃病灶。

# 五、骨软骨瘤

骨软骨瘤又称骨软骨外生性骨疣，为在骨的表面覆以软骨帽的骨性突出物。骨软骨瘤是最常见的骨肿瘤，有单发和多发之分，两者发病率之比为（8～15）：1。少数骨软骨瘤可发生恶变，多发性者恶变率较高。

## （一）临床表现与病理

肿瘤由骨性基底、软骨帽和纤维包膜3部分构成。骨性基底可宽可窄，由松质骨和外被薄层骨皮质构成，二者与母体骨的相应部分相连续。软骨帽位于骨性突起物的顶部，为透明软骨，其厚度一般随年龄增大而减退，至成年可完全骨化。镜下所见软骨帽的组织结构与正常骺软骨相似。骨软骨瘤可发生于任何软骨内化骨的骨，长骨干骺端为好发部位，以股骨下端和胫骨上端最常见，约占50%。

本病好发于10～30岁，男性多于女性。肿瘤早期一般无症状，仅局部扪及一硬结。肿瘤增大时可有轻度压痛和局部畸形，靠近关节时可引起活动障碍或可压迫邻近的神经而引起相应的症状。当肿瘤生长迅速，出现疼痛时，应怀疑有恶变。

## （二）影像学表现

X线表现如下。①肿瘤骨性基底为母体骨向外突出的骨性赘生物，发生于长管状骨者多背离关节方向生长。②赘生物周边为骨皮质，其内为骨小梁，二者与母体骨皮质及骨小梁相延续；肿瘤顶端可膨大或呈菜花状或呈丘状隆起（图7-25A）。③X线摄片不能显示软骨帽，但当软骨帽钙化时,肿瘤顶缘外出现点状或环形钙化影。

CT与X线摄片类似(图7-25B)。少数情况,CT可显示软骨帽,为骨性瘤体与周围组织之间的较低密度区域,软骨帽边缘多光整,其内可有点状或环形钙化;增强扫描无明显强化。

MRI示肿瘤的形态特点与上述相同。骨性基底部的信号特点与母体骨相同;软骨帽信号特点与关节透明软骨相似,在$T_1WI$上呈低信号,在脂肪抑制$T_2WI$上为明显高信号(图7-25C)。MRI能清楚显示软骨帽,若软骨帽厚度大于2cm,则提示恶变。

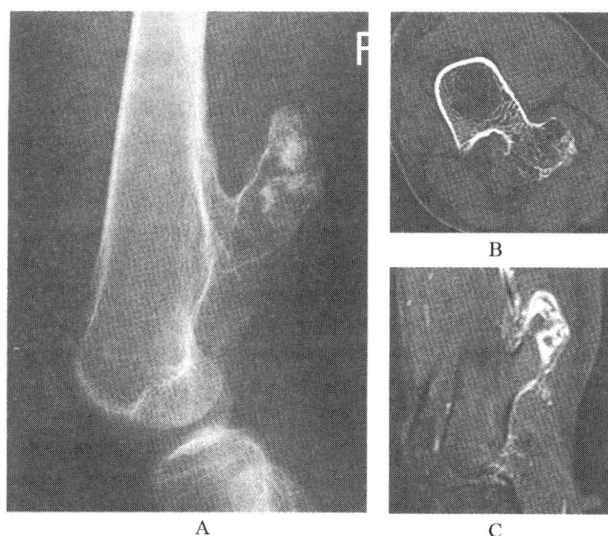

**图7-25　股骨远端骨软骨瘤的影像学表现**

注　A.股骨远端侧位片,股骨干骺端后侧一骨性突起,背向关节生长,其皮质及松质骨均与股骨皮质和松质骨相延续。B.CT平扫,骨性突起表面不规则。C.MRI STIR,骨性突起顶端不规则高信号代表软骨帽。

### (三)诊断与鉴别诊断

影像学检查是本病诊断的主要方法,X线摄片多能作出明确诊断。CT检查对确诊解剖结构复杂部位的骨软骨瘤非常有价值。MRI可清晰显示软骨帽,有助于较早发现恶变。

骨软骨瘤需与以下疾病鉴别。①骨旁骨瘤:肿瘤来自骨皮质表面,不与母体骨的髓腔相通。②表面骨肉瘤:不具有骨皮质和骨松质结构的基底,基底部与母体骨没有骨皮质和骨小梁的延续。③皮质旁软骨瘤和皮质旁软骨肉瘤:鉴别点与①②类似。

## 六、软骨瘤

软骨瘤是常见的软骨类良性骨肿瘤,根据病变部位可分为内生软骨瘤、皮质内软骨瘤和皮质旁软骨瘤。病灶可单发或多发,多发性内生软骨瘤伴软骨发育障碍和肢体畸形者称为奥利尔病;多发性内生软骨瘤合并肢体软组织血管瘤者称为马富奇综合征。

### (一)病理

大体标本,肿瘤为灰白色,半透明,略带光泽,切面可见白色坚硬的钙化区域及黄色的骨小梁,也可见黏液变性。镜下,肿瘤由软骨细胞及软骨基质组成,软骨细胞及其胞核均较小,单核多见,双核少见,多直接分裂,为本病的特征性组织学改变。

## （二）临床表现

内生软骨瘤好发于 20～50 岁,男女发病率相近。手的短管状骨(指骨、掌骨)为最常见的发病部位,但病变也可见于长管状骨。本病病程进展缓慢,早期可无症状,往往因外伤或肿瘤长大后畸形而发现。一般无疼痛或疼痛较轻微,如肿瘤长大或发生骨折则局部疼痛显著。若肿瘤突然生长迅速,疼痛加剧,常提示恶变。

## （三）影像学表现

1.X 线表现

(1)发生于指(趾)骨的内生软骨瘤多位于近端和中段,呈囊状、膨胀性生长,骨皮质受压变薄,边缘清楚,可见硬化带,内缘呈多弧形或不规则状,肿瘤内出现斑点状、环状或半环状钙化灶为其诊断的重要征象(图 7-26)。除非发生病理性骨折,一般骨皮质多完整,多无骨膜反应,软组织无肿胀。

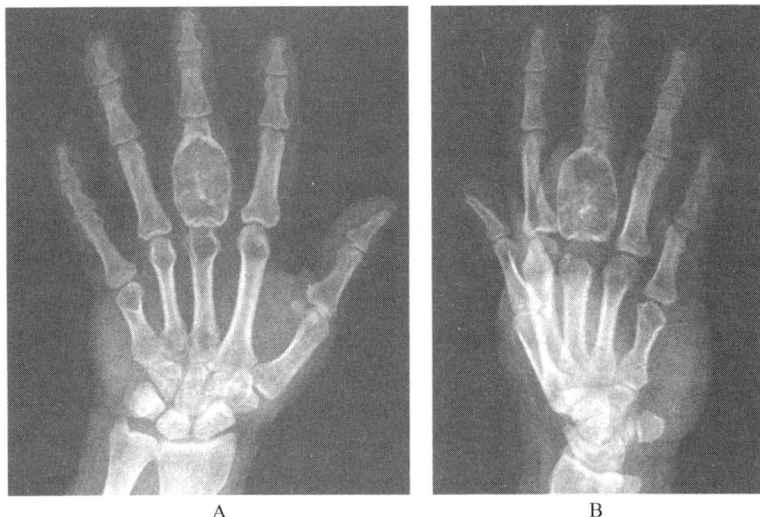

**图 7-26　左手中指近节指骨内生软骨瘤**

**注**　患者左手中指近节指骨增粗畸形伴有疼痛。左手正侧位平片示左手中指近节指骨异常膨大,骨皮质受压变薄,边缘清楚,可见硬化带,内缘不光整,肿瘤内部可见斑点状钙化灶。

(2)发生于长骨者多位于干骺端,并逐渐移行至骨干,在骨骺闭合后肿瘤可突破骺线进入骨骺,多为中心性生长,单房或多房,呈对称性、膨胀性改变,患骨膨胀程度较轻,边缘可分叶,一般无硬化带,偶尔也可见较宽的硬化带,肿瘤内出现斑点状、环状或斑块状钙化灶是其特征性改变。

2.CT 表现

可显示髓腔骨破坏区内异常低密度软组织影,其内可见斑点状、环形或半环形钙化灶。邻近骨皮质膨胀变薄,边缘光整,一般无中断,内缘凹凸不平(图 7-27)。增强扫描肿块呈轻度强化。

3.MRI 表现

肿瘤在 $T_1WI$ 上呈低信号,$T_2WI$ 上呈明显高信号,与透明软骨信号相似,此为内生软骨瘤在 MRI 上颇具特征性的表现。其内部的钙化灶均匀低信号,但对于较小的钙化灶 MRI 显示不佳。

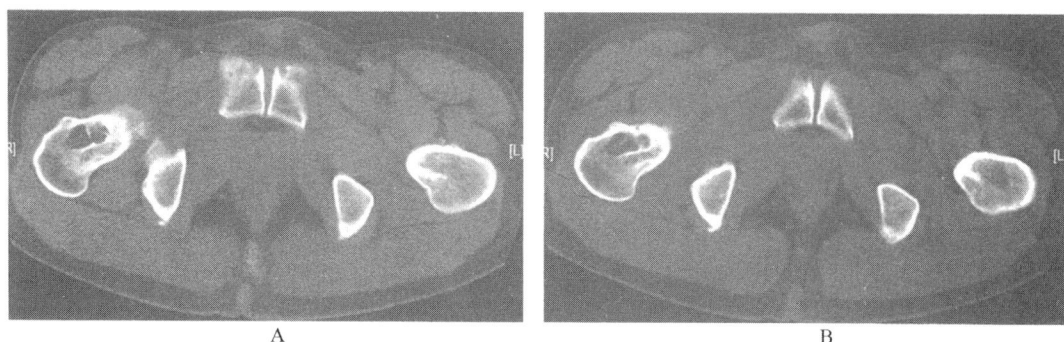

**图7-27　右侧股骨颈内生软骨瘤**

　　**注**　患者因右侧髋关节疼痛入院。髋关节 CT 平扫示右侧股骨颈内低密度软组织影,呈轻度膨胀性生长,伴有分隔,边缘清楚,内缘不光整,其内密度不均,可见条状钙化灶。

### (四)诊断

　　内生软骨瘤的临床表现缺乏特异性,因此诊断主要依靠影像学检查,根据其典型的 X 线表现,不难诊断。

### (五)鉴别诊断

　　1.骨囊肿

　　极少发生于短管骨,内无钙化,MRI 上呈均匀的长 $T_1$、长 $T_2$ 液体信号,不难鉴别。

　　2.骨软骨瘤

　　骨软骨瘤有清楚的软骨膜、软骨帽及海绵骨质 3 层结构,且肿大的软骨细胞排列成行位于软骨帽及海绵骨质间,可逐渐骨化。而内生软骨瘤瘤细胞排列与分布也无规律,其骨化呈灶状。

　　3.软骨肉瘤

　　单发的内生软骨瘤与缓慢生长的低级别软骨肉瘤很难鉴别。软骨肉瘤进展早期最有意义的表现之一为局部骨皮质变薄,还要病变的大小,大于 4cm 的病变提示为恶性。进展期的软骨肉瘤骨皮质破坏及软组织肿块为其标志性表现。

## 七、软骨黏液纤维瘤

　　软骨黏液纤维瘤是一种罕见的特殊分化的良性软骨性肿瘤,发生于幼稚的黏液样间胚叶细胞,其特征为可产生不同比例的软骨样、纤维性与黏液样组织。好发于长骨干骺端或骨端,胫骨近端最常见,其次为股骨远端,全身其他各骨也有报道。

### (一)病理

　　肉眼观肿瘤切面呈灰白色或淡蓝色,透明而似软骨。肿瘤组织内可见含有黏液的小囊腔,偶有钙化。组织学上,肿瘤由黏液样组织、软骨及纤维构成。镜下,肿瘤细胞排列成特殊的大小不等的假小叶状,细胞大部分为梭形及星形细胞,有大量黏液样或软骨样细胞间物质,被致密的细胞带分隔。

### （二）临床表现

好发于 20～40 岁，男性发病率稍高于女性。好发于长骨干骺端或骨端，胫骨近端最常见，其次是股骨远端。肿瘤生长缓慢，症状较轻，主要为局部轻微疼痛及不适，表浅者可触及肿块，并可有轻度压痛，表面皮肤多无明显肿胀及温度异常，也无血管怒张等改变。邻近关节者可造成关节活动障碍，偶发生病理性骨折。

### （三）影像学表现

1.X 线表现

发生于干骺端或骨端的偏心性、膨胀性骨质破坏，破坏区长轴与骨干长轴一致，可以向骨端或者骨干方向扩展。一般有完整的薄层骨壳，边界较清楚，有硬化边，以近髓腔侧明显（图 7-28A、B）。骨破坏区多呈蜂窝状，其内可见纵横交错、粗细不等的梁状分隔（图 7-29A、B）。病变与骨干交接处常有骨膜增生，病理性骨折与钙化少见。

2.CT 表现

CT 能够清楚地显示骨质破坏、骨壳、钙化及软组织情况。CT 显示肿瘤内并无 X 线平片所见的粗大的骨梁，仅见肿瘤呈分叶状压迫髓腔侧骨皮质形成骨嵴（图 7-29C～E），故 X 线平片所见的分房影像及梁状分隔实际上是骨嵴的投影。

3.MRI 表现

通常为 $T_1WI$ 中等信号或低信号，$T_2WI$ 上的信号取决于肿瘤的成分，多为混杂信号（图 7-28C、D），软骨、黏液成分及陈旧性出血为明显高信号，纤维组织及骨嵴为低信号，增强后肿瘤呈轻或中度强化。

### （四）诊断

软骨黏液纤维瘤的临床表现缺乏特异性，X 线摄片及 CT 的特征性表现有助于诊断，但明确诊断仍需结合病理。

### （五）鉴别诊断

1.骨巨细胞瘤

多发生于骨骺闭合后的骨端，呈横向生长，无硬化边，骨小梁较细，膨胀更明显。

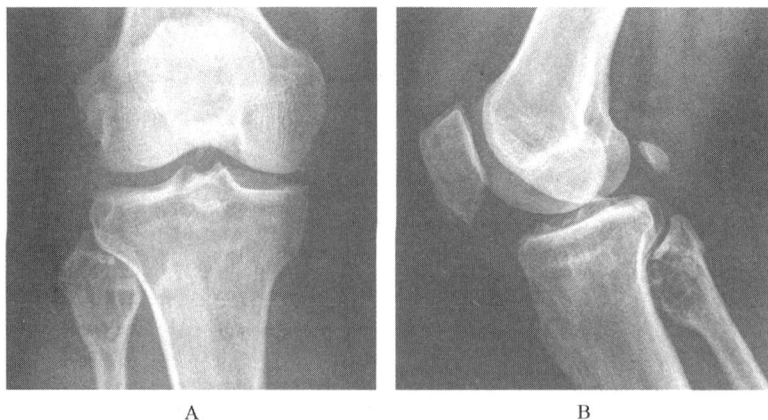

A                                        B

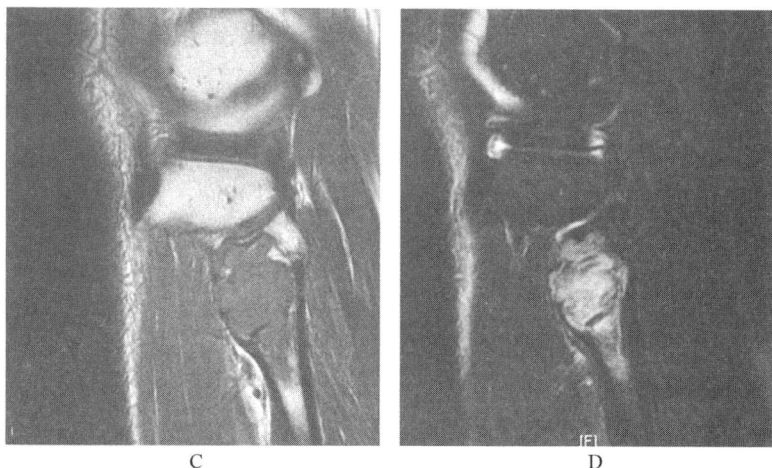

**图 7-28 软骨黏液纤维瘤**

注 患者右侧膝关节疼痛,查体未见明显阳性体征。A、B.右膝关节正侧位示右侧腓骨近端呈膨胀性骨质破坏,骨皮质变薄,其内见斑片状低密度及厚薄不均分隔,密度不均,病变边界清楚,周围有硬化边。C、D.右侧腓骨矢状位 $T_1WI$ 和脂肪抑制 $T_2WI$ 示右侧腓骨小头呈膨胀性骨质破坏,其内信号不均匀,$T_1WI$ 呈等低信号,$T_2WI$ 呈高低混杂信号,邻近骨髓腔呈水肿信号。

2.多房性骨囊肿

多发生于股骨及肱骨上端干骺区中央,呈对称性生长,皮质膨胀较轻,周围硬化缘薄而锐利,易发生病理性骨折,MRI 上信号均匀。

3.软骨母细胞瘤

肿瘤位于骨骺或跨骺板生长,病灶较小,膨胀较轻,常伴有关节积液,肿瘤内常见钙化,一般无粗大的骨嵴。

# 八、软骨母细胞瘤

软骨母细胞瘤又称成软骨细胞瘤,起源于成软骨细胞或成软骨性结缔组织,是一种中间型骨肿瘤。好发于 30 岁以下的青少年,男女之比约为 1.8:1。多发生于四肢长骨骨骺区,以股骨和肱骨最多见。20%~25%的肿瘤可并发动脉瘤样骨囊肿。

## (一)病理

肿瘤呈棕灰色,部分区域因钙化呈淡黄色砂砾样,质地坚硬,内部可发生出血和囊变。镜下,软骨母细胞瘤的形态变化较大,软骨母细胞瘤由单核细胞及多核巨细胞混合组成,典型的单核细胞界限清晰,胞质粉红色或透亮,核圆形或卵圆形。肿瘤内有嗜酸性软骨样基质,内有软骨母细胞,还可见不等量钙化,特征性的"窗格样钙化",但此特征仅在 30%病例中出现。单核软骨母细胞免疫酶标记 S-100 蛋白阳性也是本病重要的诊断依据。

## (二)临床表现

本病进展缓慢,起病至就诊时间由数月至数年不等。早期症状轻微,随病情进展逐渐明显,出现邻近关节的疼痛、肿胀、积液和活动受限,有时可引起跛行,肌肉萎缩,局部皮温增高并压痛。

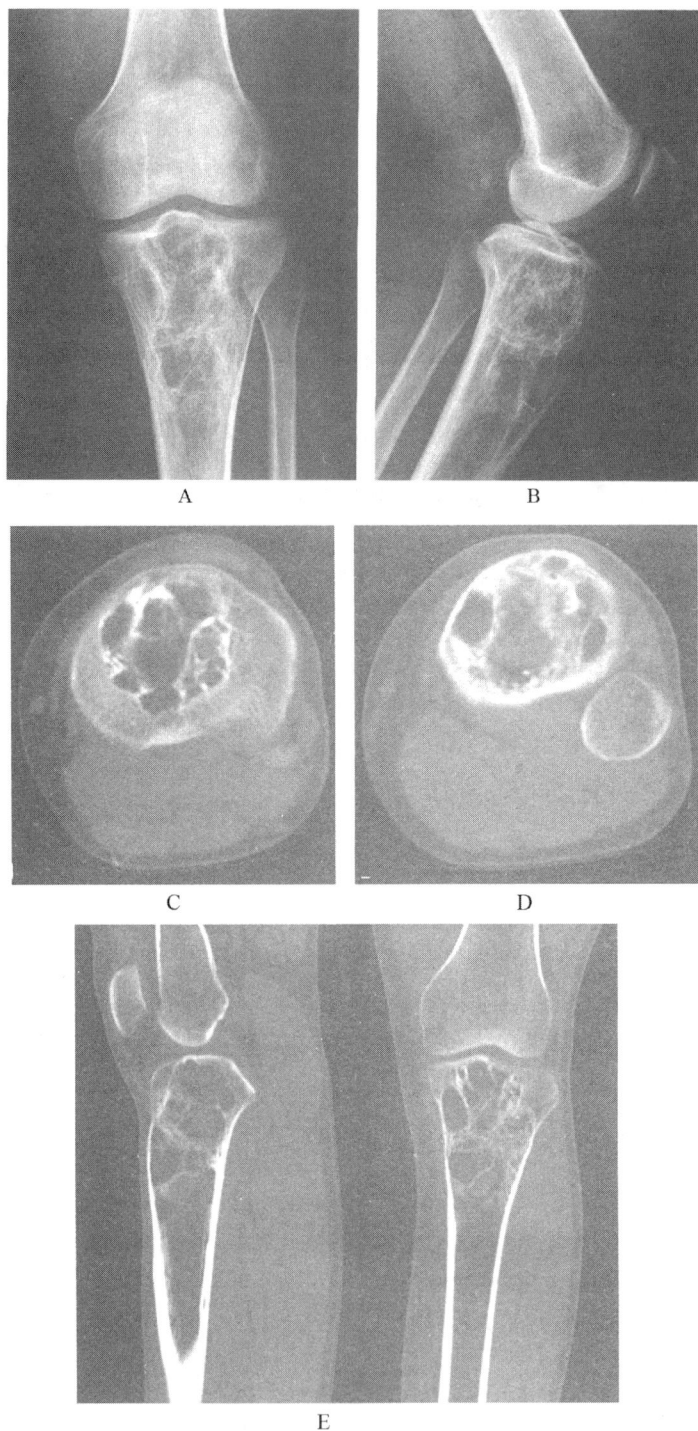

图 7-29　软骨黏液样纤维瘤

**注**　患者左侧膝关节疼痛,查体有轻微压痛。A、B.左侧膝关节正侧位示左侧胫骨近端可见大片状骨质破坏区,破坏区长轴与骨干长轴一致,边界较清楚,有硬化边;骨破坏区呈蜂窝状,其内可见纵横交错、粗细不等的梁状分隔。C~E.横轴位、矢状位及冠状位 CT 图像示左侧胫骨近端可见膨胀性骨质破坏,病变区呈蜂窝状结构,其内可见骨嵴及粗细不等骨性间隔,病灶边界较清晰。

## （三）影像学表现

### 1.X 线表现

病灶呈圆形、类圆形，偶尔呈多房状，边界多模糊，可伴有不完整或完整的模糊硬化边，相邻骨皮质可轻度膨胀。

### 2.CT 表现

病灶多为类圆形分叶状，边界清楚或模糊，多伴有完整或不完整、清楚或模糊的硬化边，骨壳可有中断或局限性缺失。约 1/3 相邻骨皮质可有轻度膨胀。多数病灶内有斑片状或斑点状钙化影（图 7-30A、B）。病变周围多有较为广泛的软组织肿胀。邻近四肢关节病变可伴有少量关节积液。

### 3.MRI 表现

通常表现为 $T_1WI$ 不均匀低信号，$T_2WI$ 上信号不均匀，多伴有斑点状、结节状和条带状水样高信号区。部分病灶内伴有骨皮质样更低信号。少数 $T_2WI$ 上以水样高信号区为主或伴有液—液平面。病灶周围骨髓腔和软组织内多有斑片状长 $T_1$、长 $T_2$ 信号，边界不清（图 7-30C、D）。增强扫描多为不均匀强化。

## （四）诊断

发生于四肢长骨骨骺区内含有斑点状或斑片状钙化伴有周围骨髓腔或软组织水肿的肿瘤，尤其是青少年，要首先考虑软骨母细胞瘤。

## （五）鉴别诊断

### 1.干骺、骨骺结核

病灶多较小，内可有死骨多，常无硬化边，有邻关节间隙狭窄和周围软组织肿胀，少有骨膜反应，两者不难鉴别。

### 2.骨巨细胞瘤

发病年龄较晚，多发生于骨骺闭合后的骨端。病灶较大，多横向发展，膨胀明显，紧邻关节面，易向骨突部位生长。MRI 上易出现短 $T_1$ 出血信号和液—液平面。

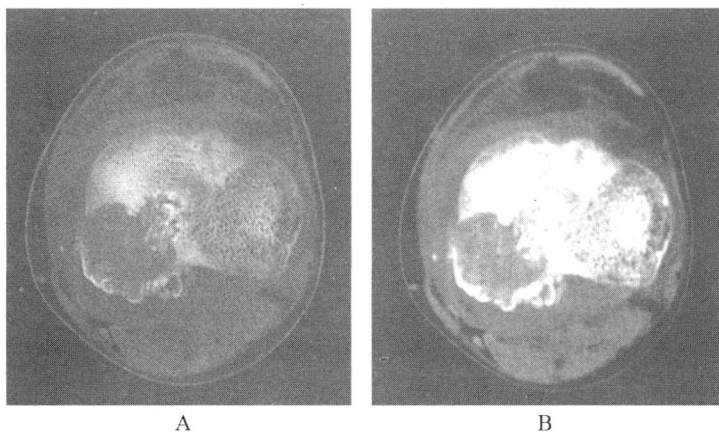

A　　　　　　　　B

**图 7-30**

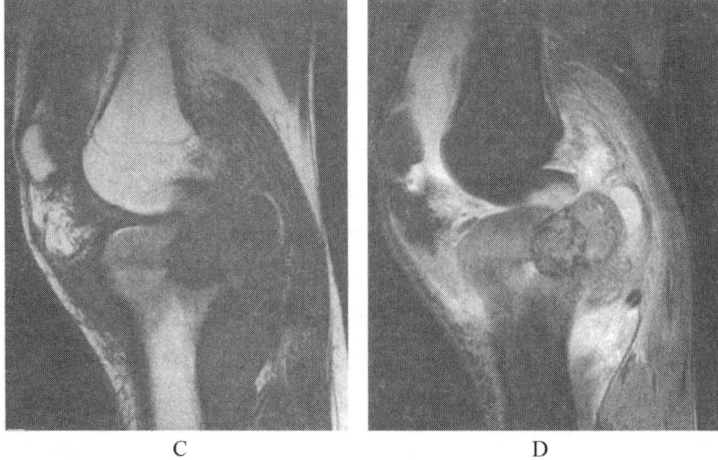

图 7-30　左胫骨软骨母细胞瘤

注　A、B.横轴位 CT 骨窗和软组织窗示左胫骨近端见不规则膨胀性骨质破坏区,呈分叶状,边缘呈不均匀轻度骨质硬化,病灶内见点片状钙化,周围见花边状骨膜反应;周围软组织弥漫性肿胀。C、D.矢状位 $T_1WI$ 和脂肪抑制 $T_2WI$ 示胫骨近端后缘膨胀性骨质破坏病灶呈不均匀等长 $T_1$、等低混杂 $T_2$ 信号影,病灶肿块影突出于骨外,邻近髓腔及周围软组织内见片状长 $T_1$、长 $T_2$ 水肿样信号影。左膝关节腔内见积液信号。

3.软骨黏液样纤维瘤

见软骨黏液样纤维瘤部分。

4.内生软骨瘤

多见于成年人的短管骨,发生于长骨者,病变自干骺端向骨干延伸,周围少有广泛水肿信号。

## 九、软骨肉瘤

软骨肉瘤在病理上分型颇多,在影像学上根据肿瘤的发生部位可分为中央型和外周型,前者发生于髓腔,后者发生于骨的表面。软骨肉瘤也可分为原发性和继发性。中央型以原发性居多,少数由内生性软骨瘤恶变而来;外周型以继发性为多,常见的是继发于骨软骨瘤,多发性骨软骨瘤的恶变概率明显升高。软骨肉瘤的临床表现及生物学行为虽与细胞分化程度有关,但有时两者并不密切相关,因此诊断必须重视和参考影像学表现并密切结合临床表现。

软骨肉瘤的发病年龄较高,不乏成年甚至老年病例。凡软骨内化骨的骨骼均可发生,股骨和胫骨最为多见,其次髋骨也是好发部位之一。肿块生长较缓慢,症状多不重,因此患者来就诊时肿块可能很大。

### (一)影像学表现

X 线和 CT 检查中心型软骨肉瘤在早期常呈膨胀性骨破坏,破坏区与正常骨边界多不清楚,但少数边缘可稍显硬化。邻近骨皮质内表面可呈不同程度扇贝样改变,甚至膨胀、变薄,肿瘤进一步发展,骨皮质或骨性包壳可被破坏而形成大小不等的软组织肿块。骨破坏区和软组织肿块内可不等、分布不均、疏密不一、密度不均、边缘清楚或模糊的环形、半环形或砂砾样的高密度钙化影,其中环形钙化影对确定其为软骨来源有很高的价值(图7-31)。有时也可见到斑片状的骨化征象,但这不是瘤骨而是正常成骨细胞在钙化的瘤软骨基础上的成骨。分化差的肿瘤可能仅见数个散在的点状钙化,甚至不见钙化影。骨膜新生骨和Codman三角的发生概率要低于骨肉瘤。

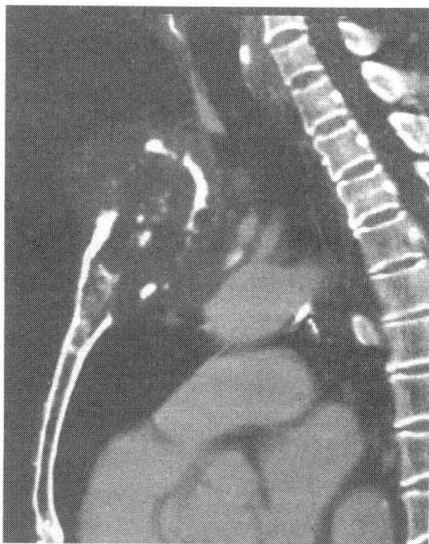

**图7-31　胸骨软骨肉瘤**

注　CT矢状面重建图示胸骨柄膨胀性骨破坏,骨壳不完整,其前后均可见软组织肿块。在骨破坏区和软组织肿块内均可见点状、环形的钙化影。

外周型软骨肉瘤多为骨软骨瘤恶变,多表现为软骨帽不规则增厚变大,边缘模糊,并形成不规则软组织肿块,其内出现不同形状的钙化影;在肿瘤与骨表面相贴的部分有时可见粗大而较长的针状骨化影从骨表面伸向肿块,是外周型软骨肉瘤的一个较特殊的影像学征象,一般认为这是骨表面的骨膜新生骨,其成因尚不明确。骨软骨瘤原有的钙化影变淡、模糊、残缺或消失;原来的骨性基底有的可见残迹,有的已完全破坏消失;原骨性基底附着部的母体骨皮质可被破坏,甚至形成大片骨缺损(图7-32)。在CT上软骨肉瘤的钙化仍是点状、环形或半环形,CT显示钙化的效果优于X线平片。CT上肿瘤非钙化部分密度可不均匀,可见到坏死、囊变区的更低密度影。

MRI软骨肉瘤在$T_1WI$上表现为低或等信号,恶性度高的信号强度常更低;$T_2WI$上,低恶性度的肿瘤因含透明软骨而呈均匀的高信号,而恶性度高的信号常不均匀。由于MRI能清楚地显示骨软骨瘤的软骨帽,可帮助判定骨软骨瘤是否恶变。若软骨帽厚度大于2cm,则其恶变为软骨肉瘤的可能性增大。由于软骨组织内没有血管,软骨肉瘤的强化是从肿瘤的软骨结节外周开始逐渐波及结节内部,这种表现有一定的特征性。

### (二)诊断

发生于长骨髓腔或骨旁软组织内含有环形或点状钙化的具有一定侵袭性的肿块,尤其是患者年龄在中年以上者,要首先考虑软骨肉瘤。

## （三）鉴别诊断

### 1.骨肉瘤

骨肉瘤常有肿瘤性软骨成分,因此也常见瘤软骨钙化的征象,而软骨肉瘤中偶可见在钙化的瘤软骨基础上由正常成骨细胞成骨而形成的骨化影,因此两者须鉴别。除发病年龄、好发部位、临床经过有所不同外,一般而言,如果肿瘤的主体部分或中心部分表现为瘤软骨钙化而边缘部分可见少量骨化,以软骨肉瘤可能性大;反之骨肉瘤的可能性大。如果镜下见到肿瘤内有膜内成骨的证据,则肯定是骨肉瘤而无论有无软骨和软骨内成骨。另外,如软骨肉瘤内钙化多而密集,类似于硬化型骨肉瘤时也须鉴别。如仔细观察可见前者大块致密影是由密集的点状或小环形高密度影构成,密度高,边界清楚,且邻近骨膜反应较少;后者是斑片或大块状瘤骨,无结构,边界模糊,并多见各种骨膜反应。

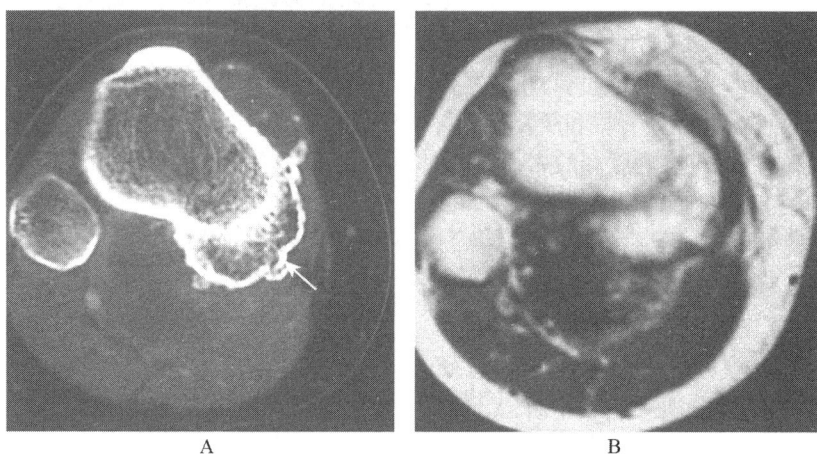

**图 7-32　外周型软骨肉瘤**

**注**　A.CT示胫骨近端内侧骨软骨瘤的基底部(箭头),胫骨前后方均可见低密度的软组织肿块影,其内有少许密度不高的点状钙化影。B.MRI $T_1WI$ 增强图像示软骨结节仍主要呈低信号,其周边有强化并见线状和点状的强化影从强化的包膜伸向结节内部(即软骨内成骨)。

### 2.软骨瘤

低度恶性软骨肉瘤在组织学上有时难以与软骨瘤区别。肿瘤发生的部位与其生物学行为有关,位于长骨、中轴骨、肩胛骨和骨盆等处的软骨瘤尤其是较大的软骨瘤,即使影像学表现为良性也应看作是低度恶性;位于手、足短管骨的软骨瘤多为良性,极少为恶性。

### 3.骨梗死

典型的骨梗死的影像学表现是发生于相当于干骺端部位髓腔内的花环样钙化,常会与软骨类肿瘤混淆。前者仅有髓腔内的钙化,不具瘤软骨钙化的特征,且钙化灶周围的骨小梁正常,皮质内表面无侵蚀;后者与此相反。

# 十、非骨化性纤维瘤

非骨化性纤维瘤为骨结缔组织源性的良性纤维组织类肿瘤,内无成骨活动。骨骼发育成熟时,有可能自行消失。非骨化性纤维瘤与纤维性骨皮质缺损关系密切。一般把小而无症状并仅局限于骨皮质的病变,称为纤维性骨皮质缺损,而将病灶大且膨入髓腔者,称为非骨化性纤维瘤,多为单发。

### (一)病理

肿瘤由坚韧的纤维结缔组织构成。肉眼观察为多个散在的灰黄或褐色结节,界限清楚。病灶内无成骨,周围常有薄层反应性增生骨组织包绕。肿瘤相邻骨皮质变薄。主要成分为结缔组织细胞,编织成旋涡状。细胞大小不等,细胞间有不等量的胶原纤维,可有少量出血及含铁血素沉着,偶可发生黏液变和囊变。根据病灶部位可分为皮质型和髓腔型。皮质型:病灶位于皮质内或紧邻皮质下。髓腔型:病灶位于骨干、干骺或骨端髓腔或松质骨。

### (二)临床表现

好发于青少年,8～20岁居多,男多于女。多位于四肢长骨,尤以胫骨、股骨和腓骨多见。长骨病灶常发生于距骺板3～4cm的干骺端,并随年龄增长而移向骨干。偶有发生于脊椎和颅骨者。发病缓慢,症状轻微,局部可有肿胀和酸痛,有时可引起邻近关节不适和轻度压痛。

### (三)影像学表现

1.X线表现

分为皮质型和髓腔型。皮质型多位于一侧皮质内或皮质下,呈单房或多房的透光区,长轴平行于骨干(图7-33A)。边缘有硬化,以髓腔侧明显。皮质膨胀变薄或中断,无骨膜反应及软组织肿块。髓腔型多位于长骨干骺部或骨端,呈中心性扩张的单囊状或多囊状透光区,占据骨横径的大部或全部。密度均匀,有硬化边和轻度膨胀骨壳。

2.CT表现

病灶内密度低于肌肉组织,增强无强化,能更清楚地显示病灶的位置、周围骨结构及邻近软组织改变(图7-33B、C)。

3.MRI表现

多数病灶 $T_1WI$ 和 $T_2WI$ 多以类似肌肉的低信号为主,若细胞成分较多,则 $T_2WI$ 呈略低于髓腔的高信号(图7-33D、E)。沉着的含铁血黄素 $T_2WI$ 呈斑点样低信号。黏液变或囊变表现为圆形、类圆形水样长 $T_1$ 、长 $T_2$ 信号区,多出现于较大病灶内。增强扫描呈无强化或边缘强化。

### (四)诊断

根据骨皮质及皮质下的发病部位及肿瘤由骨皮质向髓腔方向生长的特点,依靠X线及CT检查不难诊断。

### (五)鉴别诊断

1.骨样骨瘤

多发生于骨皮质内,瘤巢较小,长径一般小于2cm,瘤巢周围有明显的反应性骨质增生和骨膜反应。局部常有剧烈或明显疼痛。

2.纤维性骨皮质缺损

多见于6～15岁儿童,有家族发病倾向。病变常多发、对称性,呈囊状或片状皮质缺损区,无膨胀性骨壳。

3.骨巨细胞瘤

多位于骨端,膨胀明显,有横向碰撞倾向,相邻骨质一般无硬化边。20～40 岁多见。

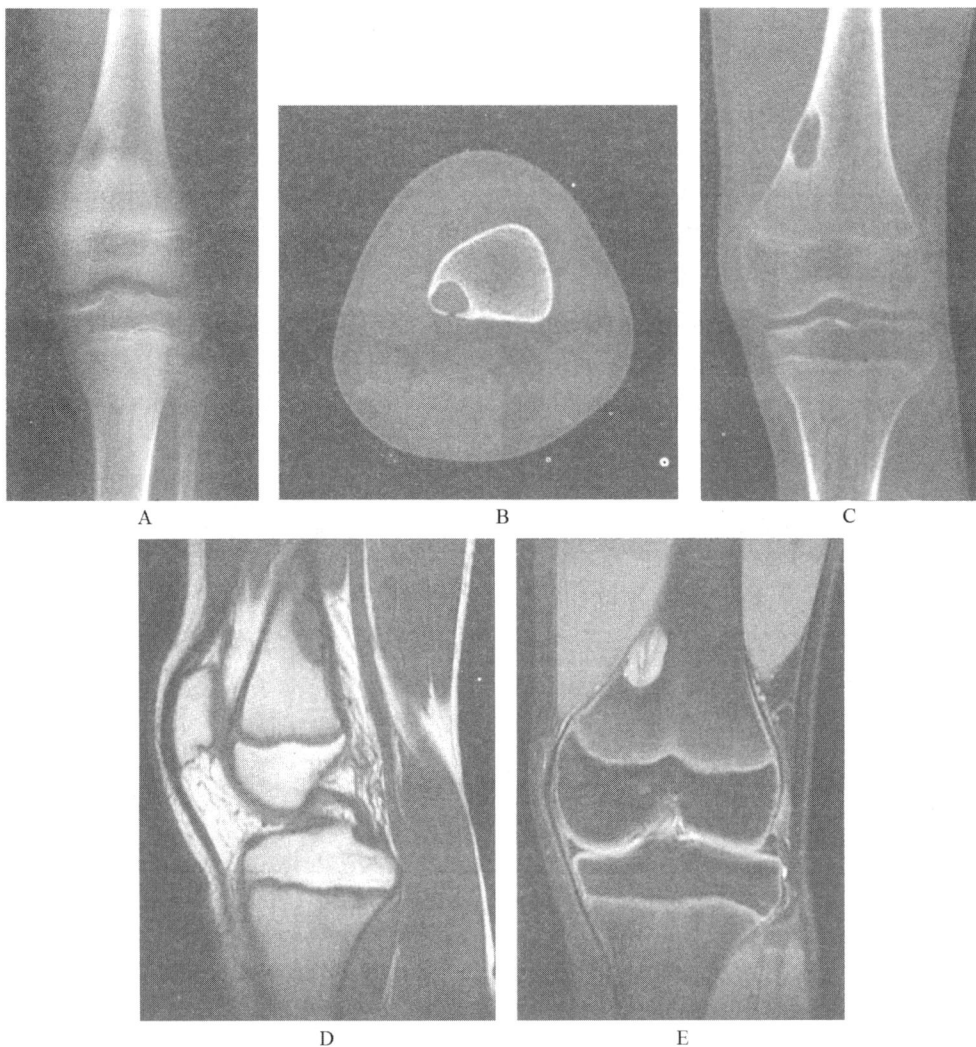

**图 7-33　左股骨非骨化性纤维瘤**

注　A.X 线摄片示左侧股骨远侧干骺端内侧皮质下区见卵圆形骨质破坏低密度区,边界清,无骨膜反应。B、C.横轴位及冠状位 CT 重组图像示左侧股骨远侧干骺端内侧皮质下见卵圆形骨质破坏区,边缘可见轻度硬化,病变区骨皮质连续,无骨膜反应,周围软组织无肿胀。D、E.矢状位 $T_1WI$ 及冠状位脂肪抑制 $T_2WI$ 示病灶呈不均匀长 $T_1$、长 $T_2$ 异常信号,边界清楚。

## 十一、骨纤维肉瘤

骨纤维肉瘤是起源于骨纤维结缔组织的恶性肿瘤,较少见,多为原发性,少数继发于 Paget 病、骨纤维异常增殖症、损伤(放疗、外伤等)、多年不愈的慢性感染和造釉细胞瘤等,即为继发性。

### （一）病理

骨纤维肉瘤可分为中央型和周围型。中央型多见,起自骨内膜,其长轴平行于长骨纵轴,可穿破骨皮质形成软组织肿块。周围型起自骨外膜,与母骨紧密相连,多环绕骨干向外生长,也可直接侵及骨皮质及髓腔。肉眼观察肿瘤有假纤维性包膜,切面质地和颜色与肿瘤分化程度有关,分化好者,灰白色,质地韧实;分化差者,呈鱼肉状,灰红色。内可发生出血、坏死及囊变。镜下,肿瘤主要由纤维细胞及其产生的胶原纤维构成。

### （二）临床表现

多见于青年及成人,男性多于女性。好发于四肢长骨干骺端或骨干,以股骨下端、胫骨上端最多,颅骨、脊椎、骨盆等也可发病。主要表现为局部疼痛和肿胀,可有病理性骨折。

### （三）影像学表现

1.X 线表现

X 线表现为地图形、虫蚀样溶骨性骨质破坏,少有骨质硬化及骨膜反应。病变突破皮质后可形成局限性软组织肿块,还可发生病理性骨折(图 7-34A)。

2.CT 表现

中央型骨纤维肉瘤表现为溶骨型或轻度膨胀的骨质破坏区,边缘模糊,周围伴有明显软组织肿块(图 7-34B,C)。瘤内少有钙化及骨化征象。一般无骨膜反应。周围型常位于软组织内,表现为骨旁软组织肿块和邻近部位的骨皮质毛糙、压迫性缺损或虫蚀样破坏,也可穿破骨皮质侵入髓腔。增强扫描肿块密度可有不同程度的增高,发生坏死时可出现不规则的低密度区。

3.MRI 表现

骨纤维肉瘤在 $T_1WI$ 通常表现为低信号,$T_2WI$ 依据肿瘤分化程度不同,可以是高信号、低信号或者高、低混杂信号,分化良好者往往呈短 $T_2$ 信号,而分化不良多呈长 $T_2$ 信号(图 7-34D)。

### （四）诊断

骨纤维肉瘤的临床表现及影像学表现缺乏特异性,影像学明确诊断较为困难,最后诊断需依靠穿刺及病理检查结果。

### （五）鉴别诊断

1.*溶骨型骨肉瘤*

中央型骨纤维肉瘤常易与溶骨型骨肉瘤混淆,但后者以骨质破坏为主,肿瘤内有瘤骨,多伴有巨大的软组织肿块。溶骨型肉瘤的发病年龄较骨纤维肉瘤年轻,二者单由影像学表现来区别,有时较为困难。

2.*骨膜骨肉瘤*

软组织肿块内多有斑片状或针状瘤骨影,后者表现为起自骨皮质表面的放射状或篝火状骨针,其近基底部浓密,周围部稀淡。

3.*骨膜软骨肉瘤*

软组织肿块内多有典型的环状或半环状软骨钙化。

4.骨恶性淋巴瘤

病变多位于长骨干骺端,可同时累及骨干。表现为进展迅速的骨质破坏和明显的软组织肿块,但患者的全身状态良好。

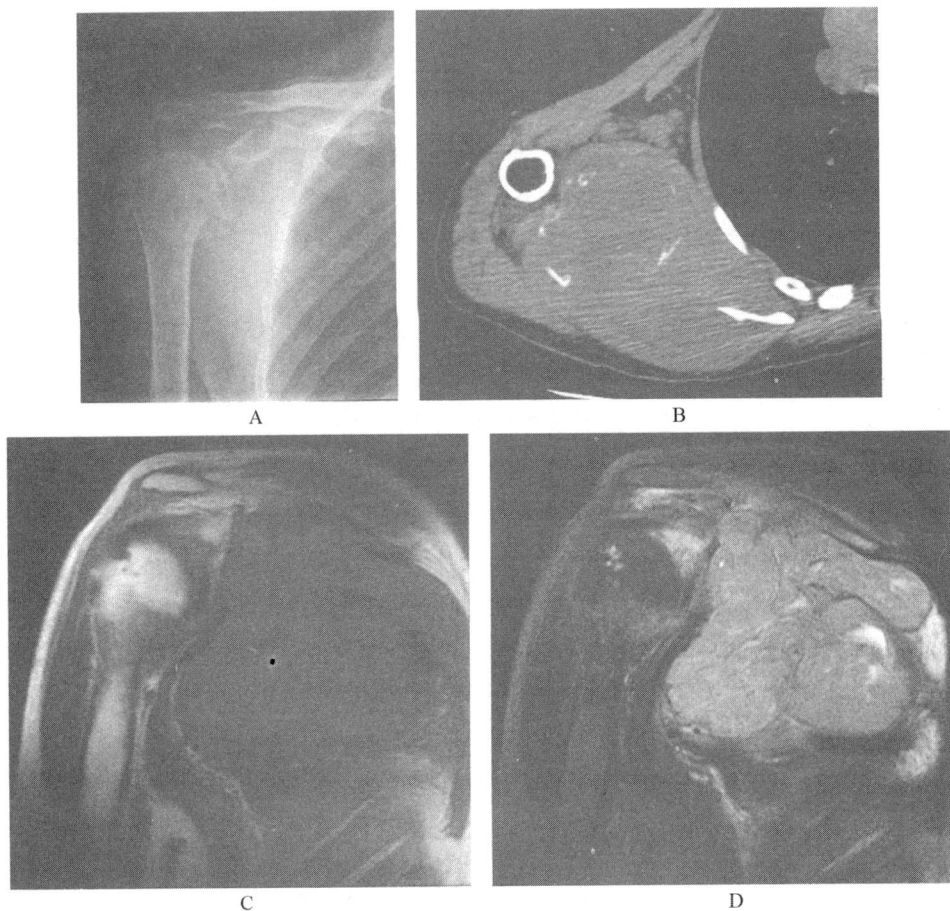

图 7-34　右侧肩胛骨纤维肉瘤

注　A.X 线摄片示右侧肩胛骨见溶骨性骨质破坏。B.CT 示右侧肩胛骨见溶骨性骨质破坏,破坏区见明显软组织肿块,其内见多发斑片样钙化。C、D.冠状位 $T_1WI$ 及脂肪抑制 $T_2WI$ 示肩胛骨骨质破坏,软组织肿块信号不均匀,呈分叶状等 $T_1$、不均匀 $T_2$ 异常信号,内部见线样低信号分隔影。

# 十二、转移性骨肿瘤

转移性骨肿瘤是恶性骨肿瘤中最常见者,主要是经血流从远处的原发肿瘤,如肺癌、乳腺癌等转移而来。

## (一)临床表现与病理

转移性骨肿瘤常发生在中年以后。原发肿瘤多为乳腺癌、肺癌、甲状腺癌、前列腺癌、肾癌、鼻咽癌等。恶性骨肿瘤很少发生他骨转移,但尤文肉瘤、骨肉瘤和骨恶性淋巴瘤也可以转移到他骨。骨转移瘤常多发:多见于中轴骨,以胸椎、腰椎、肋骨和股骨上段等常见,其次为髂骨、颅骨和肱骨等,膝关节和肘关节以远骨骼较少被累及。主要临床表现为进行性骨痛、病理性骨折和截瘫。转移瘤引起广泛性骨质破坏时,血清碱性磷酸酶可增高,这有助于同多发性骨髓瘤鉴别,后者正常。病理上,切面见瘤组织多呈灰白色,常伴出血、坏死;镜下,转移瘤的形态结构一般与其原发瘤相同。

### (二)影像学表现

1.X 线表现

血行性骨转移瘤可分溶骨型、成骨型和混合型,以溶骨型常见。

(1)溶骨型转移瘤:发生在长骨者,多在骨干或邻近的干骺端及骨端,表现为骨松质中多发或单发小的虫蚀状骨质破坏区;病变发展,破坏区融合扩大,形成大片溶骨性骨质破坏区,骨皮质也被破坏;一般无骨膜增生;常并发病理性骨折。发生在脊椎者,则见椎体的广泛性破坏,因承重而被压变扁,但椎间隙多保持正常;椎弓根多受侵蚀、破坏为其特征之一。

(2)成骨型转移瘤:少见,多为前列腺癌、乳腺癌、肺癌或膀胱癌的转移。病变为高密度影,居骨松质内,呈斑片状或结节状,密度均匀一致;骨皮质多完整;多发生在腰椎与骨盆,常多发,发生在椎体时,椎体往往不压缩、变扁。

(3)混合型转移瘤:兼有溶骨型和成骨型的骨质改变。

2.CT 表现

CT 显示骨转移瘤远较 X 线平片敏感,还能清楚地显示骨外局部软组织肿块的范围、大小以及与邻近脏器的关系。

(1)溶骨型转移瘤:表现为松质骨或(和)皮质骨的低密度缺损区,边缘较清楚,多无骨硬化,常伴有不太大的软组织肿块。

(2)成骨型转移瘤:表现为松质骨内斑点状、片状、棉团状或结节状边缘模糊的高密度灶,一般无软组织肿块,少有骨膜反应。

(3)混合型转移瘤:兼有上述两型表现。

3.MRI 表现

MRI 显示敏感,能发现 X 线平片、CT 甚至核素骨显像不易发现的转移灶,且能明确转移瘤的数目、大小、分布和邻近组织是否受累。

(1)大多数骨转移瘤在 $T_1WI$ 上呈低信号,在高信号的骨髓组织的衬托下显示非常清楚;在 $T_2WI$ 上呈程度不同的高信号,脂肪抑制序列可以清楚显示。

(2)成骨型转移瘤则在 $T_1WI$ 和 $T_2WI$ 上大多均呈低信号。另外,全身 DWI 检查还可以在发现骨转移瘤后协助寻找原发灶,也可以明确其他骨、器官或组织的转移灶。

### (三)诊断与鉴别诊断

转移性骨肿瘤特点为高龄发病,常呈多灶性,并以中轴骨受累多见,侵犯长骨时少见骨膜增生及软组织肿块,较少侵犯膝关节与肘关节以远的骨骼等。对怀疑转移瘤者,可行全身 DWI 或 PET/CT 检查,以寻找原发灶及其他转移灶。

(王星伟)

# 第五节 软组织肿瘤

## 一、脂肪组织肿瘤

### (一)脂肪瘤

脂肪瘤是由成熟脂肪组织组成的良性软组织肿瘤,占所有软组织肿瘤的近50%。脂肪瘤可分为浅表和深层脂肪瘤。脂肪瘤通常表现为单发肿块,5%～15%患者表现为多发肿块,多发性脂肪瘤约30%为家族性,好发于3～4岁。

1.病理

肿瘤由成熟脂肪细胞构成,边界清楚,有完整包膜,被纤维小梁分隔成大小不等的小叶。

2.临床表现

浅表脂肪瘤常位于四肢、背部和颈部的浅表软组织内,通常无临床症状,大小通常小于5cm。深层脂肪瘤可分为肌肉内和肌肉间病变,最常发生在下肢,其次是躯干、肩部和上肢,男性发病率更高。

3.影像学表现

(1)CT表现:肿瘤密度与皮下脂肪相似,即为成熟脂肪组织特有的密度,CT值为－120～－40HU。

(2)MRI表现:与皮下脂肪相同的信号特点,$T_1WI$及$T_2WI$均呈均匀高信号,采用脂肪抑制序列成像后,其高信号区明显减低。肿瘤脂肪组织间可有1～2mm下的薄层隔膜,增强检查其间隔膜强化不明显。

4.鉴别诊断

脂肪瘤是成熟脂肪组织形成的良性肿瘤,具有上述独特的密度和信号特征,通过CT或MRI均可作出明确诊断。但当出现非典型征象时,应与分化良好的脂肪肉瘤相鉴别。

### (二)脂肪肉瘤

脂肪肉瘤是最常见的软组织肉瘤之一,起源于间充质细胞而不是成熟的脂肪细胞。好发年龄为40～60岁,20岁以前发病者很少。病理上,脂肪肉瘤分为非典型脂肪瘤性肿瘤/分化好的脂肪肉瘤、去分化脂肪肉瘤、黏液样脂肪肉瘤、多形性脂肪肉瘤及非特殊类型脂肪肉瘤亚型。分化好的脂肪肉瘤及黏液样脂肪肉瘤属于低度恶性肿瘤,转移率低,但局部复发率高;去分化及多形性脂肪肉瘤属于高度恶性,极易复发及转移。

非典型脂肪瘤性肿瘤/分化好的脂肪肉瘤占所有脂肪肉瘤的40%～45%,脂肪成分＞75%是本型的特征性表现。该肿瘤恶性程度较低,预后较好,有局部复发和发生去分化的倾向,几乎不转移。非典型脂肪瘤性肿瘤位于适宜广泛切除的部位;分化好的脂肪肉瘤位于纵隔和腹膜后,不能进行广泛切除,可局部复发。

1.病理

主要由成熟脂肪构成,同时伴有数量不等的细胞核深染的梭形细胞和多泡状脂母细胞。

2.影像学表现

（1）CT 表现：肿瘤以脂肪密度为主，中间伴有纤维间隔，部分病例瘤灶内可见少许实性成分。增强扫描仅见间隔或实性部分强化。

（2）MRI 表现：$T_1WI$ 和 $T_2WI$ 上均呈高信号，脂肪抑制序列信号明显减低。非脂肪成分表现为厚度>2mm 的隔膜和范围<2cm 的局灶性结节或片状非脂肪信号区，增强检查可见强化。肿块边界清楚，可推压周围结构，无明显侵袭性。

### （三）黏液样脂肪肉瘤

黏液样脂肪肉瘤好发于 10～15 岁的患者。好发于下肢，尤其是大腿中部和腘窝，较少发生于腹膜后。

1.病理

组织病理学上主要由毛细血管丛、黏液基质和梭形脂肪母细胞 3 种成分构成。

2.影像学表现

（1）CT 表现：肿瘤实性成分较多者呈稍低于肌肉密度，含黏液成分较多者，密度接近于水。增强扫描强化情况与含有毛细血管网的程度相关。

（2）MRI 表现：大部分病变 $T_1WI$ 上呈等低肌肉信号，通常看不到脂肪的特征信号；但当肿瘤内含有脂肪母细胞局部团聚处，可见散在呈线样、花边形或簇状的较高信号区。$T_2WI$ 主要呈明显高信号，其信号高于正常脂肪组织的信号，病变内可有簇状的脂肪组织信号和多数纤维分隔的低信号，分隔成多小叶状。增强扫描常有显著的网状强化特点。

### （四）去分化脂肪肉瘤

去分化脂肪肉瘤是一种从非典型脂肪瘤性肿瘤/分化好的脂肪肉瘤向不同分化程度的非脂肪性梭形细胞肉瘤（去分化成分）移行的恶性脂肪细胞性肿瘤，好发于腹膜后。

1.病理

病变由典型的 ALN/WDL 成分和非脂肪性（去分化）成分构成。两种成分的分界通常非常清楚，但在有些病例存在逐渐移行现象。少数情况下，两种成分混合分布，呈镶嵌形态。

2.影像学表现

（1）CT 表现：以实性肿块为主，含有或多或少的脂肪密度，增强扫描实性成分明显强化。

（2）MRI 表现：脂肪性成分的表现类似分化好的脂肪肉瘤，非脂肪性成分信号略不均匀，在 $T_1WI$ 与肌肉信号相似，在 $T_2WI$ 可以高于或等于脂肪信号，病变内可以出现钙化或骨化区域呈双低信号。增强扫描病变的脂肪性成分或分化良好成分呈轻微强化，非脂肪性成分呈显著强化。

### （五）多形性脂肪肉瘤

多形性脂肪肉瘤是高度恶性肿瘤，是各种脂肪肉瘤中最少见的类型。好发于老年人，腹膜后和躯体四肢深部软组织均可发生。

1.病理

多形性脂肪肉瘤具有高度多形性细胞，并且较少含有脂肪组织。病理为大的（>10cm）、多结节、白色至黄色肿块，包含出血和坏死区。

2.影像学表现

(1)CT 表现:CT 显示实性软组织肿块密度影,无脂肪密度特征,增强扫描明显不均匀强化。

(2)MRI 表现:信号倾向于不均匀性,在 $T_1WI$ 主要呈较低信号,在 $T_2WI$ 主要呈较高信号,大多数病变内只含有少许脂肪或不含脂肪,但常含有坏死区域,增强扫描呈不均匀的明显强化。

### (六)非特殊类型脂肪肉瘤

非特殊类型脂肪肉瘤代表两种组织学亚型脂肪肉瘤的组合,最常见于老年患者,多位于腹膜后、腹腔和纵隔。病理和影像学表现是病变特定成分的组合表现。

1.影像学表现

影像学表现是病变特定成分的组合表现,表现为分化良好型、去分化型及多形性脂肪肉瘤的影像学特点,很少出现典型的黏液样脂肪肉瘤的特点,只表现为含有少许的囊液性部分。

2.鉴别诊断

(1)恶性间叶瘤:是一种多潜能间叶组织肿瘤。好发于中老年人,可发生在任何部位,以腹膜后多见。肿瘤生长较快,直径多>10cm,界限不清,有分叶。瘤体内部成分多样,可含有骨组织、肌肉组织、脂肪组织等,可有包膜、分房、间隔等。周围软组织受压移位。增强扫描实质成分明显强化。

(2)错构瘤:包含有 2 种以上不同的间胚叶组织成分,通常为血管、淋巴管、平滑肌和脂肪组织,增强后依组织成分不同强化方式可有差异。表现不典型时与脂肪肉瘤鉴别困难。

# 二、血管瘤

### (一)临床表现及病理

血管瘤是软组织最常见的肿瘤之一,病理上按照血管腔的大小和血管类型分为毛细血管型、海绵型、静脉型和混合型。其中海绵状血管瘤质地柔软,有假包膜。切面呈腔隙状,由囊性扩张管腔、薄壁的较大血管构成,内含大量淤滞的血液。可发生于任何年龄,多为单发,病变范围常较大。位于表浅部位者呈凹凸不平的蓝色隆起,位于深部者呈颜色较淡的弥漫性肿块。发生于骨骼肌间的血管瘤部位深在,各型均可发生,好发于青年人下肢。

### (二)影像学表现

1.X 线平片和 CT 表现

海绵状血管瘤常有钙化,约 50% 为静脉石,X 线平片和 CT 上有特征性"纽扣样"高密度影(图 7-35A、B)。CT 动态增强扫描病变有逐渐强化的特点,延迟期病变的密度更均匀。

2.MRI 表现

典型的海绵状血管瘤因为含有粗细不等的血管且其内充满淤滞的血液,在 $T_1WI$ 上呈等或稍高信号,$T_2WI$ 上呈明显高信号,"纽扣样"钙化在各序列上均呈低信号,较有特征性(图 7-35C)。此外,海绵状血管瘤常含有不同比例的脂肪、纤维、黏液、平滑肌、钙化或骨质等成分,其病变信号通常不均匀。

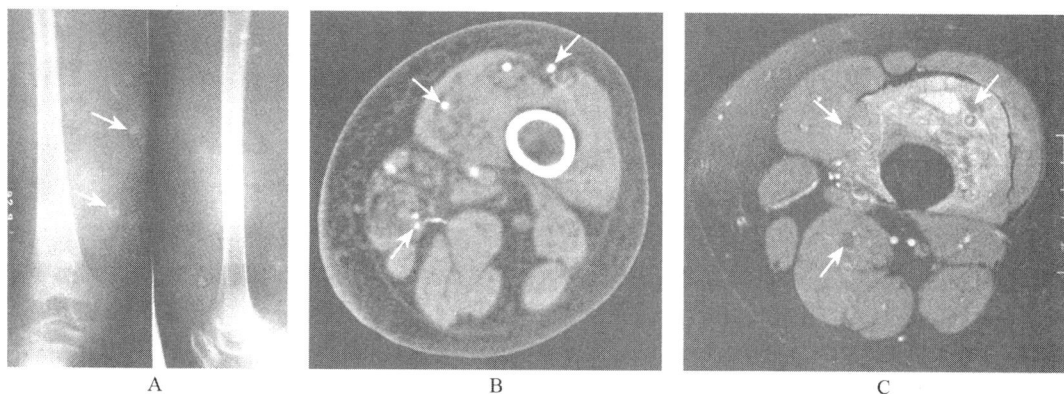

**图 7-35　软组织血管瘤**

注　A.右股正侧位片,股部软组织内见多发"纽扣样"钙化影(静脉石)(箭头)。B.右股部 CT,肌间隙内多发"纽扣样"钙化影(箭头)及扭曲血管影,其周围见脂肪样低密度影掺杂。C.股部脂肪抑制 PDWI,股中间肌肿胀呈弥漫性不均匀高信号,其内掺杂多发斑点状低信号静脉石(箭头)和异常扭曲高信号血管影;周围肌群内也见多发类似改变。

发生于骨骼肌间的血管瘤中,海绵型较毛细血管型含有更多的非血管组织,如脂肪组织、纤维间隔等,使血管瘤 MRI 信号变混杂。增强后 MRI 瘤血管显著强化,非血管性成分强化不明显。

### (三)诊断与鉴别诊断

本病典型影像表现是 X 线平片及 CT 可见到静脉石。MRI 上 $T_1WI$ 呈低信号,$T_2WI$ 呈混杂高信号,"纽扣样"钙化呈低信号。因血管瘤内常夹杂脂肪及纤维组织,出现密度及信号不均匀的迂回小管道及小腔隙影,颇具特征性。

## 三、纤维母细胞/肌纤维母细胞性肿瘤

### (一)结节性筋膜炎

结节性筋膜炎(NF)是一种以纤维母细胞和肌纤维母细胞增生为主的良性软组织肿瘤。结节性筋膜炎又称浸润性筋膜炎、假肉瘤性筋膜炎或假肉瘤性纤维瘤病等。多见于 20~40岁,无种族和性别差异,可发生于全身各处,以上肢好发,前臂、躯干多见,其次是头颈部、下肢、胸壁和背部。

1.病理

病理上分为黏液型、细胞型和纤维型。大体表现主要取决于黏液样间质和纤维性间质的相对含量以及病变的细胞构成。尽管有些病变似乎浸润周围组织,尤其是位于深筋膜的病变界限欠清,大多数病变无包膜,但相对界清。

2.临床表现

临床表现多为单发、实性、快速生长的结节,常伴自觉疼痛和触痛。根据发病部位可分为皮下型、肌内型和肌间(筋膜)型 3 种类型,以皮下型最多见。另外有血管内型和皮内型等少见类型。对于结节性筋膜炎,有学者总结出"三不诊断原则",即不在好发部位不诊断、不是常见临床表现不诊断、不是常见影像表现不诊断。

3.影像学表现

(1)CT表现:与周围软组织密度相仿,平扫略低于肌肉密度,增强扫描呈明显强化,边界清楚。

(2)MRI表现:早期肿块内黏液成分较多,随着病变成熟,纤维成分逐渐增多,在SE序列中,黏液型和细胞型病变$T_1WI$呈等或稍高肌肉信号,$T_2WI$信号显著高于肌肉信号,增强扫描呈明显不均匀强化;纤维型病变在任何序列上均低于周围肌肉信号。"反靶征"可出现在混合型(同一病灶内见不同病理类型并存)病灶内,表现为$T_2WI$病灶中心高信号、周边低信号,增强扫描呈环形强化(图7-36)。

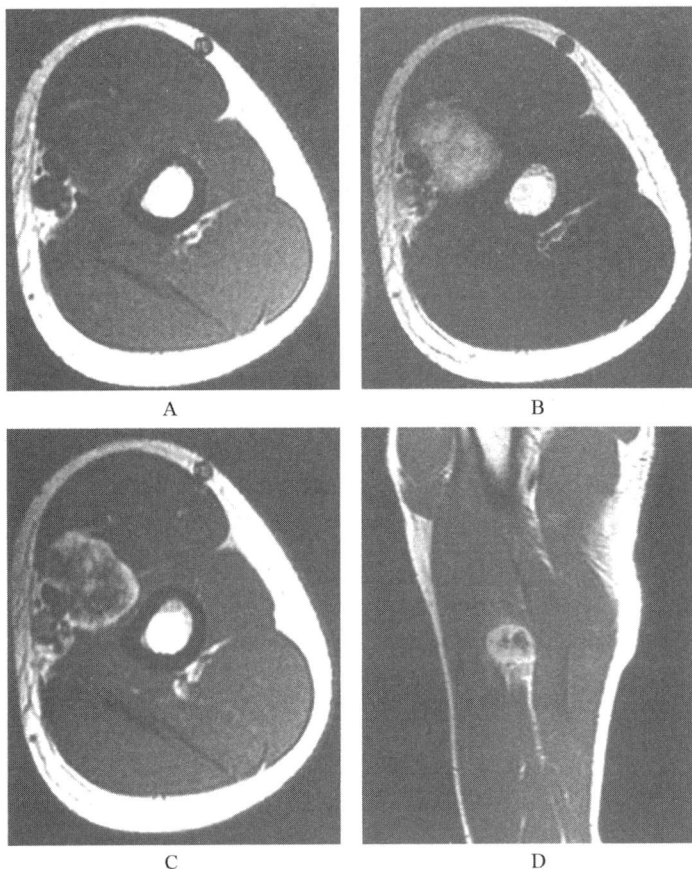

图7-36 结节性筋膜炎(肌间筋膜型)

**注** 患者,男,25岁,无意中发现左上肢内侧肿物10余天,肿物质地中等,约蛋黄大小,表面皮肤无异常,患肢活动度好,无触痛,远端无麻木及触电感。A.$T_1WI$示左臂肌前群肌间等或稍高信号。B.$T_2WI$示不均匀稍高或高信号。C.$T_1WI$增强示病灶明显不均匀强化,以边缘强化为著。D.冠状位$T_1WI$增强示病灶邻近筋膜以宽基底与病灶接触,增厚并延伸至病灶外,增强后呈线状或鼠尾状强化(筋膜征提示病变沿着筋膜向外浸润性生长的表现)。

4.鉴别诊断

(1)神经源性肿瘤:发生于肌间的神经鞘瘤/神经纤维瘤需与结节性筋膜炎鉴别,神经源性肿瘤与邻近血管、神经束关系密切,肿瘤有沿周围神经走向趋势或近、远端与神经束相连(神经源性肿瘤较特征性表现),其密度/信号多不均匀,$T_2WI$可表现为"靶征"。

(2)血管瘤:肌肉内血管瘤多位于一组或一块肌肉内,除瘤血管区域外,还包含脂肪、纤维、黏液样组织、平滑肌、血栓和骨质等非血管成分。

(3)韧带样型纤维瘤病:好发于肌肉、腱膜和深筋膜(多见于腹壁),女性多见。病理特点为基质多、细胞少、质地硬,呈浸润生长。

### (二)弹力纤维瘤

弹力纤维瘤是一种软组织肿瘤样病变。50~70岁好发,女性多见,好发部位为肩胛骨下部和胸壁之间的软组织,双侧多见。和长期从事一定强度的体力劳动关系密切,多认为肩胛骨与胸壁之间的机械性摩擦以及胶原变性是其产生的主要原因。

1.病理

弹力纤维瘤由少细胞的胶原纤维和大量的弹力纤维构成,伴少量的间质黏液样变和夹杂其中的脂肪组织。弹力纤维粗大、强嗜酸性、形成多个线状分布的小球似串珠状。弹力纤维染色清楚地显示分支或不分支的波浪形纤维,中央为致密的核心、边缘呈不规则的虫蚀状或锯齿状。通常无炎症细胞浸润。

2.临床表现

约90%的患者没有症状,一般为偶然发现背部肿物,无疼痛及活动受限等表现。

3.影像学表现

(1)US表现:多为回声不均匀的实质性肿物,边界不清晰,大小不等,呈条索状或不规则形,质硬,多呈高低相间回声,CDFI表现:肿瘤内无血流信号。

(2)CT表现:密度略低于周围骨骼肌、且欠均匀的软组织肿块,边界清或不清,与肌肉和胸壁粘连,邻近骨质未见破坏征象。特征表现为病变内部间有低密度脂肪成分,呈条纹状。增强扫描肿块无或轻度强化,与邻近骨骼肌不易区别,脂肪组织不强化。

(3)MRI表现:信号不均匀,$T_1WI$和$T_2WI$呈等骨骼肌信号。病变内散在脂肪组织,$T_1WI$和$T_2WI$均呈中高信号,脂肪抑制序列高信号可被抑制为明显低信号。增强扫描后病变呈轻度或不明显强化。

4.鉴别诊断

若病变表现不典型,如肿块内部出血、无或少有脂肪组织及边缘明显不规则等,需和背部的以下疾病鉴别。

(1)血管瘤:CT表现为不均质中等密度软组织肿块,内可见脂肪密度影,其形态不规则,范围较大,常侵及胸壁肌层和肋间组织,典型者内可见静脉石,增强扫描明显强化;MRI表现为以$T_1WI$低、$T_2WI$高信号为主的混杂信号,增强扫描呈明显强化。

(2)韧带样型纤维瘤病:一般肿瘤边界多不清晰,呈浸润性生长,MRI表现为$T_1WI$等信号,$T_2WI$信号复杂,以高信号为主,其内可见等、低混杂信号区,增强扫描肿瘤强化明显。病理上肿物由梭形细胞和胶原纤维束构成,两者呈波浪状交错排列。

### (三)韧带样型纤维瘤病

韧带样型纤维瘤病(DF)又称硬纤维瘤(DT)、侵袭性纤维瘤病,是一类发生于深部软组织的具有局部侵袭潜能的纤维母细胞/肌纤维母细胞性肿瘤。其特点为局部侵袭性生长、手术后容易复发,但缺乏远处播散的潜能,生物学行为介于纤维瘤与纤维肉瘤之间,是一种交界性的软组织肿瘤。当该病伴有骨肿瘤、结肠息肉病时,称为加德纳综合征。DF病因尚不明确,目前认为是多因素致病过程,可能与创伤、手术、激素变化及遗传有关。临床上DF多为散发,无种族差异,好发于10~40岁,女性多于男性。多以局部无痛性肿块就诊或体检时被发现。根据发病部位可分为腹壁型、腹内型及腹部外型3种类型,其中腹部外型发病率最高,好发于颈肩部、胸壁、背部和大腿肌肉。

**1.病理**

由均一的梭形成纤维细胞和大量胶原纤维组成,这两种成分比例在不同区域有较大差异,并见纤细的薄壁血管。一些区域可见梭形细胞的胞质与胶原纤维过渡并融合,小灶出血和淋巴细胞浸润常见。梭形细胞纤细、核卵圆形,细胞无异型性,核分裂象不易见。免疫组化常强阳性表达波形蛋白,胞核、胞质阳性表达膜联蛋白。

**2.影像学表现**

(1)CT表现:相对于周围肌肉,多呈均匀等或稍低密度,无明显坏死及钙化。增强扫描可呈不同程度强化,以中等不均匀强化多见。

(2)MRI表现:病灶$T_1WI$呈等、低肌肉信号,$T_2WI$上信号复杂,多以高信号为主,内可见等、低混杂信号。信号特点与肿块内细胞密度、细胞外胶原纤维的分布以及所占比例有关,当瘤细胞较多、纤维组织较少时,细胞比例及含水量较高,$T_1WI$呈低信号,$T_2WI$呈较高信号,增强检查强化较明显;当胶原成分增多时,病灶含水量减低,$T_2WI$信号减低,强化不明显。

**3.鉴别诊断**

(1)腹部外型:主要需与滑膜肉瘤、纤维肉瘤和未分化多形性肉瘤等软组织肉瘤进行鉴别。

(2)腹壁型:主要需与子宫内膜异位症、孤立性纤维瘤和肌肉淋巴瘤鉴别。

(3)腹内型:需与淋巴瘤鉴别。淋巴瘤表现为多发淋巴结增大、融合,轻、中度均匀强化,可包绕血管,呈"血管漂浮征"。

# 四、滑膜肉瘤

滑膜肉瘤(SS)为具有不同程度上皮分化(包括腺体形成)的间叶组织肿瘤,占软组织肉瘤的5%~10%,属于不确定分化的肿瘤。该肿瘤可发生于任何年龄,常见于青壮年,男性略多于女性;通常发生于深部软组织,可发生于身体不同的部位,最常好发四肢,还可发生于头颈部、腹膜后间隙、纵隔区及前列腺等部位;病程长短不一,一般为2~3年;常表现为深在的、肌间无痛性肿块,少数有疼痛及压痛,因瘤体与关节有一定距离,一般不引起明显的关节功能障碍。

## (一)病理

肿瘤组织病理表现具有双向分化的组织学特点,由两种形态学类型完全不同的细胞组成,即类似于癌的上皮细胞及纤维肉瘤样梭形细胞。根据两种细胞成分的组成比例及分化程度不同,组织学上可分为单相型、双相型、低分化型、高分化型和硬化型5个亚型;成人以单相型最多见,儿童单相型和双相型发病率没有明显差异。肿瘤常可见出血、坏死囊变及钙化等变化。

## （二）影像学表现

### 1.X线表现

可以发现邻近关节肿瘤及周围骨质改变（骨质破坏、骨质受压吸收等），还能发现病灶内的钙化（图7-37）。

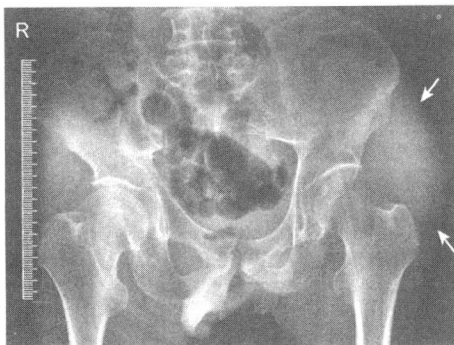

**图7-37 滑膜肉瘤**

**注** 患者，男，60岁，1年前无明显诱因发现左髋部肿物，近来肿物逐渐增大伴疼痛，质硬，压痛，边界不清，活动度差，患肢肌肉萎缩，患侧髋关节活动受限、患肢不适。骨盆正位X线片示左髋关节外侧软组织增厚，密度增高（箭头）。

### 2.CT表现

邻近关节的不规则、结节状低于肌肉密度的软组织肿块，边界清楚或不清楚，内部密度多不均匀、可见更低密度区，少数可见液—液平面；病灶常合并钙化（占滑膜肉瘤的20%～40%），且钙化多位于肿块的周边，称为边缘性钙化。

### 3.MRI表现

$T_1WI$上，肿瘤实性成分多呈等或等高信号，出血区可呈高低混杂信号，而坏死囊变和钙化区呈低信号；$T_2WI$上，肿瘤常表现为明显的高、中、低混杂信号；在$T_2WI$脂肪抑制序列表现为较有特征性的"铺路石征"，即多个大小相似的卵石状高信号结节，其间有明显的低信号间隔。组织病理学证实瘤内间隔为多个肿瘤结节间残存或增生的纤维组织。增强扫描$T_1WI$上肿瘤呈不均匀强化，其间隔有明显强化。总之，滑膜肉瘤的MRI表现经常是平扫$T_1WI$、$T_2WI$、STIR及增强扫描$T_1WI$序列上均能见到等、高、低3种混杂的信号征象，即"三信号征"（图7-38）。

## （三）鉴别诊断

### 1.弥漫型腱鞘巨细胞瘤

生长缓慢，病变边界较清晰，MRI表现为特征性$T_1WI$低信号、$T_2WI$低信号（含铁血黄素较多，产生顺磁性效应），关节内弥漫性滑膜增生，呈"海绵垫样"，常伴大量关节腔积液，增强扫描呈较明显均匀强化。

### 2.未分化多形性肉瘤

多侵袭性生长，边界不清，钙化少见，增强扫描呈明显不均匀强化。

### 3.纤维肉瘤

发生于中老年人，通常瘤体较大，骨质破坏较滑膜肉瘤少见，钙化也较少见。

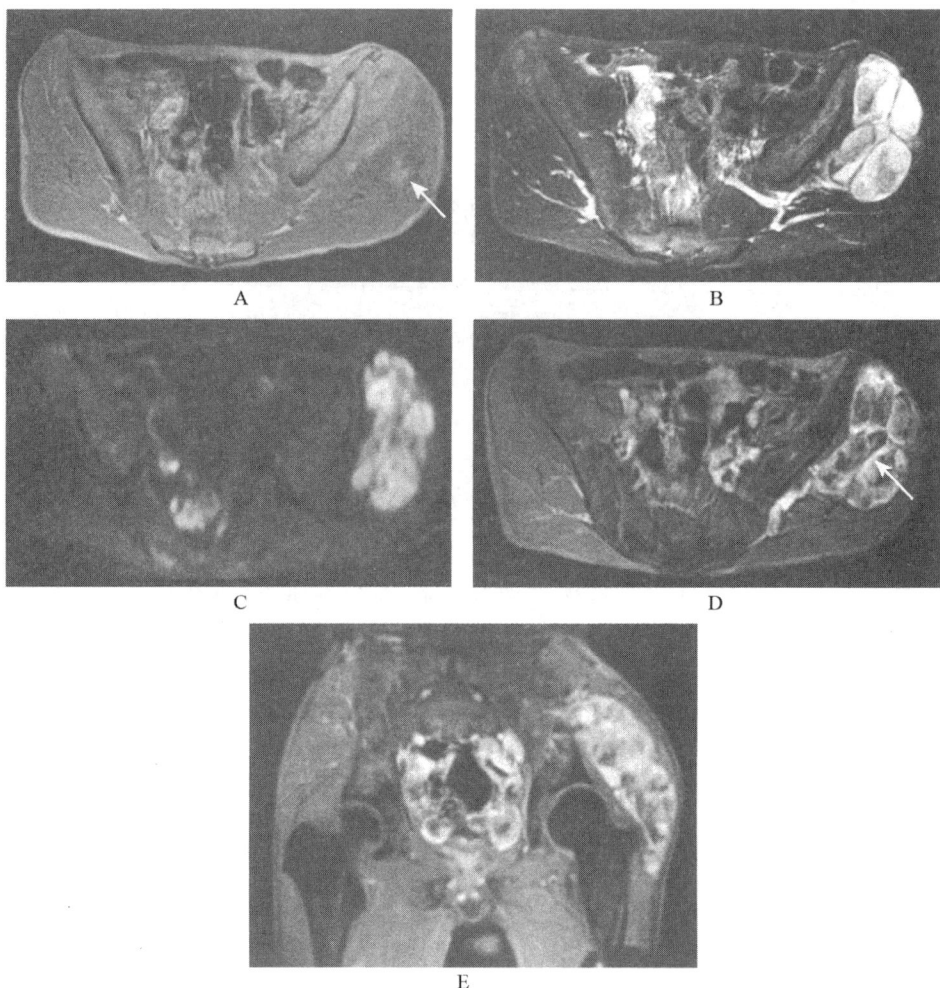

图 7-38　滑膜肉瘤

注　A.脂肪抑制 $T_1WI$ 示左侧臀中肌内不规则软组织肿块,呈高、中、低混杂信号(箭头)。B.脂肪抑制 $T_2WI$ 示病灶以结节状高信号为主,其内见等信号和明显的低信号分隔影,呈"铺路石征",最大横截面约 14.0cm×4.9cm,臀小肌及臀大肌受压外移。C.DWI( $b=800s/mm^2$ )示病灶呈高信号为主混杂信号。D、E.轴位及冠状位脂肪抑制 $T_1WI$ 增强示病灶明显不均匀强化,其内分隔明显强化(箭头)。

（王星伟）

# 第六节　慢性骨关节疾病

## 一、退行性骨关节病

退行性骨关节病(DOA)又称骨性关节炎(OA),是以可动关节的关节软骨退变、关节面和其边缘形成新骨为特征的一组非炎症性病变。随着年龄的增长,发病率增高。通常认为本病是由于正常组织的机械负荷过度和对机械力的异常反应所致。主要病变部位为软骨和骨,典型表现为关节间隙狭窄、软骨下骨硬化、骨赘形成及骨内囊肿等。

### (一)病理生理

一般认为本病与衰老、多次轻微外伤、关节结构失稳、内分泌失调等因素有关。组织病理变化主要见于软骨。关节软骨受损后,表面不规则,使其下骨质受力不均匀而破坏及发生反应性硬化。关节面的边缘可形成骨赘,原因不清楚,组织学上为成熟的骨质,活动期其远端有软骨。软骨改变主要为水含量减少、表层侵蚀或磨损而引起软骨变薄,严重的可完全被破坏而剥脱。关节液通过关节软骨微小缺损,长久压迫其下方组织可引起关节软骨下滑液囊肿形成。肉眼可见受累软骨变色,呈褐灰色或黄灰色,变薄。初期尚光滑,随后软骨面变为粗糙,以后出现侵蚀、囊变和不同程度的溃疡,导致局部肿胀、龟裂、软骨大面积脱落,暴露软骨下骨。囊变周围是致密纤维组织和反应性新生骨,其内可有黏液。囊变的关节面侧常有裂隙。晚期可见关节内游离体,游离体多由软骨退行性变、碎片脱落而来,并可发生钙化及骨化。

### (二)临床表现

本病可分为原发性和继发性两类。原发者多见于老年人,为随年龄增长关节软骨退行性变的结果,好发于承重关节或多动关节;而继发性者则发生于原有基础病变的关节,如创伤、感染、先天畸形或局部缺血等导致关节软骨发生损伤变性。主要症状为关节疼痛及压痛、关节活动受限、关节畸形及骨摩擦音(感)等。其中,关节疼痛及压痛最常见,在各个关节均可出现,其中以膝、髋及指间关节最常见;疼痛常在活动后加重,休息后好转,常与天气变化有关,寒冷、潮湿环境均可加重疼痛。可出现关节晨僵,但持续时间通常不超过 30min。

### (三)影像学表现

1.X 线表现

(1)关节间隙变窄:为最常见的早期征象。

(2)软骨下骨质硬化:为关节软骨下广泛的密度增高,在邻近关节面区最为显著,向骨干侧逐渐减轻;后期软骨下囊变很常见,可以单个或数个并存,表现为圆形、类圆形透亮区,边缘清楚,常有窄硬化带(图 7-39)。

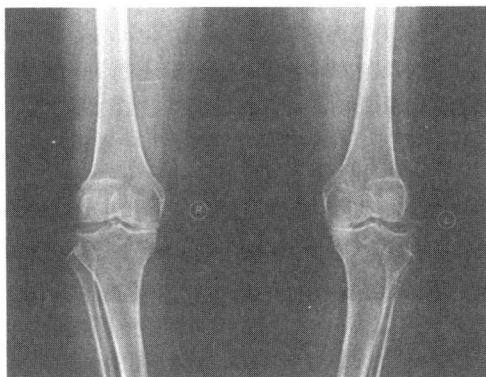

**图 7-39　双膝关节原发性退行性骨关节病**

**注**　X 线正位片示双膝关节面骨质硬化、不光滑,边缘骨赘形成,关节间隙不均匀变窄。

(3)滑膜关节退行性变还可以引起滑膜增生,关节囊肥厚,韧带增生、钙化和骨化,关节盂、关节唇骨化。

(4)骨赘形成:骨赘早期可表现为关节面边缘变锐利,随后表现为关节面周缘的骨性突起,呈唇样或鸟嘴样(图 7-40)。

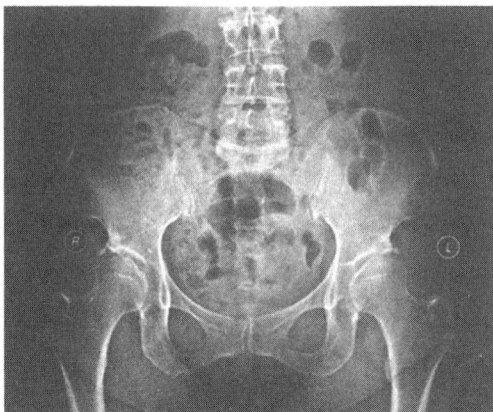

**图 7-40　双髋关节原发性退行性骨关节病**

注　X线正位片示双髋关节面骨质增生硬化,边缘骨赘形成,可见游离体,关节间隙不均匀稍狭窄。

(5)严重者晚期出现关节失稳、关节变形、游离体等。临床症状往往与 X 线表现的严重程度不相关。

2.CT 表现

CT 常能显示常规 X 线检查不能显示的一些骨关节部位的重叠结构,检查复杂关节时扫描线与关节面垂直或薄层 CT 扫描后冠状面和(或)矢状面三维重建显示病变较好,如脊柱、髋关节等。CT 显示骨性关节面、关节面下骨小梁和关节内游离体等明显好于 X 线检查,敏感性和特异性高,是检查和诊断退行性骨关节病的理想方法。后期出现滑膜炎、关节积液时,CT比 X 线检查敏感,表现为关节囊扩张,其内为均匀液体密度影。

3.MRI 表现

采用 $T_1WI$、$T_2WI$、脂肪抑制 $T_2WI$ 及 STIR 序列等检查序列,可发现退行性骨关节病的早期变化,MRI 是唯一可以直接清楚显示关节软骨的影像学方法,软骨的信号改变在矢状位和冠状位脂肪抑制 $T_2WI$ 上显示最佳。早期软骨肿胀在 $T_2WI$ 上表现为高信号;随后,软骨内出现小囊、表面糜烂和小溃疡,MRI 上显示关节软骨增厚或变薄,信号不均匀;后期局部纤维化在 $T_2WI$ 上呈低信号,软骨变薄甚至剥脱。MRI 同时还可显示关节面下的骨和松质骨改变,表现为囊变或水肿,脂肪抑制 $T_2WI$ 呈高信号,$T_1WI$ 呈低信号(图 7-41)。

**(四)诊断**

典型表现为关节间隙变窄,以承重区明显。骨性关节面硬化、模糊、不规则,关节边缘增生形成唇样或鸟嘴样骨赘。晚期骨性关节面下可见单发或多发圆形、类圆形囊肿,边界清晰,常伴有硬化边。关节囊、肌腱和韧带附着处可见钙化,关节内可见游离体。

**(五)鉴别诊断**

退行性骨关节病需与类风湿关节炎和强直性脊柱炎相鉴别。

1.类风湿关节炎

类风湿因子阳性,好发于手、足小关节,对称性受累,以近端指间关节侵蚀为主,滑膜增厚及血管翳形成显著,而非肌腱韧带附着点炎,累及中轴关节只侵犯颈椎,外周关节为对称性多关节炎。

2.强直性脊柱炎

好发于青年男性。绝大多数患者 HLA-B27 阳性,最早侵犯骶髂关节,脊柱呈竹节状强直而非横行骨赘及骨桥,椎间小关节早期受累、间隙变窄或强直、周围韧带及关节囊钙化骨化,椎间隙一般无改变。主要表现为肌腱、韧带附着点炎症,骶髂关节侵蚀、缺损和关节面下硬化,脊柱呈典型竹节状改变。

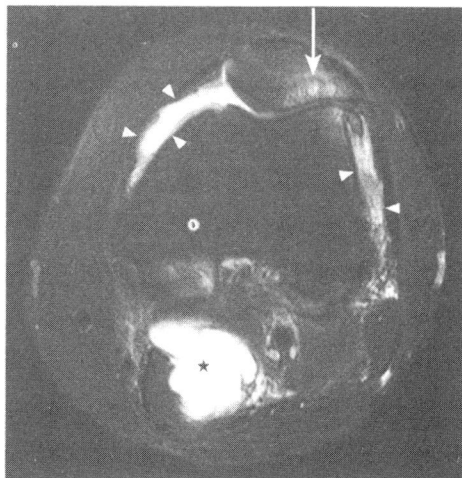

**图 7-41　髌骨软骨退行性变**

注　MRI脂肪抑制 $T_2WI$ 轴位示髌骨关节面局部软骨变薄、缺损,可见软骨下骨囊肿及骨髓水肿信号(箭头),关节间隙变窄、边缘骨赘形成;关节积液及滑膜增厚(三角形),腘窝 Baker 囊肿(五角星)。

# 二、强直性脊柱炎

强直性脊柱炎是一种病因不明的慢性非特异性、以主要侵犯中轴关节及进行性脊柱强直为主的炎性疾病,为血清阴性脊椎关节病中最常见的一种。多见于青年男性,有明显家族发病倾向。

## (一)分级

1.骶髂关节炎 X 线分级

0级:正常。

Ⅰ级:可疑或极轻微的骶髂关节病变。

Ⅱ级:轻度异常,可见局限性侵蚀、硬化,关节间隙无改变。

Ⅲ级:明显异常,至少伴有以下一项改变:近关节区硬化、关节间隙变窄或增宽、部分强直。

Ⅳ级:严重异常,完全性关节强直。

2.骶髂关节炎 CT 分级

0级:正常。

Ⅰ级:可疑病变,关节面模糊。

Ⅱ级:轻度异常,关节面模糊、硬化。

Ⅲ级:明显异常,关节面呈现锯齿状,弥漫性硬化,关节面下囊变增多,关节间隙狭窄。

Ⅳ级:严重异常,骶髂关节骨性强直,骨质疏松,韧带部侵蚀囊变更为显著。

3.骶髂关节炎 MRI 分级

0级:未见炎性变化。

Ⅰ级:关节出现炎性水肿,关节面下骨髓水肿。

Ⅱ级:关节出现软骨中断,髂骨、骶骨内脂肪抑制高信号。

Ⅲ级:关节面侵蚀、硬化,大片骨髓水肿,关节间隙狭窄。

Ⅳ级:关节面硬化非常严重,关节强直。

### (二)影像学表现

1.X 线及 CT 表现

本病往往自骶髂关节开始。为双层对称性受累,向上逐渐扩展至脊柱。少数病变自颈椎或下胸椎开始,向下扩延。

(1)骶髂关节改变:从骶髂关节的下 2/3 处开始,早期关节边缘模糊,主要发生在关节的髂骨侧,骶骨侧改变较轻,因关节面的侵蚀破坏致关节间隙增宽,继而关节面呈锯齿状或串珠状破坏,周围骨质硬化。病变进一步发展,整个关节间隙逐渐变窄、消失,骶髂关节发生骨性强直,有粗糙的条束骨小梁交错通过关节,而软骨下骨硬化带缓慢消失,病变趋于停止。骶髂关节病变多呈双层对称性。

(2)脊柱改变:往往于椎体前部发生骨炎、骨质破坏和硬化。关节突间小关节有糜烂和软骨下骨化。椎间盘纤维环外层钙化,可波及前纵韧带深层,并延伸至椎体边缘,形成韧带赘,呈与椎体终板垂直的细条状影。至病变晚期可出现广泛的椎旁软组织钙化和椎体间骨桥,脊柱呈竹节状强直。在前后位片上,两侧椎间小关节的关节囊和关节周围韧带钙化,呈两条平行的纵行致密"轨道状"影,而棘上韧带钙化则为循棘突间的单条正中致密带。脊柱强直后椎体显示骨质疏松。脊柱常呈后凸畸形,后凸最显著处多在胸腰段交界处。强直性脊柱炎可发生寰枢椎半脱位,但其发生率较类风湿关节炎低。

(3)髋关节改变:髋关节是强直性脊柱炎最常侵犯的外周关节,发生率高达 50%,多为双侧受累。X 线表现为髋关节间隙变窄,关节面有骨质破坏,股骨头轴性移位,关节面外缘特别在股骨头与股骨颈交界处有骨赘形成,最终可发生骨性强直。关节局部骨质无普遍脱钙征象。幼年性强直性脊柱炎髋部症状出现最早,其 X 线改变也早于骶髂关节病变。

(4)胸骨改变:胸骨柄、体间关节病理基础与骶髂关节改变类似,有边缘糜烂,并可发生关节强直。

(5)耻骨联合和坐骨结节改变:与骶髂关节处改变类似,在女性患者中,耻骨骨炎较严重,但发生骨性强直罕见。坐骨结节处有骨侵蚀和附丽病改变。附丽病是指肌腱、关节囊、韧带于骨附着处的骨化和骨质侵蚀改变,常见于坐骨结节、髂骨嵴、坐骨耻骨支、股骨大小粗隆、跟骨结节等处。X 线表现为具有骨密度的细条索状影至骨面伸向附近的韧带、肌腱,宛如浓厚的胡须,以病变晚期更为明显,并有局部骨质侵蚀。

2.MRI 表现

骶髂关节有典型滑膜关节炎的 MRI 表现。关节血管翳为长 $T_1$、长 $T_2$ 信号,明显强化,与侵蚀灶相延续。MRI 发现强直后脊柱骨折比平片敏感,并能显示出脊髓受累情况等。

### （三）诊断标准

(1)有不同程度腰背痛史。

(2)持续 3 个月以上。

(3)清晨时僵硬(活动后或抗感染治疗后症状有所缓解)。

(4)HLA-B27 阳性。

(5)有强直性脊柱炎家族史。

(6)具有以上 2～3 项者。

### （四）影像学表现

X 线表现为早期骶髂关节间隙正常、关节变毛糙、模糊、硬化,关节融合;病情进一步发展,关节软骨和关节面破坏,关节间隙不规则;晚期出现关节间隙完全消失。CT 征象为骶髂关节毛糙模糊,受侵蚀。MRI 表现为骨突关节滑膜炎,关节间隙模糊,骨突骨髓水肿。增强扫描后可见强化表现,棘突韧带水肿,棘突骨髓也可见水肿表现,可明确诊断(图 7-42)。

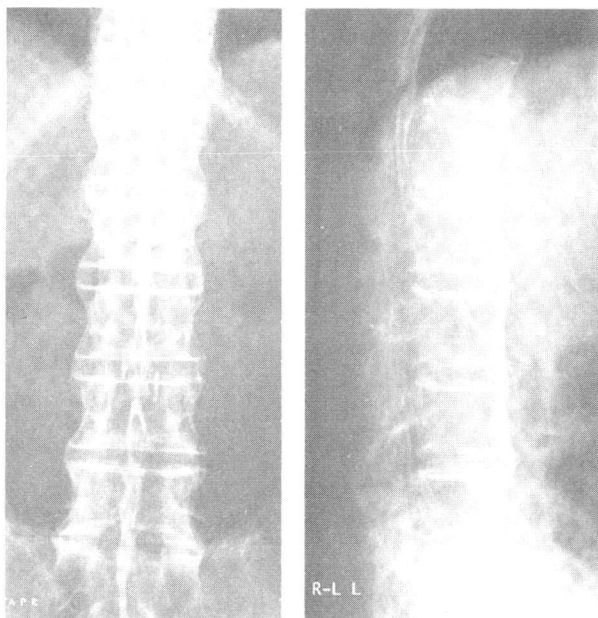

图 7-42　强直性脊柱炎

### （五）鉴别诊断

(1)类风湿关节炎以中年女性多见,AS 青年男性多见。

(2)类风湿关节炎类风湿因子(＋),而 AS 类风湿因子(－)。

(3)类风湿关节炎病变主要累及四肢小关节,出现骶髂关节炎时,仅在疾病进展期,以骨质疏松破坏为主。

# 三、类风湿关节炎

类风湿关节炎是一种慢性全身性自身免疫性疾病,可同时侵犯多处关节,机体其他器官或组织也可以受累;以对称性、进行性关节病变为其主要特征。病因不明。多见于中年妇女。手足小关节好发。

## (一)MRI 评分系统(RAMRIS)

### 1.类风湿关节炎滑膜炎评分方法

(1)观察范围:腕关节包括 3 个部位(远侧尺桡关节、桡腕关节、腕骨间关节及掌腕关节),手部包括(第 2~5 掌指关节及第 2~5 近端指间关节,第 1 掌指关节及指间关节除外)。

(2)计分方法:分为 4 个等级,0 分为正常,1~3 分(轻、中、重),1 分为强化范围达滑膜总体积或厚度的 1/3,2 分为强化范围达滑膜总体积或厚度的 2/3,3 分为强化范围达滑膜总体积或厚度的全层。

### 2.骨侵蚀评分方法

(1)观察范围:每块骨骼(腕关节:腕骨、桡骨远端、尺骨远端、掌骨基底部;掌指关节:掌骨头、近节指骨基底部;指间关节:指骨头和指骨基底部)。

(2)计分方法:根据侵蚀骨占被评价骨的容积分为 1~10 分,1 分骨侵蚀的体积为 0~10%,2 分为 11%~20%,3 分为 21%~30%,以此类推,对于长骨,被评价骨容积从关节面(如果关节面缺失,在其估计的最佳位置)到深 1cm 处。腕骨则是其整块骨头。

### 3.骨髓水肿计分方法

每块骨骼单独计分,根据水肿占骨体积的比例分为 0~3 分,0 分为无水肿,1 分为<33% 的骨髓水肿,2 分为 34%~66% 的骨髓水肿,3 分为 67%~100% 的骨髓水肿。

## (二)影像学表现

### 1.X 线及 CT 表现(图 7-43)

(1)关节周围软组织肿胀:呈对称性,最常见于近侧指间关节,其次为掌指关节和腕关节的尺侧。

(2)关节邻近骨质疏松。

(3)骨膜增生:起初,呈层状新骨形成,继而呈一致性增厚,并与骨皮质融合,通常限于邻近关节部。

(4)关节间隙变窄:是关节软骨破坏的结果。常见于指间关节、腕关节、膝关节和肘关节。

(5)骨侵蚀和假囊肿形成:骨侵蚀常显示为关节皮质面的边缘性破坏、表浅性侵蚀、中断,近侧指间关节出现最早。手骨的改变对早期的诊断十分重要。假囊肿最常见于关节软骨下方。常呈多发、较小的透亮影,周边有骨硬化,最后可为骨质充填。

(6)关节脱位与半脱位:寰枢椎半脱位常见,并可是早期唯一的表现。脱位以指间关节、掌指关节和肘关节为著,常造成手指向尺侧偏斜畸形,是本病的典型晚期表现。

(7)滑膜囊肿:常见于膝关节、髋关节和肩关节,其他关节也可发生。滑膜囊肿为正常滑膜的延伸或为关节囊破裂的结果,CT 易于诊断。

**2.MRI 表现**

在骨侵蚀出现之前即可出现炎性滑膜的强化;能显示充填在侵蚀灶内的血管翳,表现为长 $T_1$、长 $T_2$ 信号,有明显的强化,与关节内血管翳相延续;根据动态测量滑膜体积及骨侵蚀病灶的改变可以判断病变活动性。

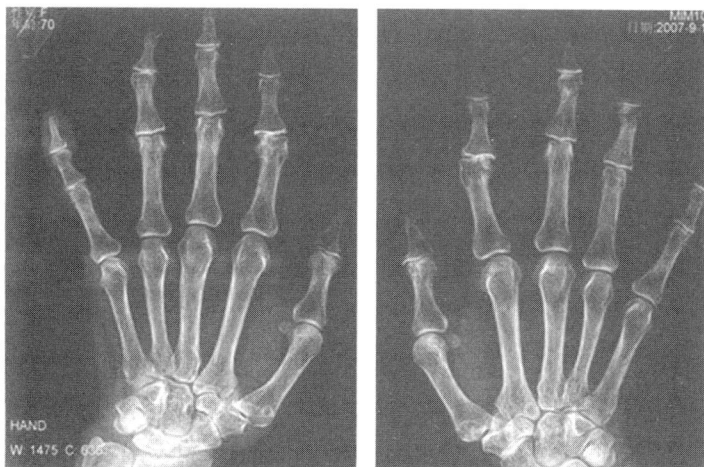

图 7-43 类风湿关节炎

**(三)诊断**

对称性四肢小关节,特别是近端指间关节和掌指关节及腕关节常受侵犯。早期表现为关节肿胀、关节间隙变窄、骨质疏松及关节面和关节面下骨质破坏;晚期表现为关节脱位、半脱位畸形及纤维性或骨性强直。MRI $T_1WI$ 及 $T_2WI$ 上呈低到中等信号强度的滑膜炎性改变,增强 MRI 血管翳强化,提示活动性病变,而关节积液不强化。

**(四)鉴别诊断**

**1.银屑病关节炎**

有银屑病皮损表现,常侵犯远端指间关节,类风湿因子阴性,有特殊的 X 线表现,如"笔帽"样改变。

**2.骨性关节炎**

侵犯远端指间关节,以骨质增生、关节面硬化、关节间隙狭窄为主。发病年龄多为 50 岁以上人群。

(王星伟)

# 第七节 脊柱疾病

## 一、颈椎病

颈椎病是指颈椎的椎间盘退行性改变及其继发病理改变累及周围组织结构(神经根、脊髓、椎动脉、交感神经等),并出现相应的临床表现。

退行性病变是颈椎最常见的病因,程度从轻度到重度不等。有时影像学表现不一定与患者的临床症状一致。随着现代生活方式的普及,如计算机、空调的广泛使用,造成颈椎病的患病率不断上升,且发病年龄有年轻化的趋势。

(1)颈椎间盘突出病理分型见图 7-44。

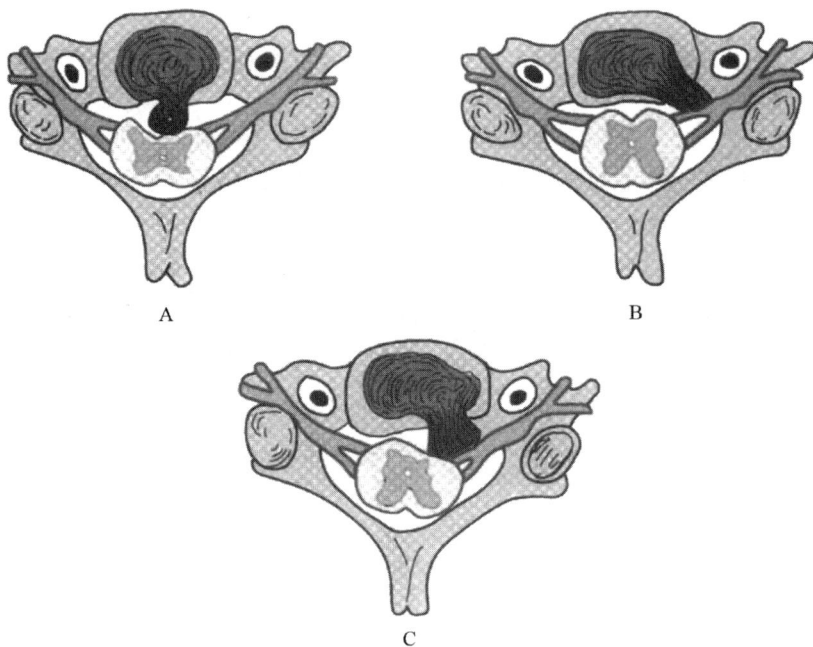

**图 7-44　颈椎间盘突出病理分型**

注　A.中央型。B.侧方型。C.中央旁型。

(2)颈椎间盘突出症的矢状面 MRI 分型见图 7-45。

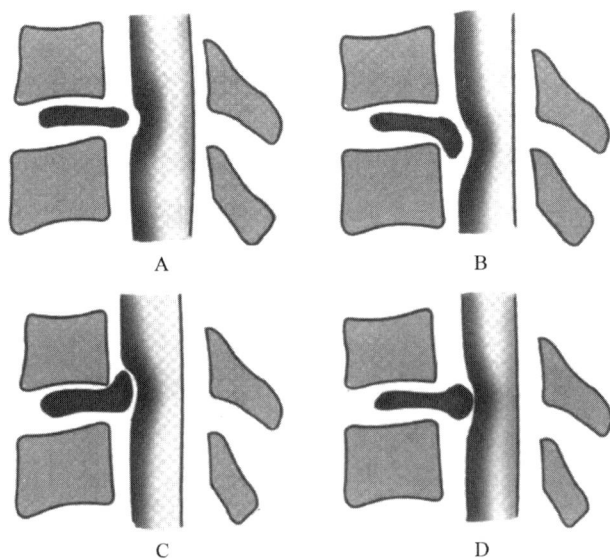

**图 7-45　颈椎间盘突出症的矢状面 MRI 分型**

注　A.单纯后突型。B.下移突出型。C.上移突出型。D.上下移突出型。

## 二、腰椎间盘突出症

腰椎间盘突出症是指腰椎间盘发生退行性变以后,在某种外力作用下纤维环部分或全部破裂,连同髓核一并向外突出,压迫神经根或脊髓等组织引起腰痛和一系列神经症状的疾病。

### (一)分型

**1.椎体型**

分为前缘型和正中型。

**2.椎管型**

分为中央型、中央旁型和外侧型。

### (二)影像学表现

**1.X线表现**

无特异性,有些征象可提示诊断。

(1)椎间盘变窄或前窄后宽。

(2)椎体后缘唇样肥大增生、骨桥形成或出现游离骨块。

(3)脊柱生理弯曲异常或侧弯。

**2.CT表现**

(1)直接征象:①椎间盘后缘向椎管内局限性突出,密度与相应椎间盘一致,形态不一,边缘规则或不规则;②突出的椎间盘可有大小、形态不一的钙化,多与椎间盘相连,上下层面无连续性;③髓核游离碎片多位于硬膜外,密度高于硬膜囊;④Schmorl结节表现为椎体上(下)缘、边缘清楚的隐窝状压迹,多位于椎体上下缘中后1/3交界部,常上下对称出现。其中心密度低,为突出的髓核及软骨板,外周为反应性骨硬化带。

(2)间接征象:①硬膜外脂肪间隙变窄、移位或消失;②硬膜囊前缘或侧方及神经根受压移位,CTM有助于显示蛛网膜下隙、脊髓及神经根受压征象;③周围骨结构改变,突出髓核周围反应性骨质硬化。

**3.MRI表现**

(1)直接征象。

1)髓核突出:突出于低信号纤维环之外,呈扁平形、圆形、卵圆形或不规则形。信号强度依髓核变性程度而异,一般呈等$T_1$、中长$T_2$信号,变性明显者呈短$T_2$信号。髓核突出与未突出部分之间多有一"窄颈"相连。

2)髓核游离:髓核突出于低信号的纤维环之外,突出部分与髓核本体无联系。游离部分可位于椎间盘水平,也可移位于椎间盘上(下)方的椎体后方。

3)Schmorl结节:为一特殊类型的椎间盘突出,表现为椎体上(下)缘半圆形或方形压迹,其内容与同水平髓核等信号,周边多绕一薄层低信号带。

(2)间接征象:①硬膜囊、脊髓或神经根受压,表现为局限性弧形受压,与突出的髓核相对应,局部硬膜外脂肪间隙变窄或消失;②受压节段脊髓内等或长$T_1$、长$T_2$异常信号,为脊髓内

365

水肿或缺血改变;③硬膜外静脉丛受压、迂曲,表现为突出层面椎间盘后缘与硬膜囊之间出现短条或弧形高信号;④相邻骨结构及骨髓改变。

腰椎间盘 $L_{3/4}$ 突出的影像学表现见图 7-46。

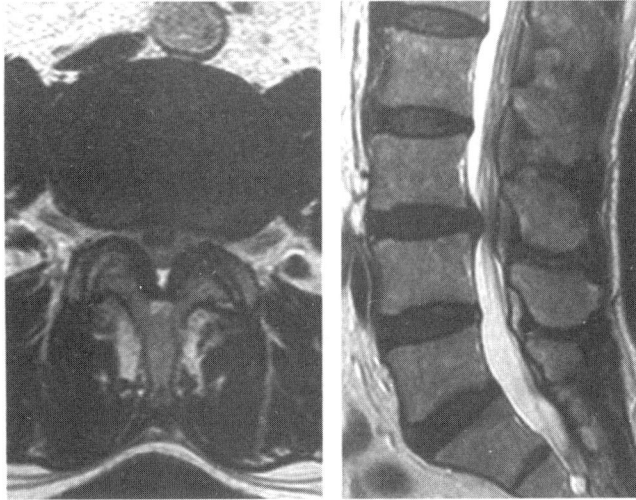

图 7-46　腰椎间盘 $L_{3/4}$ 突出的影像学表现

# 三、脊柱骨折

脊柱骨折占全身骨折的 $5\%\sim6\%$,以胸腰段脊柱骨折最多见,常伴有脊髓或神经损伤,严重者甚至引起截瘫、死亡。高处坠落伤、交通伤和摔伤是脊柱损伤的常见原因。

## (一)临床表现

脊柱骨折在临床工作中十分常见,分为次要损伤和重要损伤。前者包括单纯横突、棘突、关节突和椎弓根峡部骨折,这类骨折一般不引起神经损伤及脊柱畸形;后者包括压缩或楔形骨折、爆裂性骨折、安全带骨折及骨折—脱位型脊椎骨折,常见于下颈椎及胸腰椎损伤。常见的寰枢椎损伤包括寰枢椎关节脱位、寰椎骨折和枢椎齿状突骨折等。

脊柱骨折按照稳定程度又分为稳定性骨折和不稳定性骨折。Ferguson 分类将脊柱划分为 3 条纵行柱状结构,即前柱、中柱及后柱。前柱包括前纵韧带及椎体、椎间盘的前 2/3;中柱包括椎体、椎间盘的后 1/3 及后纵韧带;后柱为脊椎骨附件,骨性结构包括椎弓根、椎板、关节突、横突和棘突,软组织为椎间关节的关节囊、黄韧带、棘间韧带和棘上韧带。凡是累及 2 柱以上的损伤均为不稳定性骨折。

X 线、CT 和 MRI 检查是脊柱骨折的重要影像学检查方法,因为脊柱骨折损伤复杂,病情危急,所以需要对这些检查方法进行优选,及时、准确地诊断各种类型的脊柱骨折,从而为临床治疗方案的选择及预后判断提供重要根据。

## (二)影像学表现

1.X 线表现

(1)压缩或楔形骨折:胸腰椎最常见,占所有胸腰椎骨折的 48%。损伤机制为脊柱过屈,引起前柱的压缩。表现为椎体前侧上部终板塌陷,皮质断裂,而后柱正常,导致椎体压缩呈楔形,椎体内可见横行不规则线状致密带。上、下椎间隙一般保持正常。

(2)爆裂性骨折:占所有脊柱骨折的14%,常可压迫脊髓。损伤机制为椎体的轴向压缩,形成上和(或)下部终板粉碎性骨折。前、中柱都受累,并有骨碎片突入椎管,同时也可有后柱受累。X线检查对该型骨折显示欠满意,常可误诊为压缩性骨折。

(3)安全带骨折:多见于车祸,占全部脊柱骨折的5%。其机制为以安全带为支点上部躯干前屈,后柱与中柱受到牵张力而破裂。X线片上,骨折线横行经过棘突、椎板、椎弓与椎体,后部张开,棘突间隙增宽。

(4)骨折—脱位:占全部脊柱骨折的16%,而其中有75%可引起神经受损。受伤机制为屈曲加旋转和剪切力,三柱都有损伤。平片上,主要显示椎体脱位、关节突交锁,常伴骨折。

(5)寰枢椎损伤:寰枢椎骨折及旋转性脱位在X线片上较难显示。在侧位X线片上,寰椎前弓后缘与枢椎齿状突前缘的距离超过3mm,儿童超过4mm或张口位枢椎齿状突距寰椎两侧块关节间隙不对称时,要考虑存在寰枢椎脱位。

2.CT表现

(1)CT显示爆裂性骨折最佳,能清晰显示椎体后上部分碎裂骨折碎片突入椎管内情况,矢状面重建有助于显示椎管狭窄情况(图7-47)。

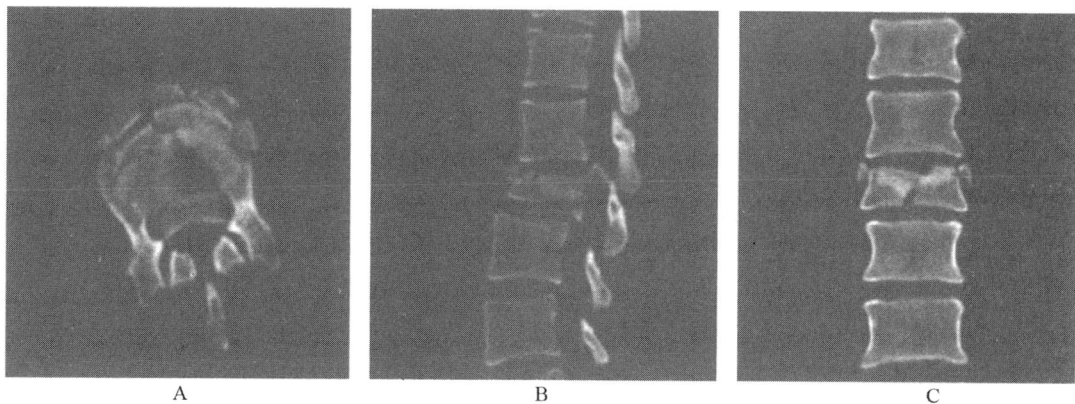

图 7-47 L$_2$椎体爆裂性骨折

**注** 患者,男,29岁,高处坠落伤致腰背部疼痛伴双下肢活动障碍10h。A.L$_2$椎体见多条不规则骨折线,后缘见骨折碎片影突入椎管内。B.L$_2$椎体明显压缩变扁,后部骨折碎片突入椎管内。C.L$_2$椎体塌陷,左右两侧见骨折碎片影突出。

(2)椎板、小关节骨折在CT及三维重建上能更准确地显示。

(3)CT薄层扫描、多平面重建及三维重建可以更精确地显示寰枢椎的关系及损伤情况,包括寰椎骨折、枢椎齿状突骨折、寰枢关节脱位等(图7-48)。

3.MRI表现

(1)MRI可显示急性期骨髓水肿,在STIR序列及T$_2$WI脂肪抑制序列上呈明显高信号。

(2)MRI显示椎体的移位、椎管狭窄情况最佳。脊髓受压,脊髓水肿、挫伤可见T$_2$WI高信号,出血呈低信号(图7-49)。

(3)MRI可显示棘上、棘间及黄韧带撕裂及邻近软组织水肿,呈长T$_2$信号改变。

## （三）诊断

根据外伤病史和 X 线片可以诊断大多数骨折,CT 显示爆裂性骨折、寰枢椎骨折最佳,多平面重建及三维重建可以更精确地显示骨折及脱位情况等。MRI 对于脊髓损伤及软组织损伤的显示非常敏感。

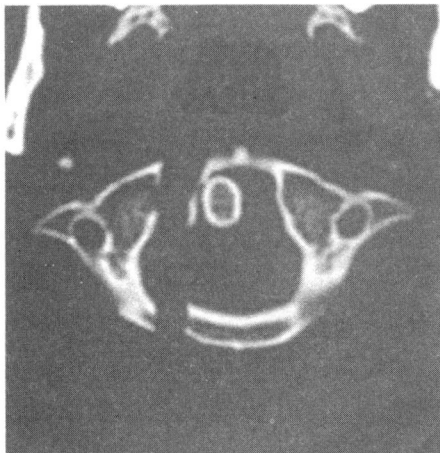

**图 7-48　寰椎骨折伴寰枢椎脱位**

　注　患者,女,25 岁,颈部外伤致颈部疼痛 1d。CT 薄层扫描示寰椎右侧前弓及后弓骨质不连,断端移位,枢椎齿突与左右两侧块间距不对称,提示寰枢椎脱位。

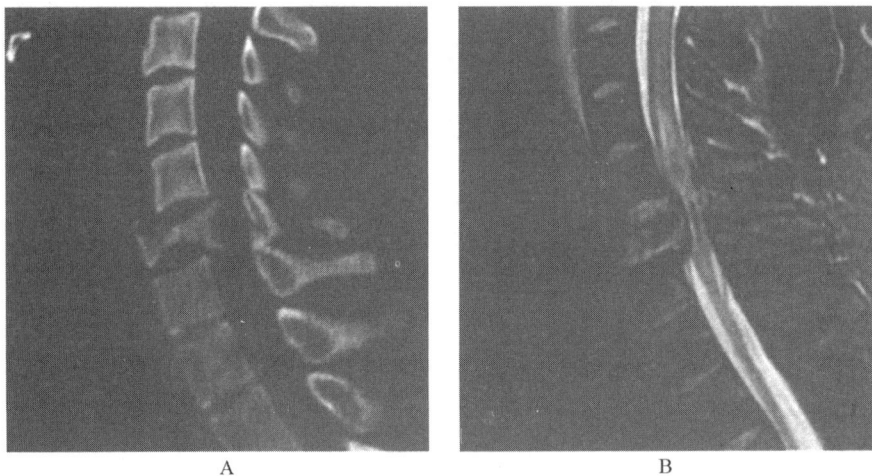

A　　　　　　　　　　　　　　　B

**图 7-49　颈 6 椎体爆裂骨折伴颈脊髓损伤**

　注　患者,男,19 岁,颈部外伤致双手麻木、四肢活动障碍 1d。A.CT 示颈 6 椎体变扁,椎体后部突入椎管内。B.MRI 脂肪抑制 $T_2WI$ 可见局部颈髓受压,髓内见条片状长 $T_2$ 信号及短 $T_2$ 信号,提示脊髓损伤、少许出血。

（王星伟）

# 第八章　乳腺

## 第一节　正常影像表现

### 一、乳腺的发育及解剖

乳房是皮肤特殊分化的器官,是位于胸大肌前方的半球形突出物。乳房由乳腺组织、结缔组织和脂肪组织构成。其中,乳腺是皮肤的附属腺体,为复管泡状腺。

#### (一)乳房的发育

女性乳房的大小和形态随年龄变化较大。在青春期,乳房开始发育,成年未哺乳女性的乳房呈半球形,紧张并富有弹性,重 150～200g。由于乳房内部结缔组织和脂肪组织含量不同,因此不同个体乳房大小及形态有所差异。在妊娠期和哺乳期,由于激素影响使腺体组织增殖、发育,乳房增大,可呈球形。哺乳停止后,激素迅速下降,腺体组织和结缔组织逐渐分解、减少,乳腺萎缩,乳房减小。更年期后,性激素的分泌急剧减少,导致乳腺小叶萎缩,脂肪组织含量减少,乳房体积显著减小。

#### (二)乳房的解剖

乳房位于胸大肌和胸肌筋膜的表面,介于胸骨旁线和腋中线之间,自上起于第 2～3 肋水平,止于第 6～7 肋水平。乳房与胸肌筋膜之间的间隙,称为乳房后间隙,内有疏松结缔组织和淋巴管,但无大血管,因此,可以保证乳房轻度移动,在隆胸术中,有利于假体的植入。乳腺癌时,肿块侵及胸大肌,乳房后间隙消失,活动度减低,乳房被固定在胸大肌上,乳房外上极狭长伸向腋窝的部分形成乳房腋尾部,称为 Spence 腋尾。

乳房由乳腺组织、结缔组织和脂肪组织构成。皮肤表面局部有局限性隆起,称为乳头,通常位于第 4 肋间隙或第 5 肋骨与锁骨中线相交处。乳头表面有许多小窝,内有输乳孔。乳头周围颜色较深的区域,称为乳晕。乳晕表面有许多小隆起,称为乳晕腺,可分泌脂性物质来润滑乳头,防止皮肤较薄的乳头和乳晕受损、感染。妊娠期和哺乳期,乳头及乳晕因色素沉着,颜色加深。脂肪组织和纤维组织走行于乳腺腺体之间,乳腺腺体被结缔组织分隔成 15～20 个乳腺叶,每个乳腺叶又分为若干个乳腺小叶。每个乳腺叶有一条排泄管,称为输乳管。输乳管在接近乳头处形成局限性膨大,称为输乳管窦,其末端变细开口于乳头,哺乳期乳液大量堆积此处,易导致炎症。乳腺叶和输乳管均以乳头为中心呈放射状走行,故乳房脓肿切开引流时应做放射状切口,以免损伤输乳管,乳房后间隙脓肿应在乳腺下缘做一弧形切口引流。乳腺的外侧为浅筋膜浅层,内侧为浅筋膜深层,浅筋膜包裹乳腺的同时,向皮肤和胸肌筋膜发出细小的纤维束固定和支持乳腺,称为乳房悬韧带或库珀韧带。乳腺癌时,癌细胞侵及乳房悬韧带,使局部的结缔组织增生,导致乳房悬韧带缩短,牵拉乳房表面皮肤内陷,形成"酒窝征"(图 8-1)。

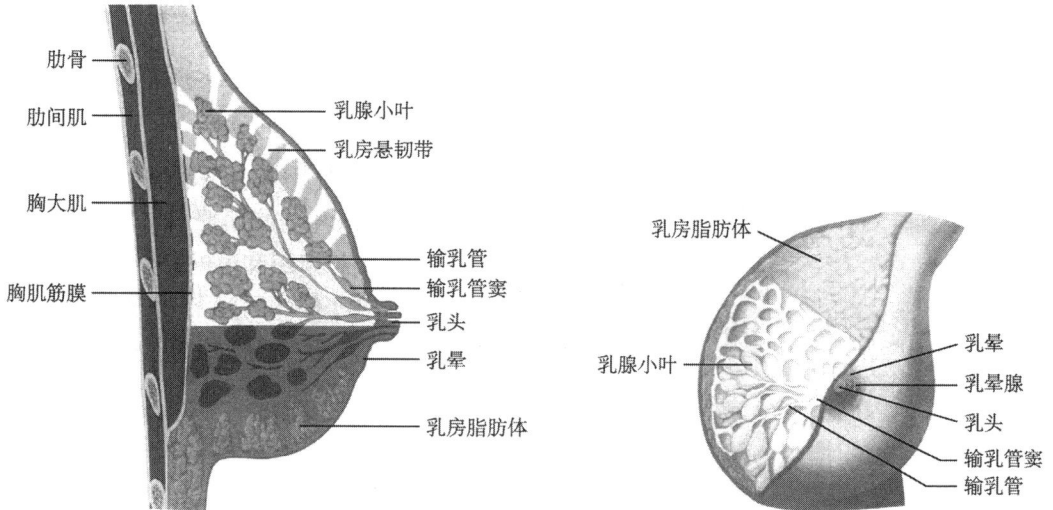

图 8-1　乳房的解剖

### (三)乳腺的淋巴引流

乳腺的淋巴主要注入腋淋巴结,引流方向主要有 5 个。

(1)乳腺外侧部和中央部的淋巴管注入胸肌淋巴结。

(2)上部的淋巴管注入尖淋巴结和锁骨上淋巴结。

(3)内侧部的淋巴管注入胸骨旁淋巴结。

(4)内侧部的浅淋巴管与对侧乳房的淋巴管交通,深部的淋巴管注入胸肌间淋巴结。

(5)内下部的淋巴管通过腹壁和膈下的淋巴管与肝的淋巴管交通(图 8-2)。

乳腺癌侵及淋巴管时可引起乳腺淋巴回流受阻,导致皮肤淋巴水肿,从而使乳腺局部皮肤呈"橘皮样"改变。

### (四)乳腺的分区

通常将乳腺划分为 6 个区域:以乳头的中心画一条水平线和一条垂直线将乳腺分为外上、外下、内下、内上 4 个区域;乳头、乳晕为中央区;乳腺的外上方有一角状突出部分指向腋窝部,为腋尾区(图 8-3)。

## 二、X 线 检 查

乳腺是一终身变化的器官,乳腺发育情况、年龄、月经周期、妊娠、经产情况、哺乳以及内分泌等多种因素均可对乳腺 X 线表现产生影响,因而观察和分析时除运用双侧比对方法外(在正常情况下,大多数人两侧乳房的影像表现基本对称,仅少数人不对称),还需密切结合年龄、生育史、临床及体检所见。正常乳腺各结构 X 线表现分述如下。

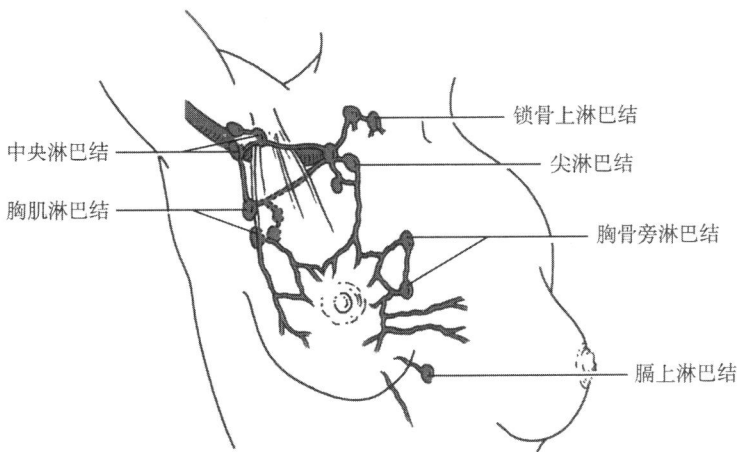

**图 8-2　乳腺的淋巴引流示意图,可见乳腺各方向引流淋巴管**

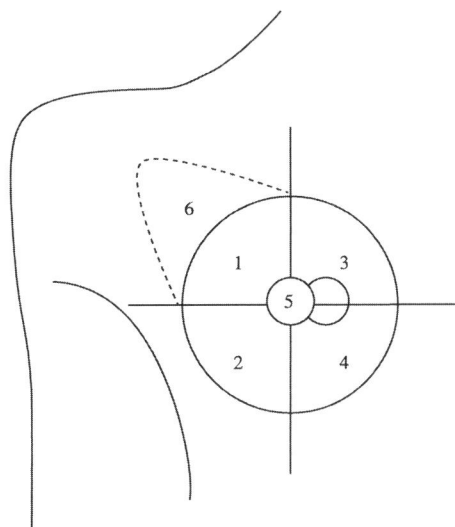

**图 8-3　乳腺的分区**

**注**　1.外上区(象限);2.外下区(象限);3.内上区(象限);4.内下区(象限);5.中央区;6.腋尾区。

**1.乳头**

乳头位于锥形乳腺的顶端和乳晕的中央,密度较高,大小不一,但一般两侧等大。

**2.乳晕**

乳晕呈盘状,位于乳头周围,乳晕区皮肤厚度为 1～5mm,较其他部位的皮肤稍厚。

**3.皮肤**

皮肤呈线样影,厚度均一,但在下后方邻近胸壁反褶处的皮肤略厚。皮肤的厚度因人而异,为 0.5～3mm。

**4.皮下脂肪层**

通常表现为皮肤下方厚度为 5～25mm 透亮的低密度带,其内交错、纤细而密度较淡的线样影为纤维间隔、血管和悬韧带。皮下脂肪层厚度随年龄及胖瘦不同而异:年轻致密型乳腺此层较薄,肥胖者则此层较厚,脂肪型乳腺的皮下脂肪层与乳腺内脂肪组织影混为一体(图 8-4)。

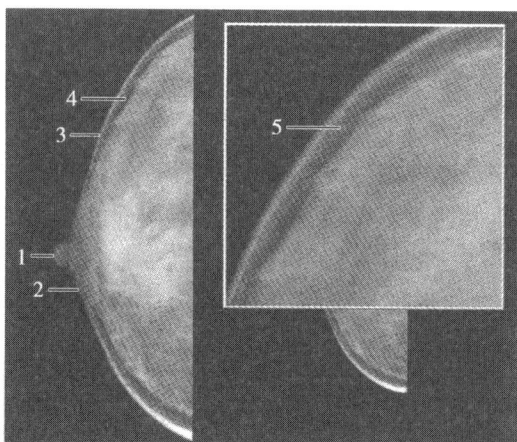

**图 8-4　乳腺解剖结构 X 线表现**

注　1.乳头;2.乳晕;3.皮肤;4.皮下脂肪层;5.悬吊韧带。

5.纤维腺体组织

X 线上的纤维腺体影是由许多小叶及其周围结缔组织间质重叠、融合而成的片状致密影,边缘多较模糊。通常,纤维腺体组织的 X 线表现随年龄增长而有较大变化。

(1)年轻女性或中年未育者:因腺体及结缔组织较丰富,脂肪组织较少,X 线表现为整个乳腺呈致密影,称为致密型乳腺(图 8-5A)。

(2)中年女性:随着年龄增加,腺体组织逐渐萎缩,脂肪组织增加,X 线表现为散在片状致密影,其间可见散在的脂肪透亮区,称为中间混合型乳腺。

(3)生育后的老年女性:整个乳腺大部或几乎全部由脂肪组织、乳导管、残留的结缔组织及血管构成,X 线上较为透亮,称为脂肪型乳腺(图 8-6A)。

6.乳导管

正常人有 15～20 支输乳管即乳导管,开口于乳头,呈放射状向乳腺深部走行。X 线平片上有时可显示大导管,起自乳头下方,呈线样放射状向乳腺深部走行,但也可表现为均匀密度的扇形影而无法辨认各支导管。X 线平片上乳腺导管表现的线样影同结缔组织构成的线样影难以鉴别,可统称为乳腺小梁。乳腺导管造影能清楚地显示大导管及其分支导管。

7.乳腺后脂肪

乳腺后脂肪位于乳腺纤维腺体层后方、胸大肌前方,与胸壁平行,X 线上表现为线样透亮影,厚度 0.5～2mm,向上可达腋部。在 X 线片上,乳腺后脂肪的显示率较低。

8.血管

X 线上在乳腺上部的皮下脂肪层内多能见到线状静脉影,静脉的粗细因人而异,一般两侧大致等粗。未婚妇女静脉多较细小,生育及哺乳后静脉增粗。乳腺动脉在致密型乳腺多不易显示,在脂肪型乳腺有时可见迂曲走行的动脉影。动脉壁钙化时,呈双轨或柱状表现。

9.淋巴结

乳腺内淋巴结一般不能显示,偶尔可呈圆形结节影,直径多小于 1cm。X 线上常见的淋巴结多位于腋前或腋窝软组织内,根据其走向与 X 线投照的关系可呈圆形、椭圆形或蚕豆状的环形或半环形影,边缘光滑。淋巴结的一侧凹陷称为"门"部,表现为低密度区,此处有较疏松的结缔组织,血管、神经和淋巴管由此进出淋巴结。正常淋巴结大小差异较大,当淋巴结内含有大量脂肪即脂肪化时可至数厘米。

由于正常乳腺的 X 线表现个体间差异很大,缺乏恒定的 X 线类型,目前尚无统一的分型标准。国内外许多学者对正常乳腺进行了分型。美国放射学院制定的乳腺影像报告和数据系统(BI-RADS)将乳腺分为 4 型:脂肪型(乳腺内几乎全部为脂肪组织,纤维腺体组织<25%)(图 8-6A)、散在纤维腺体型(乳腺内散在纤维腺体组织占 25%～50%)、不均质纤维腺体型(乳腺呈不均匀致密表现,纤维腺体组织占 51%～75%)、致密型(乳腺组织非常致密,纤维腺体组织>75%)(图 8-5A)。这种分型的主要意义在于说明 X 线对不同乳腺类型中病变检出的敏感性不同,对发生在脂肪型乳腺中病变的检出率很高,而对发生在致密型乳腺中病变的检出率则有所降低,临床医生了解这一点很重要。

# 三、MRI 检查

乳腺 MRI 表现因所用脉冲序列不同而有所差别。

## (一)脂肪组织

通常在 $T_1WI$ 和 $T_2WI$ 上呈高和中高信号,而在脂肪抑制序列上均呈低信号,增强检查几乎无强化。

## (二)纤维腺体组织和乳导管

在 $T_1WI$ 和 $T_2WI$ 上,结缔组织和腺体组织通常不能区分;$T_1WI$ 上表现为较低或中等信号,与肌肉大致呈等信号;$T_2WI$ 上,表现为中等信号(高于肌肉,低于液体和脂肪);在 $T_2WI$ 脂肪抑制像上则呈中等或较高信号。乳腺类型不同,MRI 表现有所差异。

1.致密型乳腺(图 8-5B)

纤维腺体组织占乳腺的大部或全部,$T_1WI$ 为低或中等信号,$T_2WI$ 上为中等或稍高信号,周围是较高信号的脂肪组织。

2.脂肪型乳腺(图 8-6B)

主要由高或较高信号的脂肪组织构成,残留的部分条索状乳腺小梁在 $T_1WI$ 和 $T_2WI$ 上均表现为低或中等信号。

3.散在纤维腺体型和不均质纤维腺体型

乳腺的表现介乎脂肪型与致密型之间。动态增强 $T_1WI$ 扫描时,正常乳腺实质通常表现为轻度、渐进性强化,增强幅度不超过强化前信号强度的 1/3,如在月经期或经前期也可呈中度甚至重度强化表现。

## (三)皮肤和乳头

乳房皮肤厚度大致均匀,增强后呈程度不一渐进性强化。乳头双侧大致对称,呈轻至中等程度渐进性强化。

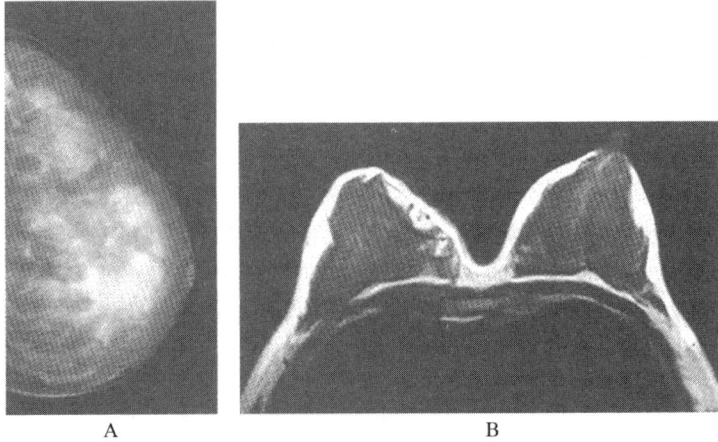

图 8-5　致密型乳腺

注　A.X 线平片。B.MRI。

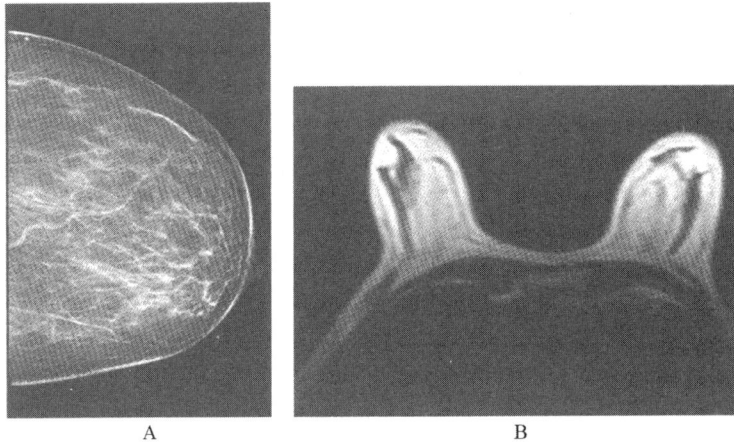

图 8-6　脂肪型乳腺

注　A.X 线平片。B.MRI。

（王星伟）

# 第二节　乳腺炎性疾病

## 一、急性乳腺炎

急性乳腺炎多见于初产妇的产后第 3~4 周。病原菌常为金黄色葡萄球菌，少数为链球菌感染。主要感染途径有两种：①细菌自擦破或皲裂的乳头进入，沿淋巴管蔓延至乳腺的间质内，引起化脓性蜂窝织炎；②细菌自乳头侵入后沿乳管至乳腺小叶，在滞积的乳汁中迅速繁殖，导致急性炎症。

### （一）临床表现与病理

急性乳腺炎患者常有典型症状及体征。可有寒战，发热，患乳肿大，表面皮肤发红、发热，并有跳痛及触痛,常可合并同侧腋窝淋巴结肿大、压痛。炎症区可很快发生坏死、液化而形成乳腺脓肿。脓肿可向外溃破,也可穿入乳管,使脓液经乳管、乳头排出。实验室检查常有白细胞总数及中性粒细胞数升高。

急性乳腺炎一般不做乳腺的活检或切除手术,仅少数患者合并其他肿瘤或病变时,做乳房切除术。早期界面不清楚,暗红、灰白色相间,质地软,有炎性渗出物或脓性流出,晚期可形成界限清楚的脓肿。镜下基本表现为软组织急性化脓性炎症。早期乳腺小叶结构存在,乳腺及导管内乳汁淤积,大量中性粒细胞浸润。病变发展,局部组织坏死,小叶结构破坏,形成大小不一的脓肿灶,并液化。病变进一步进展,小脓肿互相融合,形成乳腺脓肿。随着炎症局限,组织细胞聚集,成纤维细胞及新生血管增生,最后形成纤维瘢痕。

### (二)影像学表现

1.X 线表现

患者疼痛无法承受乳腺的压迫以获得满意图像,因此急性乳腺炎不推荐 MG 检查。

(1)急性乳腺炎最常见的表现为皮肤及乳腺小梁增厚、水肿。

(2)腺体局部或弥漫性增高致密,小梁结构模糊不清。

(3)当 MG 可见水肿时,通常同时会见到脓肿形成,表现为边界清楚或模糊的圆形肿块,有时也可表现为毛刺肿块,脓肿内偶尔见到积气影。

(4)病变内可见钙化,钙化形态为典型良性或中间型。

(5)病程迁延不愈时,还可见瘘管形成,表现为皮下条形密影与病变相连(图 8-7)。

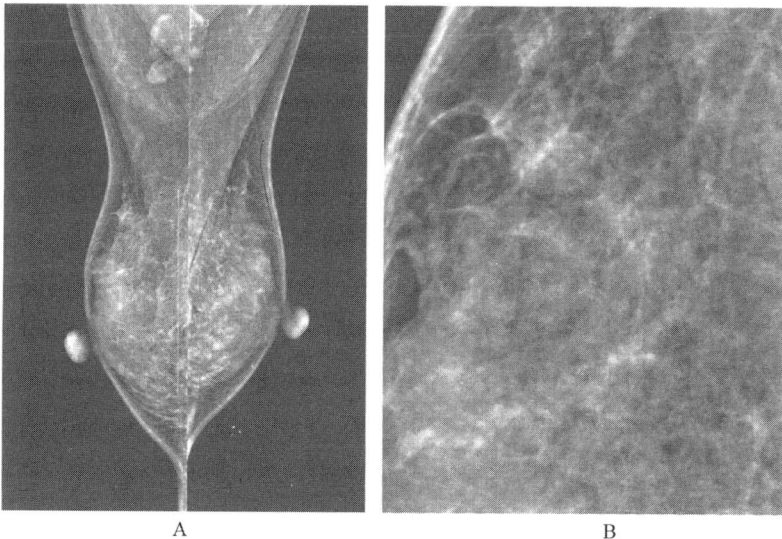

A        B

**图 8-7 急性乳腺炎 X 线图像**

**注** 患者,女,33 岁。右乳外上象限局限性致密,内见多枚细小密集钙化,钙化形态较单一。

2.MRI 表现

(1)乳晕、皮肤增厚,皮下水肿,病变区多位于乳晕周围,脂肪抑制 $T_2WI$ 呈片状高信号,DWI 不受限或轻微受限,尤其多 b 值 DWI 扫描病变随 b 值增高而信号明显衰减,动态增强为非肿块强化,TIC 曲线多为 1 型。

（2）脓肿形成时于 $T_1WI$ 表现为等信号肿块伴周围低信号（相对于脓肿而言）水肿带，$T_2WI$ 为高信号，信号明亮与脓肿内水分多少有关。

（3）增强扫描脓肿边缘环形强化，有时周围组织也会出现强化，强化曲线可为 1 型或 2 型。

（4）DWI 图像：脓肿腔弥散受限呈高信号，ADC 图也呈高信号改变，据此与乳腺恶性肿瘤鉴别（图 8-8）。

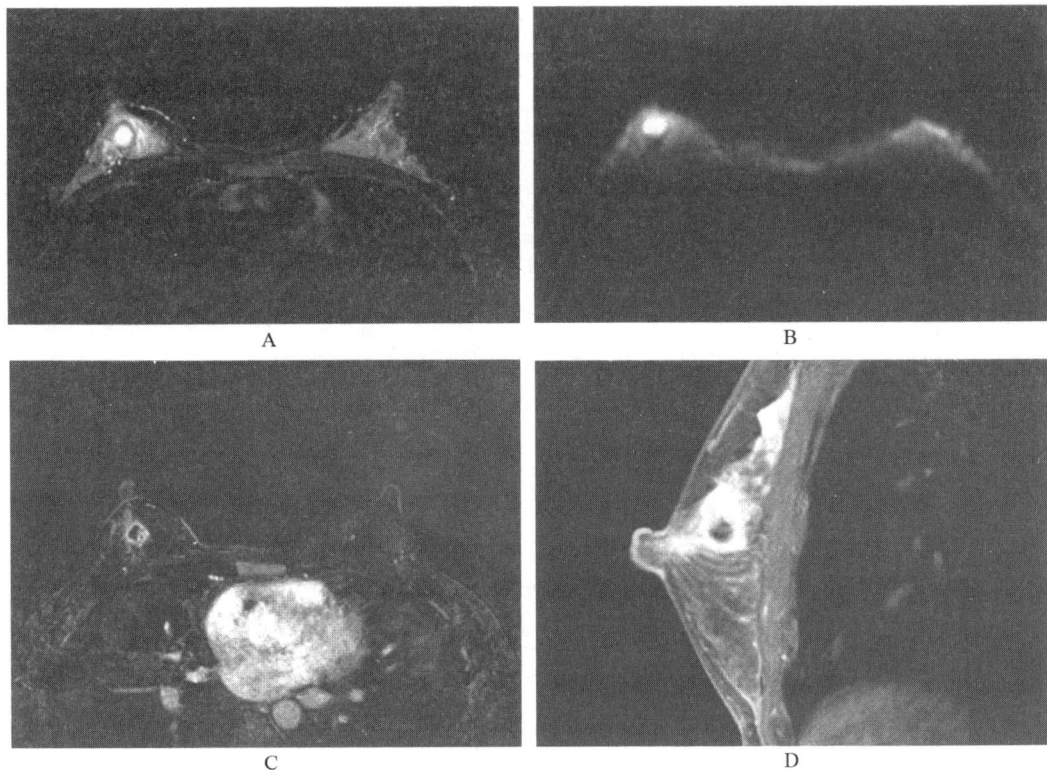

图 8-8　急性乳腺炎 MRI 图像

　　注　与图 8-6 为同一患者，右乳外上象限见脓肿形成，脂肪抑制 $T_2WI$ 脓壁为等信号、脓腔为高信号，脓肿周围见片状高信号水肿，DWI 脓腔呈高信号，动态增强脓肿边缘强化，注意内壁光滑，TIC 曲线为 2 型。

3.综合影像表现

乳腺皮肤增厚、腺体水肿，腺体近乳晕区低回声肿块，伴患者感染症状。

（三）鉴别诊断

急性乳腺炎最重要的鉴别诊断是炎性乳腺癌。炎性乳腺癌多发生在绝经后，也有 20％ 为妊娠期或哺乳期患者，病情发展快，常短期侵犯整个乳房，并在早期发生转移，患者预后差。二者临床表现与影像学表现有重叠，尤其是在哺乳期发病，据报道误诊率可达 50％；炎性乳腺癌一般没有发热、白细胞增多等全身感染症状，乳腺水肿范围广泛，可累及整个乳房；炎性乳腺癌 MG 除可见乳晕皮肤增厚、皮下水肿、腺体密度增高外，部分病例可见到肿块及恶性钙化征象；B 超可见皮下脂肪层内特征性的卵石样回声，病变内血流丰富、走行不规则，RI＞0.7；MRI 上炎性乳癌非肿块强化多位于背侧，可累及胸大肌，动态增强于早期即快速强化，TIC 曲线多为 2 型或 3 型，同时可见皮肤异常强化。

当急性乳腺炎表现为无症状肿块时,需与肿块型乳腺癌鉴别,当肿块内出现气体影提示脓肿诊断,MRI可见脓肿脂肪抑制 $T_2WI$ 明显高信号,DWI弥散受限呈高信号,此为脓肿特点,乳腺癌肿块实质部分 $T_2WI$ 为等、低信号,DWI受限呈明显高信号,肿块中心坏死区 $T_2WI$ 为高信号,DWI不受限为低信号,与脓肿不同;增强后二者均可环形强化,脓肿壁较光滑,中心坏死区无明显强化,而乳腺癌壁不光整,可见壁结节,且中心区可见强化。

## 二、浆细胞性乳腺炎

浆细胞性乳腺炎(PCM)是一种少见的非细菌性乳腺炎,以导管周围大量浆细胞浸润为特征,有学者将其称为乳腺导管扩张症,也有学者认为其与导管扩张症为同一种疾病的不同时期,PCM伴有导管扩张,但乳腺导管扩张症不一定都会发展成PCM。与化脓性乳腺炎不同,浆细胞性乳腺炎多发生于非哺乳期、非妊娠期或绝经期妇女,发病原因尚不清楚,可能与乳腺发育不良或其他原因(如哺乳、外伤、手术等)所致乳管堵塞有关,也有学者认为与自身免疫和内分泌功能失调有关,有学者曾培养出厌氧菌,认为其在病变的发生、发展中起到重要作用;临床上主要表现为非哺乳期乳腺炎,乳头可见稠厚渣样溢液或单纯表现为乳腺痛性肿块,病程较长时可见皮肤瘘管形成,当患者表现为乳头凹陷、乳腺质硬肿块伴皮肤粘连时与乳腺癌鉴别困难。

### (一)病理

主要累及较大导管,受累导管高度扩张,分泌物潴留淤积,脂质外溢,刺激导管周围组织产生炎症,导管周围可见大量浆细胞等炎症细胞浸润,伴纤维组织增生、纤维化(图8-9)。

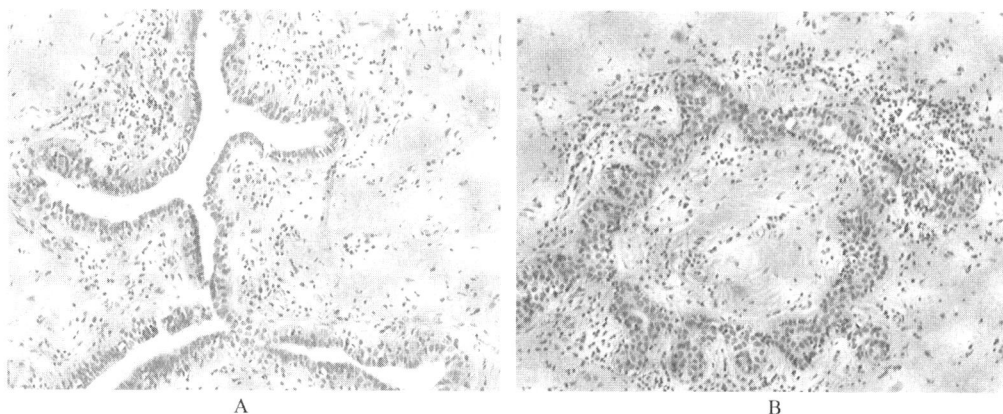

A                                                                    B

图8-9 浆细胞性乳腺炎病理(镜下)

### (二)影像学表现

了解浆细胞性乳腺炎的病理特点,有助于理解其影像学表现,病变主要位于乳头、乳晕下区或在乳晕附近,表现为乳腺导管扩张,超过3mm,伴周围或扩张导管远端的炎性渗出,当患者以肿块为主要表现时,表现为类圆形肿块,边界清或不清,当伴有纤维增生时可表现为毛刺状,晚期有瘘管形成,病变常伴有乳头回缩,晚期时更加显著,腋窝淋巴结常肿大。

1.X线表现

(1)早期表现为乳晕皮肤增厚、皮下水肿等非特异性炎症改变。

（2）乳腺 X 线对扩张的导管显示不佳，只有当管腔内含有脂肪物质而呈高度透亮时才可显示。

（3）沿乳导管走行方向分布的砂粒状、圆点状（＞1mm）或粗棒状钙化为导管扩张的特征性间接征象（图 8-10）。

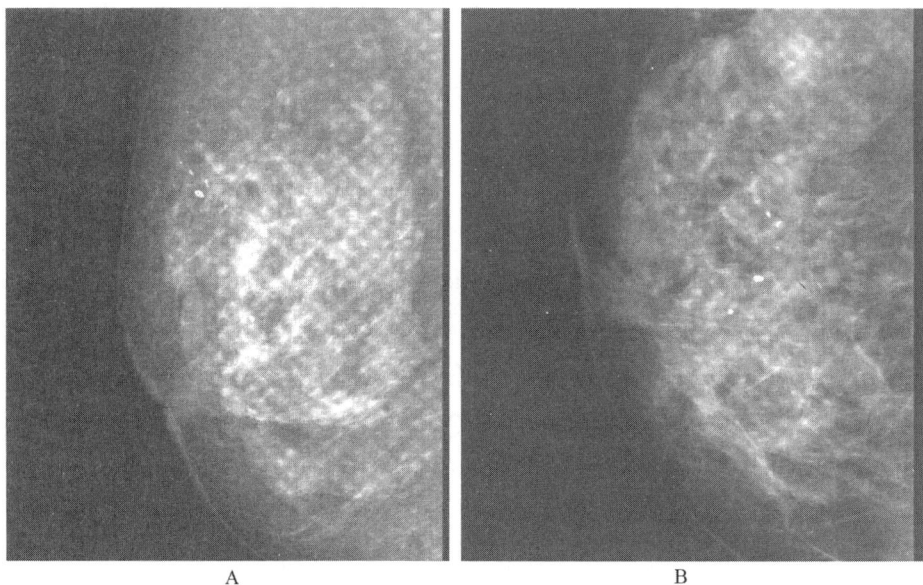

**图 8-10 浆细胞性乳腺炎 X 线表现**

**注** 患者，女，59 岁。近 1 年出现双乳头凹陷，临床触及 3cm×4cm 肿块，MG 右乳上份 12 点位置见局限性致密，内见多枚圆形、粗棒状钙化。

（4）乳腺实质可见非对称致密、结构扭曲，肿块或脓肿形成后可见边界清楚或模糊的圆形、椭圆形高密度肿块，密度均匀或不均匀，边界清或不清；当肿块形态不规则、有毛刺，伴乳头凹陷、乳内或腋下淋巴结肿大时，与乳腺癌鉴别困难。

2.MRI 表现

浆细胞性乳腺炎的 MRI 表现报道较少。

（1）乳晕下大导管扩张，以脂肪抑制 $T_2WI$ 序列和增强矢状位显示为佳。

（2）以非特异炎症为表现时，可见皮肤增厚、皮下水肿，乳晕下区斑片状长 $T_1$、长 $T_2$ 信号灶，增强后呈非肿块强化。

（3）脓肿或肿块形成时，表现为乳腺实质内单发或多发软组织信号，脓腔形成时 $T_2WI$ 呈高信号、周围脓腔壁为环状低信号，增强后壁环形强化，瘘管形成时呈低信号管状与肿块相连。

（4）TIC 为 1 型或 2 型。

（5）DWI：信号及 ADC 值介于正常乳腺组织与乳腺癌之间。

（6）常伴患侧乳头凹陷（图 8-11）。

3.综合影像表现

病变主要位于乳头、乳晕下区或乳晕附近，表现为乳腺导管扩张，伴有周围炎性渗出或肿块，晚期瘘管形成，乳头回缩，腋窝淋巴结常肿大。

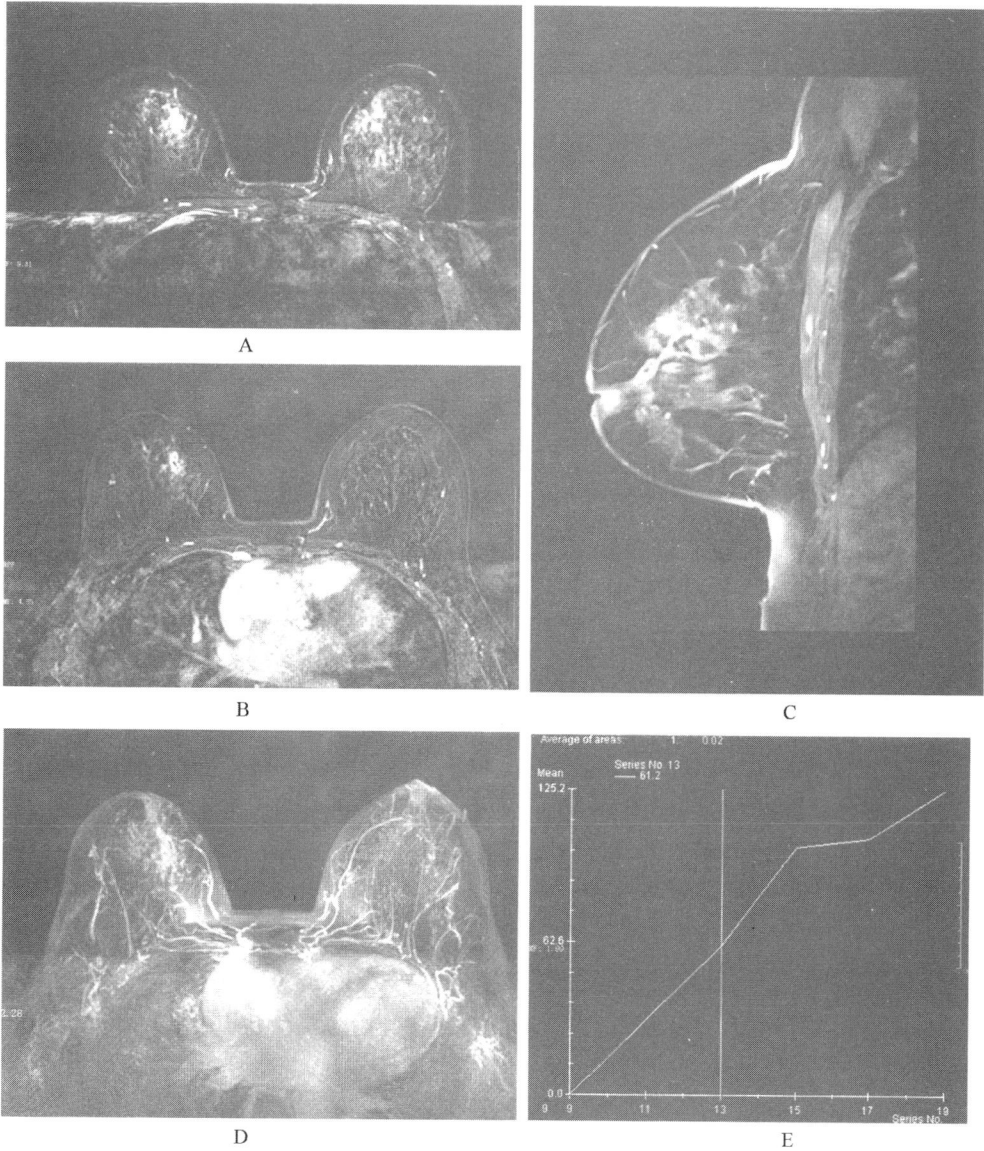

图 8-11 浆细胞性乳腺炎 MRI 图像

注 与图 8-10 为同一患者,脂肪抑制 $T_2WI$ 见右乳晕后偏内份乳管扩张呈高信号,周围见斑片状稍高信号,动态增强后见右乳晕周及上份非肿块强化,乳晕后扩张导管壁也见强化,强化为渐进型,TIC 曲线为 1 型。

### (三)鉴别诊断

病变表现为急性炎症改变时,需与化脓性乳腺炎鉴别。后者除乳腺局部红、肿、痛外,还会有发热、白细胞计数升高等全身反应,多有近期哺乳史,抗感染治疗有效。浆细胞性乳腺炎发生在非哺乳、非妊娠期及绝经期妇女,常有乳头凹陷等发育异常,乳腺溢液为带臭味的黏稠渣样物,病变主要位于乳晕周围,US 可见大导管扩张、管腔内见不同回声的沉屑。

表现为毛刺肿块时需与炎性乳腺癌、浸润性乳腺癌鉴别,浆细胞性乳腺炎肿块多位于乳晕下,US 表现为乳腺后单发或多发实性或囊实性结节,实性成分可见血流信号,但血流阻力指数<0.7,而乳腺癌外上象限好发,肿块血流丰富,可见深入肿块内的肿瘤血管,US 表现为不规则肿块,纵横比>1,肿瘤血流流速及阻力高;MRI 可以清楚地显示扩张导管及多发脓肿,脂肪抑制 $T_2WI$ 呈高信号,DWI 轻度受限呈略高信号,ADC 值介于正常及乳腺癌之间,增强检查肿块为良性强化特征,形成脓肿时呈环形壁强化,脓肿壁光滑;乳腺癌肿块实质部分 $T_2WI$ 为等、低信号,DWI 受限呈明显高信号,动态增强扫描明显不均匀强化,TIC 为 2 型或 3 型;需要指出的是,只要病变征象可疑,即需进行活检明确。

## 三、非特异性慢性肉芽肿性乳腺炎

非特异性慢性肉芽肿性乳腺炎(ICGM)是乳腺少见的一种原因不明的炎性疾病,组织学特征是局限于乳腺小叶的非干酪性肉芽肿,且无微生物感染证据。主要发生原因是,导管上皮损伤导致管腔内富含蛋白的分泌物及脂肪溢漏到乳腺小叶间质,引起自身免疫反应。其他原因包括未发现的不明微生物、口服避孕药、生育反应。ICGM 通常发生在育龄妇女。典型表现为乳腺肿块,可能合并疼痛,皮肤增厚,窦道形成或者腋窝淋巴结肿大。初诊时由于多数表现为单侧肿块或局灶性腺病,且临床及既往病史与炎性感染无关,常疑为乳腺癌。

### (一)病理

ICGM 组织学上典型特征是,非干酪性肉芽肿,周围混杂着中性粒细胞,炎性浸润主要呈小叶性分布。主要为小叶内炎性浸润,也会超过小叶间隔,主要是组织细胞、少量单核细胞、多核巨细胞浸润,肉芽肿内无干酪灶,多数有小脓肿(图 8-12),特殊染色细菌、抗酸杆菌、真菌染色阴性。由于表现有重叠,需要与一些疾病鉴别,包括微生物感染(细菌,分枝杆菌,真菌),结节病,创伤性脂肪坏死,囊肿破裂,浆细胞性乳腺炎,韦格纳肉芽肿,乳腺癌,异物反应。

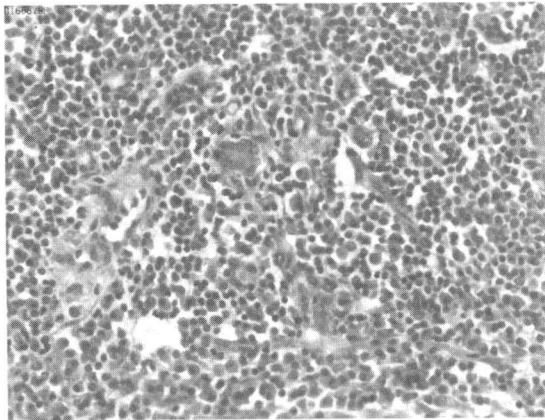

图 8-12 非特异性慢性肉芽肿性乳腺炎的病理(镜下)

注 病变呈小叶范围分布,可见多核巨细胞、淋巴细胞、上皮样细胞组成的肉芽肿结构。

### (二)影像学表现

1.X 线表现

乳腺 X 线摄影征象被认为是无特征性。征象包括局灶性不对称致密影,边界不清的不规则肿块,多发小肿块。其中边界不清的局灶性不对称致密影是最常见的征象。主要是单侧发生,多数发生在乳腺周边。少见征象包括分叶状或不规则肿块,受累乳腺弥漫性密度增高。可见淋巴结肿大,皮肤增厚,皮下脂肪浑浊(图 8-13)。

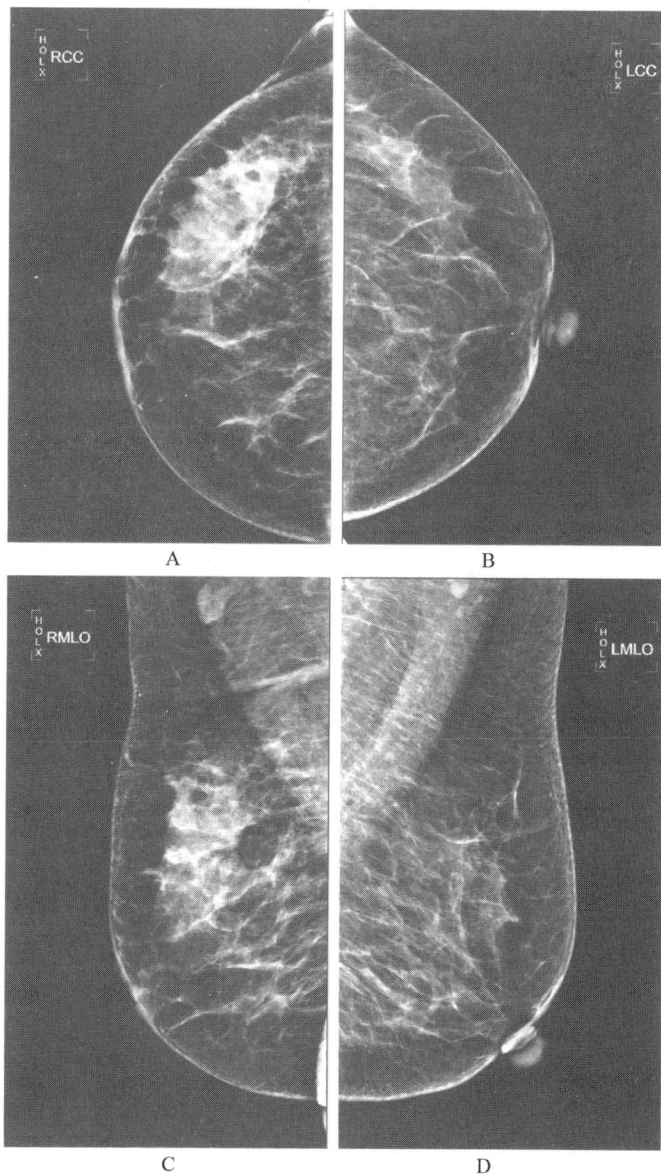

**图 8-13 非特异性慢性肉芽肿性乳腺炎的 X 线表现**

注 A.右乳 CC 位。B.左乳 CC 位。C.右乳 MLO 位。D.左乳 MLO 位。右乳外上象限局灶性不对称致密影,皮下脂肪浑浊,皮肤增厚,乳头凹陷。

2.MRI 表现

非肿块样强化较常见,其分布呈节段性、导管样和局灶性。可呈均匀或不均匀强化。簇状、网状或点状强化少见。部分呈葡萄样不均匀强化。可呈肿块,多数呈圆形且边界光滑,其中多数呈环状强化。均匀或不均匀强化以及分隔强化少见(图 8-14)。

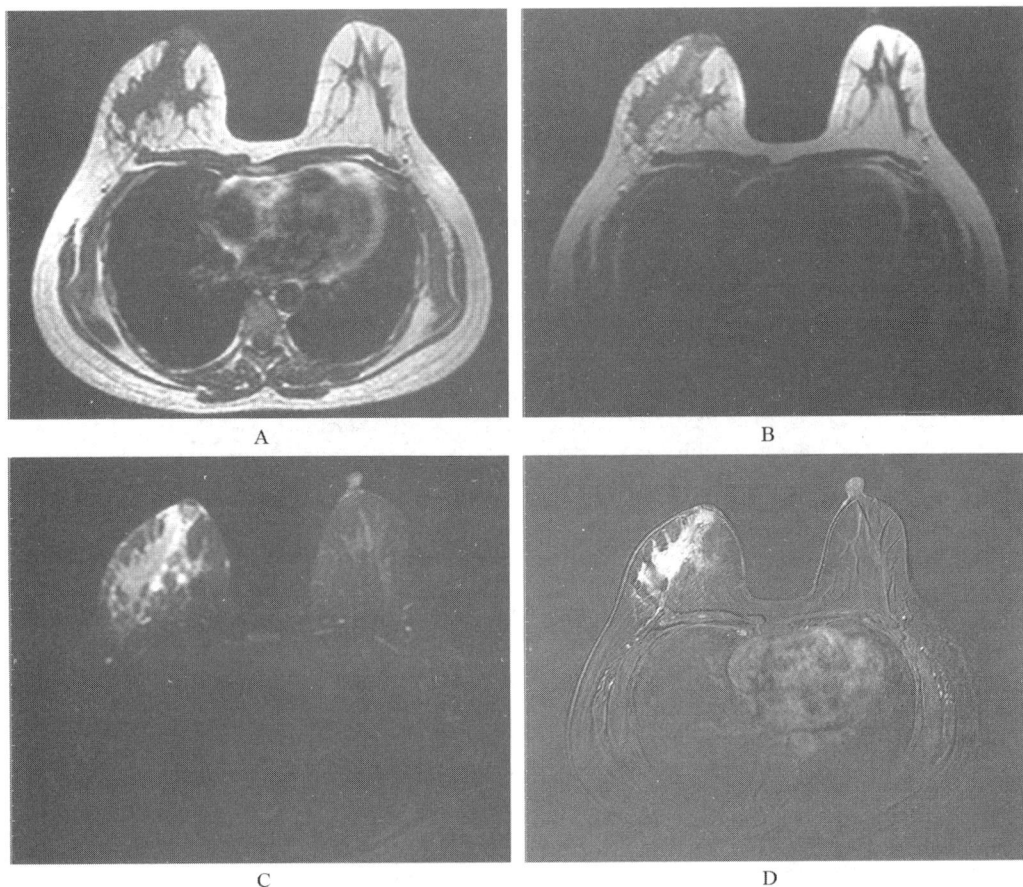

图 8-14　非特异性慢性肉芽肿性乳腺炎的 MRI 表现

注　A.T₁WI 示右乳外上象限片状低信号。B.T₂WI 右乳外上象限片状高信号。C.T₂WI 脂肪抑制序列示右乳腺内及皮肤见片状水肿,皮肤增厚,乳头凹陷。D.T₁WI 增强扫描示右乳外上见节段性分布非肿块样强化。

3.综合影像表现

多为单侧发病,病变多位于周边。病变具有多样性。可以发现皮肤增厚,皮下脂肪改变,腋窝淋巴结肿大。

（三）鉴别诊断

（1）乳腺癌,特别是炎性乳腺癌:病变范围一般较大,皮肤改变广泛且明显,有肿块的较多。MRI IGM 较多有环形强化。乳腺癌也可呈环形强化,强化环较厚且不规则,DWI 呈高信号,ADC 值较低。炎症疾病环形强化较多见强化分隔,DWI 中央高信号,ADC 值较低。IGM 动态曲线呈流入型和平台型较多见,少数为流出型。

（2）浆细胞性乳腺炎:年龄偏大,常并发乳头发育不良,乳头凹陷。常见乳腺导管扩张。病变在乳晕周围较多。

（3）慢性感染性脓肿:有急性感染期病史,哺乳期发病多见,抗感染治疗有效,最终诊断依赖脓液抽吸细菌学检查。

（4）脂肪坏死:有外伤史,MRI 可发现不强化的脂肪成分。

（王星伟）

# 第三节　乳腺增生与囊性肿瘤疾病

## 一、乳腺囊性增生症

乳腺囊性增生症(BCH)是临床上一组既非肿瘤又非炎症的病变,以间质纤维组织和上皮不同程度增生、末梢导管和腺泡扩张为特点的良性乳腺结构不良。

### (一)病理基础

包括非增生型纤维囊性变和增生型纤维囊性变。前者不会演变成乳腺癌。导管和腺泡上皮的增生,尤其是不典型增生则被视为癌前病变(图 8-15)。

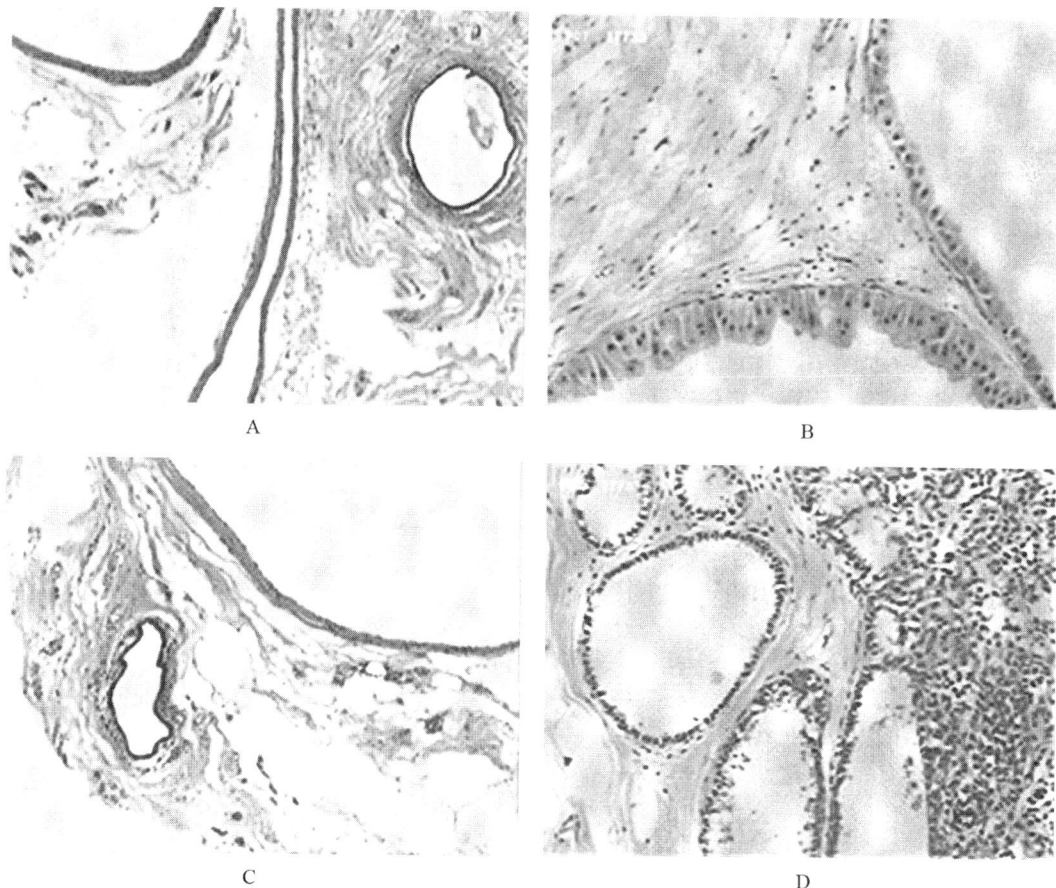

图 8-15　乳腺囊性增生症病理(镜下)

注　A.符合乳腺囊性增生症。B.符合乳腺囊性增生症。C.符合乳腺囊性增生症。D.符合乳腺囊性增生症。

1.非增生型纤维囊性变

非增生型纤维囊性变常为双侧乳腺多灶性分布,边界不清,囊腔多少不等、大小不一,小囊腔甚至仅在显微镜下才能发现,大的可达 5cm,内含半透明浑浊液体,腔内偶见钙化。表面呈蓝色。囊肿上皮常被明显红染的顶浆分泌上皮替代,而形成大汗腺化生。囊肿被覆上皮也可完全缺如,仅见纤维性囊壁。囊肿破裂,液体外溢进入间质,可致炎性反应和间质纤维组织增生。纤维化的间质进一步发生玻璃样变。

2.增生型纤维囊性变

增生型纤维囊性变是指在非增生型纤维囊性变的基础上,同时伴有末梢导管和腺泡的增生。根据上皮增生程度的不同,由轻到重分为:轻度增生、旺炽性增生、非典型增生、原位癌。

## (二)影像学表现

1.X线表现

常位于外上象限,磨玻璃状密度增高影,合并大小不等的圆形或卵圆形阴影,边缘光整。如囊肿内出现钙乳在 CC 位上呈不定形钙化,MLO 位上可见钙化呈新月形,上缘平直。导管增生可见大导管增粗、扭曲,密度较高的条索状影。囊肿为类圆形稍高密度影(图 8-16)。

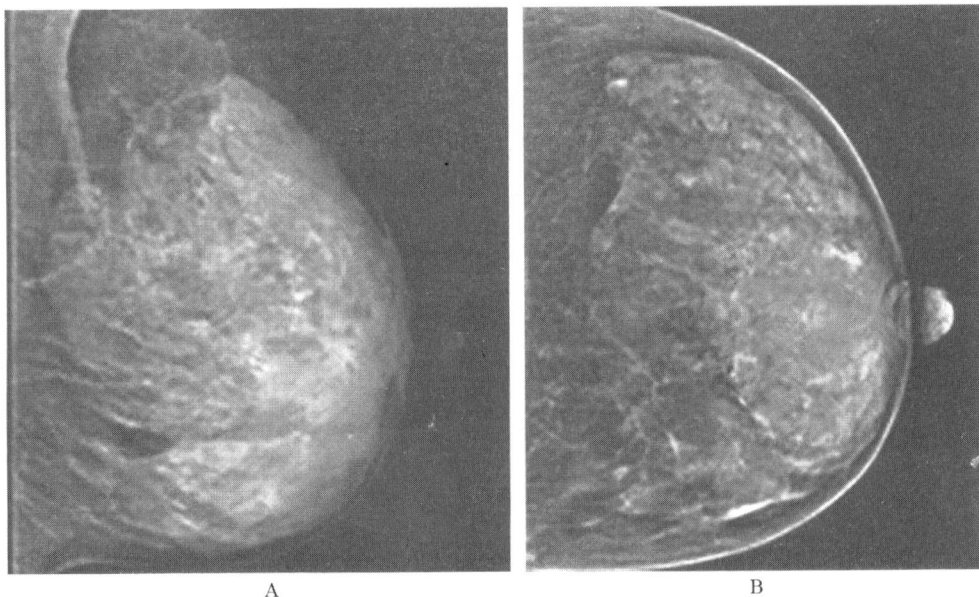

**图 8-16 乳腺囊性增生症的 X 线表现**

**注** A.MLO 位。B.CC 位。乳腺腺体量较多,呈片絮状,密度不均,多发散在点状钙化,部分粗大钙化和无定形钙化呈簇状分布。乳晕、皮肤及皮下脂肪、腺体后脂肪清晰,未见异常密度灶。双侧血管分布均匀。

2.MRI 表现

(1)$T_1WI$ 上增生的导管、腺体组织表现为中等信号,与正常腺体组织相似。

(2)$T_2WI$ 上信号强度主要依赖于增生组织的含水量,含水量越高,信号强度越高。

(3)囊肿大小不等,多发弥漫性分布,$T_1WI$ 上呈低信号,部分囊肿内因含蛋白质成分而信号增高,$T_2WI$ 上呈高信号(图 8-17)。

(4)囊肿一般不强化,少数若有破裂或感染囊壁可强化,多表现为弥漫性小片状或大片状缓慢渐进性强化。

3.CT 表现

多发、大小不一的类圆形低密度影,内部密度均匀,界限清楚,增强后大多数病灶不强化。

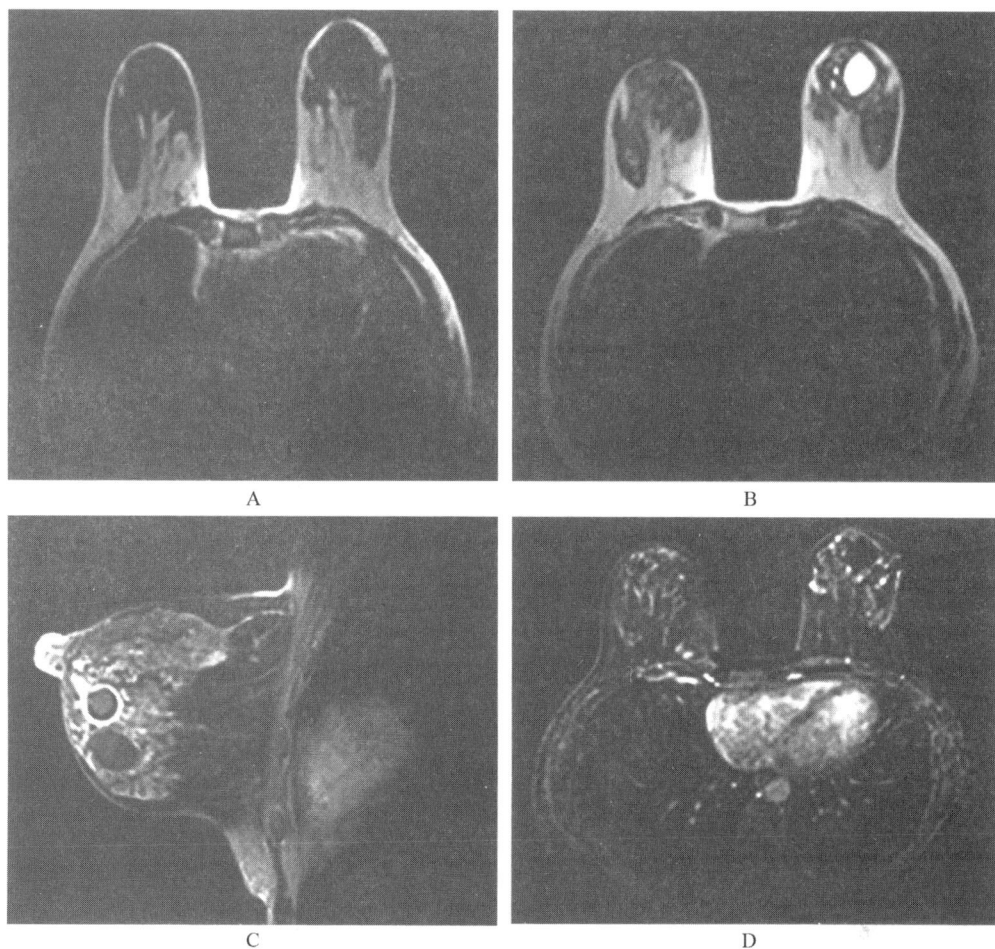

图 8-17 乳腺囊性增生症的 MRI 表现

注 A.$T_1$WI。B.$T_2$WI。C.矢状位增强。D.横断位增强。双侧腺体内见散在多发大小不等类圆形囊性信号灶,较大者位于左乳晕后下份,囊腔呈长 $T_1$、长 $T_2$ 信号,信号均匀,上方可见厚壁圆形异常信号灶,囊壁较均匀,增强后呈均匀强化,囊腔内容物 $T_2$WI 信号分层;余腺体内散在斑点、环形非肿块样强化。

4.综合影像表现

多发、大小不等、壁薄、边界清晰的类圆形或椭圆形病灶,动态增强扫描病灶强化不明显。由于乳腺组织的增生与修复过程失调,病灶可同时存在进行性和退行性变化,纤维组织增生、小叶增生、导管扩张、囊肿形成、上皮细胞增生和间质淋巴细胞浸润等可同时存在,呈现组织学的多形性改变导致的影像学改变。

（三）鉴别诊断

与各种囊肿性病变鉴别,其他囊肿病变内可有出血、蛋白、油脂、乳汁等成分而在超声、X线、MRI 呈现特殊的回声、密度和信号,当增生囊肿内有钙乳沉积时能在 CC 和 MLO 位呈现特征性 X 线表现。当乳腺实质增生明显时,影像学能出现异常回声、密度增高、血流及强化的改变,应注意与早期乳腺癌鉴别,要综合各影像学检查考虑在超声或 X 线引导下穿刺活检。部分伴有乳头溢液者行乳管镜、选择性乳管造影和溢液脱落细胞学检查有助于鉴别诊断。

## 二、乳腺腺病

乳腺腺病是乳腺结构不良的一种常见类型,作为一种良性疾病,长期未能引起临床的重视。关于腺病的影像学表现文献报道不多,乳腺 X 线摄影与超声联合检查,并辅以核磁共振成像的融合影像的对照研究更少。腺病尤其是硬化性腺病,其临床表现及影像学表现易与早期乳腺癌、纤维腺瘤混淆,因此充分认识腺病的融合影像学表现,有助于减少误诊率,避免不必要的手术。

乳腺腺病是常见的乳腺增生性病变,是乳腺实质的腺体成分(主要是乳腺终末导管小叶单位中腺泡成分)非肿瘤性地增多、增大、变形伴间质纤维化的过程。表现为临床可触及肿物或影像学所见肿块。乳腺腺病依其不同发展阶段,临床上可分为 3 期,即小叶增生、纤维腺病和硬化性腺病(SA)。研究发现,除小叶增生未发现癌变外,纤维腺病和硬化性腺病均发现有癌变,因此腺病的分级有重要临床意义。

### (一)病理

乳腺的腺泡和小导管明显的局灶性增生,并有不同程度的结缔组织增生,小叶结构基本失去正常形态,甚者腺泡上皮细胞散在于纤维基质中。病理上包括盲管、硬化、结节、微腺型、腺肌上皮腺病。硬化性腺病是一种纤维增生超过腺体增生的乳腺增生病变,当腺泡被结缔组织限制挤压时可出现条索状扭曲生长复杂现象(图 8-18)。

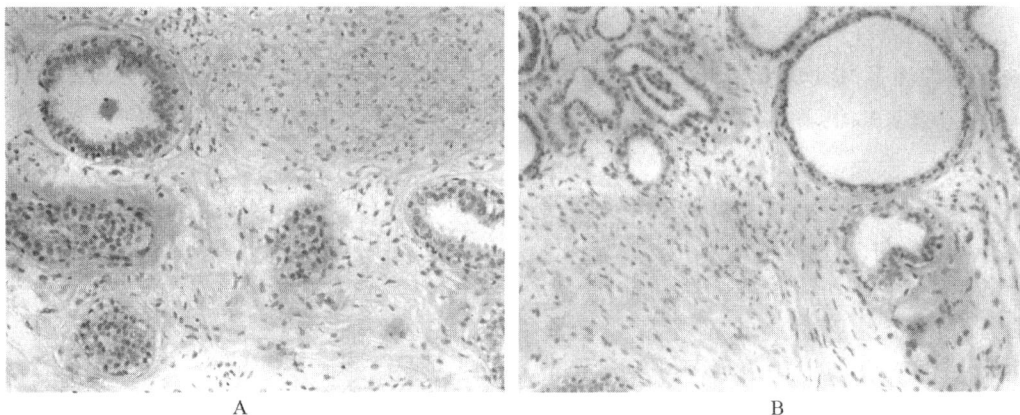

A            B

**图 8-18　乳腺腺病的病理(镜下)**

注　A.部分导管上皮呈柱状细胞改变。B.部分导管上皮呈增生改变。

### (二)影像学表现

1.X 线表现

(1)腺体结构紊乱。

(2)整个乳腺或多个象限弥漫性多发小结节或片状密度增高。

(3)局灶性结构异常或结节形成:病变多位于乳腺外上象限,局部腺体密度增高,形似肿块,形态不规整。

(4)硬化性腺病:点状或无定性钙化,多呈区域或弥漫分布(图 8-19)。

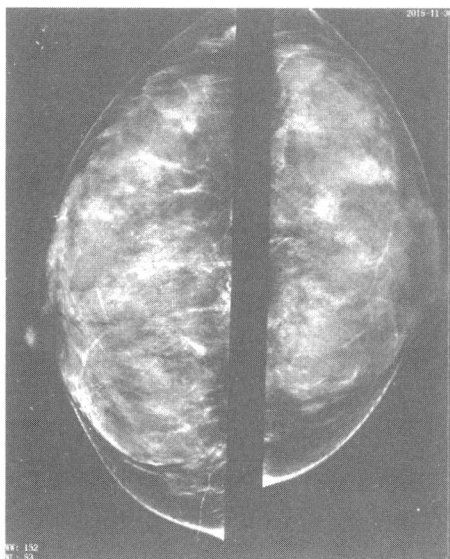

**图 8-19 乳腺腺病的 X 线表现**

**注** CC 位右侧后部见区域分布的圆点状钙化,部分钙化较淡薄且边缘模糊。

## 2.MRI 表现

(1)通常与周围组织难以区分的实性肿块。

(2)增强扫描:非肿块样持续增强,以弥漫性强化及局域性强化多见(图 8-20)。

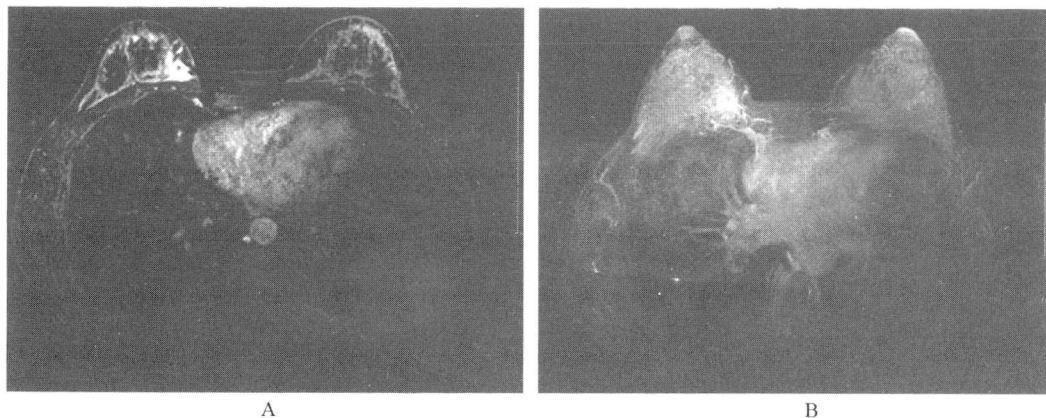

A                                             B

**图 8-20 乳腺腺病的 MRI 表现**

**注** A.$T_1$WI 增强见右乳内侧部腺体密度局限性增高且明显强化。B.MRI 增强最大密度投影(MIP),右乳内侧部强化较明显且血流增多。

## 3.综合影像表现

乳腺腺病的超声表现复杂多样,通常表现为低回声实性结节,边界不规则。微钙化最常见于硬化性乳腺病,有时与乳腺癌难以分辨。乳腺 X 线摄影通常见病变局限于乳房的某一区域,也可广泛弥散于乳房中。增生的乳腺密度增高,呈结节状或磨玻璃状,病变形态不规则,边缘一般模糊不清。弥漫性病变整个乳腺密度增高,正常的腺体结构消失。少数患者可有相对粗大的成簇状分布的钙化。MRI 动态增强扫描在鉴别乳腺导管原位癌和乳腺腺病中有重要价值,MRI 增强扫描可出现非肿块样持续增强,以区域性强化或弥漫性强化多见。

### (三)鉴别诊断

1.浸润性导管癌

通常可见有形态不规则肿块,且有毛刺征等恶性肿瘤的表现。

2.导管原位癌

特征表现为导管扩张及沿导管分布的点状钙化。MRI 增强出现导管样强化、节段样强化、肿块样强化,而点簇样强化是其重要的影像征象。

3.纤维腺瘤

多可表现为边界清楚,完整包膜回声及侧方声影,X 线摄影多见"爆米花"样粗大钙化。

## 三、乳腺囊肿

乳腺囊肿(LC)是指乳腺导管上皮增生、乳腺结构不良、炎症、肿瘤等造成导管阻塞、液体淤积于导管内而形成的囊肿。

### (一)病理

常有妊娠史或哺乳史。因乳汁排出不畅,致使乳汁在乳内积存而成(图 8-21)。

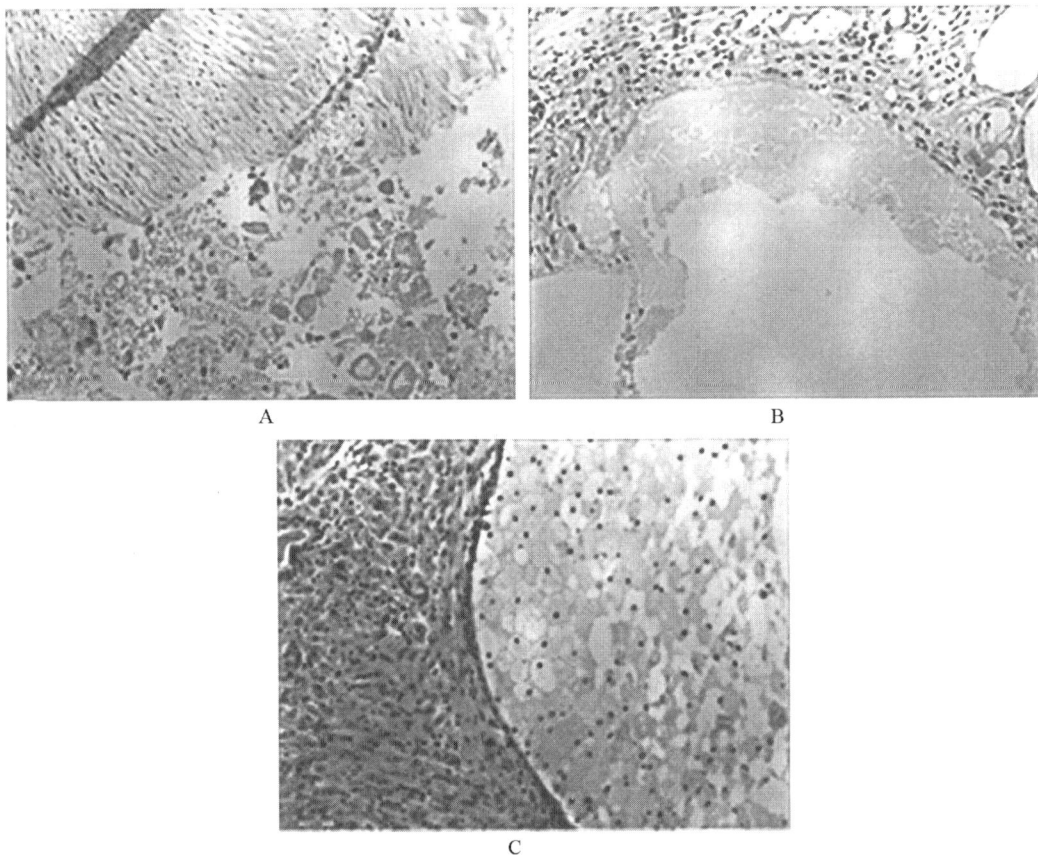

图 8-21 乳腺囊肿的病理(镜下)

注 病变符合积乳囊肿。

### （二）影像学表现

**1.X 线表现**

常见病灶位于浅层，为单发圆形肿块，边界清楚或不清，无毛刺及微钙化，无乳腺结构扭曲。多发及弥漫型较少见。为圆形或椭圆形透亮区，直径一般为 1～2cm，偶有 3cm 以上者。常见于哺乳期或哺乳后女性，脂肪含量高呈低密度，蛋白含量高呈高密度。

**2.MRI 表现**

（1）多呈形态规则、边界清晰光滑锐利、包膜完整、内部信号均匀一致的良性病灶特征。

（2）因囊液所含成分不同 MRI 信号表现不一，单纯性囊肿呈典型的 $T_1$ 低信号、$T_2$ 高信号。

（3）积乳囊肿脂肪和蛋白含量较高可表现为 $T_1$、$T_2$ 明显高信号（图 8-22A、图 8-22B）。

（4）增强扫描囊壁及囊液一般无强化。囊壁感染或含有新生血管可出现环状强化。

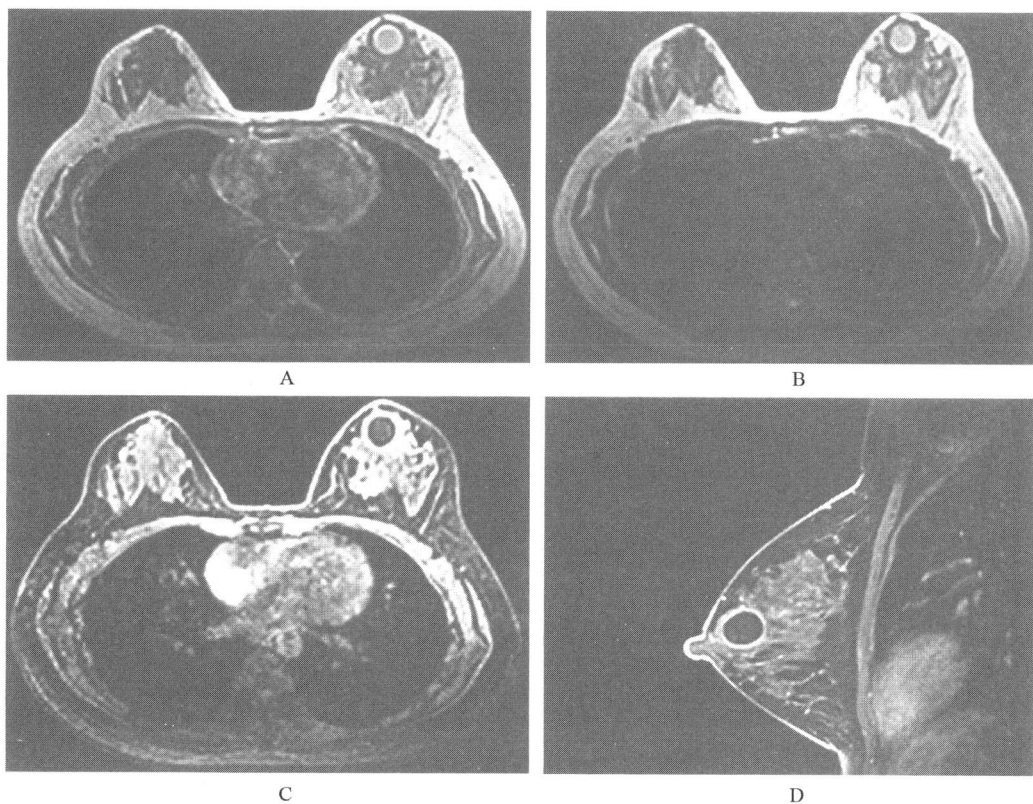

**图 8-22　乳腺囊肿的 MRI 表现**

注　A.常规 $T_1$WI。B.常规 $T_2$WI。C.脂肪抑制 $T_1$WI。D.矢状位增强。左侧乳房乳晕区可见一大小约 2.0cm×1.6cm 的病灶，形态规则，边界清晰，边缘光滑。常规 $T_1$WI 呈等信号，常规 $T_2$WI 和脂肪抑制 $T_1$WI 呈高信号，矢状位增强表现为囊壁强化。

**3.CT 表现**

卵圆形的水样密度区，密度均匀，囊壁多无钙化，增强后复杂囊肿可有囊壁强化。

**4.综合影像表现**

乳腺内的单个或多个囊性病灶，形状规则、囊壁边界清晰、无毛刺、纵横比小于 1。感染时可出现不典型特征。

### （三）鉴别诊断

注意与皮肤来源的皮脂腺囊肿和表皮囊肿、包囊虫病、脂肪瘤及脂肪瘤坏死、纤维腺瘤等相鉴别。囊壁或囊内分隔较厚时注意与有创伤和手术病史的血肿或血清肿、与有发热触痛和局部皮肤红肿的脓肿鉴别。

皮脂腺囊肿位于表皮内，因皮脂腺管被阻塞造成皮脂淤积而形成。检查时注意病变所在组织层次。

乳房包虫囊病者有牧区居住史且常与狗接触，乳房内有生长缓慢的包块，是棘球蚴（包虫）寄生在乳房组织内而发生的疾病。肉眼所见包块为乳白色，质稍硬，外被以完整包膜，切面为囊性，内为澄清无色液体。镜下见囊壁为纤维组织构成，可有嗜酸性粒细胞、淋巴细胞、浆细胞等炎症细胞浸润。囊肿周围乳腺组织也有炎症细胞浸润，囊内壁可见有生发层。超声检查圆形或椭圆形液性暗区内见典型的液平反射波。注意病史和血清学检测。

脂肪瘤及脂肪瘤坏死 X 线表现为边界清楚的脂肪低密度肿块，边缘可见"蛋壳样"钙化，周围清楚的囊壁为其特征性表现。

超声检查出现类实质样肿块表现时要与纤维腺瘤鉴别，做乳腺 X 线检查可定性诊断：纤维腺瘤肿块有粗糙而边界清楚的外缘，周边可见"爆米花"样钙化。纤维腺瘤的 MRI 表现为不同程度的均匀一致的强化，多为延迟强化。

当肿块形状呈分叶状、垂直方位、边缘有模糊、小分叶或毛刺、纵横比＞1、高回声晕、混合回声、后方回声衰减、导管扩张、微钙化、血流信号增多、腋下淋巴结肿大等复杂征象时，应注意与乳腺癌相鉴别。对于囊内的不同比例的"实性成分"，超声检查时让患者转动体位、使用能量多普勒和谐波可能有所帮助。

## 四、乳腺脂肪坏死

乳腺脂肪坏死常由外伤和医源性损伤引起，被认为是一种非肿瘤性乳腺疾病，病理基础是脂肪组织坏死伴泡沫细胞浸润，是坏死组织在酶解液化的过程中诱发以单核巨噬细胞浸润为主的非化脓性无菌性炎症。脂肪坏死多发生在巨大脂肪型的乳腺中。患者年龄 14～80 岁，但多数发生在中老年。少数病例伴有疼痛，多数为无痛性肿块。因其临床表现以不规则乳腺肿块为特征，极易误诊为乳腺癌。肿块可位于任何区域，半数位于外上象限，其余可位于中上、内侧及外下象限等，触诊位置常表浅，位于皮下。肿块多较小，平均直径约 2cm，但较固定，且可进行性增大，部分患者肿块最后可缩小、消失。肿块质地较硬或软硬不一，界限多数不清，少数界清。患处表面皮肤可有瘀斑、发红及局限增厚等。晚期纤维化后可有牵拉征，如皮肤凹陷、乳头内陷等。

另外，导管扩张症或囊性增生症的局部病变，也可引起继发性脂肪坏死，由于导管内容物淤积并侵蚀导管上皮，使具有刺激性的导管内残屑溢出到周围的脂肪组织内，导致脂肪坏死。有个别报道，脂肪坏死在增生的乳腺组织内发生的梗死可与妊娠并发。

### （一）影像学表现

有学者将脂肪坏死分为超急性炎性期、急性炎性期、脂质囊肿期、炎性肉芽肿期，不同时期的病理改变不同，脂肪坏死的 X 线表现也不相同（图 8-23）。病变早期，脂肪组织被酯酶溶解液化,表现为孤立的脂肪性小叶(脂性囊肿),病变组织与正常的脂肪组织均表现为低密度,其间尚未形成纤维结缔组织,此时可无异常 X 线表现。随着病变的发展,液化、坏死的脂肪周围形成结缔组织、钙化,包绕液化坏死的脂肪形成"囊肿"。乳腺 X 线摄影主要表现为乳后脂肪间隙及腺体周围脂肪层内多发、边缘清晰的薄壁脂肪密度或结节状等密度病灶,密度较均匀。随着病变进展,脂肪坏死 X 线表现为不规则致密结节和肿块、局限性非对称性致密,病变与邻近的腺体无关;也可以表现为病变处结构扭曲,偶尔可见病变表现为油脂囊肿或伴有脂滴样钙化或斑片状钙化。油脂囊肿(伴或不伴囊壁钙化)是脂肪坏死的唯一特异性 X 线表现。腺体内型脂肪坏死有时因缺乏特异性的 X 线表现容易误诊为乳腺癌。在多种 X 线表现中,皮下脂肪层内索条状、星芒状、网状影与腺体内脂性囊肿属于乳腺脂肪坏死的典型表现。

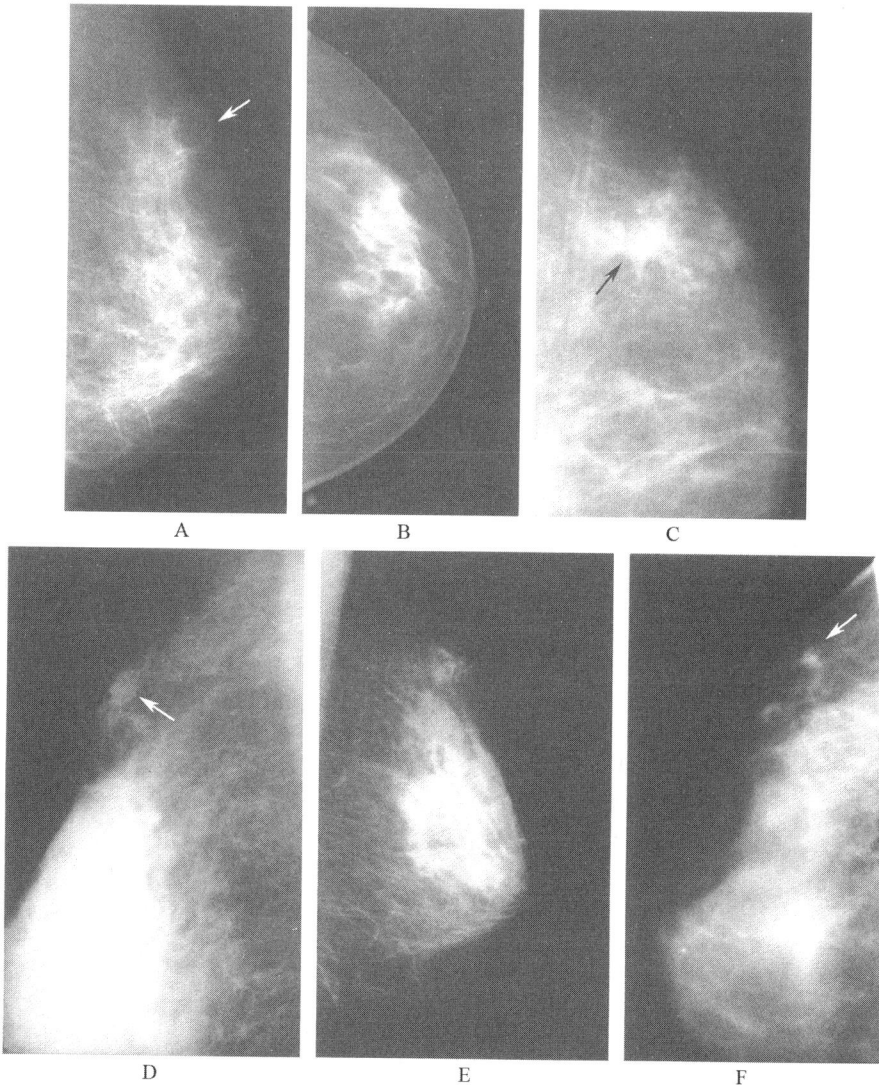

**图 8-23 脂肪坏死在乳腺 X 线摄影上的不同表现**

注 A.脂肪坏死所致脂性囊肿,外上脂肪层可见囊性透亮区,囊壁较厚,边缘清楚锐利。B.结节型脂肪坏死,外侧脂肪层可见边缘光滑结节,周围伴斑片状致密影。C～F.脂肪坏死所致局限性结构不良(星芒状、斑片状、索条影及网状结构)、脂肪层浑浊(内见斑片状致密影)。

由于外伤引起的脂肪坏死,病变部位常位于腺体内或腺体外的浅表皮下脂肪层,病变切线位投照有利于鉴别诊断。对于其他原因导致的脂肪坏死,病变常位于腺体内及乳房后间隙,由于病变与腺体重叠,常不易作出明确诊断。

**(二)鉴别诊断**

脂肪坏死需与以下疾病进行鉴别诊断。

(1)乳腺癌:一般表现为边缘模糊的肿块并有肿块周围纤维条索样改变。脂肪坏死如伴有乳头内陷、皮肤增厚时,容易误诊为乳腺癌。乳腺癌的肿块呈进行性增大,而脂肪坏死大多呈缩小趋势;乳腺癌质硬,边界不清,表面凹凸不平,而脂肪坏死的边界相对清楚;乳腺癌位置多较深,而脂肪坏死位置多表浅;乳腺癌可与深部组织粘连,并可有腋窝淋巴结肿大、变硬融合,而脂肪坏死与深部组织无关,淋巴结多较软、孤立。

(2)脂肪瘤:临床无明显症状,常发生于单侧乳腺,质地柔软。可发生于乳腺或胸肌内,X线表现为脂肪密度样影,周围有较纤细而致密的包膜,内可见纤细的纤维分隔,可见肿块对周围组织的占位效应。MRI上呈边界较清楚的肿块,在平扫 $T_1WI$ 及 $T_2WI$ 上均呈高信号,脂肪抑制序列呈低信号,内无正常导管、腺体及血管结构,增强后无强化。

(3)需要鉴别的还有硬化性腺病、浆细胞性乳腺炎、脓肿等。前两者多为弥散性病变,以双侧性改变常见。脓肿一般部位较深,局部炎症反应较重,常为较大范围密度增高,病灶周围与正常组织分界不清。油脂性囊肿的囊壁钙化可随时间延续由不连续变为连续性。

乳腺脂肪坏死的诊断主要依靠 X 线平片,B 超可作为辅助检查,结合病史全面分析综合影像改变,鉴别诊断中应考虑脂肪坏死的可能,发现细微差异和特征,确立正确的诊断处理方法。

(王星伟)

# 第四节　乳腺纤维腺瘤

乳腺纤维腺瘤(FA)是由腺上皮和纤维组织混合组成的良性肿瘤,好发于青年女性,与患者体内性激素水平失衡有关。

纤维腺瘤是一种纤维上皮来源的良性肿瘤,为实性肿瘤,瘤体包含基质及上皮成分。纤维腺瘤主要分为成人型和青年型(细胞型)。其他类型有:①复杂纤维腺瘤,囊肿>3mm,腺体硬化,上皮钙化,大汗腺化生;②巨型纤维腺瘤,瘤体>500g 或不均匀增大;③硬化型纤维腺瘤,少细胞、透明样变的纤维基质合并上皮萎缩。

## 一、临床表现与病理

乳腺纤维腺瘤多见于发育良好的青春期乳腺中,年龄 13～63 岁,其中 15～39 岁者占82.75%,40 岁以上占 16%,15 岁以下占 1.25%。病期自数日至 23 年,2/3 的患者在 2 年内就诊。约 20% 患者有原发性不育,可见纤维腺瘤的发生与性激素有密切关系。病变多数为无意中发现,仅 14.3% 有轻度疼痛,多为阵发性或偶发性或在月经期激发。可为针刺样痛、钝痛或隐痛等。个别有囊性变的病例可有乳头溢液,呈血性或血清样,两者各占 0.35%。检查时可触及结节状或分叶状肿块,边缘清楚,中等硬,可自由推动。肿块大小约 2/3 在 3cm 以内,少数(4%)可超过 10cm,一般长径达 3cm 后即可停止生长或缓慢生长。肿块部位以外上方居多,上方多于下方,外侧多于内侧。病变 83.5% 为单发,16.5% 为多发,其中一侧或双侧同时或先后多发者各占一半。

经完整切除后不再复发。处于青春期患者在同侧或对侧有可能又出现新的病灶。偶尔,纤维腺瘤内的上皮成分发生恶变,形成小叶原位癌或导管原位癌,也可以是浸润癌,恶变率为 0.038%~0.12%。

在大体病理上,肿瘤多呈圆形或椭圆形,直径一般在 1~3cm,少数可较大而呈分叶状。肿瘤边界清晰、光滑、质韧、有弹性,多数有完整包膜,切面呈粉红色或浅棕色。有些纤维腺瘤可发生囊性变、黏液变性或钙化,囊内可含血清样液、棕色液或黏液等。

组织学上,肿瘤由小乳管、腺泡和结缔组织组成,根据肿瘤中的结缔组织和腺管结构的相互关系,可分为以下 5 型。

### (一)管内型

又称向管型或上皮下型纤维腺瘤,常累及一个或数个乳管系统,呈弥漫性增生,增生以上皮下结缔组织为主,可仅限于乳管或腺泡或两者皆参与,弹力纤维则不参与增生,故用特殊染色法可鉴别管内型及管周型。初期上皮下纤维增厚,细胞呈星形和双极型,基质有不同程度的黏液变性,结缔组织向管腔继续增生,突入管腔,将管腔压扁。腺上皮呈密贴的两排,腺上皮也可增生,故有时可形成囊腔。

### (二)管周型

又称围管型或乳管及腺泡周围性纤维腺瘤,主要是弹力层外的结缔组织增生,且常合并有弹力纤维增生,结缔组织由周围压挤乳管及腺泡,使乳管或腺泡呈小管状,结缔组织致密、红染,也可呈胶原性变或玻璃样变,甚至钙化、软骨样变或骨化等。结缔组织黏液性变者较少。

### (三)混合型

混合型纤维腺瘤是指肿瘤中同时具有管内型和管周型的特征。

### (四)囊性增生型

较少见,常为单乳、单发肿块。肿瘤由腺管上皮和上皮下或弹力层外结缔组织增生而形成。上皮病变包括囊肿、增生、乳头状瘤病、腺管型腺病及顶泌汗腺化生等。

### (五)分叶型

又称巨纤维腺瘤,多见于青春期或 40 岁以上妇女,平均年龄 15 岁,占青春期纤维腺瘤的 7%。肿瘤单或多发、生长迅速,肿块直径在就诊时多已达 5cm 以上,其基本结构似管内型纤维腺瘤,由于上皮下结缔组织从多点突入高度扩张的管腔,但不完全充满后者,故肉眼及镜下见肿瘤呈明显分叶状。

## 二、影像学表现

纤维腺瘤的 X 线表现随肿瘤的部位、大小、病理特征、所处的背景及钙化情形而异。根据某医院经病理证实的纤维腺瘤 X 线材料,它大致可出现下列几种情形。

(1)本病多发生在青春期的乳腺中,此时乳房结构比较致密,脂肪含量较少,缺乏自然对比,而纤维腺瘤本身的密度又接近于正常腺体组织的密度,故肿瘤常被致密的腺体遮盖,呈现假阴性结果。若肿瘤较大,可能显示有局部密度增高区,但块影多数仍未能显示。此种情况可占纤维腺瘤的 31.16%。B 超和 MRI 有助于肿瘤的检出和诊断。

(2)与上述情况相似,纤维腺瘤发生在一致密型乳腺中,但位置恰好在乳腺的浅筋膜浅层下,此时可造成该处呈局限半圆形凸起,突入皮下脂肪层中。

(3)若纤维腺瘤的周围有脂肪组织,则凭借脂肪组织的对比,可勾画出肿瘤的部分或全部轮廓。在脂肪型乳房中,肿瘤多清晰可见,不易漏诊。

纤维腺瘤在 X 线上表现为圆形或卵圆形肿物或略呈分叶状,肿物密度近似正常腺体密度,边缘光滑、整齐、锐利。直径多在 1~3cm,少数肿瘤可较巨大,形态也多呈分叶状,但边缘仍保持良性肿瘤的光滑、整齐、锐利外形。局部血运较对侧可能稍有增加。肿瘤周围的脂肪组织被挤压后可形成一约 1mm 宽的透亮环或称透亮晕征,围绕肿物的大部或全部。较大的肿瘤也可推挤周围乳腺纹理,造成后者的局限性移位。纤维腺瘤在 X 线上测得大小常大于临床测量,此征象的可靠性约在 95%。

(4)有些纤维腺瘤组织可发生变性、钙化,甚至骨化。约 16.5% 纤维腺瘤患者在 X 线片上发现钙化。多发生于绝经后妇女,纤维腺瘤内发生玻璃样变,继而发生钙化。钙化可位于肿块内的边缘部位或中心位,形态可为蛋壳状、细沙状、粗糙颗粒状、树枝状等;钙化可逐渐发展,互相融合而成为大块钙化或骨化,占据肿块影的大部或全部。

某些病例可单纯凭借粗大颗粒状或特征性的融合型钙化而作出纤维腺瘤的诊断。

纤维腺瘤若出现钙化,多数表明病变已进入静止期,特别是在大片融合型钙化的病例中,此时不一定必须进行手术。

(5)若纤维腺瘤内发生囊性变,则在肿块影内可出现不规则的透亮区,但其外壁仍保持光滑、整齐、锐利的特征。

(6)在月经初潮前数月或数年发生的纤维腺瘤称为青春型纤维腺瘤,比较少见,影像学特点为肿瘤较大,生长较快,63% 就诊时大于 10cm。由于患者皆为青春型小乳房,肿块几乎占据整个乳房,皮肤变薄,表面静脉曲张,易误诊为肉瘤。

(7)分叶型纤维腺瘤常见于青春期或中年以上妇女,75% 患者是结婚多年而从未生育过。肿瘤多已存在多年,处于长期静止状态,在某种影响下,如妊娠期、哺乳期或闭经期的性激素变化等,使肿瘤突然增大。影像学上外形呈分叶状,边缘光滑锐利,需要与叶状肿瘤及乳腺肉瘤鉴别。

乳腺纤维腺瘤在超声上多呈圆形或卵圆形,轮廓整齐,横径通常大于纵径,有光滑清晰的包膜回声。内部呈均匀低回声,肿块后方回声正常或轻度增强,可见侧方声影。如有钙化,则其后方可见声影。肿块内通常无血流信号。

CT 对纤维腺瘤的检出及诊断能力要优于钼靶片,能发现一些被致密腺体遮蔽的纤维腺瘤。当腺体内透亮的斑点状脂肪岛局限消失时,应考虑有纤维腺瘤存在的可能(图 8-24)。在脂肪组织较丰富的乳房中,CT 更易清晰发现病灶。CT 也更易发现纤维腺瘤中小的囊性变

（图 8-25）。在强化扫描中，纤维腺瘤一般仅有轻度强化，强化前后 CT 值的增加不超过 25HU。但少数血运较丰富的纤维腺瘤也可能有较明显的强化，强化后 CT 值超过 25HU（图 8-26）。

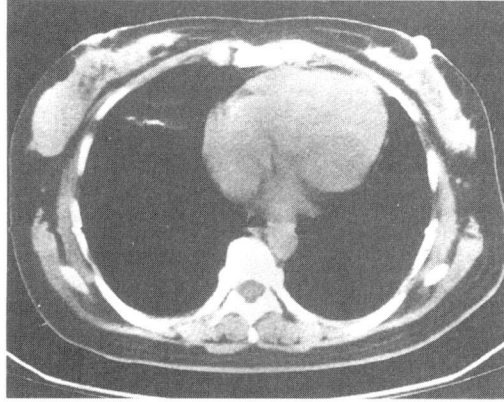

**图 8-24　纤维腺瘤的 CT 表现**

注　CT 平扫示右乳外侧肿块，边缘规整，内缘与腺体相重叠。

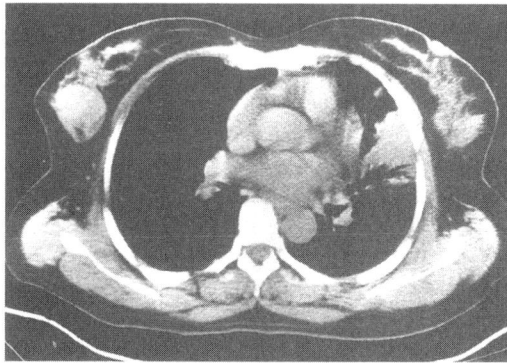

**图 8-25　纤维腺瘤钙化**

注　CT 平扫示右乳外侧肿块，内含颗粒状钙化及囊状透亮区。

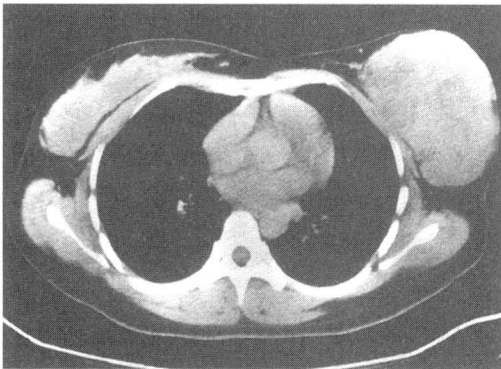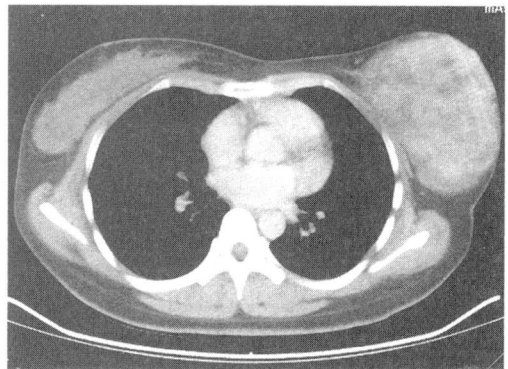

**图 8-26　纤维腺瘤**

注　A.CT 平扫：肿块光滑，密度不均匀，CT 值 14～30HU。B.强化扫描：肿块明显强化，超过 25HU，其内可见低密度囊性变。

在 MRI 检查中,纤维腺瘤的表现不一,这与肿瘤的成分结构有关。在平扫 $T_1WI$ 上表现为低信号或等信号,轮廓边界清晰,圆形或卵圆形,大小不一。依据病变内细胞、纤维成分及水的含量不同,纤维腺瘤在 $T_2WI$ 上表现为不同信号强度:纤维成分含量多的纤维性纤维腺瘤信号强度低;细胞及水分含量多的黏液性及腺性纤维腺瘤信号强度高,其内部结构多较均匀,信号一致;肿瘤退化、细胞少、胶原纤维成分多者在 $T_2WI$ 呈低信号;钙化区无信号。发生在年轻妇女的纤维腺瘤通常含水量较高的细胞成分较多,而老年妇女的纤维腺瘤通常含纤维成分较多。

用 Gd-DTPA 行动态增强扫描时其表现可各异,可以早期或后期强化,也可以不强化,多数(80%)表现为缓慢渐进性的均匀强化或由中心向外围扩散的离心样强化。时间—信号强度曲线多呈渐增型或无明显强化,也有少数出现流出型曲线。细胞及水分含量多的黏液性及腺性纤维腺瘤强化明显;胶原纤维成分多者可以有强化,但不明显;透明变性或钙化成分多者可以无强化。肿瘤呈圆形、卵圆形或浅分叶(图 8-27)。约有 64% 的纤维腺瘤内有胶原纤维(中、低信号,强化程度低)形成的分隔。MRI 可显示的胶原带都有相似的厚度,一般厚 0.25~0.75mm(图 8-28)。单纯根据强化的时间曲线及强化程度不能鉴别良恶性,需要应用测量增强前后相对信号增加强度及形态学指标标准综合判断,以减少假阳性诊断(图 8-29)。MRI 显示的 $T_2WI$ 及增强后早期的内部低信号分隔是纤维腺瘤的特征性表现。

## 三、诊断

(1)最常见的良性实性肿块。

(2)多表现为边界清楚的卵圆形肿块。

(3)部分见典型"爆米花"样钙化。

## 四、鉴别诊断

纤维腺瘤本身构成的 X 线征象与其他良性肿瘤相似,经常难以区别。需要与纤维腺瘤进行鉴别的有以下几种疾病。

### (一)乳腺癌

多发生在 40 岁以上,常有相应的临床症状;X 线检查可见乳腺癌形态不规则,边缘不光滑,有毛刺,密度较高,钙化多较细小;MRI、CT 动态增强扫描,乳腺癌信号强度或密度随时间趋向于快速明显增高且迅速减低的特点,强化方式多由边缘向中心渗透,呈向心样强化。一些特殊类型的乳腺癌如髓样癌和黏液腺癌,多表现为边界清晰的类圆形肿块,有时很难与纤维腺瘤鉴别。但髓样癌瘤体较大,且强化较明显,常呈平台或流出型曲线。黏液腺癌于 $T_2WI$ 呈特征性的极高信号,强化多不明显,弥散加权成像 ADC 值较高,而且两者均没有低信号的分隔改变。

### (二)叶状肿瘤

病理上叶状肿瘤由良性上皮成分和间质肿瘤细胞构成,间质组织局部增殖旺盛,突入扩张的上皮管腔中,呈狭长而不规则的裂隙样。肿瘤较大时切面呈鱼肉状,其内常见囊腔,含清亮或胶冻样物,瘤灶内出血、坏死及黏液样变性常见。叶状肿瘤可分为良性、交界性和恶性。临床上好发于中年女性,高峰年龄为 50 岁左右,晚于纤维腺瘤的平均发病年龄,极少有男性病例报道。多数表现为无痛性肿块。

### （三）致密型积乳囊肿

多发生在哺乳期或断乳后 1 年左右的妇女,密度较纤维腺瘤高,呈规则的圆形或卵圆形,不呈分叶状,边缘则非常光滑整齐。CT 和 MRI 较 X 线检查更能明确囊肿内容物成分,增强后囊壁可有强化。

### （四）大导管乳头状瘤

较少见,患者平均年龄较纤维腺瘤大。病变多在乳晕下或其附近,密度常较纤维腺瘤低,临床上多有乳头溢液。行溢液导管造影有特征性表现。

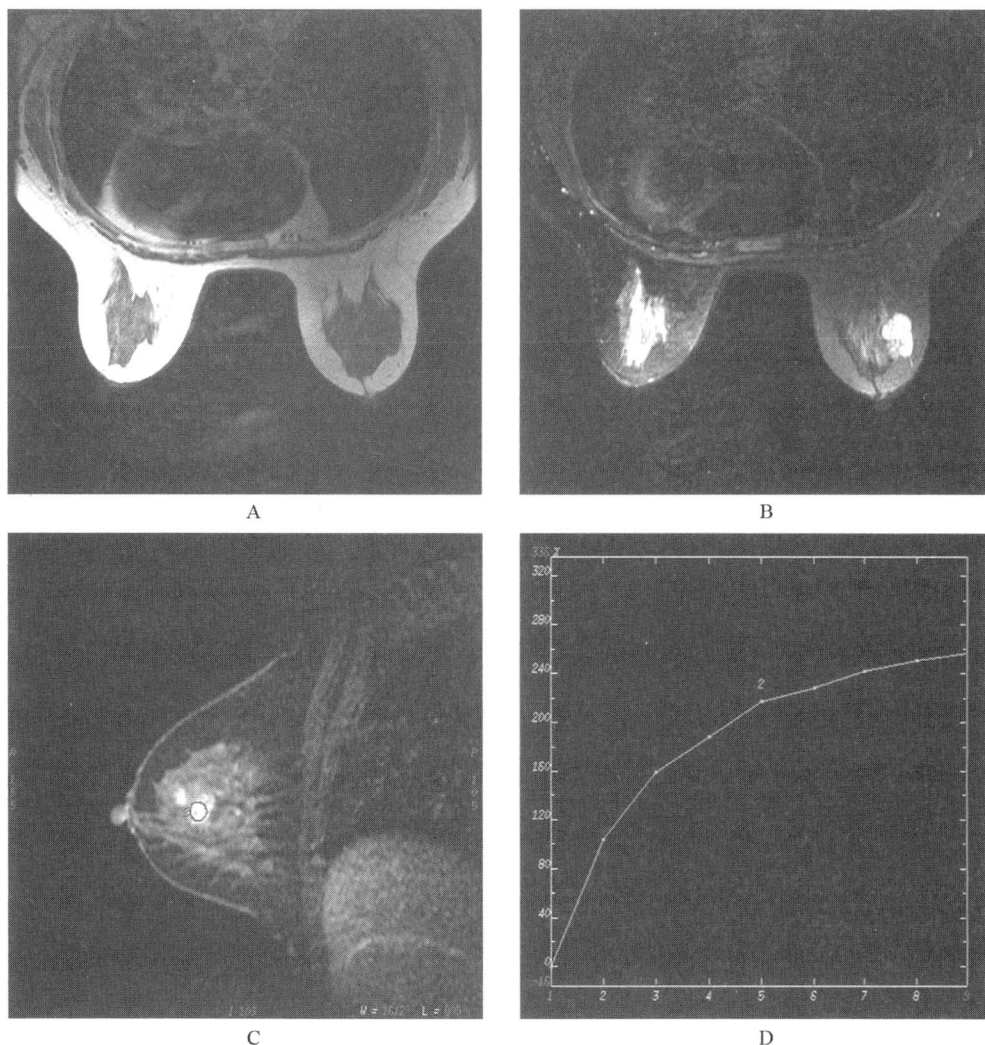

图 8-27

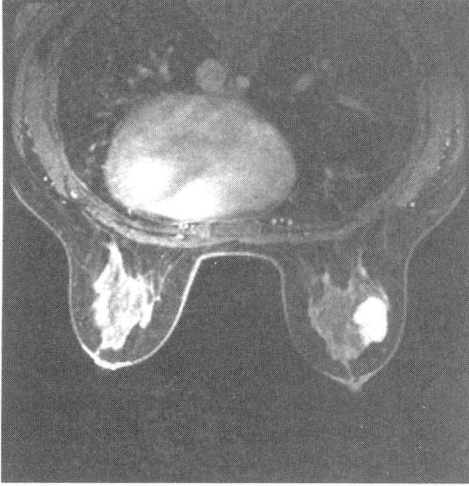
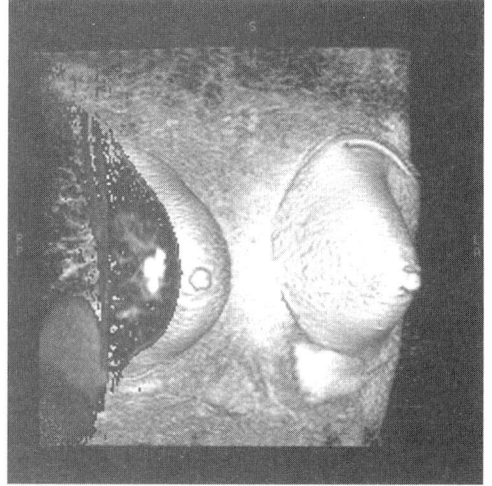

E            F

**图 8-27　纤维腺瘤**

注　A.T$_1$ 加权像。B.T$_2$ 加权像。C.增强扫描。D.时间—信号强度曲线。E.增强延迟扫描。F.VR 图像。T$_1$WI 呈较低信号,T$_2$WI 呈较高信号,边缘分叶,其内低信号分隔,增强后呈明显强化,TIC 呈渐增型,增强后期明显强化,其内低信号分隔,VR 重建图直观显示病变位置及形态。

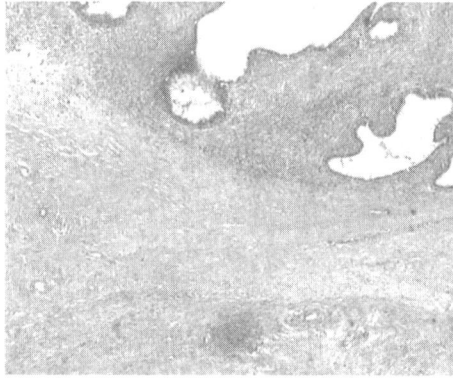

**图 8-28　纤维腺瘤**

注　与图 8-27 同一病例,低信号分隔镜下显示为纤维/胶原带结构,HE×40。

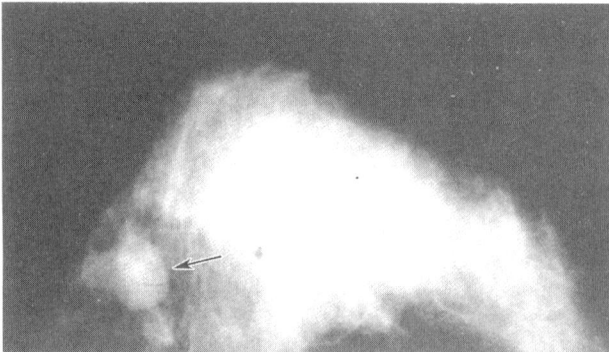
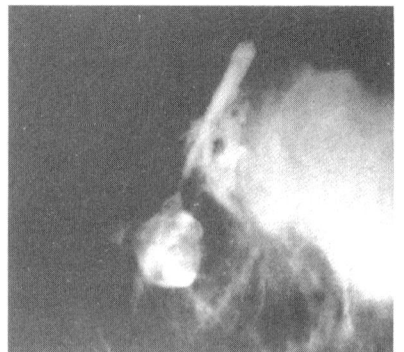

A            B

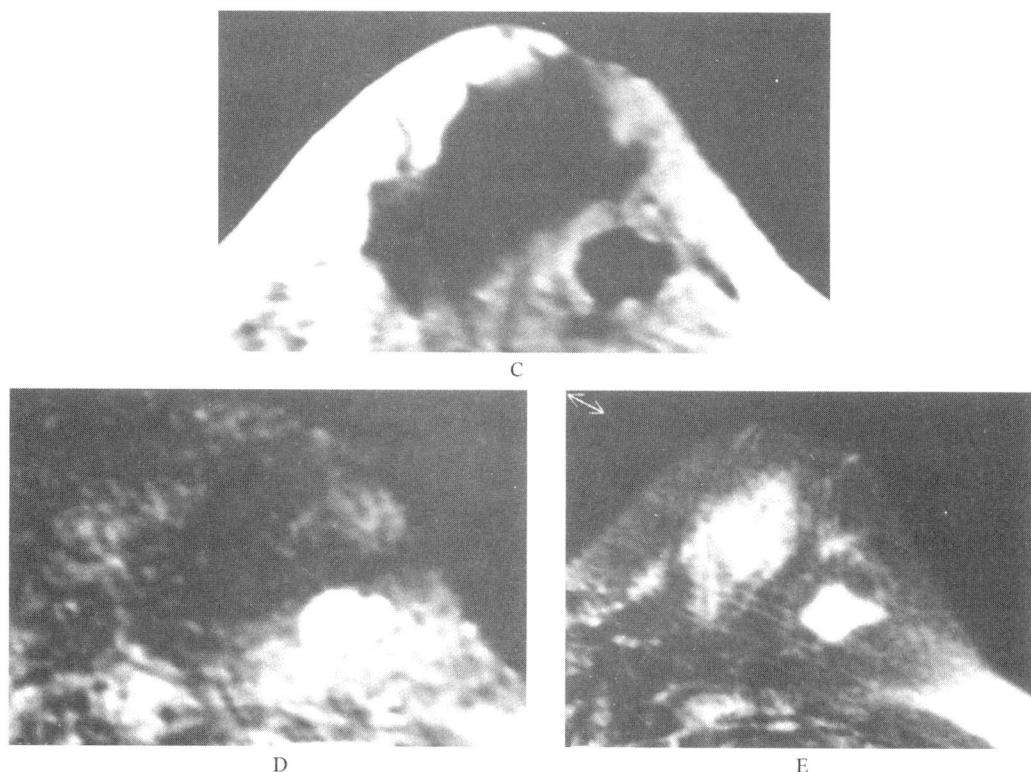

图 8-29　管内型纤维腺瘤

注　A.右乳上下位,右乳内下象限可见一分叶状结节(箭头),边缘光滑,约 1cm×2cm,密度均匀,无钙化。B.乳导管造影,右乳上下位局部导管扩张,其内可见充盈缺损。C.MRI $T_1$ 加权像,右乳内下象限可见一分叶状结节,信号与乳腺腺体相仿,无毛刺。D.MRI $T_2$ 加权像脂肪抑制序列(SPIR)结节信号较乳腺腺体高,可见有低信号的分隔。E.MRI Gd-DTPA 增强扫描后,$T_1$ 加权像脂肪抑制序列(SPIR)结节强化,尤以外侧较显著,无毛刺。

### (五)脂肪瘤

脂肪瘤少见,多发生在中年以上妇女,触诊时为柔软、光滑、可活动的肿块;在 X 线上表现为卵圆形或分叶状脂肪样密度的透亮影,周围有纤细而致密的包膜,在透亮影内常有纤细的纤维分隔;超声检查病变呈扁平状,边界清晰,内部为均匀中低回声,高于皮下脂肪组织回声,无后方回声增强及侧方声影,具有可压缩性;在 CT 及 MRI 上肿物呈脂肪样密度及信号强度,周围可有纤细包膜,增强后无强化,肿瘤较大时,周围乳腺组织可被推挤移位。

(王星伟)

# 第五节　乳腺原位癌

乳腺原位癌是患者的上皮细胞出现异常增生,但未超出其基底膜的相关病变,可在乳腺小叶或导管中出现,分别称为导管原位癌、小叶原位癌。美国发布的数据显示,在所有年龄阶段,总的发病率为(14.4~25.8)/10 万,在我国发病率约为 23.9/10 万。随着年龄增长,发病率越来越高,70～79 岁达到高峰,40 岁之前约 3.4/10 万,40～49 岁约 37.9/10 万,50～59 岁约 57.9/10 万,60～69 岁约 81.8/10 万,70～79 岁约 84.3/10 万,80 岁以上约 47.4/10 万。2012 年世界卫生组织(WHO)乳腺肿瘤分类将其归为癌前病变范畴。

# 一、乳腺导管原位癌

导管原位癌是一种肿瘤性导管内病变,有发展成浸润性乳腺癌的趋势。随着乳腺筛查的开展和影像学检查的广泛应用,导管原位癌的发病率明显上升。

导管原位癌(DCIS)又称导管内癌,指终末导管上皮细胞的恶性增殖,伴有完整的管壁基底膜。临床相对少见,约占乳腺癌的 3.66%。发病高峰为 40～60 岁,临床多无症状,约 10% 的病例可触及肿块,偶有乳头溢液。导管原位癌可有多灶性和多中心性、隐匿性浸润等,腋窝淋巴结转移少见。未经处理的 DCIS 中,每年大概 1% 的病例发展为浸润性乳腺癌,30%～67% 可最终发展为浸润性导管癌。本病预后良好,文献报道 10 年生存率可达 80%,其恶性程度与病理类型及核分化程度相关。

## (一)病理

根据 WHO 2012 乳腺病理分类,DCIS 属于上皮性肿瘤中的导管内增生病变,细胞呈轻至重度非典型性。组织学特征为导管上皮的恶性增生,癌细胞局限于导管系统,管壁基底膜完整,未侵犯周围的正常基质。根据病理组织结构分为粉刺型和非粉刺型。粉刺型约占 50%,常有坏死和钙化,有较大的侵袭性;非粉刺型包括实性型、乳头型、微乳头型和筛状型(图 8-30)。根据核异型性分为高级别、中级别和低级别导管原位癌。

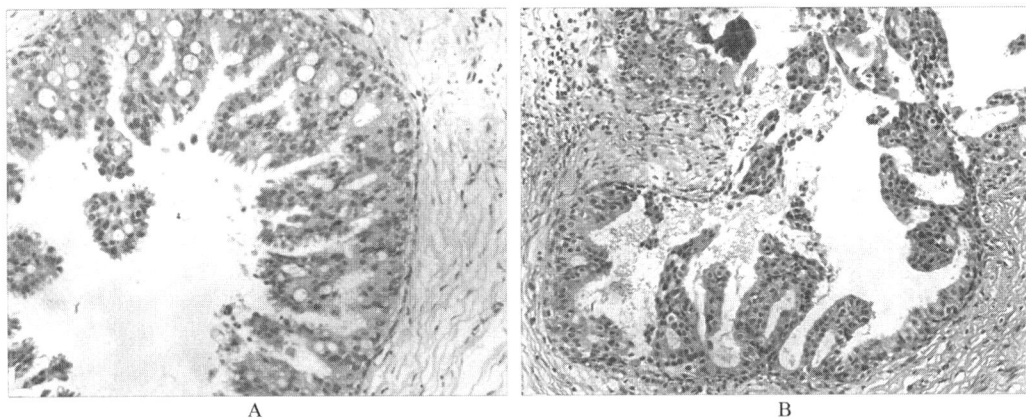

**图 8-30 导管原位癌的病理(镜下)**

注 乳腺导管原位癌,中级别(微乳头型＋实性型),管腔内可见坏死。

## (二)影像学表现

1.X 线表现

钙化为最主要特征,约占 80%;20% 肿块伴或不伴钙化。钙化表现为线样或分支状、多形性和不定形钙化。线样或分支状钙化强烈提示为 DCIS(图 8-31),其中 60%～85% 为高级别;多形性钙化中 25%～40% 为 DCIS,可以是任何病理级别;不定形钙化中有 20% 为恶性,其中大部分都是 DCIS,多为低级别。钙化以成簇分布最常见,线样和段样分布常提示 DCIS,区域性分布则需要中度怀疑。此外,DCIS 还可表现为局灶性非对称致密、结构扭曲等。

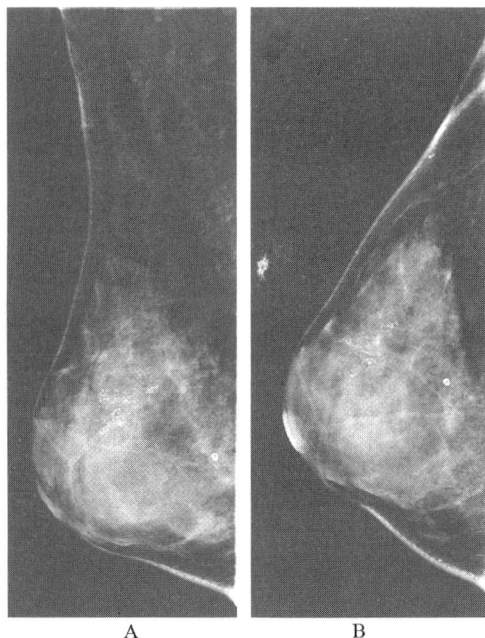

**图 8-31 导管原位癌的 X 线图像**

注 A.MLO 位。B.CC 位。右乳外上象限见较多大小形态不等、泥沙样钙化,呈节段性分布。

2.MRI 表现

MRI 动态增强及弥散加权成像等功能成像技术的应用明显提高了 DCIS 的检查的敏感性,文献报道可达 88%～92%。平扫很难发现病灶,增强扫描形态各异,典型表现为沿导管走行方向的线样非肿块强化,节段性分布(图 8-32);肿块少见,多为不规则形。此外,DWI 和曲线定量分析也有助于诊断。

3.综合影像表现

细微多形性、线样分支状钙化,成簇、段样、线样分布为主要特征。MRI 多表现为沿导管走行方向的线样或节段性分布非肿块强化。超声表现为肿块伴或伴微钙化。多种影像学检查有助于诊断。

**(三)鉴别诊断**

DCIS 需要与浸润性癌、不典型导管增生、小叶原位癌、硬化性腺病、脂肪坏死等相鉴别。微钙化是 DCIS 最主要、可靠的征象,与良性钙化鉴别点如下。①钙化形态:DCIS 的钙化多呈细微多形性,线样、分支状钙化是其特征表现;而良性钙化多呈圆形、环状、粗大钙化,边缘清晰。②钙化分布:导管原位癌是沿着一个导管束发展,因此钙化多表现为沿着导管走行的成簇、段样、线样分布;而良性钙化多表现为散在、区域性或弥漫性分布。

# 二、乳腺小叶原位癌

小叶原位癌(LCIS),曾被命名为小叶非典型增生(ALH)、小叶性肿瘤(LN)。新版 WHO

乳腺肿瘤分类提出了小叶上皮内瘤变（LIN）的概念，并指出 ALH 和 LCIS 均属癌前病变，同时依据形态学改变和预后，将 LIN 分为 3 级，1 级相当于原来的 ALH，2 级相当于原来的 LCIS，3 级包括 LCIS 的坏死型、印戒细胞型、多形细胞型及大腺泡型等变异型，并常与浸润性癌相伴。然而，至今多数学者仍习惯沿用小叶原位癌这一名称。

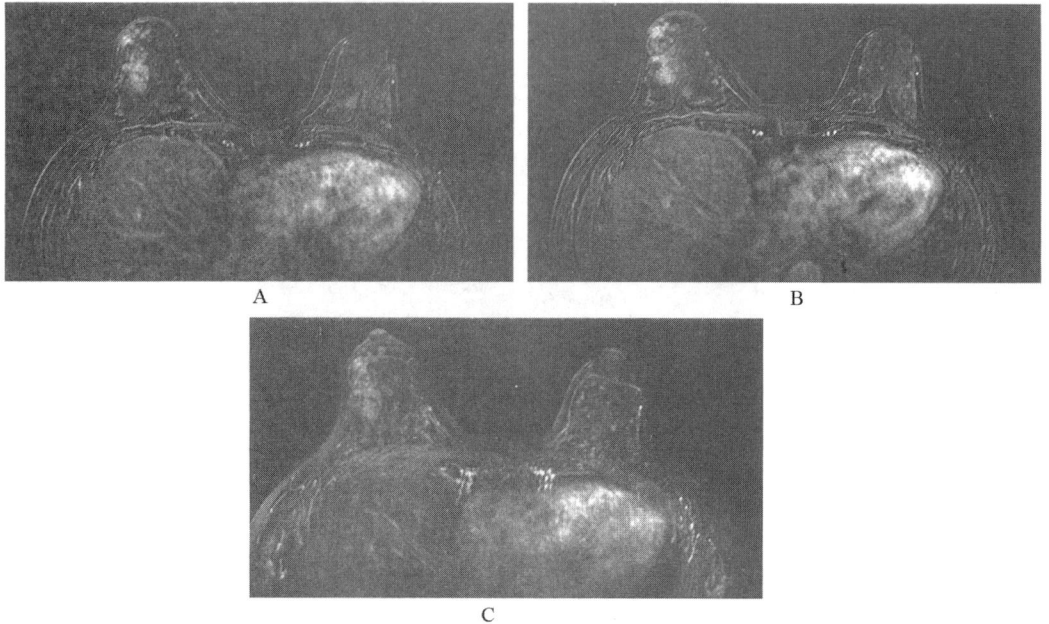

**图 8-32　导管原位癌的 MRI 表现**

注　A、B.MRI 动态增强减影图。C.增强减影后 MIP 图，右乳外上象限见非肿块强化，呈节段性分布，局部皮下脂肪间隙消失。

乳腺小叶原位癌比较少见。国内报道，它占全部乳腺癌的 0.13%～1.5%。在国外则较为常见，一般占全部乳腺癌的 0.5%～12.3%。据美国纽约纪念医院统计，LCIS 占全部非浸润性乳腺癌的 50%。

LCIS 绝大多数发生在绝经前妇女。男性乳房因无乳腺小叶结构，故未见有发生此病的报道。据报道，210 例小叶原位癌，55 岁以前占 90%，高峰年龄组在 45～54 岁。LCIS 具有多中心和双侧性特点，且累及范围较广，常达 1 个象限以上，外上象限是它的好发部位。据报道，LCIS 70% 多中心发病，约 30% 两侧乳腺发病。临床症状和体征常无特征性表现。大多数患者无任何自觉不适，仅少数可有轻度疼痛或乳头溢液。一般无可触及的肿块，但可有局部增厚。多数病例是因其他乳腺病变行乳腺活检时被意外发现，也有在乳腺癌切除标本中发现合并有小叶原位癌。

对于小叶原位癌的潜在恶性度的概念尚存在一些不同看法。有学者认为，它可长期维持原状，不一定发展为浸润性癌，有时还可在绝经后自行消退，对其潜在恶性度的估计比较乐观，治疗上采取保守、随访观察。但多数学者通过大量随访观察表明，小叶原位癌与浸润性癌有较密切关联，不能低估它的潜在恶性度。有学者随访 50 例仅进行局部切除的小叶原位癌，5 年后 8%、10 年后 15%、15 年后 27%、20 年后 35% 发展为浸润性小叶癌。长期随访表明，小叶原位癌患者一生中有 25%～30% 发展成浸润性小叶癌或导管癌，比一般妇女浸润性癌的发病率高 10～12 倍。

总之，LCIS 发展为浸润性癌的风险相对较小，具有癌变间期长、双侧乳房、多个象限发病的特点。LCIS 是一种值得重视的癌前病变，对 LCIS 治疗需要更有效而确切的方法。对于拟行保乳手术的患者，术前必须行乳腺 X 线检查。在乳腺 X 线检查中发现有钙化、肿块、结构紊乱后，进行针穿检（包括空芯针穿刺及真空辅助穿刺活检）或开放活检，多数可被诊断。如穿刺活检提示为 LCIS，需行开放活检以除外 DCIS 和浸润性癌。因筛查发现钙化而进行针穿活检，如单条穿刺组织中发现的普通型 LCIS 仅累及小于 4 个 TDLU，则可进行常规的影像学随访，而不行开放活检。LCIS 也有因其他乳房病变进行手术活检时而发现者。空芯针穿刺活检发现非典型小叶增生和 LCIS 后行病灶切除活检是目前多数研究结果的共识，其主要目的是最大限度地降低 DCIS 和浸润性癌的共存风险。多形性 LCIS 可能有与 DCIS 相似的生物学行为，临床医师可以考虑病灶完整切除和切缘阴性，但这样保证切缘阴性的手术其有效性仍缺乏临床数据。LCIS 与浸润性乳腺癌或 DCIS 并存并非保乳的禁忌，肿瘤切缘检出 LCIS 时，通过广泛局部切除以获得阴性切缘仍缺乏依据。非手术治疗：患者病灶切除后，如果没有合并其他癌变，可以考虑观察，不推荐放射治疗。基于年龄、家族史、药物史和生育史等因素，部分 LCIS 患者可考虑药物预防性治疗。对于具有乳腺癌高危因素的女性来说，预防性双乳切除术可降低 90%～95% 的乳腺癌发病风险。LCIS 作为乳腺癌的其中一项高危因素，可以结合患者的其他危险因素，如家族史、乳腺癌易感基因 1/2（BRCA1/2）基因突变等行预防性双乳切除。小叶原位癌经较为彻底的手术治疗后很少复发。但是如伴有其他类型乳腺癌，其预后依所伴随的乳腺癌类型而定。

### （一）病理

病理检查是诊断小叶原位癌的唯一可靠手段。肉眼下，小叶原位癌无任何可识别的特征，通常瘤块很小，呈圆形，边界不清，切面呈粉红色或半透明颗粒状，按压有轻微硬感，有时可触到坚硬的颗粒状钙化。然而，在不少情况下，肉眼和触摸都找不到瘤灶所在处。

镜检见受累小叶均匀增大，小叶导管和腺泡扩张增粗，腔内充满无极性癌细胞，形成许多较规则的小圆形癌细胞团。其外绕有完整的基底膜。多数学者认为对小叶原位癌的诊断标准必须完全具备以下 3 条：①小叶单位内的癌细胞为单一的、具备明显特征性的细胞群；②小叶的全部末端小管必须被癌细胞充满，细胞团内无散在的细胞间空腔；③至少一半的小叶单位末端小管胀大或变形。通常需多处取材连续切片才能发现病变。

### （二）影像学表现

近半数病例因病灶小，密度较低，虽有小叶增大，但仍保持其正常外形，故 X 线片上很难清晰显示而无任何阳性发现。另半数在 X 线片上可能见到如下改变。

1.钙化

钙化是小叶原位癌中最常见的阳性 X 线征象，其发生率据 Sonnenfeld 的报道为 76%，我们的病例中占 70%（7/10）。1966 年 Snyder 报道 27 例 37 个乳房的 LCIS X 线表现，发现多数可有簇状微小钙化和线状分支钙化，这些钙化的直径通常小于 0.5mm，也可出现在未被累及的相邻小叶内。1969 年 Hutter 继续追踪了 Snyder 的 27 例和另外 31 例,发现其中 7 例的钙化数随时间推移而增多,且钙化较少发生在癌灶内,更多是发生在癌灶附近的小叶和导管内。多数病例表现为单簇钙化,少数表现为散在分布的若干小的钙化丛。放大摄影有助于发现一些微小的钙化。

2.肿块

小叶原位癌可形成肿块,但通常肿块较小,呈圆形或卵圆形,边界不清,密度较淡,常被纤维腺体组织掩盖而无法显示,只有在脂肪背景上才隐约可见。导管造影时可见瘤块周围导管分支被压挤移位或有中断。

3.局部高密度区

癌灶周围和小叶间纤维组织增生以及癌灶造成的小叶体积增大,可在 X 线片上形成轮廓模糊的局部致密影,常合并有钙化或结构扭曲。导管造影见导管分支变形,在高密度区或钙化灶边缘中断。

以上 X 线征象并非小叶原位癌独有,只是提示有小叶原位癌的可能。实际上大多数小叶原位癌是因其他原因做乳腺活检时被意外发现的。X 线可指导活检部位。当术后标本无法明确瘤灶的确切部位时,标本 X 线摄片可指导病理取材。但应注意,它与管内癌不同,钙化常在癌旁区域而不是在癌巢内,此点在指导病理取材时须重视。只有综合考虑临床表现、影像学表现、病理检查结果,才能提高小叶原位癌的检出率和确诊率(图 8-33、图 8-34)。

此片做血管造影,显示灶周微血管正常(图 8-34)。

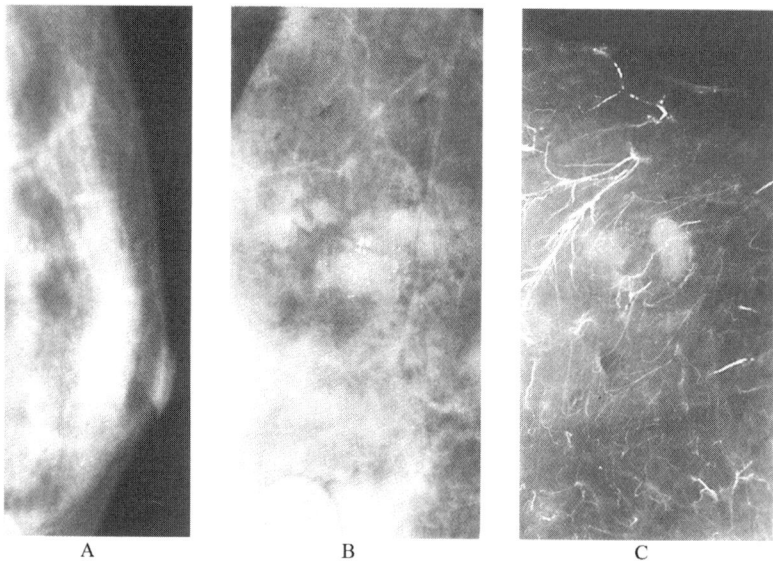

图 8-33 多中心小叶原位癌

注 A.X 线平片,左乳外上象限见一丛钙化,上方 3 粒钙化较大,其余钙化十分微小,借助放大镜方可见到,密集成堆。B.全乳标本平铺 X 线照片,除 3 粒较大钙化外,微小钙化点成倍增多,更加密集,并见新的钙化区;钙化灶外上部见 0.4cm×0.5cm 两个块影。C.标本水平连续切片 X 线照片,3 个较大钙化灶被切除外,显示部分钙化灶和另两个小灶,镜检均为小叶原位癌。

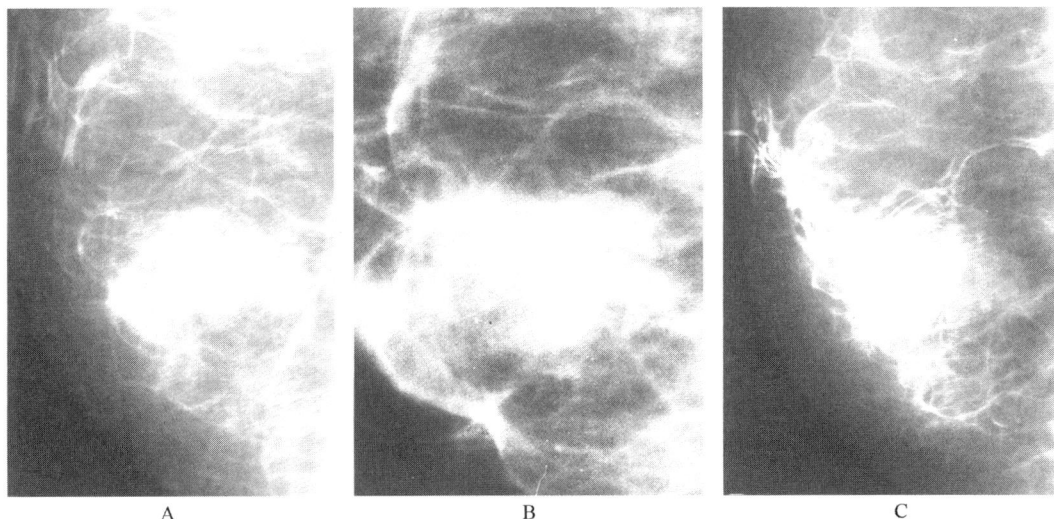

**图 8-34　小叶原位癌**

注　A.X线平片,右乳外下部见一局部高密度区,其中成簇分布微小钙化,附近纹理结构紊乱。B.X线放大照片,钙点明显增加,呈不规则圆形。C.导管造影照片,导管走行紊乱,在钙化灶边缘中断。

（王星伟）

# 第六节　乳腺浸润性癌

## 一、浸润性导管癌（非特殊型）

浸润性导管癌（非特殊型）是最常见的乳腺癌病理类型,占乳腺癌的 $65\%\sim80\%$ 。但因为肿瘤缺乏特定的组织学特征,不能像小叶癌或小管癌一样作为特殊组织学类型进行分类。浸润性导管癌（非特殊型）影像表现多样并缺乏特征性。由于部分浸润性导管癌是从导管原位癌发展而来,所以两者在影像学表现上有相似性,但由于浸润性导管癌在间质中有广泛的肿瘤细胞浸润,相应地也会在肿瘤细胞周围间质中形成不同的改变,因此在影像上其征象要比导管原位癌丰富得多。

高峰发病年龄在 45 岁以后。触及肿块为临床最常见特征,肿块常不光整,可与胸壁或皮肤粘连;或者局部有增厚感,有些为乳头溢血。

### （一）病理

根据腺管形成,细胞核的大小、形状、染色质规则与否以及染色质增多和核分裂象情况,将浸润性导管癌分成Ⅰ、Ⅱ、Ⅲ级。

### （二）影像学表现

浸润性导管癌影像学表现多样,几乎涵盖了所有的恶性征象,而且表现相对较明显。但对于小病灶和致密型乳腺者,X线检查有一定的漏检率。

X线表现:各种乳腺癌的 X 线征象,如肿块、肿块伴钙化、单纯钙化、结构扭曲均可出现。

单纯肿块最为常见,其次为肿块伴钙化(图 8-35)(钙化一般多于 10 枚,范围大于 3cm),单纯钙化和结构扭曲也可为浸润性导管癌的一种征象。对 X 线显示较典型的恶性征象,包括浸润性边缘、星芒状边缘和小分叶边缘的肿块,多形性的钙化,结构扭曲一般首先考虑是浸润性导管癌。

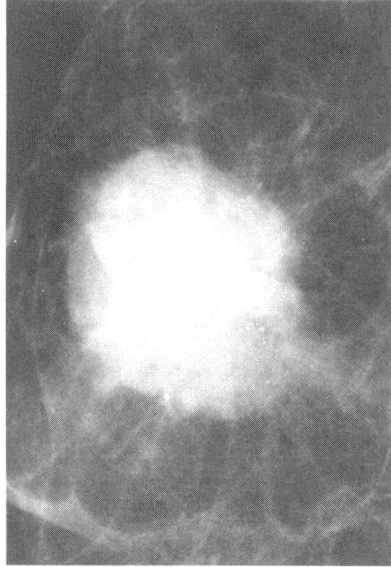

**图 8-35 右乳外上象限浸润性导管癌**

**注** 肿块呈卵圆形高密度,边缘浸润,部分边缘呈星芒状,肿块内见多发多形性钙化。

MRI 表现:肿块样强化 81% 多于非肿块样强化(19%)。肿块样强化在 $T_1WI$ 和 $T_2WI$ 上有时可显示,在 $T_1$ 上为等信号,$T_2$ 上多为略高或等信号。但非肿块样强化病灶在平扫上多不显示。所以 MRI 上分析乳腺病灶以增强扫描为主。强化的肿块多呈圆形或卵圆形,边缘多不规则或呈星芒状,内部信号可以均匀或不均匀,部分肿瘤表现为不规则环状强化的典型恶性表现(图 8-36)。边缘光整或大部分边缘光整的肿块需高度重视,边缘大部分光整但有条状或结节状突起的病灶多为恶性;边缘完全光整则良恶性各占一半,此时如果病灶的内部强化不均匀或者为不规则环形强化则提示恶性,如果肿块内见低信号分隔则是良性病变(如纤维腺瘤)。动态增强曲线最常见是廓清型,但约有 40% 病灶显示为平台型,对此类病灶需进一步根据其形态、边缘和内部增强情况进行分析。

非肿块样强化病灶,导管原位癌占的比例较高,但浸润性导管癌也可以表现为非肿块样强化,对这类病变的分析集中在内部增强情况和强化的方式。一般来说,卵石样的块状强化和成簇的小环状强化往往提示恶性,而均匀性的强化和趋于一致的点簇状强化则是良性病变的表现。但在同样表现为非肿块强化的病灶中,要区别浸润性导管癌和导管原位癌是比较困难的。另外,浸润性导管癌和导管原位癌常伴发,在增强 MRI 上可表现为肿块与非肿块样强化并存,表现为肿块样强化病灶周围的点状、条状或片状等各种形态的非肿块强化(图 8-37)。

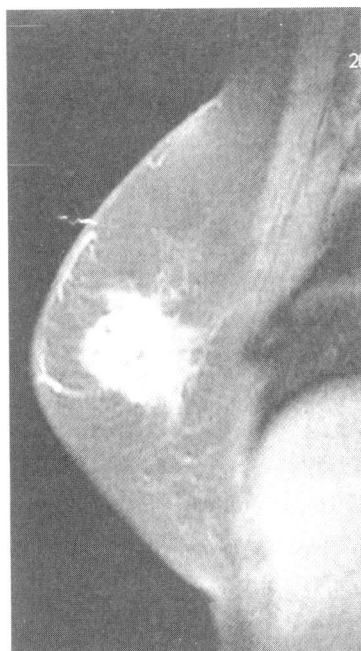

**图 8-36　右乳外侧浸润性导管癌**

注　类圆形肿块样强化灶,信号不均匀,部分区域呈环状强化,边缘呈小分叶和浸润状改变。

## 二、乳腺浸润性小叶癌

浸润性小叶癌(ILC)与小叶原位癌之间存在一定的相关性。当小叶原位癌中癌细胞突破基底膜向间质内浸润生长时,即称为浸润性小叶癌。WHO乳腺肿瘤组织学新分类中,浸润性小叶癌定义为:通常与小叶原位癌伴发的浸润性肿瘤,由纤维间质中散在分布的独立细胞和呈单线状分布的细胞组成。

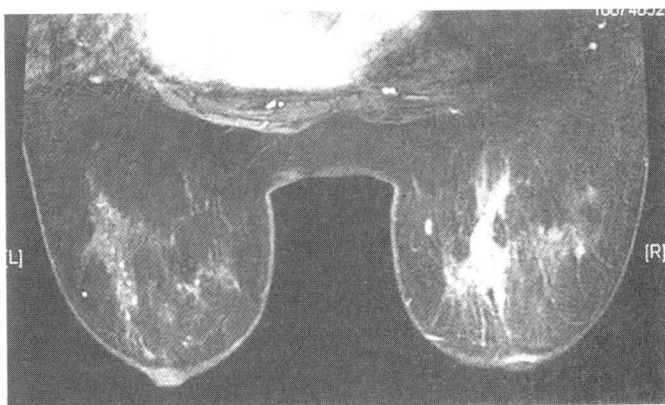

**图 8-37　右乳内侧浸润性导管癌伴周围导管原位癌**

注　片内同时显示了肿块样强化与非肿块样强化,中央的小结节样强化改变为浸润性导管癌,其前缘和后缘见较多小灶性非肿块样强化灶为导管原位癌。

### (一)临床表现及病理

患者年龄在 31～76 岁,中位年龄为 47 岁,绝经期前发病占 63.89%。临床上主要表现为可触及的肿块,大小为 0.6～10cm,<2cm 者占 28.70%,>5cm 者占 17.59%。肿块边界不清,活动度差,质地硬,部分与周围组织、胸肌或表面皮肤有粘连。可出现皮肤凹陷或乳头回缩,但无乳头溢液或皮肤水肿、破溃等。与浸润性导管癌不同,ILC 的生长不引起成纤维反应,因而在 ILC 发病早期触诊时往往不典型,有时类似于正常或增生的腺体组织,易误诊漏诊,从而延长病程。ILC 双侧乳腺发生的风险是浸润性导管癌的 1.5 倍。

肉眼检查显示肿瘤形态不规则,可呈现为圆形、多结节形、盘状不规则形或弥漫结节形,边界不清,不具备特异的形态学特征。切面瘤组织呈灰白色,放射状伸入周围组织,有时见病灶与皮肤及乳头粘连。根据 WHO(2012 年)乳腺肿瘤组织学分类进行分类,ILC 分为经典型(最常见)、腺泡型、实性型、小管状型、多形型及混合型。经典型中癌细胞常呈单个散在、弥漫浸润于乳腺小叶外的纤维间质中或呈单行线状排列,也可围绕乳腺导管呈同心圆样靶环状排列。癌细胞体积较小,均匀一致,彼此之间缺乏黏附性。

浸润性小叶癌也可表现为经典型与其他一种或几种变异型同时存在。此外,大约 5% 浸润性乳腺癌中,存在导管、小叶的双重分化。Gal 报道 445 例浸润性小叶癌中,75% 为单纯型,即癌灶成分 100% 为小叶癌,包括小叶原位癌;25% 为混合型,即癌灶内伴有各型导管癌成分。

### (二)影像学表现

#### 1.乳腺 X 线摄影表现

大多数浸润性小叶癌在 X 线片上可有阳性发现,所见的异常表现包括不对称致密、结构扭曲、肿块及钙化等。但约有 20% 病例 X 线片上呈阴性,特别是早期,由于肿瘤的密度较低而被纤维腺体组织掩盖或癌灶呈浸润性生长而不形成肿块,被误认为正常腺体结构。此外,应特别注意,浸润性小叶癌中有 20%～59% 为双侧乳腺发病,42%～70% 为多中心性,故在疑为浸润性小叶癌时,应仔细观察对侧乳腺和搜索有无第二个癌灶。

部分 ILC 癌灶呈浸润性生长而不形成肿块,造成局部高密度区,密度略高于邻近组织,双乳对比下呈现为不对称致密区。据报道,约 59% ILC 表现为不对称致密。此高密度区以中央的密度略高,向四周逐渐变淡,无明确的病变边界。乳导管造影可发现邻近的导管分支向致密区牵拉移位或在高密度边缘的导管显影中断。

ILC 钙化的发生率在 24%～32%,某些病例钙化可为其唯一阳性表现。钙化多呈圆形、多形性或细小线状,较密集。放大摄影可较清晰观察到一些微小钙化。在标本切片的 X 线片上可见钙化的范围增大和数目增多。

结构扭曲可为浸润性小叶癌的早期或仅有的表现之一,发生率约 20%,多由导管扭曲、变形所致。导管造影可清晰地显示结构扭曲、变形的导管相,见导管有的扩张拉直,有的扭曲变细,有的被牵拉移位。顺导管被牵拉方向,可判断隐性癌灶的位置。

X 线上表现有肿块的 ILC 并不多见,仅有 23% 左右。多数肿块呈星芒状,带有毛刺,少数表现为圆形肿块。

浸润性小叶癌是 X 线片上诊断最为困难的一种,特别是在早期。虽然它少数可表现为带毛刺的肿块,但多数表现为在致密乳腺组织区域的进行性致密,既无肿块形成,也无结构扭曲或钙化,历经1~2年,临床出现明显症状和体征后,X线片上才呈现阳性表现。导管造影可较早发现导管中断和分支导管被牵拉,帮助确定癌灶所在。标本血管造影后大切片X线摄影可显示癌周有明显微血管增生,并可衬托出瘤块。瘤块多呈多结节状,有的互相融合,边缘不整,似花边状,呈膨胀性生长和大片浸润。大多数学者同意,大多数ILC并不像浸润性导管癌那样会形成X线上可见的中心性瘤块(图8-38~图8-41)。

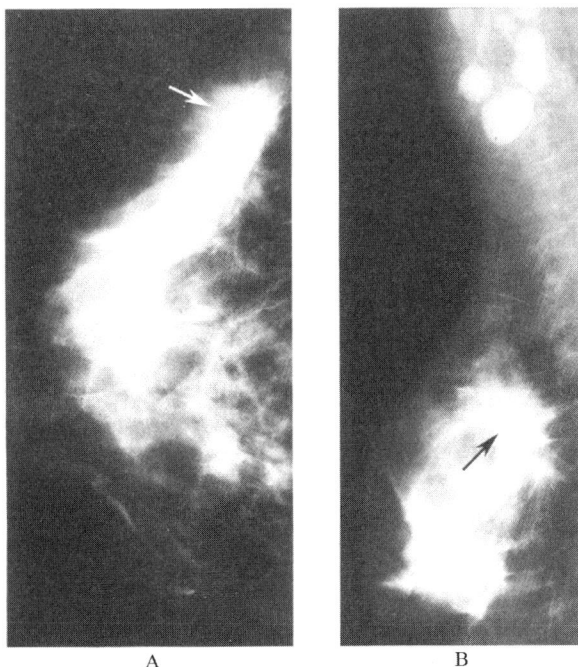

**图 8-38　浸润性小叶癌**

注　A.局限性小梁结构紊乱、扭曲。B.腋窝淋巴结肿大。

2.乳腺 MRI 表现

与X线和超声对比,尽管MRI过度评估20%的ILC病灶,但仍是目前评估ILC的最好方法。过度评估的主要原因是小叶原位癌的存在。术前MRI是ILC病灶的有效辅助检查手段,尤其是对致密型乳腺,能发现更多多灶性、多中心性病变,为确定手术方案提供参考。MRI在多灶性、多中心性病变的检出及同侧、对侧乳房其他病灶的检出方面优于X线和超声检查,MRI在评估病变范围上要优于临床表现及X线检查。动态增强MRI表现包括形态和动态强化方式两方面。形态上,文献报道ILC的肿块样强化病灶概率为31%~95%,在这些肿块样强化的ILC病例中,最常见的是边缘毛刺状的不规则肿块,继而是非肿块样强化。ILC以多灶性、多中心性以及双侧性生长为特征,这主要与ILC弥漫的生长方式有关。关于ILC的动态增强时间—信号强度曲线特征,各研究间存在一定的差异。有学者认为,大多数浸润性乳腺癌表现为经典的快速强化和流出型曲线,与之不同的是,ILC表现出达峰时间较晚的趋势,并且延迟期流出型也只见于少数病例。有学者对15例ILC研究发现,流出型曲线见于32%的病例。有学者指出,约37%的ILC延迟期表现为持续强化。对27例ILC的动态增强特征分析显示,96.1%的病例时间—信号强度曲线早期快速强化,73.0%的病例延迟期表现为流出型(图8-42)。

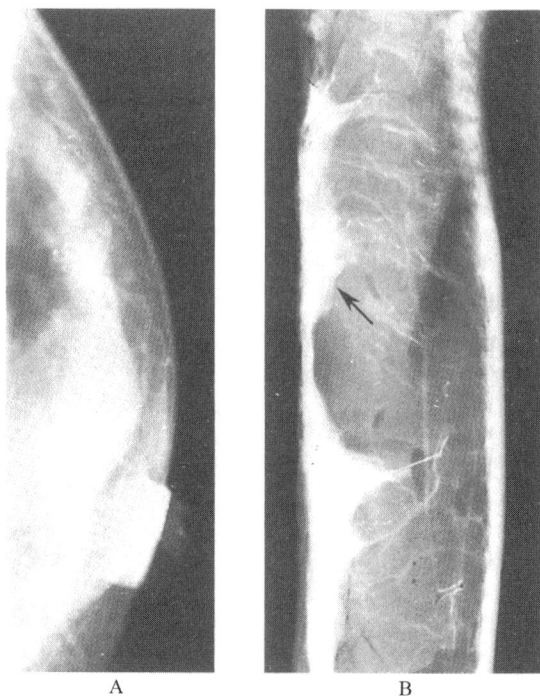

A                        B

**图 8-39　早期浸润性小叶癌(原位癌伴早期浸润)**

　　注　A.X 线平片,右乳外上见一簇微小钙化,背景密度较低。B.标本切片 X 线片,钙化灶背景密度低于腺体,与平片对照,钙化灶扩大,钙点数目增多,更加密集,多呈不规则圆形。

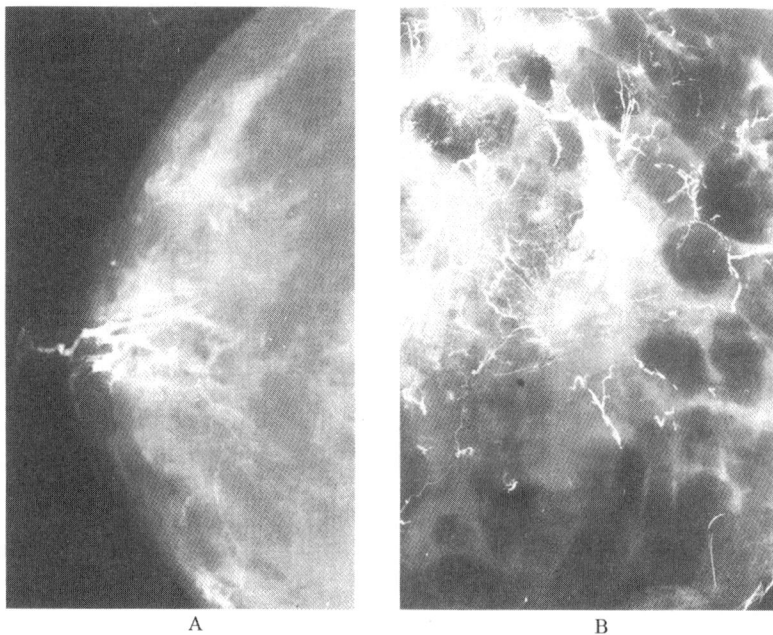

A                        B

**图 8-40　浸润性小叶癌**

　　注　A.X 线平片未发现肿块,乳管造影,左乳外上象限导管分支向一低密度区牵引集中和中断,勾出瘤灶圆形轮廓。标本中 X 线平片未见到瘤灶。B.标本血管造影,瘤灶边缘大量微血管增生,衬托出圆形瘤块。

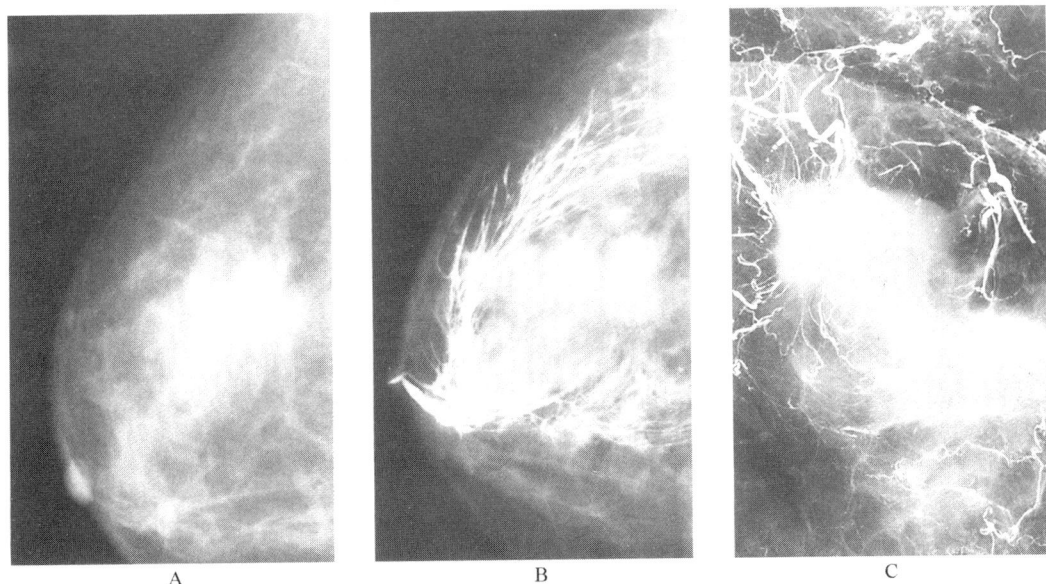

**图 8-41 浸润性小叶癌**

注 A.X 线平片,右乳外上象限见数个小球形灶堆成的多结节块影。B.导管造影,多结节肿块部分呈膨胀性生长,向外压挤导管;部分明显浸润,将导管拉向瘤体。C.标本 X 线片,瘤块部分界限清楚,部分浸润,边缘微血管增生。

## (三)诊断

(1)ILC 的 X 线表现呈现多样化,如不对称致密、结构扭曲、肿块及钙化,甚至由于病变不明显及腺体致密掩盖病灶而呈现假阴性。

(2)ILC 的超声诊断要点包括:形态不规则,回声不均匀,恶性晕征,纵横比大于 1,肿块范围超出腺体层,可检出血流信号,后方衰减,淋巴结转移。

(3)MRI 在评估 ILC 病变范围上具有优势,而且可以发现多灶性、多中心性病灶,甚至双乳病灶,影响临床决策。

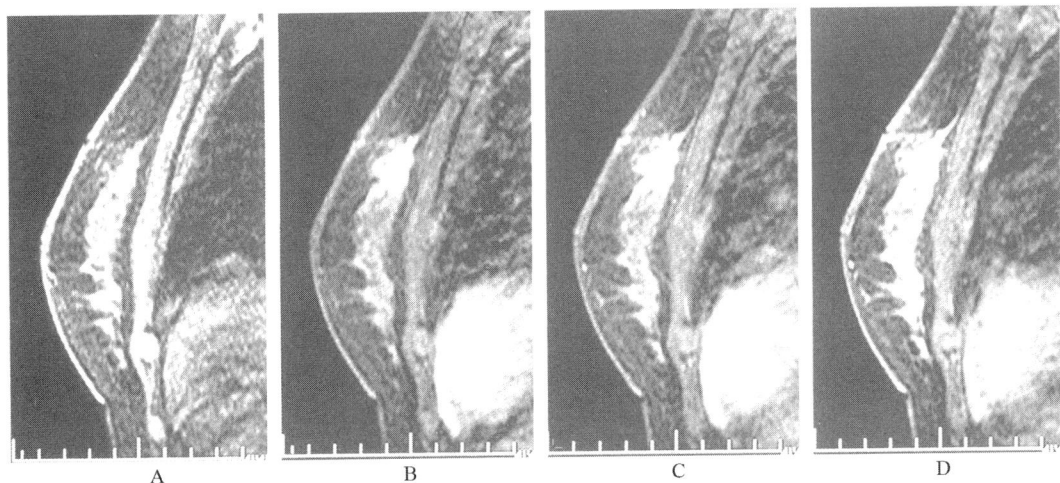

**图 8-42**

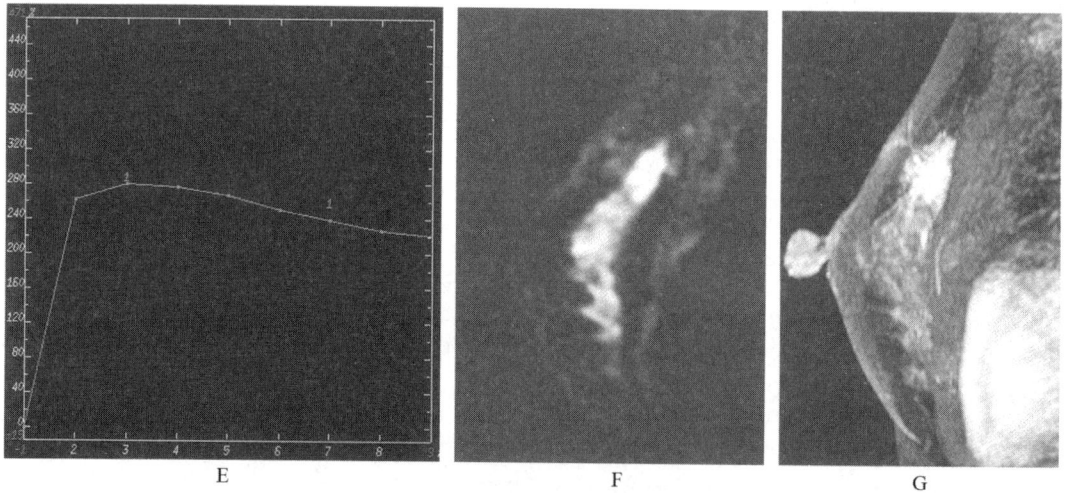

**图 8-42　左乳浸润性小叶癌的 MRI 表现**

注　A.MRI 平扫。B～D.MRI 动态增强后 1min、2min、8min。E.动态增强后病灶时间—信号强度曲线图。F.DWI 图。G.MIP 图。左乳浸润性小叶癌超声横切面 MRI 上,病变在 $T_1WI$ 上呈较低信号,$T_2WI$ 上呈较高信号,边界不清,动态增强后病变呈明显不均匀强化,在 DWI 图上呈高信号,ADC 值减低。

### (四)鉴别诊断

浸润性导管癌的发生率明显高于 ILC。ILC 和浸润性导管癌往往都具备典型恶性肿瘤的影像学表现,鉴别诊断困难,但是浸润性导管癌钙化的发生率明显高于 ILC 及浸润性导管癌钙化多为线样或节段样分布,而 ILC 钙化多呈区域性分布,有助于鉴别。

(王星伟)

# 参考文献

[1]王德杭,厉申儿.医学影像学[M].北京:科学出版社,2019.

[2]李佩玲.心脏影像学[M].北京:人民卫生出版社,2015.

[3]王振常,龚启勇.放射影像学[M].2版.北京:人民卫生出版社,2020.

[4]刘敏,陈文辉.医学影像学读片诊断图谱:腹部分册[M].北京:人民卫生出版社,2019.

[5]金征宇,王振常,陈敏.放射科分册[M].北京:人民卫生出版社,2019.

[6]李琳,董越,石磊.肿瘤CT诊断[M].北京:科学出版社,2018.

[7]许乙凯,吴元魁,吕国士.CT诊断与鉴别诊断手册[M].北京:北京大学医学出版社,2017.

[8]雷子乔,李真林,牛延涛.实用CT血管成像技术[M].北京:人民卫生出版社,2020.

[9]林承光,翟福山.放射治疗技术学[M].北京:人民卫生出版社,2016.

[10]冯艳,王萍,王红霞.实用临床CT诊断图解[M].北京:化学工业出版社,2018.

[11]王骏,陈峰,潘珩.医学影像技术学[M].北京:科学出版社,2017.

[12]曹厚德.现代医学影像技术学[M].上海:上海科学技术出版社,2016.

[13]余建明,李真林.医学影像技术学[M].4版.北京:科学出版社,2018.

[14]靳二虎,蒋涛,张辉.磁共振成像临床应用入门[M].北京:人民卫生出版社,2015.

[15]徐克,龚启勇,韩萍.医学影像学[M].8版.北京:人民卫生出版社,2018.

[16]金征宇,龚启勇.医学影像学[M].3版.北京:人民卫生出版社,2015.

[17]许乙凯,吴仁华.医学影像学[M].西安:西安交通大学出版社,2017.

[18]郭英.CT技术原理与操作技巧[M].北京:科学出版社,2019.

[19]胡春洪,吴献华,范国华.放射影像诊断技能学[M].北京:人民卫生出版社,2016.

[20]林晓珠,唐磊.消化系统CT诊断[M].北京:科学出版社,2018.

[21]陈懿,刘洪胜.基础医学影像学[M].武汉:武汉大学出版社,2018.

[22]江浩.急腹症影像学[M].2版.上海:上海科学技术出版社,2017.

[23]夏瑞明,刘林祥.医学影像诊断学[M].3版.北京:人民卫生出版社,2015.

[24]徐霖,罗杰,陈平有.实用医学影像学手册[M].武汉:华中科技大学出版社,2015.

[25]陈武凡,康立丽.MRI原理与技术[M].北京:科学出版社,2018.

[26]阿杰伊·K.辛格.胃肠影像学精要[M].北京:中国科学技术出版社,2018.

[27]王骏.医学影像后处理技术[M].南京:东南大学出版社,2015.

[28]胡鹏志,陈伟.CT检查技术规范化操作手册[M].长沙:湖南科学技术出版社,2015.